药明康德系列丛书

药物代谢与动力学：
前沿、策略与应用实例

Drug Metabolism and Pharmacokinetics: Frontier, Strategy and Application

上海药明康德新药开发有限公司　著

科学出版社
北　京

内 容 简 介

《药物代谢与动力学：前沿、策略与应用实例》由上海药明康德新药开发有限公司药性评价部著，本书共三部分：第一部分为新分子实体药物药代动力学研究策略及前沿进展，主要阐述多种新分子实体药物的药代动力学特征和研究策略；第二部分为疾病领域治疗药物药代动力学研究，阐述多个疾病领域药物研发中的药代动力学挑战和策略；第三部分为前沿药代动力学研究技术及应用策略，从体外和体内药代动力学研究、代谢产物鉴定及结构优化、放射性同位素标记受试物药代动力学研究、生物分析等角度介绍了常规及特殊药代动力学实验的研究内容、挑战、策略并分享了应用案例。

本书从实践角度出发，结合理论知识与丰富的实践经验，对于相关从业人员有很强的实用和指导价值。

图书在版编目（CIP）数据

药物代谢与动力学：前沿、策略与应用实例 / 上海药明康德新药开发有限公司著．—北京：科学出版社，2023.10

(药明康德系列丛书)

ISBN 978-7-03-076379-2

Ⅰ.①药…　Ⅱ.①上…　Ⅲ.①药物代谢动力学　Ⅳ.① R969.1

中国国家版本馆 CIP 数据核字（2023）第 177725 号

责任编辑：周　倩　马晓琳 / 责任校对：谭宏宇

责任印制：黄晓鸣 / 封面设计：殷　靓

科 学 出 版 社 出版

北京东黄城根北街 16 号

邮政编码：100717

http://www.sciencep.com

上海锦佳印刷有限公司印刷

科学出版社发行　各地新华书店经销

*

2023 年 10 月第　一　版　开本：787 × 1092　1/16

2023 年 10 月第一次印刷　印张：23¼

字数：550 000

定价：220.00 元

（如有印装质量问题，我社负责调换）

《药物代谢与动力学：前沿、策略与应用实例》编委名单

主　编

沈　良

副主编

陶　怡　　陈根富　　金　晶

编　委

（按姓氏笔画排序）

丁　亚　　于　雪　　马利萍　　王　宇　　王　洁　　王羽茜　　王洪梅　　王翔凌
王慧娟　　方　健　　卢金莲　　田彬彬　　冯全利　　宁　晨　　邢丽丽　　成立炜
曲　栗　　任彦甫　　刘　欢[1]　　刘　欢[2]　　刘　青　　刘守桃　　刘艳凤　　刘海娟
汤　城　　汤里平　　安培云　　孙建平　　李　欢　　李　杰　　李　倩　　李　想
李小童　　李成园　　李志海　　李建兰　　李洪叶　　李陟昱　　李莹莹　　李婷婷
李瑞兴　　杨　光　　何　欢　　何玟辉　　沈　良　　张　超　　张　璇　　张宏宏
张玲玲　　张莹莹　　陈　雨　　陈诗妍　　陈根富　　林丹清　　郁贤庆　　罗亦歆
金　晶　　周毛天　　周欣芸　　郑丽襟　　赵　伟　　赵　楠　　胡　婕　　胡维民
侯丽娟　　施立琦　　姜利芳　　姜振华　　秦雷磊　　党甜甜　　钱卉娟　　倪德伟
徐　晔　　徐椿云　　高立佳　　高峥贞　　郭　莲　　郭立志　　唐　明　　陶　怡
曹卫群　　崔红芳　　符新发　　董　轩　　覃耿垚　　程剑辉　　程起干　　焦桴荣
雷　苇　　蔡婷婷　　裴琳琳　　熊　涛　　潘　岩

---

①项目负责人团队；②体外药代动力学团队。

前言

随着生命科学的发展和新药研发技术的不断推进，药代动力学研究作为新药研发过程中的重要环节也在不断发展。近年来，药代动力学研究面临着一系列新的挑战和机遇，各种新型药物的涌现和研发需求的变化，也在推动着药代动力学研究在实践应用中不断创新和进步。

本书由一批专注于药代动力学研究各细分领域的科学家们编撰完成，他们是来自上海药明康德新药开发有限公司（简称药明康德）下属的药性评价部科研团队。该团队成立于2006年，在近20年的发展中，他们参与并成功支持了全球数百项新药临床申报（investigational new drug，IND），积累了丰富的实践经验和理论研究成果，总结了各自在药代动力学研究中的最新进展和应用实例，旨在为药代动力学研究者们提供参考。

本书由50多篇相对独立又相互关联的文章组成，每篇文章都提供了独特的视角并进行了深入的讨论。读者既可以从头开始系统阅读，也可以从目录中选择自己感兴趣的主题进行研习。借由这些文章，读者可以深入了解到新分子实体领域的药代动力学研究策略和技术方法、不同疾病领域治疗药物的药代动力学研究策略及药代动力学研究技术等方面的新进展。此外，本书还涵盖了丰富的应用实例，包括各类药物的药代动力学特性、体外ADME* 研究模型、体内药代动力学实验技术、代谢产物鉴定及结构优化、生物分析技术等。概括来说，本书的内容包括以下三部分。

第一部分新分子实体药物药代动力学研究策略及前沿进展：近年来，越来越多的新型药物开始进入研发阶段，如蛋白降解靶向嵌合体、抗体偶联药物、多肽偶联药物、多肽类药物、核酸类药物等，这些药物类型对药代动力学研究提出了更高的要求。例如，寡核苷酸药物作用机制独特、组织分布复杂、递送系统多样，药代动力学研究需要对其在体内的代谢、清除、分布等方面进行更加精细的研究，以确保药物的安全性和有效性。

第二部分疾病领域治疗药物药代动力学研究：随着人口老龄化和慢性疾病患者数量的增加，很多具有独特药代动力学特征的疾病领域药物研发需求也在不断增加。例如，眼科、呼吸科、皮肤科及病毒感染性疾病等，其独特的致病机理及建立相应临床前研究模型的挑战，都不同程度地增加了药物研究的难度。例如，眼科药物研发会遇到生理屏障多、样本分析挑战大、实验操作要求高、缺少相应指导原则等困难。这意味着需要根据疾病类型和药物特性进行更加精细化的药代动力学研究。

第三部分前沿药代动力学研究技术及应用策略：一些新的药代动力学研究技术也在不断发展，如药物相互作用的评估体系、创新的给药技术和体内研究模型、放射性自显影技术、创新的生物分析技术和平台等。

---

*，ADME，吸收、分布、代谢和排泄（absorption, distribution, metabolism, and excretion, ADME）。

科学家们在药代动力学研究的前线，日复一日地积累经验并不断进行总结和优化，不断拓展自己研究领域的宽度及深度。同时，我们也要清醒地认识到，随着科技的发展，药代动力学研究的未来也充满了机遇和挑战，药代动力学研究的发展需要科学家们不断投入时间、精力和资源，通过不断提升研究能力，寻找并创造更加高效的研究方法，以更好地服务于创新药物的研发，助力临床治疗和人类健康事业的发展。

出版本书正是为了汇集药代动力学研究领域的发展趋势和部分成果，分享专家们的经验和思考，并在这个变革的时代，能够为推动药物研发和治疗创新贡献一点力量。在此，由衷感谢编撰者们的努力和贡献。同时，本书仍有许多可以改进的地方，并将在未来继续丰富和完善部分章节内容，恳请广大专家、同行和读者们批评指正。

沈良　博士

上海药明康德新药开发有限公司　副总裁

目 录

第一部分
新分子实体药物药代动力学研究策略及前沿进展

第三部分
前沿药代动力学研究技术及应用策略

第一部分

新分子实体药物药代动力学研究策略及前沿进展

1 蛋白降解靶向嵌合体

1.1 蛋白降解靶向嵌合体技术的研发现状与药代动力学研究策略

近几十年来，除传统小分子药物外，新的治疗方法的开发取得了重大进展。蛋白降解靶向嵌合体（proteolysis-targeting chimera，PROTAC）就是一种新兴的分子治疗实体，PROTAC 概念的提出起源于 20 年前，并在近几年如火如荼地发展（图 1.1）。本节将针对 PROTAC 的作用机制、市场分析、药物代谢与药代动力学（drug metabolism and pharmacokinetics，DMPK）研究难点及研究策略进行概述，为 PROTAC 的临床前 DMPK 研究提供思路。

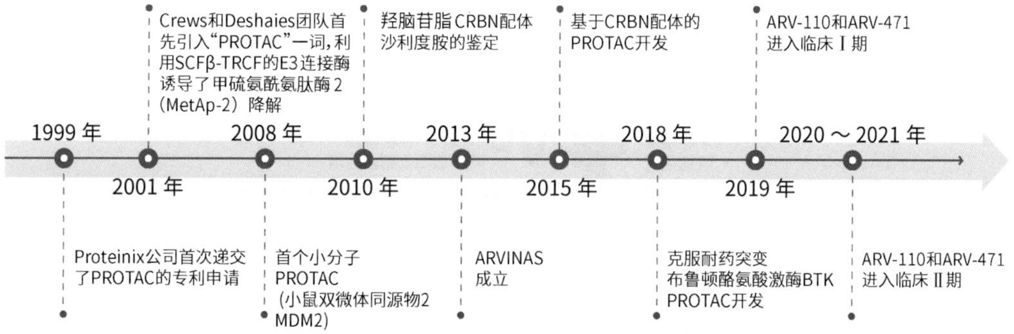

图 1.1 PROTAC 的发展历史

1.1.1 蛋白降解靶向嵌合体的结构与作用机制

关于 PROTAC 的结构和作用机制，要从泛素－蛋白酶体通路讲起。2004 年诺贝尔化学奖颁发给了阿龙 · 切哈诺沃（Aaron Ciechanover）、阿夫拉姆 · 赫什科（Avram Hershko）和欧文 · 罗斯（Irwin Rose），因为他们发现了泛素介导的蛋白质降解。

泛素（ubiquitin，Ub）是一种由 76 个氨基酸组成的小蛋白，存在于所有已知的真核生物体中。泛素化过程主要由泛素激活酶 E1（E1 酶）、泛素结合酶 E2（E2 酶）和泛素连接酶 E3（E3 连接酶）介导。其中，E1 激活酶和 E2 结合酶参与的过程称为泛素的激活；E3 连接酶与靶蛋白特异性结合，并催化泛素分子转移至靶蛋白上的过程，这一过程称为蛋白质的泛素化。经过这两个过程后，靶蛋白被泛素标记，最终被蛋白酶体（proteasome）识别切割成小片段，实现靶蛋白的特异性降解（图 1.2）。

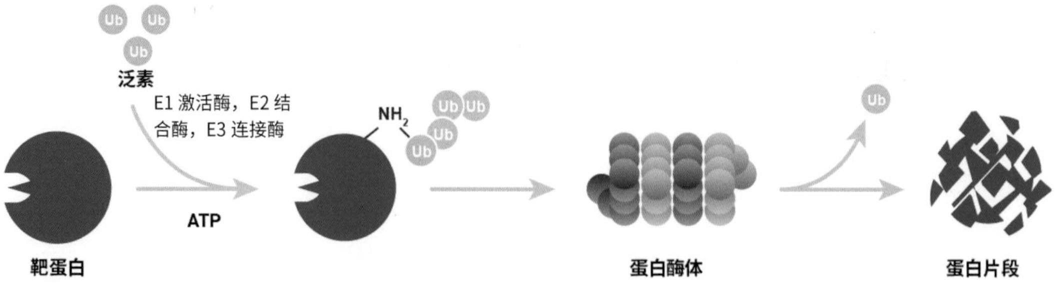

图 1.2　泛素介导的蛋白质降解过程[1]

Ub，泛素

PROTAC 就利用了这一天然的蛋白降解机制。作为一种双功能分子，PROTAC 由 3 个关键结构成分组成：一侧分子区域可结合 E3 连接酶，另一侧分子区域可结合靶蛋白，中间区域为连接子（图 1.3）。

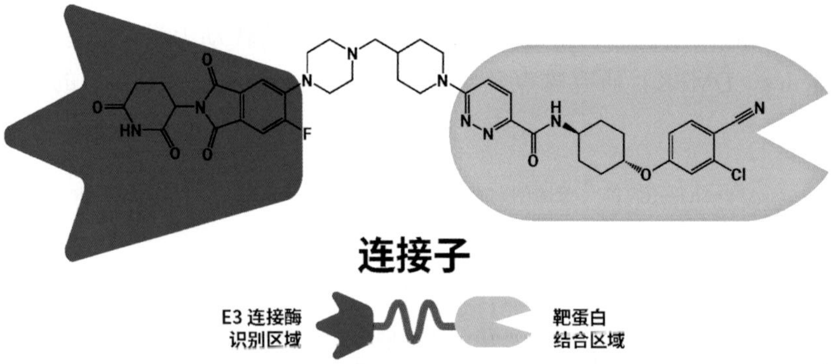

图 1.3　PROTAC 的结构示例

PROTAC 依靠拉近 E3 连接酶和靶蛋白的距离，诱导 E3 连接酶为靶蛋白贴上泛素标签，继而促进靶蛋白的降解，靶蛋白降解后掉落下来的 PROTAC 分子可以继续被循环利用（图 1.4）。

我们知道，大多数小分子药物需要与酶或受体的活性位点结合才能发挥作用，这种作用机制被称为占据驱动模式，但是 PROTAC 可以通过任何一个角落、裂缝抓取蛋白从而降解蛋白，它不需要占据一个活跃的口袋工作，也不需要依赖靶标占有率来破坏靶标蛋白的功能，称为事件驱动的药理学机制，因此 PROTAC 为很多无活性位点的不可成药蛋白靶点的开发带来了希望；它还有望克服小分子的一些缺点如耐药性，同时保留其直接作用于细胞内靶点的优势；且与抗体或寡核苷酸相比具有更高的口服生物利用度，还可以减少生产方面的挑战。

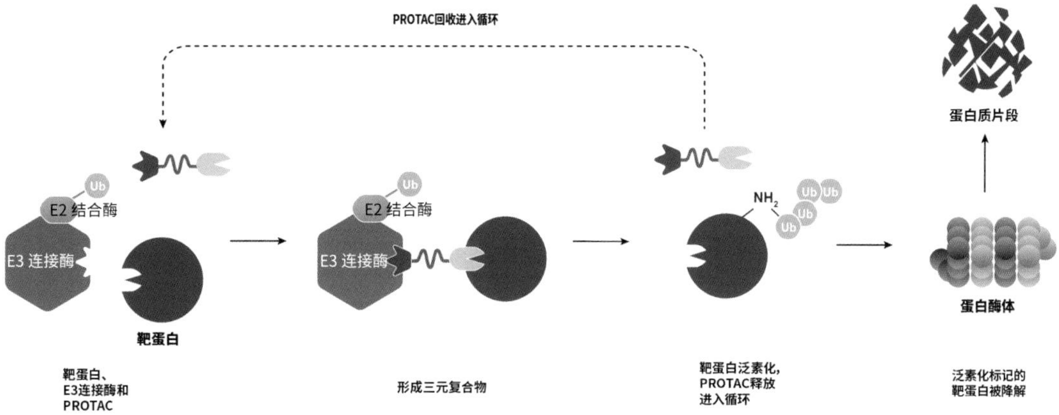

图 1.4　PROTAC 的作用机制[2]

1.1.2　蛋白降解靶向嵌合体的布局分析

PROTAC 通过事件驱动的药理学为控制目标蛋白的水平提供了一个极具吸引力的治疗概念，尽管这是一种相对较新的模式，但 PROTAC 的药物研发管线已经取得了很大进展。

（1）PROTAC 研发进展——国际药企：随着 Arvinas 公司的两个候选分子 ARV-110 和 ARV-471 率先斩获积极的临床数据，这一领域在近两年迎来蓬勃发展，此外，该公司的第三个 PROTAC 分子 ARV-766 也已进入临床阶段。另外，一些专注于开发蛋白降解剂的公司，如 Nurix Therapeutics 和 Kymera Therapeutics、C4 Therapeutics，它们各有一些分子处于临床 I 期阶段。与此同时，一些其他的药企如 Bristol-Myers Squibb、Dialectic Therapeutics、Foghorn Therapeutics、Accutar Biotechnology 等公司也均有一些 PROTAC 处于临床 I 期阶段（表 1.1）。

表 1.1　部分国际药企的 PROTAC 研发进展

公司	PROTAC 分子	适应证	靶点	研究阶段
Arvinas, Inc.	ARV-110	转移性去势抵抗性前列腺癌（mCRPC）	AR	临床 II 期
	ARV-471	乳腺癌	ER	临床 III 期
	ARV-766	转移性去势抵抗性前列腺癌（mCRPC）	AR	临床 I 期
	AR-V7	转移性去势抵抗性前列腺癌（mCRPC）	AR-FL & AR-V7	临床前
Nurix Therapeutics, Inc.	NX-2127	B 细胞恶性肿瘤	BTK	临床 I 期
	NX-5948	B 细胞恶性肿瘤及自身免疫病	BTK	临床 I 期

（续表）

公司	PROTAC 分子	适应证	靶点	研究阶段
Kymera Therapeutics, Inc.	KT-474	过敏性皮炎、化脓性汗腺炎、类风湿性关节炎	IRAK4	临床Ⅰ期
	KT-333	肿瘤	STAT3	临床Ⅰ期
	KT-413	*MYD88* 基因突变的 B 细胞淋巴瘤	IRAK4	临床Ⅰ期
C4 Therapeutics, Inc.	CFT7455	复发 / 难治性非霍奇金淋巴瘤或多发性骨髓瘤	IKZF1/3	临床Ⅰ/Ⅱ期
C4 Therapeutics, Inc.	CFT8919	产生耐药性的 *EGFR* 基因突变的非小细胞肺癌（NSCLC）	*EGFR L858R* 基因	临床研究申报
	CFT8634	滑膜肉瘤和 *smarcb1* 基因缺失实体瘤	BRD9	临床Ⅰ/Ⅱ期
Bristol-Myers Squibb, Inc.	AR-LDD	前列腺癌	AR	临床Ⅰ期
Dialectic Therapeutics, Inc.	DT-2216	肿瘤	BCL-XL	临床Ⅰ期
Foghorn Therapeutics, Inc.	FHD-609	滑膜肉瘤	BRD9	临床Ⅰ期
Accutar Biotechnology, Inc.	AC0682	乳腺癌	ER	临床Ⅰ期
	AC0176	前列腺癌	AR	临床Ⅰ期
	AC0676	自身免疫病	BTK	临床Ⅰ期

资料来源：上述公司官网，信息收集截至日期 2023 年 8 月 31 日。
AR，雄激素受体；ER，雌激素受体；BTK，布鲁顿酪氨酸激酶；IRAK4，白细胞介素 −1 受体相关激酶 4；STAT3，信号转导及转录激活因子；IKZF1/3，IKAROS 家族锌指 1/3 蛋白；EGFR，表皮生长因子受体；BRD9，含溴结构域蛋白 9；BCL-XL，B 细胞淋巴瘤因子 2 XL。

（2）PROTAC 研发进展——中国药企：中国也有不少企业正在开发 PROTAC 分子，如凌科药业（杭州）有限公司（凌科药业）、苏州开拓药业股份有限公司（开拓药业）、海思科医药集团股份有限公司（海思科）、上海美志医药科技有限公司（美志医药）、百济神州（北京）生物科技有限公司（百济神州）、上海睿跃生物科技有限公司（睿跃生物）、海创药业股份有限公司（海创药业）等均已在 PROTAC 领域有布局。其中，凌科药业、开拓药业、海思科等均有一款 PROTAC 进入临床Ⅰ期阶段（表 1.2）。

表 1.2　部分中国药企的 PROTAC 研发进展

公司	PROTAC	适应证	靶点	研究阶段
凌科药业（杭州）有限公司	LNK01002	血液肿瘤	–	临床Ⅰ期
苏州开拓药业股份有限公司	GT20029	雄激素性脱发、痤疮	AR	临床Ⅰ期
海思科医药集团股份有限公司	HSK29116	B 细胞恶性肿瘤	BTK	临床Ⅰ期

（续表）

公司	PROTAC	适应证	靶点	研究阶段
上海美志医药科技有限公司	MZ-001	B 细胞恶性肿瘤和自身免疫病	BTK	临床研究申报
百济神州（北京）生物科技有限公司	BGB-16673	B 细胞恶性肿瘤	BTK	临床Ⅰ期
上海睿跃生物科技有限公司	CG416	–	TRK	临床前
	CG428	–	TRK	临床前
	CG001419	–	TRK	临床Ⅰ/Ⅱ期
海创药业股份有限公司	HP518	标准治疗失败的转移性去势抵抗性前列腺癌（mCRPC）	AR	临床Ⅰ期
	HC-X029	标准治疗失败的转移性去势抵抗性前列腺癌（mCRPC）的末线治疗	AR	临床前
	HC-X035	*KRAS* 基因突变癌症	SHP2	临床前

资料来源：上述公司官网，信息收集截止日期 2023 年 8 月 31 日。
AR，雄激素受体；BTK，布鲁顿酪氨酸激酶；TRK，神经因子受体酪氨酸激酶；SHP2，含有两个 SH2（Src homology-2）域的蛋白酪氨酸磷酸酶；KRAS，Kirsten 大鼠肉瘤病毒癌基因同源物。

1.1.3　蛋白降解靶向嵌合体药物研发的药物代谢与药代动力学研究难点与重要性

尽管 PROTAC 技术因为其独特的作用机制受到青睐，但 PROTAC 分子的开发也依然面临着多方挑战（图 1.5）。

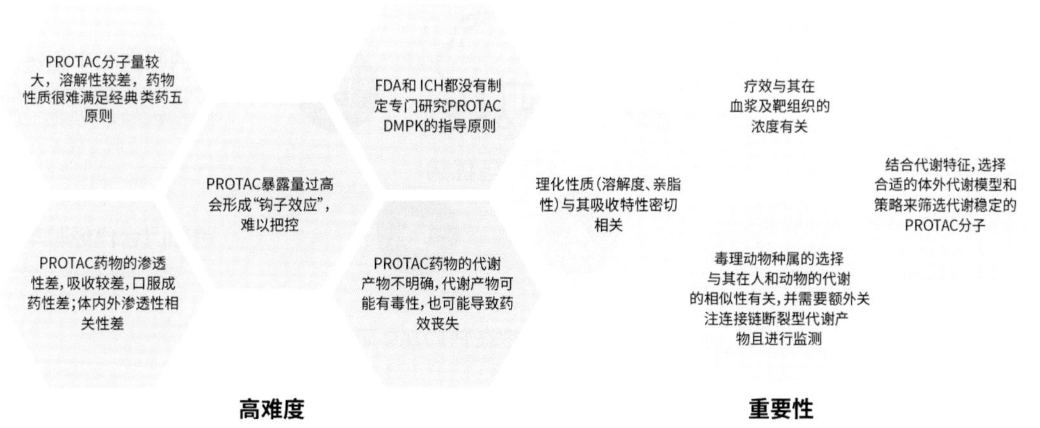

图 1.5　PROTAC 的研发难点与重要性

FDA：Food and Drug Administration，美国食品药品监督管理局；ICH：The International Council for Harmonisation of Technical Requirements for Pharmaceuticals for Human Use，人用药品技术要求国际协调理事会

口服给药是大多数疾病治疗的理想给药方式，但是 PROTAC 独特的结构导致分子量较大、溶解性较差、药物性质很难满足经典的类药五原则。并且其体内外渗透性表现不佳，口服生物利用度通常偏低，吸收较差。

对于传统的小分子抑制剂，通常暴露量越高活性越好。但 PROTAC 的多项研究表明，PROTAC 在适当的或低浓度下会形成正常的三元复合物，而在高浓度时会观察到“钩子效应”，即高浓度时会竞争性地形成靶蛋白 -PROTAC 或 E3 连接酶 -PROTAC 二元复合物，导致药效降低或出现毒性反应。这就需要对 PROTAC 的药代动力学（pharmacokinetics，PK）及药效动力学（pharmacodynamics，PD）性质足够了解，及时调整剂量。

此类分子在各种属中均呈现较高的血浆蛋白结合状态，利用常规的血浆蛋白结合检测方法未必能准确测定其血浆蛋白结合率；高血浆蛋白结合率也减缓了它们的代谢，使它们不易被清除，有些化合物则会在血浆中进行代谢。

由于其结构的特殊性，代谢产物的生成可能会导致药效丧失，甚至产生毒性反应，因此监测体内代谢产物为其临床前筛选至关重要的一环，尤其需要关注连接子断裂型代谢产物。

目前，没有专门针对 PROTAC 药物的指导原则，在实际研究中，一般会根据具体情况参照小分子药物的指导原则。药明康德药性评价部基于过往该类药物开发的经验，依托部门完善的体内、外药代动力学测试平台，结合 PROTAC 技术原理与特点，建立起一套关于 PROTAC 药物 DMPK 筛选和评价的通用体系，在临床前制剂筛选、DMPK 实验设计、体外试验方法的选择、生物样品分析速度、体内外代谢产物鉴定能力、筛选策略及跨部门合作等各个方面都有着突出优势，有效缩短 PROTAC 的开发周期，药明康德的 DMPK 研究在 PROTAC 研究中的优势具体见图 1.6。

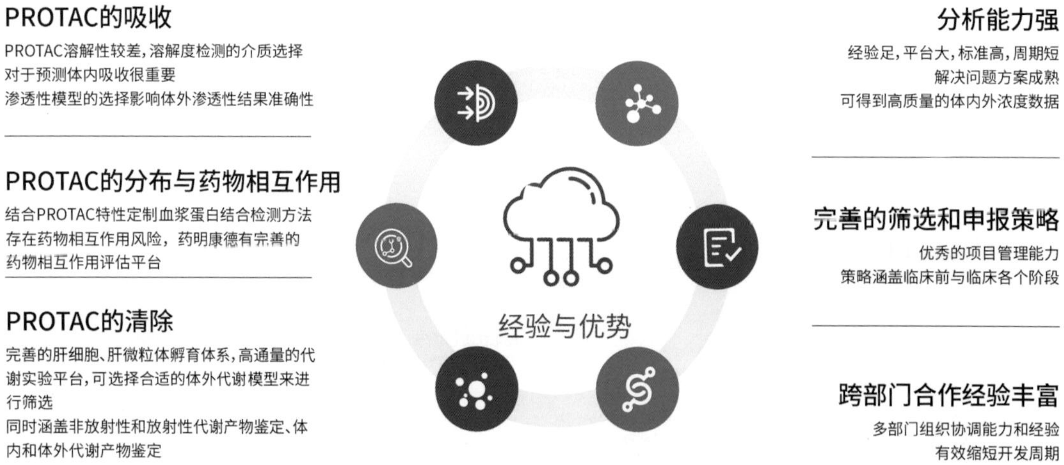
PROTAC的吸收
PROTAC溶解性较差，溶解度检测的介质选择对于预测体内吸收很重要
渗透性模型的选择影响体外渗透性结果准确性
PROTAC的分布与药物相互作用
结合PROTAC特性定制血浆蛋白结合检测方法
存在药物相互作用风险，药明康德有完善的药物相互作用评估平台
PROTAC的清除
完善的肝细胞、肝微粒体孵育体系，高通量的代谢实验平台，可选择合适的体外代谢模型来进行筛选
同时涵盖非放射性和放射性代谢产物鉴定、体内和体外代谢产物鉴定
经验与优势
分析能力强
经验足，平台大，标准高，周期短
解决问题方案成熟
可得到高质量的体内外浓度数据
完善的筛选和申报策略
优秀的项目管理能力
策略涵盖临床前与临床各个阶段
跨部门合作经验丰富
多部门组织协调能力和经验
有效缩短开发周期

图 1.6　药明康德的 DMPK 研究在 PROTAC 研究中的优势

1.1.4　蛋白降解靶向嵌合体药物药物代谢与药代动力学研究的策略和流程

PROTAC 药物的临床前优化主要通过理化性质和 DMPK 性质的级联优化来进行 [3]。

(1) 首先需要进行 PROTAC 分子的体内外性质表征，并以此进行初步的筛选，包含理化性质、渗透性、蛋白质结合及药物相互作用（drug-drug interaction，DDI）。

(2) 在优化阶段主要专注于改善 PROTAC 的代谢清除和溶解度，结合血管外给药的药代动力学性质来建立合适的模型以便更好地了解 PROTAC 的吸收与代谢等 DMPK 性质。虽然渗透性是影响吸收的一个重要因素，但是鉴于 PROTAC 分子量较大，渗透性很难得到改善，因此对于口服的 PROTAC 而言，在优化阶段会更加关注溶解度。

(3) 在临床前候选化合物（PCC）阶段，强效且口服生物利用度较优的 PROTAC 分子可以用于进一步的药代动力学 / 药效动力学研究，从而得到更深入的暴露量 - 效应关系。

1.1.5 结语

虽然目前 PROTAC 并没有上市药物，但是其吸引着越来越多的生物医药创新者和创业者在这个全新的赛道上竞相角逐。在二十多年的发展中，PROTAC 以其独特的作用模式将小分子重新定义，它突破了一直以来大家认可的成药规则，却在不断的探索与前进中为新药开发打开了新篇章。我们期待越来越多的 PROTAC 分子被设计和开发，在更多的疾病领域解锁新的机遇，也为更多的患者带去希望。

（李成园，王宇，金晶）

参考文献

[1] BALINT FÖLDESI, PAULDOMANSKI. Recycling the cell: autophagy and the ubiquitin-proteasome processes. [2019-04-02]. https://www.biomol.com/resources/biomol-blog/recycling-the-cell-autophagy-and-the-ubiquitin-proteasome-processes.

[2] CHURCHER I. Protac-induced protein degradation in drug discovery: breaking the rules-or just making new ones? J Med Chem, 2018, 61(2): 444-452.

[3] CANTRILL C, CHATURVEDI P, RYNN C, et al. Fundamental aspects of DMPK optimization of targeted protein degraders. Drug Discov Today, 2020, 25(6): 969-982.

1.2 蛋白降解靶向嵌合体成药性研究：溶解度和渗透性研究策略

PROTAC 由于其独特的作用机制逐渐发展成最为热门的小分子之一，获得众多资本青睐，成为新药研发的新风向。但是机遇与挑战并存，在它的成药性研究中出现了诸多具有挑战性的问题，其中讨论最多的一个问题是，PROTAC 不同于传统的小分子药物，不满足经典的类药五原则（rule of five，也称为 Lipinski 规则）。PROTAC 被认为违反了药物化学的信条，是被重新定义的小分子化合物。也正是因此，PROTAC 口服吸收差是一个普遍的问题。筛选获得具有一定口服生物利用度的 PROTAC 分子，需要表征或优化一系列的参数，包括溶解度、亲脂性、代谢稳定性、渗透性等。其中，代谢稳定性将在下一小节进行讨论。本节主要讨论 PROTAC 分子的溶解度与渗透性这两个与口服吸收非常相关的参数，希望为 PROTAC 分子的研发提供思路。

1.2.1 蛋白降解靶向嵌合体分子不符合类药五原则

PROTAC 的结构整体上相当于 3 个小分子的组合：一侧分子区域结合 E3 连接酶，另一侧分子区域结合目标蛋白，中间区域为连接子[1]。根据这一结构特征，PROTAC 的分子量通常会比较大，一般会达到 700 Da 以上。口服小分子药物若想要获得较好的药代动力学性质、较高的生物利用度，一般需要满足类药五原则。

（1）分子量小于 500 Da。

（2）氢键供体数目小于 5。

（3）氢键受体数目小于 10。

（4）脂水分配系数小于 5。

（5）可旋转键的数量不超过 10 个。

而事实上，PROTAC 分子很难满足类药五原则，甚至与成药性好的分子大相径庭。Vasanthanathan 等[2]比较了基于不同 E3 连接酶的 PROTAC 分子与 Drugbank 数据库收录的口服药物的化学特性，发现它们完全处在不同的区域。此外，PROTAC 的性质与 E3 连接酶的种类也具有密切的关系。有文献报道，应用到 PROTAC 的 E3 连接酶主要有 CRBN、VHL、cIAP 和 MDM2，其中使用频次最高的主要是 CRBN 和 VHL 两种。基于 VHL 的 PROTAC 与口服药物的性质相差更大，而基于 CRBN E3 连接酶的 PROTAC 更类似口服药物[2]。进入临床Ⅱ期的两个 PROTAC 分子 ARV-110 和 ARV-471，都是 CRBN E3 连接酶的配体。这也许说明，越接近类药五原则的 PROTAC，越会有更好的药代动力学特性。

很早就有研究表明，药物的体外溶解度和渗透性与人体内药物吸收的程度具有非常紧密的关系。高溶解度、高渗透性的药物，往往具有较好的生物吸收程度[3]。针对 PROTAC 分子，我们也在体外评价它们的溶解度和渗透性，希望找到一定的方法，帮助筛选得到生物吸收较好的 PROTAC 分子。

1.2.2 蛋白降解靶向嵌合体的溶解度研究

常规溶解度研究会检测化合物在 pH 7.4 的磷酸缓冲液中的溶解度，但是对于 PROTAC 分子而言，仅检测磷酸缓冲液中溶解度是不够的。已有文献报道[4]，PROTAC 分子在模拟的禁食肠液（FaSSIF）和模拟的不禁食肠液（FeSSIF）中溶解度大大提高，并且在模拟的不禁食肠液中溶解度最佳（图 1.7）。我们也在研究中发现相似的趋势。药物的口服吸收发生在肠道，显然生理溶液中的溶解度更接近 PROTAC 肠道吸收的真实环境。也就是说，在磷酸缓冲液中溶解度差并不代表体内吸收一定差，还需要关注 PROTAC 在生理溶液中的溶解度。在模拟的不禁食肠液中溶解度最佳，提示 PROTAC 的体内药代动力学研究采用餐后给药的方式或许能得到更好的体内药物暴露量。Arvinas 公司公布的 ARV-110 和 ARV-471 的临床试验设计也披露了这两个 PROTAC 分子的Ⅰ期临床给药方式均为“每日 1 次，随餐给药”（once daily with food）。此外，我们也在研究中发现，餐后给药可以提高一些 PROTAC 分子在动物体内的暴露量。

解决 PROTAC 化合物溶解度问题的另一个方法就是使用制剂手段来优化给药制剂。有研究显示，使用无定形固体分散体（如喷雾干燥、热熔挤出）、纳米递送系统、自乳化递送系统或在前期筛选澄清的溶媒有助于增加体内的暴露量。药明康德药性评价部 DMPK 的制剂团队有着丰富的临床前溶媒筛选经验，可根据化合物特性选择合适的溶媒提高化合物的暴露量。

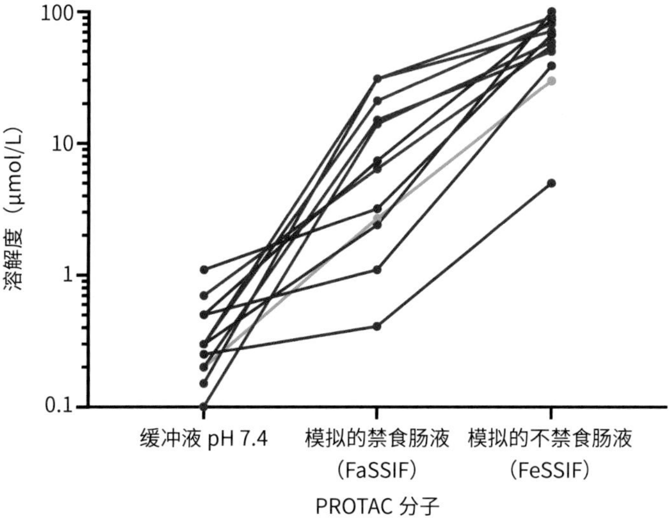

图 1.7　PROTAC 分子在不同缓冲液 / 模拟肠液中的溶解度 [4]

1.2.3　蛋白降解靶向嵌合体的渗透性研究

渗透性是另一个影响药物吸收的关键参数。常用的体外渗透研究的模型包括 Caco2、MDCK、LLC-PK1、PAMPA 等。在 PROTAC 分子的研究中，PAMPA 由于其非细胞结构的限制性并不被推荐为合适的体外渗透性模型。PROTAC 体外渗透性研究可选用 Caco2、MDR1-MDCK 或 LLC-PK1 细胞。但是无论是在什么模型中，PROTAC 分子都表现出了较低的渗透性 [1]。我们也在研究中发现大多 PROTAC 分子在 Caco2 细胞渗透性研究中显示为低渗化合物。此外，文献中的结果显示，分子量越高的 PROTAC 越有可能是外排转运体的底物。

除了渗透性低，在常规的细胞模型中得到的结果通常还伴随着回收率不足的特点，主要是由 PROTAC 分子较低的水溶性与耗材较高的非特异性吸附所造成。回收率较低，则无法判断渗透性数据是否准确，数据的可参考性也就大打折扣。为解决这个问题，我们进行了相关研究。采用添加牛血清白蛋白（BSA）的转运缓冲液，或采用生理溶液作为转运缓冲液，可大大提高 PROTAC 分子在 Caco2 研究中的回收率。目前改进的 Caco2 体系已经被推荐用于 PROTAC 的体外渗透性研究。

1.2.4　蛋白降解靶向嵌合体分子构象的“变色龙”特性

PROTAC 化合物普遍具有长条形的结构，分子量和极性均较大且具有大量可旋转键。它到底是如何透过细胞膜的脂质双分子层的呢？ Atilaw 等 [5] 的研究也许能给我们一些提示。他们发现，PROTAC 分子就像一条变色龙，它的构象会随环境发生变化。在模拟细胞外（二甲基亚砜）或细胞内的溶液中（二甲基亚砜与水 10∶1 混合），PROTAC 分子呈长条形、分子极性较大。但是，在模拟细胞膜的溶液中（氯仿），PROTAC 会通过形成分子内的氢键、π-π 键等作用折叠起来，变成极性表面积较小的分子。也就是从一个极性分子的构象，转变成非极性分子的构象。这也提示我们，PROTAC 的渗透性好坏，很可能与它在渗透过程中能否形成极性表面积较小的构象相关。

1.2.5 结语

对于常规小分子而言，体外渗透性与体内吸收往往具有良好的相关性。但是，对于 PROTAC 分子而言，这种相关性并没有得到大量数据的支持。我们也在研究中发现，体外研究判断为低渗透的 PROTAC 分子在动物体内也可能展现较好的口服生物利用度。此外，Atilaw 等提出 PROTAC 的"变色龙"特性也提示了该类分子渗透机制的复杂性。因此，建议谨慎将体外渗透性的数据用于 PROTAC 分子的筛选。推荐体外研究结合体内药代动力学数据，筛选口服吸收较好的 PROTAC 分子。在体内药代动力学研究中，通过比较禁食和不禁食的差异，选择适合的给药方式。同时，推荐采用澄清且在胃肠道没有析出风险的溶媒进行早期的筛选评价。我们也期待更多 PROTAC 数据的披露来帮助利用体外溶解度和渗透性研究结果预测体内生物吸收。

（马利萍，李成园，金晶）

参考文献

[1] CANTRILL C, CHATURVEDI P, RYNN C, et al. Fundamental aspects of DMPK optimization of targeted protein degraders. Drug Discov Today, 2020, 25(6): 969−982.

[2] VASANTHANATHAN P, KIHLBERG J. PROTAC cell permeability and oral bioavailability: a journey into uncharted territory. Future Med Chem, 2022, 14(3): 123−126.

[3] PADE V, STAVCHANSKY S. Link between drug absorption solubility and permeability measurements in Caco-2 cells. J Pharm Sci, 1998, 87(12): 1604−1607.

[4] PIKE A, WILLIAMSON B, HARLFINGER S, et al. Optimising proteolysis-targeting chimeras (PROTACs) for oral drug delivery: a drug metabolism and pharmacokinetics perspective. Drug Discov Today, 2020, 25(10): 1793−1800.

[5] ATILAW Y, POONGAVANAM V, NILSSON C S, et al. Solution conformations shed light on PROTAC cell permeability. ACS Med Chem Lett, 2020, 12(1): 107−114.

1.3 蛋白降解靶向嵌合体代谢研究策略和主要方法

药物代谢是指药物在多种药物代谢酶（主要存在于肝脏）的作用下结构发生改变的过程，又称生物转化，是药代动力学研究最为关注的内容之一。药物代谢按照代谢类型可分为：①Ⅰ相代谢，主要包括氧化、还原或水解反应；②Ⅱ相代谢，主要是结合反应。药物经代谢后，转变成无药理活性的代谢产物或仍然有药理活性，甚至产生有毒的代谢产物。由此产生的代谢产物活性或安全性问题，一定程度上影响药物临床研究的成功或失败(图 1.8)。

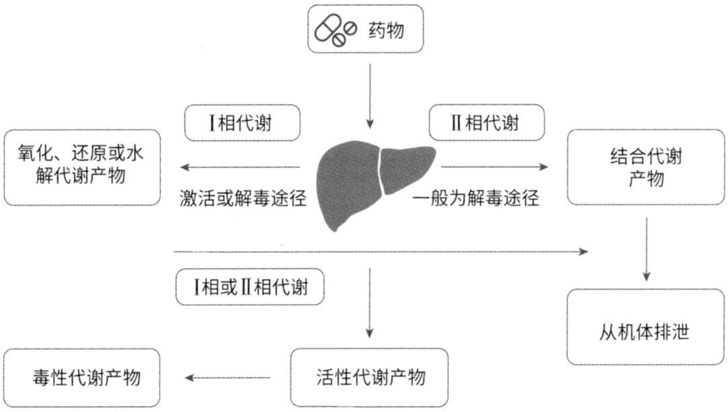

图 1.8　药物代谢的几种方式[1]

近几年大热的 PROTAC 分子同样存在代谢研究的考量。对 PROTAC 分子代谢研究的目的主要有以下几个方面：①了解参与 PROTAC 代谢的酶主要有哪些；②选择合适的体外代谢模型来筛选 PROTAC 分子；③通过代谢软点研究促进结构优化设计。PROTAC 研究历经 20 多年，但是迄今还没有一款 PROTAC 药物上市。专门总结 PROTAC 代谢研究的文献报道并不是很多。结合文献报道和部门的研究经验，此节内容总结了 PROTAC 分子的代谢研究问题，希望对关注 PROTAC 分子的研究者有所帮助。

1.3.1　认识蛋白降解靶向嵌合体代谢的关键代谢酶

研究 PROTAC 代谢，首先需要了解哪些酶可能参与其代谢。PROTAC 分子的分子量为 600 ～ 1 200 Da 之间，比常规小分子的分子量略大（符合类药五原则的化合物分子量一般小于 500 Da)。从化学组成上，PROTAC 是由两个小分子化合物通过连接子相连组成的三元复合物。尽管如此，PROTAC 还是属于小分子化合物。常见参与小分子代谢的药物代谢酶主要包括Ⅰ相代谢酶（CYP1A2、CYP2B6、CYP2C8、CYP2C9、CYP2C19、CYP2D6 和 CYP3A 等）和Ⅱ相代谢酶 [尿苷二磷酸葡萄糖醛酸转移酶（uridine diphosphate glucuronsyltransferase，UGT）和硫酸转移酶（sulfotransferase，SULT）等]。其中，以 CYP450 酶为代表的Ⅰ相代谢主要酶系，被认为参与了临床约 50% 药物的代谢[2]。

Goracci 等[3]报道，CYP3A4 和醛氧化酶（aldehyde oxidase，AOX）可参与 PROTAC 的代谢。CYP3A4 参与 PROTAC 代谢并不意外，因为 CYP3A4 是 CYP450 酶中最主要的Ⅰ相代谢酶。但醛氧化酶为主要在肝脏表达的细胞质药物代谢酶，属于 non-CYP450 药物代谢酶。值得注意的是，醛氧化酶的代谢存在明显的种属差异，在大鼠中存在较大个体差异，在犬中几乎没有表达，而人体内表达最多[4]。因此，醛氧化酶主要参与代谢的化合物，即使在动物体内代谢稳定，到人体内也很可能代谢不稳定。已经有一些候选化合物因为早期开发时忽视了醛氧化酶代谢，进入临床后因清除过快、生物利用度过低被终止。从药物筛选的角度，醛氧化酶代谢需要尽早鉴别。详见 10.8 醛氧化酶在药物代谢中的早期预测及应对策略。

虽然没有明确的文献报道全血中哪些酶参与 PROTAC 的代谢，但是根据体外血浆或全血稳定性试验数据，我们可以发现一些问题。体外血浆或全血稳定性也是 PROTAC 早期筛选的研究内容之一，我们发现 PROTAC 分子存在不同程度的全血稳定性问题。一般认为，全血中含有丰富的水解酶类，可催化药物的水解代谢。全血不稳定的化合物往往含有酯键、酰胺键、磺酰胺键、肽键等官能团。PROTAC 分子在血浆或全血中不稳定，推测是可能由连接子或连接子连接位点不稳定所致。

总体而言，参与 PROTAC 代谢的药物代谢酶，也是参与常规小分子代谢的 I 相或Ⅱ相代谢酶。只是在代谢酶的种类上，需要额外关注 CYP3A4、醛氧化酶和全血中水解酶对 PROTAC 的代谢。尤其，醛氧化酶不是一种常见的代谢酶。醛氧化酶和黄嘌呤氧化酶（xanthine oxidase，XO）仅参与约 3% 上市药物的代谢 [2]。另外，全血中酶对 PROTAC 的代谢也是值得关注的内容，具体是哪些酶导致 PROTAC 在全血中不稳定还有待进一步研究。

1.3.2　选择合适的体外代谢模型

小分子体外代谢常用肝微粒体、肝细胞、肝 S9 等体系，也适用于 PROTAC 分子。可根据 PROTAC 代谢特点，选择合适的体外代谢研究模型（图 1.9）。有研究发现，有些 PROTAC 化合物分别采用肝微粒体或肝细胞得到的代谢速率可能存在较大差异，这一现象也在我们的研究中得到证实。肝微粒体主要含有 I 相代谢酶，当化合物主要被 CYP450 酶代谢时，肝微粒体的代谢能够较好反映体内代谢的情况。但是当存在较强的非 I 相代谢时，肝细胞体系会更加合适。前述提到醛氧化酶是细胞质中药物代谢酶，在肝微粒体中含量较少。肝细胞含有膜屏障和完整的代谢酶系，是较为合适的 PROTAC 体外代谢研究体系。

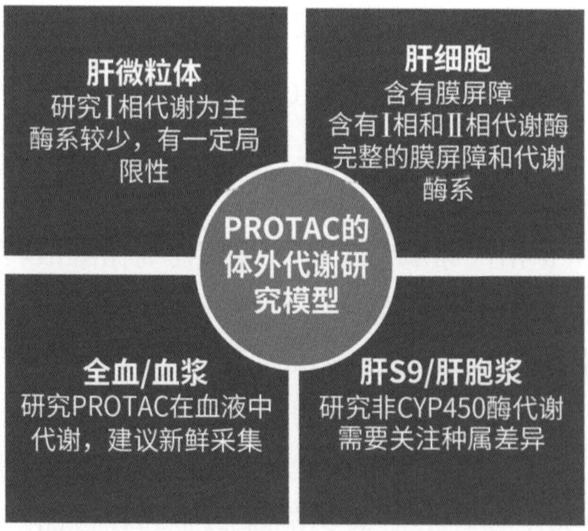

图 1.9　PROTAC 的体外代谢研究模型

一旦发现醛氧化酶可能参与 PROTAC 的代谢，就需要专门研究醛氧化酶的代谢。由于醛氧化酶存在于细胞质中，可采用肝 S9 或肝细胞体系进行研究。并同时考察加或不加醛氧化酶抑制剂情况下对化合物代谢的影响。若有醛氧化酶参与代谢，加醛氧化酶抑制剂和不加醛氧化酶抑制剂得到的代谢速率会有差异。

前述提到 PROTAC 在全血或血浆中可能存在稳定性问题，最直接的评估方法就是考察 PROTAC 化合物在体外全血 / 血浆中稳定性，常规的孵育时间（最长 2 h 左右）基本能够满足 PROTAC 分子体外研究的需求。我们在研究中发现，全血和血浆得到的稳定性数据可能会存在较大差异。推测冻存的血浆与新鲜采集的全血，酶活性可能不同。在有条件的情况下，建议采用新鲜采集的全血进行代谢稳定性研究。

值得注意的是，PROTAC 分子一般具有较高的蛋白结合率，在进行种属间比较或体外 − 体内外推（*in vitro-in vivo* extrapolation，IVIVE）时需要充分考虑化合物在孵育体系中游离率和全血中游离率数据。具体的体外 − 体内外推计算方法，可参考本书 10.2 体外 − 体内外推代谢预测模型：利用体外药物代谢数据推导其体内的代谢清除特征的相关内容。推荐对蛋白结合率进行准确测定后，再进行体外 − 体内外推。文献中依据此方法，采用小鼠体外肝细胞数据计算理论体内清除率，发现绝大多数 PROTAC 分子的理论值落在实际值 3 倍以内，具有良好的体外 − 体内相关性 [5]。

1.3.3 代谢软点研究促进结构优化设计

PROTAC 分子是由两个配体经由连接子相连组成的三元复合物。连接子部位断裂或两个配体部位的代谢，都是可能的代谢位点（图 1.10）。Goracci 等 [3] 比较了 PROTAC 分子及其组成配体的代谢软点和代谢速率，得出以下结论。

（1）PROTAC 的代谢软点与配体的代谢软点可能完全不同。

（2）PROTAC 的连接子断裂部位是常见的代谢位点。

（3）PROTAC 的代谢速率与配体可能完全不同。

因此，很难用配体的代谢预测 PROTAC 分子的代谢。PROTAC 的代谢研究，需要将其作为整体进行研究。

连接子部位断裂，是 PROTAC 不同于常规小分子的代谢类型 [5]。连接子断裂可产生两个配体相关的代谢产物。而且，生成的配体相关代谢产物可能具有以下特征。

（1）代谢清除速率与 PROTAC 完全不同。

（2）因分子量较小，蛋白结合率比 PROTAC 更低。

（3）因为与靶点结合的部分仍是完整的，配体相关代谢物仍能结合靶点或 E3 连接酶。

如存在明显的连接子断裂型代谢产物，PROTAC 的药代动力学 / 药效动力学研究需要充分考虑代谢产物对药效的影响。此外，代谢产物可能产生的安全性问题，也可根据需要进行研究。

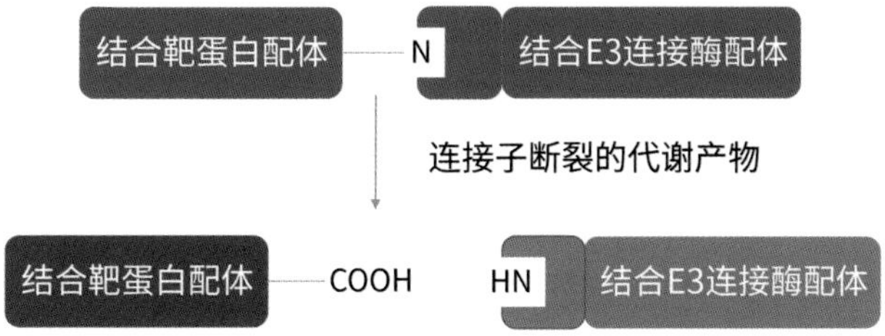

图 1.10 PROTAC 产生连接子断裂的代谢产物 [5]

1.3.4 结语

PROTAC 的代谢可采用多种体外代谢模型进行评价和预测。目前而言，没有哪一种模型完全合适或不合适。文献报道采用肝细胞代谢数据进行体外－体内外推得到了很好的预测结果，但这并不代表该方法就适用于所有的 PROTAC 分子。建议在实际筛选过程中，总结同系列 PROTAC 化合物的代谢特点，有选择性地进行代谢研究，找到适合自身 PROTAC 分子的体外代谢模型并将其用于预测体内清除或化合物的早期筛选评价。针对 PROTAC 的代谢研究，我们期待研究人员总结出更多的经验，从而深入了解 PROTAC 这类分子的代谢特征。

（马利萍，金晶）

参考文献

[1] WANG D, LIU W, SHEN Z, et al. Deep learning based drug metabolites prediction. Front Pharmacol, 2020, 10: 1586.

[2] SARAVANAKUMAR A, SADIGHI A, RYU R, et al. Physicochemical properties, biotransformation, and transport pathways of established and newly approved medications: a systematic review of the top 200 most prescribed drugs vs. the FDA-approved drugs between 2005 and 2016. Clin Pharmacokinet, 2019, 58(10): 1281−1294.

[3] GORACCI L, DESANTIS J, VALERI A, et al. Understanding the metabolism of proteolysis targeting chimeras (PROTACs): The next step toward pharmaceutical applications. J Med Chem, 2020, 63(20): 11615−11638.

[4] DALVIE D, XIANG C, KANG P, et al. Interspecies variation in the metabolism of zoniporide by aldehyde oxidase. Xenobiotica, 2013, 43(5): 399−408.

[5] PIKE A, WILLIAMSON B, HARLFINGER S, et al. Optimising proteolysis-targeting chimeras (PROTACs) for oral drug delivery: a drug metabolism and pharmacokinetics perspective. Drug Discov Today, 2020, 25(10): 1793−1800.

1.4 蛋白降解靶向嵌合体与外排转运体的药物相互作用评估策略

药物转运体介导的药物相互作用是药代动力学评价的重要内容之一。在早期筛选阶段通过体外转运体研究，评估 PROTAC 分子的潜在药物相互作用风险是值得推荐的。有文献报道，某 PROTAC 药物与瑞舒伐他汀存在药物相互作用。受试者同时服用降胆固醇药物瑞舒伐他汀和该 PROTAC 药物，出现天冬氨酸转氨酶 / 丙氨酸转氨酶（AST/ALT）升高症状，停止使用瑞舒伐他汀后症状消失，可继续治疗。究其原因，该 PROTAC 药物可抑制乳腺癌耐药蛋白（breast cancer resistance protein，BCRP）转运体，而瑞舒伐他汀是已知的 BCRP 转运体底物 [1]。瑞舒伐他汀与 BCRP 抑制剂合用可能因在肠道抑制其外排提高口服吸收，在肝脏抑制其胆汁排泄，从而提升瑞舒伐他汀的血药浓度，进而引发相应的不良反应 [2]。值得一提的是，根据我们的研究经验，PROTAC 分子的体外转运体研究评价并没有我们想象的那么简单。模型选择不当，可能会导致得到错误的结果，从而误导药物相互作用风险的评估。

1.4.1 BCRP 药物转运体的概念

BCRP 是一种重要的 ATP 结合盒（ATP-binding cassette，ABC）转运蛋白，在药物转运中发挥重要的作用。BCRP 主要表达在小肠上皮细胞的顶侧、肝细胞的胆管侧和血脑屏障靠近血液侧，在限制 BCRP 底物进入肠道上皮细胞、介导药物胆汁排泄、血脑屏障等方面可产生重大的影响 [3]。临床上很多常用的治疗药物是 BCRP 的底物，如他汀类的瑞舒伐他汀、匹伐他汀和氟伐他汀等；抗肿瘤药阿西替尼、卡那替尼、伊马替尼、拉帕替尼、舒尼替尼、伊立替康、托泊替康、依托泊苷、SN-38 和甲氨蝶呤等 [2]。美国食品药品监督管理局（Food and Drug Administration，FDA）2020 年颁布的体外药物相互作用研究指导原则中也阐明，BCRP 是 9 种推荐评估的药物转运体之一 [4]。

1.4.2 蛋白降解靶向嵌合体对 BCRP 的抑制风险的评价

从药代动力学的角度，早期可采用体外转运体抑制试验评估该风险。根据体外抑制结果，结合体内药物浓度，预测临床的药物相互作用风险。如有必要，在临床研究中评估临床药物相互作用风险。体外转运体抑制试验，可以采用 Caco2 细胞、高表达 BCRP 的细胞，或高表达 BCRP 的膜囊泡进行评估。其中，Caco2 细胞由于容易获得，是常用的评估模型。那么对于 PROTAC 分子而言，是否任选一种模型即可呢？根据我们的研究经验，模型选择不当可能导致错误结论的产生。下文我们从一个研发案例，来分析如何选择适用于 PROTAC 分子的研究模型。

1.4.3 案例解析

我们首先采用 Caco2 细胞模型评估了某 PROTAC 分子对 BCRP 的抑制作用，BCRP 抑制试验如图 1.11 所示，在含有抑制剂的情况下，BCRP 对底物的外排会受到抑制。试验结果显示，PROTAC 分子对 BCRP 无抑制风险，但是已知该 PROTAC 分子对 BCRP 有抑制作用，初步的研究结果和文献报道不相符。在排除了溶解度差等可能的影响因素之后，我们通过采用不同的体外转运体抑制模型重新进行评估，从而得出更合理的结论。

有文献报道，BCRP 抑制的分子机制尚未完全了解，但可能是多种多样的。①有一类抑制剂如 FTC 和 Ko143 可抑制 BCRP 的 ATP 酶活性；②另一类抑制剂与底物具有相同结合位点，影响底物与 BCRP 的结合；③还有一类抑制剂结合在底物结合位点以外，通过结合后引起 BCRP 构象变化，从而影响底物的转运 [5]。第三种机制报道较少，抑制剂结合位点可能是细胞内也可能是细胞外；其他两种抑制机制均需要抑制剂先进入细胞。

PROTAC 分子的一个普遍特性是肠道渗透性较差，尽管 Caco2 细胞外的 PROTAC 浓度较高，但进入细胞内的药物浓度可能很低。因此我们推测，很可能是因为 Caco2 细胞内 PROTAC 的浓度太低，导致 PROTAC 不能发挥抑制作用，如图 1.12 所示。

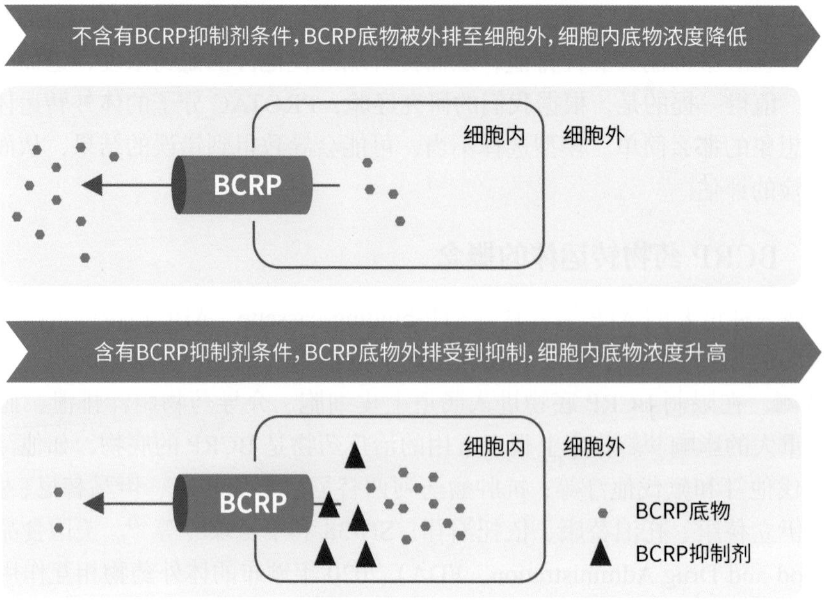

图 1.11　BCRP 外排转运及转运抑制作用

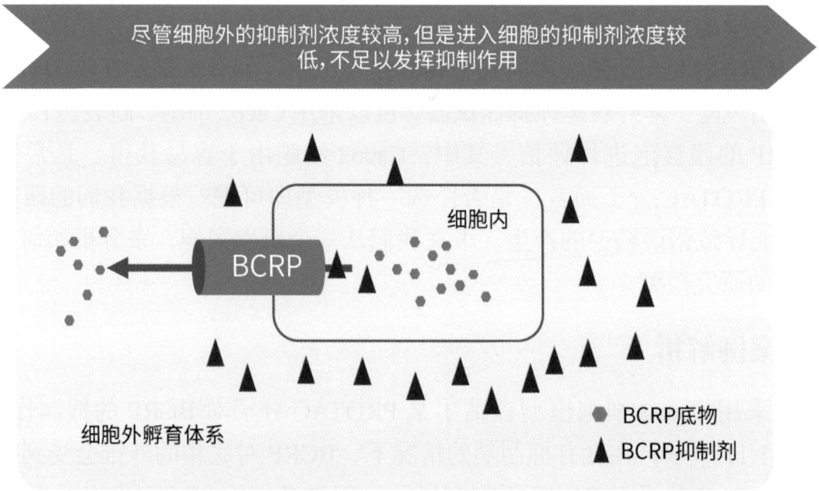

图 1.12　细胞内抑制剂 PROTAC 因浓度低而不能发挥抑制作用

1.4.4　定制化研究

综合以上问题分析，我们尝试了高表达 BCRP 膜囊泡模型。膜囊泡可使 ABC 转运体的底物结合位点暴露于细胞外缓冲液中，可用于研究候选药物作为底物和抑制剂与 ABC 转运体的相互作用。图 1.13 解释了外翻膜囊泡机制，原本外排转运体介导的底物转运方向为从细胞内转运至细胞外，经翻转后底物的转运方向变成从细胞外转运至细胞内。在该模型中，抑制剂可以在膜外与转运体底物结合位点直接接触。

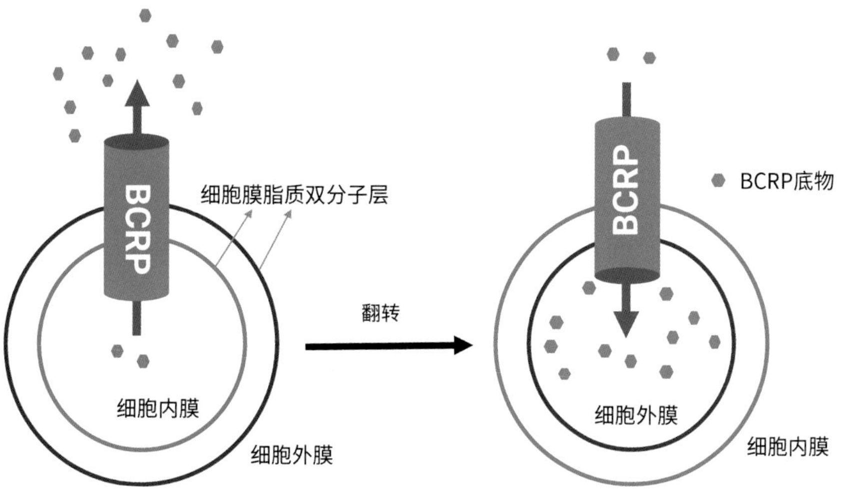

图 1.13 外翻膜囊泡机制

1.4.5 实验结果

进一步采用 BCRP 膜囊泡模型测得该 PROTAC 分子对 BCRP 具有很强抑制作用，与文献报道相符。

1.4.6 结语

相对于常规方法无法得到抑制窗口，囊泡法评估外排转运体抑制更加灵敏。这个案例引起我们重新审视 PROTAC 分子对外排转运体的抑制研究。除 BCRP 转运体外，PROTAC 分子对其他外排转运体抑制研究，也可能存在同样的问题。采用完整细胞模型评估 PROTAC 分子对外排转运体的抑制，可能因为 PROTAC 的渗透性差难以进入细胞，从而低估 PROTAC 对外排转运体抑制的风险。膜囊泡模型可能更适合研究低渗透性的 PROTAC 分子对外排转运体的抑制作用。

（马利萍，李成园，金晶）

参考文献

[1] PETRYLAK D P, GAO X, VOGELZANG N J. First-in-human phase I study of ARV-110, an androgen receptor (AR) PROTAC degrader in patients (pts) with metastatic castrate-resistant prostate cancer (mCRPC) following enzalutamide (ENZ) and/or abiraterone (ABI). Journal of Clinical Oncology, 2020, 38(15): 3500.

[2] LEE C A, O'CONNOR M A, RITCHIE T K, et al. Breast cancer resistance protein (ABCG2) in clinical pharmacokinetics and drug interactions: practical recommendations for clinical victim and perpetrator drug-drug interaction study design. Drug Metab Dispos, 2015, 43(4): 490−509.

[3] GIACOMINI K M, HUANG S M, TWEEDIE D. Membrane transporters in drug development. Nat Rev Drug Discov, 2010, 9(3): 215−236.

[4] Food and Drug Administration. *In vitro* drug interaction studies — cytochrome P450 enzyme-and transporter-mediated drug interactions guidance for industry, 2020.

[5] MAO Q, UNADKAT J D. Role of the breast cancer resistance protein (ABCG2) in drug transport. AAPS J, 2005, 7(1): E118−E133.

1.5 蛋白降解靶向嵌合体药物生物分析中的挑战

传统的小分子药物或大分子抗体一般都需要通过结合酶或受体的活性位点来发挥治疗作用，但人类细胞中 80% 的靶点都缺乏这样的位点 [1]。而 PROTAC 作为一种新兴的小分子新药研发策略，在很大程度上结合了小分子化合物和小分子核酸的优点，可以通过任何角落、缝隙的结合位点来抓住靶蛋白，更容易进入细胞发挥作用。

由于 PROTAC 分子由靶蛋白配体、连接子和 E3 连接酶配体三部分组成，分子量较大，一般会达到 700 Da 左右，在质谱中可能存在多电荷离子，从而导致信号分散，造成灵敏度的损失。另外，PROTAC 分子中的连接子通常选用全碳链、不同聚合度的聚乙二醇（polyethylene glycol，PEG）链，以及不同杂环取代的连接链 [2]，与两端配体连接处比较脆弱，容易断裂。在使用液相色谱 - 串联质谱法（liquid chromatography-tandem mass spectrometry，LC-MS/MS）分析 PROTAC 化合物时，优化质谱参数非常关键，要注意使用低的离子化能量避免发生源内裂解 [3]。

1.5.1 蛋白降解靶向嵌合体生物分析要点

（1）最优的质谱参数：文献报道 PROTAC 化合物容易发生源内裂解，分析过程中可以通过设置低电离能量和优化离子源温度来避免源内裂解的发生。另外，对于此类化合物中分子量较大的部分化合物，可以通过寻找多电荷，进一步优化质谱条件来提高灵敏度，目前大部分化合物最低定量限可达 1 ng/mL。

（2）优化峰形—裂峰：由于 PROTAC 结构中可能存在多手性中心，导致其液相色谱峰出现裂峰，可通过优化液相方法（如更换有机相为含有甲酸的甲醇溶液、筛选色谱柱、调节梯度、降低离子源温度到 350 ～ 400 ℃等）得到对称且较好的峰形，峰形改善的同时化合物信号也有很大提升，如图 1.14 所示。

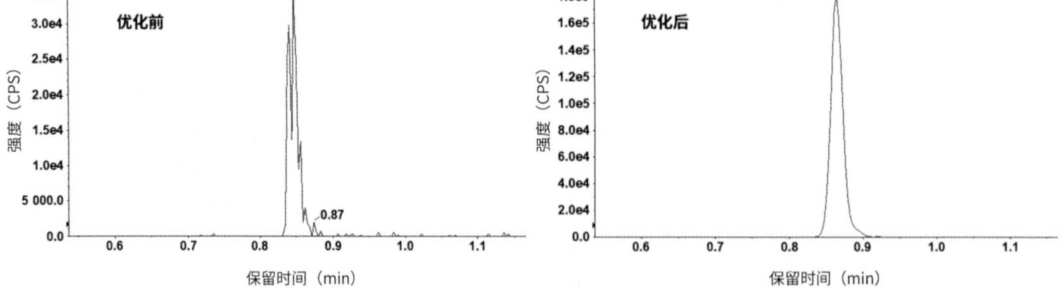

图 1.14 PROTAC 化合物色谱峰优化前后对比

（3）消除非特异性吸附：对于部分肽类 PROTAC，可能由于静电作用和疏水作用，导致其容易与玻璃或塑料等耗材表面发生非特异性结合，所以在动物给药后的样品采集时要注意使用合适的容器材料，尽量使用低吸附耗材，而且要在分析方法开发时对化合物进行吸附性考察。若发现化合物与耗材有非特异性结合，则需要添加一定比例的解吸附剂（如曲拉通、吐温 20 等）来阻断非特异性结合位点，保证在操作过程中化合物不会损失。

化合物 B 分别在空白血浆中添加解吸附剂前后转移 3 次比较具体见表 1.3。

表 1.3 化合物 B 分别在空白血浆中添加解吸附剂前后转移 0～3 次（T0～T3）的比较（单位：%）

样品	不添加解吸附剂时待测物剩余	添加解吸附剂后待测物剩余
T0	100	100
T1	90	87
T2	85	90
T3	65	85

T0，含化合物 B 的血浆样本在样本管中未发生转移；T1，含化合物 B 的血浆样本在样本管中转移 1 次；T2，含化合物 B 的血浆样本在样本管中转移 2 次；T3，含化合物 B 的血浆样本在样本管中转移 3 次。

（4）可控的基质稳定性：在实际工作中我们发现，PROTAC 药物可能会存在独特而隐蔽的血浆稳定性问题。一般来说，新鲜基质中的酶活性会高于冻存过的基质中酶的活性，因而对酶敏感的化合物在新鲜的基质或样品中会更加不稳定。但对于部分 PROTAC 化合物来说，在新鲜基质中室温下放置 2 h 稳定，而在冻存过的基质中却表现出很不稳定的反常现象（表 1.4），而且暂未发现有抑制剂可以将其有效地稳定。针对发生此类现象的 PROTAC 化合物，建议使用新鲜的空白基质制备线性和质控样品。同时，为保证待测样品数据的准确性，要避免样品被反复冻存，因此在生物样品采集后直接进行蛋白质沉淀处理是很好的选择，对于直接沉淀后的样品，仅需要考虑找到一个合适的沉淀剂溶液，确保处理后的样品上清稳定即可。

表 1.4 化合物 C 在新鲜空白血浆和冻存空白血浆中室温下放置 2 h 的稳定性比较

化合物 C	待测物剩余（%）
在新鲜空白血浆中	95
在冻存空白血浆中	35

待测物剩余越多，化合物 C 越稳定。

以化合物 C 为例，我们在新鲜基质中定量加入标准溶液以模拟真实样品情况，蛋白质沉淀处理后的上清液分别在 4 ℃和 −40 ℃冰箱中放置 24 h 后，制备零时刻样品，3 份样品同时进样分析。通过与零时刻样品峰面积对比，结果显示上清液在 4 ℃及 −40 ℃条件下储存 24 h 均稳定（表 1.5）。因此，针对于此类不稳定的化合物，可以通过对采集后的生物样品立即进行蛋白质沉淀来获得稳定的样本上清液，将上清液放置在合适的条件下保存待测。

表 1.5　化合物 C 在新鲜血浆基质沉淀后的上清液中的稳定性

样品（化合物 C 上清液）	待测物剩余（%）
零时刻样品	100
4 ℃进样器中放置 24 h	95
−40 ℃冰箱中放置 24 h	99

待测物剩余越多，化合物 C 越稳定。

生物分析中每个操作步骤环环相扣，我们在样品前处理阶段可以使用 HP D300e 超微量数码滴定设备 8 s 快速完成线性和质控样品的制备，一步完成，避免化合物长时间暴露，而且不需要多次转移，以减少非特异性吸附。生物样品在采集后立即沉淀，整个样品前处理过程在湿冰条件下进行，确保样品浓度检测的准确性和可信度，为 PROTAC 药物在体内的吸收、分布、代谢、排泄试验提供了可靠的数据支撑。

1.5.2　蛋白降解靶向嵌合体生物分析流程

针对 PROTAC 药物不同的特点，结合上述分析经验，我们将此类化合物的生物分析流程总结如图 1.15 所示，图 1.16 为 PROTAC 生物分析平台。

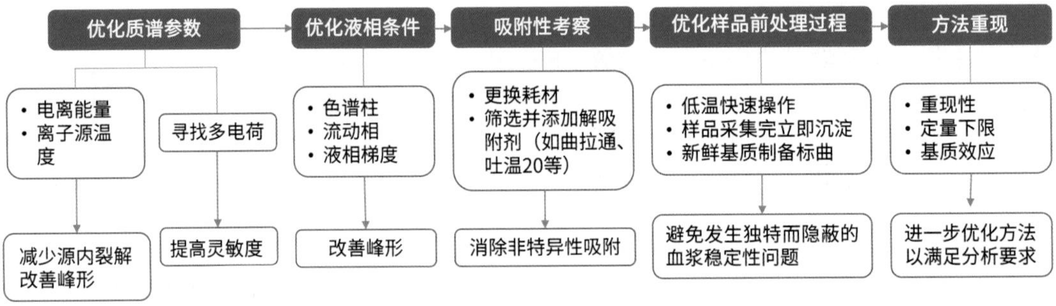

图 1.15　PROTAC 化合物生物分析流程

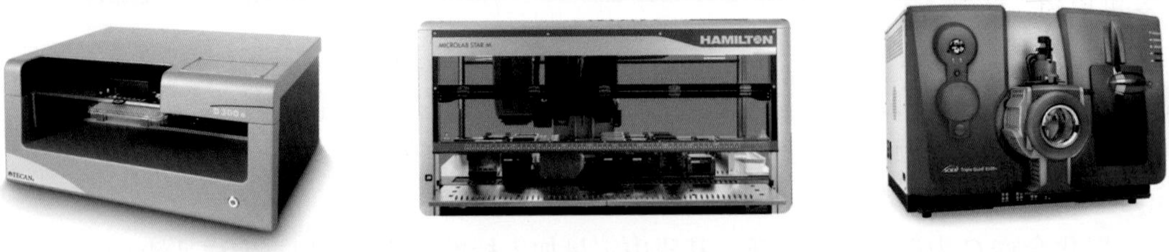

HP D300e 超微量数码加样仪　　汉密尔顿（Hamilton）Microlab STAR 系列自动化液体处理工作站　　SCIEX 6500+ 三重四极杆液相色谱串联质谱仪

图 1.16　PROTAC 生物分析平台

药明康德药性评价部 Non-GLP 生物分析团队拥有一体化及全能力生物分析平台，能够提供各类创新分子实体的生物分析服务，贯穿于药物研发临床前各个阶段。其中，运用 LC-MS/MS 平台进行 PROTAC 生物分析已有多年的经验，完成了数万个生物样品的分析工作，助力 PROTAC 药物的研发速度。

1.5.3　结语

PROTAC 化合物具有分子量大、易发生断裂、有多个手性中心等特点，为其生物分析带来了一系列挑战。基于研究经验，我们总结出了生物分析挑战的应对方法，形成完善的评估策略。希望能为更多的 PROTAC 药物研发赋能助力，从而让更多的医药产品成功上市，造福更多的患者。

（党甜甜，胡维民，曹卫群）

参考文献

[1] 李歆，王义俊，刘平羽．特异靶向 KRAS-G12C 突变的抗肿瘤药物研究进展．药学学报，2021, 56(2): 374−382.

[2] 沈心远，吴诗慧，李保林，等．蛋白水解靶向嵌合体（PROTAC）连接链优化的研究进展．药学学报，2021, 56(2): 445−455.

[3] FANDOZZI C, EVANS C, WILSON A, et al. 2019 White paper on recent issues in bioanalysis: chromatographic assays (part 1-innovation in small molecules and oligonucleotides & mass spectrometric method development strategies for large molecule bioanalysis). Bioanalysis, 2019, 11(22): 2029–2048.

1.6　提高蛋白降解靶向嵌合体口服生物利用度的七大策略

与传统的小分子药物相比，PROTAC 在作用机制上，具有两大优点：高效及能够靶向“不可成药”的靶点。

尽管 PROTAC 具有明显的优势，但其 DMPK 性质仍然存在一些问题。有良好药理活性的 PROTAC 往往会因为较差的药代动力学性质而令人失望。本节将探讨 PROTAC 面临的 DMPK 挑战，特别是在提高口服生物利用度方面的一些策略，以期为 PROTAC 研发人员带来新的思路。

1.6.1　PROTAC 面临的 DMPK 挑战

PROTAC 之所以面临诸多 DMPK 研究挑战，主要是因为 PROTAC 是一类违反类药五原则的小分子化合物。类药五原则是一套用来筛选化合物“可成药性”的标准，即当化合物结构具有 5 个或 5 个以上的氢键供体、大于等于 10 个氢键受体、分子量大于等于 500 Da、脂水分配系数大于等于 5 或可旋转键大于 10 时，化合物很可能具有较差的吸收性或渗透性。由于其结构特点，PROTAC 通常属于类药五原则以外的化学空间。PROTAC 分子量高（一般为 700 Da）、溶解度差、渗透性低，这些都为提高其体内口服生物利用度带来挑战。为此，研发人员必须优化 PROTAC 的物理化学和药代动力学性质。

1.6.2 提高 PROTAC 口服生物利用度的策略

（1）随餐给药：溶解度是影响药物口服物利用度的决定因素之一。PROTAC 本身的水溶性差，亲脂性较强，不利于肠道吸收。有研究发现，PROTAC 在模拟肠液，尤其是餐后模拟肠液中的溶解度大大提高[1]。这一结果提示 PROTAC 化合物在进食后给药可能会获得更好的体内药物暴露。ARV-110 和 ARV-471 的临床试验设计也揭示了这两种 PROTAC 分子的 Ⅰ 期临床给药模式为“每日 1 次，随餐给药”。

（2）优化连接子结构以提高 PROTAC 渗透性：渗透性是影响口服生物利用度的另一决定性因素。一方面，药物的口服吸收需要通过小肠上皮细胞的膜屏障；另一方面，为了降解细胞内蛋白质，PROTAC 也需要进入靶细胞。有研究表明，用 1,4- 二取代苯环取代 PEG 连接子可以显著提高 PROTAC 的细胞通透性[2]。

（3）优化连接子结构以提高 PROTAC 代谢稳定性：化合物经肠道吸收后，在到达体循环之前首先会经肝脏或肠道代谢，这个过程被称为首过代谢，它限制了药物的口服吸收。为了提高 PROTAC 的口服生物利用度，提高代谢稳定性以减少首过代谢，优化连接子结构也是一种有效的方法。有研究发现，改变连接子的长度、锚点，使用环状的连接子或改变连接子的附着位点等多种策略已被用于提高 PROTAC 的代谢稳定性研究[3]。

（4）选择更小的 E3 连接酶配体：PROTAC 的性质与 E3 连接酶配体的类型密切相关。据报道，应用于 PROTAC 的 E3 连接酶配体主要有 CRBN、VHL、cIAP 和 MDM2，其中以 CRBN 和 VHL 使用频率最高。从图 1.17 可以看出，CRBN 配体与 VHL 配体相比，体积更小。含有 VHL 配体的 PROTAC 由于分子量更大，通常口服吸收较差[4]。含有 CRBN 配体的 PROTAC 分子量更小，更类似于“口服药物”。进入临床Ⅱ期的两个 PROTAC 分子 ARV-110 和 ARV-471 都是 CRBN E3 连接酶配体。因此，寻找分子量更小的新的 E3 连接酶配体是非常值得探索的。

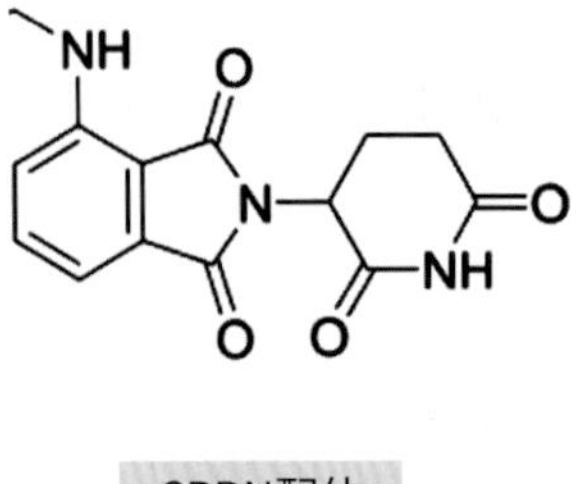

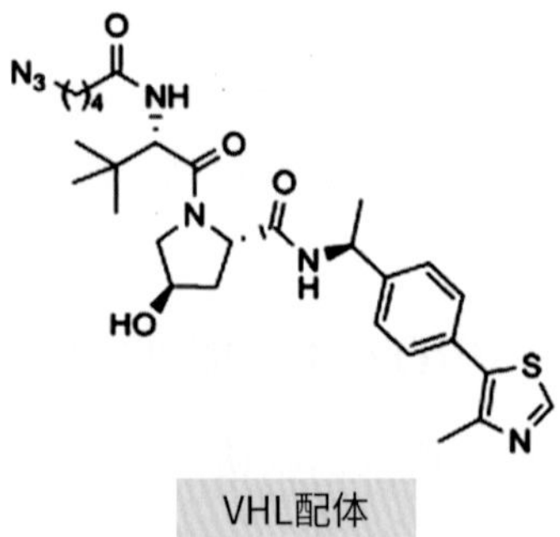

图 1.17 常见的 CRBN 配体和 VHL 配体结构

（5）引入分子内氢键：PROTAC 通常极性高和具有多个可旋转键，这种结构通常难以透过细胞膜的脂质双分子层。有研究发现，分子内氢键的形成可以减小 PROTAC 的极性分子表面积，从而提高其细胞渗透性。在分子内氢键的作用下，PROTAC 分子由细长的条形变成折叠的构象 [5]，这使之更容易透过细胞膜的脂质双分子层。

（6）应用前药设计策略：前药设计是提高药物生物利用度的常用方法。通过对具有药理活性化合物的结构进行修饰而得到前药。前药本身活性小或无活性，在体内通过酶催化释放出有药理活性的母体药物。化学家们通过在一个 PROTAC 分子的 CRBN 配体上添加亲脂基团，设计得到其前药。结果表明，该前药设计使 PROTAC 的生物利用度显著提高 [6]。这是一种基于 CRBN 配体设计的前药，该设计也可用于其他具有类似 E3 连接酶配体的 PROTAC，以提高其口服生物利用度（图 1.18）。但针对 PROTAC 分子设计前药的一个潜在问题是其可能会进一步增加 PROTAC 的分子量。

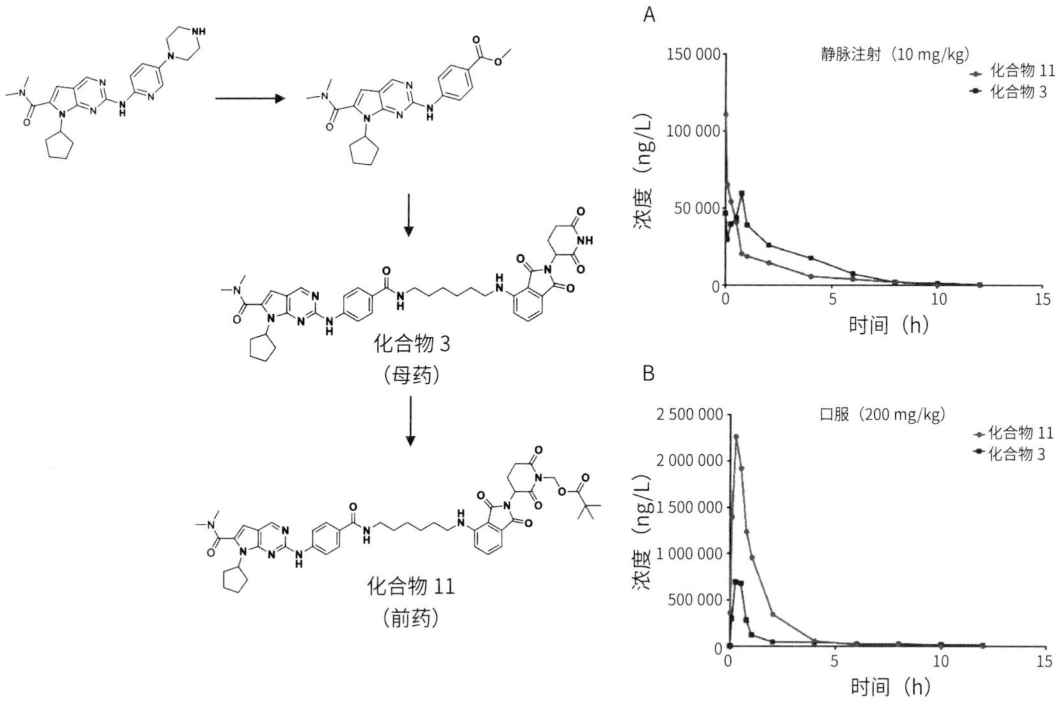

图 1.18 化合物 3 经前药设计为化合物 11 后，其口服生物利用度明显提升 [6]

（7）分子胶：PROTAC 由 3 个部分组成——2 个独立的配体和 1 个连接子。这样的异质双官能团分子使其具有较大的分子量。化学家们通过不断探索新的策略来降低分子量，使 PROTAC 更“类药”。分子胶与 PROTAC 相比，被认为是一种更“致密的分子”，它们也可以像 PROTAC 一样触发三元复合物的形成（图 1.19）。由于这些原因，分子胶比 PROTAC 具有更好的类药特性 [7]。

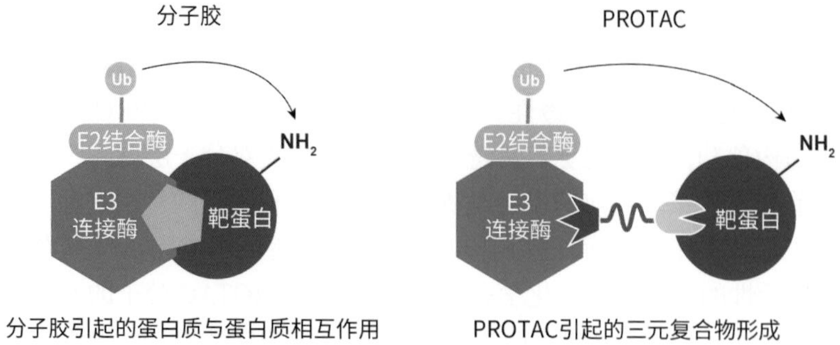

图 1.19　分子胶和 PROTAC 作用机制比较[7]

1.6.3　结语

本节中总结了提高 PROTAC 口服生物利用度的策略，通过对 PROTAC 分子的结构修饰，如优化连接子结构、引入分子内氢键、前药设计，以及选择合适的给药方式，如随餐给药等，来提高 PROTAC 分子的口服生物利用度。期待学术界及工业界的药物研发人员鼎力合作，争取早日解决 PROTAC 在药代动力学中面临的问题，释放 PROTAC 药物的巨大潜力。

（胡婕，马利萍）

参考文献

[1] PIKE A, WILLIAMSON B, HARLFINGER S, et al. Optimising proteolysis-targeting chimeras (PROTACs) for oral drug delivery: a drug metabolism and pharmacokinetics perspective-sciencedirect. Drug Discovery Today, 2020, 25(10): 1793−1800.

[2] FARNABY W, KOEGL M, ROY M J, et al. Publisher correction: BAF complex vulnerabilities in cancer demonstrated via structure-based PROTAC design. Nat Chem Biol, 2019, 15(8): 846.

[3] GORACCI L, DESANTIS J, VALERI A, et al. Understanding the metabolism of proteolysis targeting chimeras (PROTACs): the next step toward pharmaceutical applications. J Med Chem, 2020, 63(20): 11615–11638.

[4] POONGAVANAM V, KIHLBERG J. PROTAC cell permeability and oral bioavailability: a journey into uncharted territory. Future Med Chem, 2022, 14(3): 123−126.

[5] ATILAW Y, POONGAVANAM V, NILSSON C S, et al. Solution conformations shed light on PROTAC cell permeability. ACS Med Chem Lett, 2020, 12(1): 107−114.

[6] WEI M, ZHAO R, CAO Y, et al. First orally bioavailable prodrug of proteolysis targeting chimera (PROTAC) degrades cyclin-dependent kinases 2/4/6 *in vivo*. Eur J Med Chem, 2020, 209: 112903.

[7] MANEIRO M, VITA E D, CONOLE D, et al. PROTACs, molecular glues and bifunctionals from bench to bedside: unlocking the clinical potential of catalytic drugs. Prog Med Chem, 2021, 60: 67−190.

2 抗体偶联药物

2.1 抗体偶联药物的药代动力学研究特点及策略

抗体偶联药物（antibody-drug conjugates，ADC），是一类将单克隆抗体与数个毒性较强的小分子毒素通过化学连接子偶联后形成的偶联物。ADC 是一种新型的肿瘤治疗药物，截至 2022 年底，共有 15 款 ADC 在全球上市，特别是从 2019 年至今共有 10 款 ADC 获批，引发了 ADC 开发的新一轮热潮。ADC 由单克隆抗体、小分子毒素和连接子 3 部分组成。ADC 研发成功有 2 个关键因素：其一，ADC 在血液循环中需要具有一定的稳定性，并有选择性地进攻肿瘤细胞，被肿瘤细胞内吞后迅速释放小分子毒素。若 ADC 在血液循环中稳定性较差或过多地分布在其他组织中，就会产生严重的毒性。其二，ADC 在肿瘤细胞中释放的小分子毒素一定要有强大的细胞毒性，这样才能快速杀死肿瘤细胞（图 2.1）。

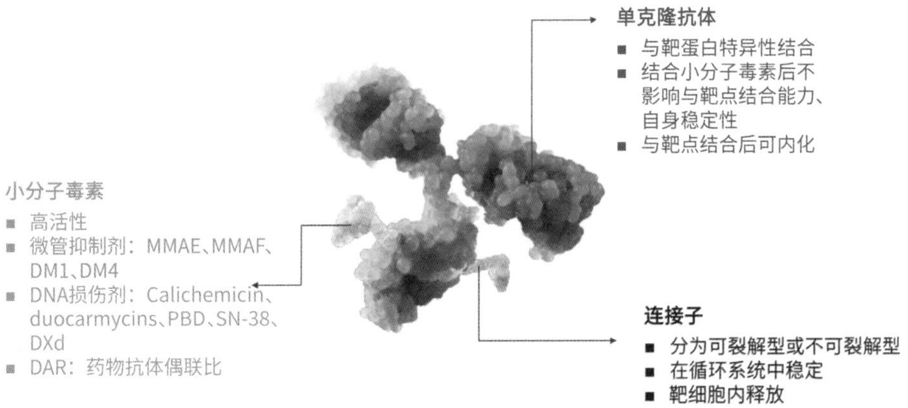

图 2.1　ADC 的结构

2.1.1 抗体偶联药物的药代动力学研究特点

从药代动力学的角度看，ADC 研发有两个特点：第一个特点是 ADC 的药代动力学研究难度大。ADC 是新型药物，行业中对 ADC 的人体药代动力学性质了解非常少，截至本书出版，尚无药企对 ADC 开展过人体放射性同位素实验。ADC 是大分子和小分子的结合体，需要开展大、小分子的药代动力学研究。第二个特点是小分子毒素的释放和代谢研究特别重要。小分子毒素在靶组织的释放和浓度与 ADC 的疗效直接有关，小分子毒素在非靶组织的释放与 ADC 的毒性又直接关联。ADC 的 DDI 也与小分子毒素的暴露、代谢和排泄相关（图 2.2）。

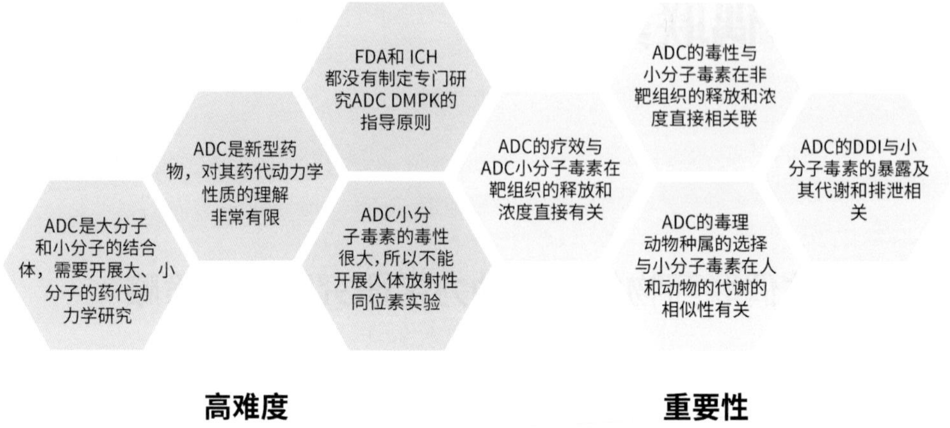

图 2.2　ADC 研究的难度与重要性

FDA，美国食品药品监督管理局；ICH，人用药品技术要求国际协调理事会；DDI，药物相互作用；ADME，吸收、分布、代谢和排泄

2022 年 7 月 6 日，国家药品监督管理局药品审评中心（Center For Drug Evaluation，CDE）公开征求《抗体偶联药物非临床研究技术指导原则（征求意见稿）》的意见 [1]。此征求意见稿介绍了 ADC 的临床前药代动力学研究内容，具体见表 2.1。主要是为针对 ADC、新型游离小分子化合物及新型连接子的相应研究。其中，游离小分子化合物是指未与抗体偶联的小分子化合物，包括荷载小分子毒素和裂解后带有连接子或部分连接子的荷载小分子毒素。那么，如何确定一个新的 ADC 需要研究哪种游离小分子化合物，在药

表 2.1　ADC 的临床前药代动力学研究内容

测试物	研究内容
ADC	体外稳定性
	浓度－时间曲线
	拟靶向特定组织病灶的 ADC 进行组织分布研究
新型游离小分子化合物	血浆蛋白结合
	组织分布、代谢、排泄 / 物质平衡
	药物代谢酶及转运体影响
新型连接子	体内代谢

代动力学研究的章节并没有说明。但是，在药理学研究部分，有如下阐释："早期研究应获得内化、裂解及裂解后主要的游离小分子化合物或药理活性代谢物等信息，为药代动力学 / 毒代动力学等研究的检测或评价目标提供数据支持。"也就是说，了解需要研究哪种游离小分子化合物，首先需要了解 ADC 的小分子毒素释放及代谢特征。

2.1.2 抗体偶联药物的药代动力学研究策略

近年来，中国药业的 ADC 开发项目如雨后春笋，部门专门组建了 ADC 新药研发的团队，对已经在 FDA 批准上市的 ADC 新药所开展的药代动力学实验及其所采用的方法进行了研究和总结。

我们把 ADC 药代动力学研究分成吸收、分布、代谢和排泄（absorption，distribution，metabolism，and excretion，ADME）、体外药物相互作用、药代动力学 / 毒代动力学（pharmacokinetics/toxicokinetics，PK/TK）和生物分析 4 项主要内容。这 4 个方面的研究在新药的发现阶段、临床前阶段和临床阶段都各有侧重点（表 2.2）。ADC 的新药研发所涉及的药代动力学研究内容非常多，但是我们认为 ADC 的药代动力学研究应有所选择。我们会根据小分子毒素的结构有的放矢地对每个 ADC 的项目提出专门的药代动力学研究策略和具体的实验方案，加速药物的研发和注册申报。

表 2.2 各研究阶段 ADC 药代动力学研究内容

DMPK 研究内容	临床前发现	临床前开发	临床开发
	先导分子优化	支持临床候选分子表征和新药临床研究申请	支持临床开发和新药注册上市申请
ADME	肝 S9 或肝溶酶体中 ADC 释放的与载荷药物有关的代谢物鉴定 肿瘤细胞中 ADC 释放的与载荷药物有关的代谢物鉴定 ADC 的血浆 / 血清稳定性	载荷药物体外肝细胞代谢产物鉴定 载荷药物血浆蛋白结合实验 放射性标记的 ADC 在荷瘤动物体内的组织分布研究 放射性标记的 ADC 在动物体内的 ADME 研究 放射性标记的载荷药物在动物体内的 ADME 研究	人血浆、血清、尿液和（或）粪便中载荷药物有关的代谢物鉴定 毒理种属中血浆、血清、胆汁、尿液和（或）粪便中载荷药物有关的代谢物鉴定
DDI	—	载荷药物对 CYP450 酶抑制剂和诱导研究 载荷药物代谢酶表型研究 载荷药物对药物转运体抑制研究 评估载荷药物是否为外排转运体底物	评估载荷药物是否为其他转运体底物 生物标志物方法评估 ADC 对 CYP 和转运体的抑制 临床 DDI 研究
PK/TK	ADC 在 PD 种属中 PK 研究 ADC 和载荷药物在啮齿动物中 PK 研究	ADC 和载荷药物在啮齿动物中完整的 PK 研究 ADC 和载荷药物在非啮齿动物中完整的 PK 研究 ADC 和载荷药物的 TK 研究	ADC 在人体内的 PK 研究 ADC 在人体内的群体 PK 研究 ADC 在肝损伤、肾损伤受试者中 PK 研究 ADC 和载荷药物的 TK 研究

（续表）

DMPK 研究内容	临床前发现 先导分子优化	临床前开发 支持临床候选分子表征和新药临床研究申请	临床开发 支持临床开发和新药注册上市申请
生物分析	动物血浆和（或）血清中 ADC 的 DAR 值测定 定量分析动物血浆和（或）血清中的 ADC 成分，包括总抗体、ADC、游离药物和（或）结合药物	定量分析动物血浆和（或）血清中的ADC成分，包括总抗体、ADC、游离药物和（或）结合药物 测定动物血浆和（或）血清中 ADA 定量分析动物血浆中载荷药物有关的代谢产物	定量分析人血浆和（或）血清中的 ADC 成分，包括总抗体、ADC、游离药物和（或）结合药物 测定人血浆和（或）血清中 ADA 定量分析人血浆中载荷药物有关的代谢产物

ADME，吸收、分布、代谢和排泄；DDI，药物相互作用；PD，药效动力学；PK，药代动力学；TK，毒代动力学；payload，有效载荷；DAR，药物抗体比；ADA，抗药抗体。

通过大量的文献阅读和对已上市 ADC 新药的药代动力学数据的分析，以及对所开展的实验进行总结，我们认为 ADC 的药代动力学研究需要满足以下 4 项特殊的要求。

（1）需要有开展小分子和大分子药代动力学研究的能力。

（2）需要有全面的 ADME 和生物分析实验条件和能力，包括啮齿类动物及非啮齿类动物（兔、小型猪、犬、猴等）的实验能力，大、小分子的生物分析能力，体外药物相互作用研究能力，体内外的代谢产物鉴定能力，以及放射性同位素 ADME 实验能力。

（3）需要根据 ADC 的结构和对新药有效性、安全性的需求，有的放矢地设计整个药代动力学的研究策略和每项实验的具体方案。

（4）ADC 的药代动力学研究是大兵团作战，研究团队需要优秀的项目管理能力，以及多部门组织协调能力和经验。

2.1.3 小分子毒素释放与抗体偶联药物毒性及药物相互作用关系

正如前面提到的，ADC 小分子毒素在非靶组织的释放、代谢和清除与 ADC 毒性及药物相互作用有紧密的关系。根据小分子连接抗体的结构，ADC 可以分为两种类型。第一种类型的 ADC 称为断裂型 ADC，在溶酶体酶的催化下，或在酸性条件下，小分子毒素会从这类 ADC 中释放出来，其释放的小分子毒素的结构是相对明确的。第二种类型的 ADC 称为非断裂型 ADC，这类 ADC 通过抗体部分降解释放出含有与部分肽链或氨基酸结合的小分子毒素，这些小分子毒素的结构是未知的。从 ADC 释放出来的小分子毒素在非靶组织的暴露可能会产生毒性，它们的代谢或清除受到代谢酶抑制剂的影响时就会增加它们的系统暴露量，从而引起毒性作用（图 2.3）。

基于团队研究经验，我们总结出研究 ADC 小分子毒素释放和代谢的策略、流程和方法。对断裂型 ADC，采用 ADC 体外代谢系统确立小分子毒素释放是否按照 ADC 设计所进行；对非断裂型 ADC，采用同样的代谢系统寻找和鉴定通过蛋白质水解产生的与小分子毒素相关的化学物质。

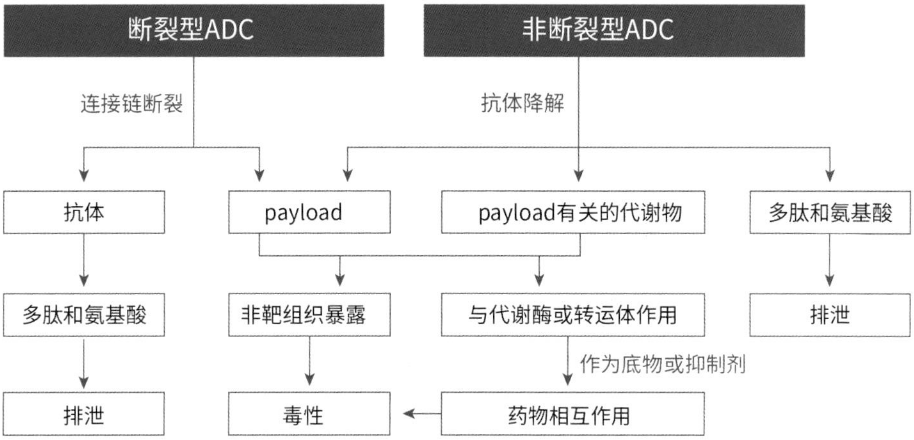

图 2.3 ADC 的小分子毒素释放

payload，有效载荷

当释放的小分子完成鉴定以后，评估这些小分子化合物是否有已经研究过的药代动力学数据，若有，就不必开展针对小分子化合物的 ADME 和药物相互作用研究。若是新的小分子化合物，就必须开展一系列实验。这些实验主要集中在两个方面，第一个方面是小分子化合物的代谢产物鉴定，包括体外多种属代谢物比较、动物 ADME 研究和人血浆中小分子代谢物鉴定的工作；第二个方面是体外的药物相互作用研究，包括 CYP450 酶的表型鉴定，以及药物转运体的表型鉴定。可根据体内暴露，选择性考察对代谢酶的抑制或诱导，对药物转运体的抑制。这些研究所得到的结果为 ADC 的研发和注册申报提供科学依据。例如，指导毒理种属的选择、代谢酶遗传多态性研究、临床药物相互作用的实验设计及针对特殊人群的研究等。

（马利萍，王洁，赵楠，李瑞兴，朱明社）

参考文献

[1] 国家药品监督管理局药品审评中心．关于公开征求《抗体偶联药物非临床研究技术指导原则（征求意见稿）》, 2022.

2.2 抗体偶联药物中小分子毒素释放和代谢的研究模型和分析方法

ADC 分为断裂型和非断裂型，断裂型 ADC 会断裂连接子与小分子毒素之间的化学键，释放出小分子毒素，而非断裂型的 ADC 释放小分子毒素是通过抗体部分氨基酸之间酰胺键的水解来实现的。作为发挥药理活性的主要成分，应当尽早地确定 ADC 化合物释放出的小分子毒素相关结构，这些化合物同时也是后续 ADME 研究的对象，在药代动力学或毒物代谢动力学（toxicokinetics，TK）（简称毒代动力学）实验中需要同步检测其含量。

2.2.1　研究模型

研究 ADC 的体外代谢模型有多种系统，根据 ADC 的作用机制可以选择肝溶酶体和肝 S9 研究小分子毒素的释放，通过肿瘤细胞的孵育可以研究 ADC 在药效模型中释放的小分子毒素，明确药效模型中的起效物质。当确定主要的 ADC 裂解产物后，可以用肝细胞、肝微粒体或是肝 S9 开展小分子代谢途径的研究，并进行种属差异的比较，为毒理种属的选择提供依据。ADC 在体内的代谢研究主要集中在血浆中小分子毒素的鉴定，可以验证 ADC 在体循环中的稳定性，以及 ADC 在靶器官释放出的小分子毒素在体循环中的代谢产物分布情况（图 2.4）。放射性同位素标记的 ADC 可以用于研究荷瘤小鼠的组织分布，以评估 ADC 在靶组织中的富集程度。

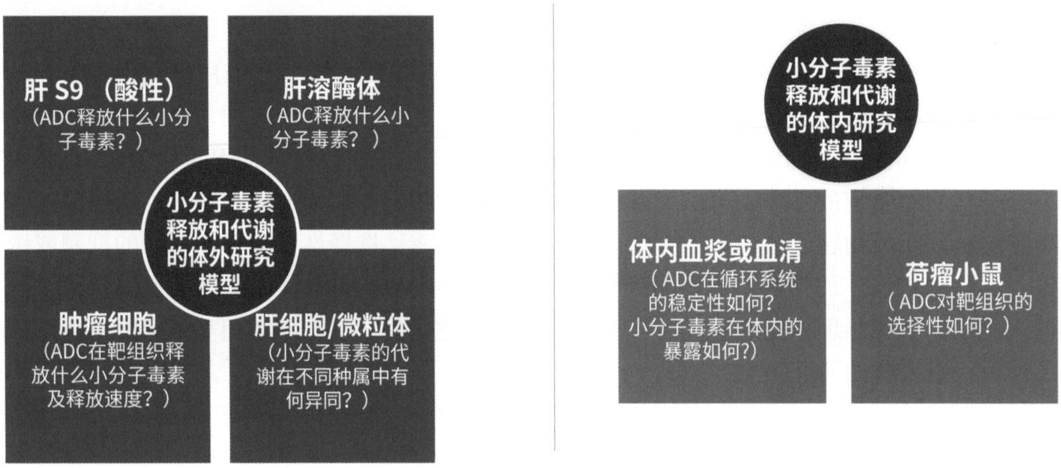

图 2.4　ADC 药物代谢研究策略

2.2.2　分析方法

任何药物代谢实验都有两个不能缺失的关键部分，生物代谢体系和分析方法。由于 ADC 释放出的小分子毒素浓度很低，且非断裂型 ADC 的裂解产物很难预测，在检测中存在诸多挑战。为此我们建立了用于发现和鉴定 ADC 释放的小分子毒素的液相色谱－高分辨质谱联用（liquid chromatograph-high resolution mass spectrometer，LC-HRMS）方法，在数据处理中同时运用靶向和非靶向的分析技术，以快速和全面地发现未知连接位点或连有未知氨基酸序列的小分子毒素（图 2.5，图 2.6）。

LC-HRMS 可以准确分辨出代谢产物信号与几个 mDa 质量偏差的背景杂质信号，运用背景扣除技术可以将产物的质谱信号从复杂背景信号中凸显出来，是一种典型的非靶向数据分析技术。

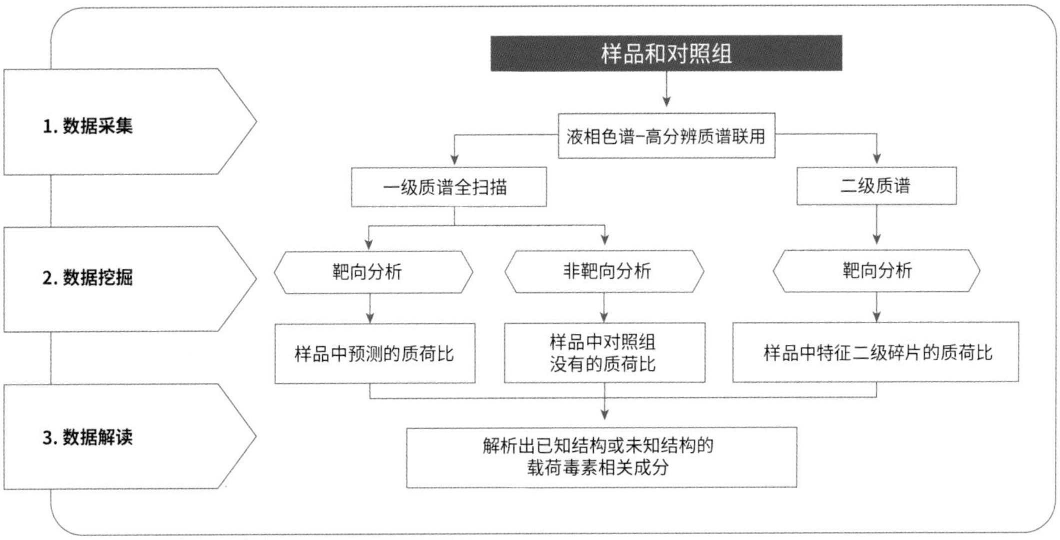

图 2.5　ADC 代谢产物的 LC-HRMS 方法

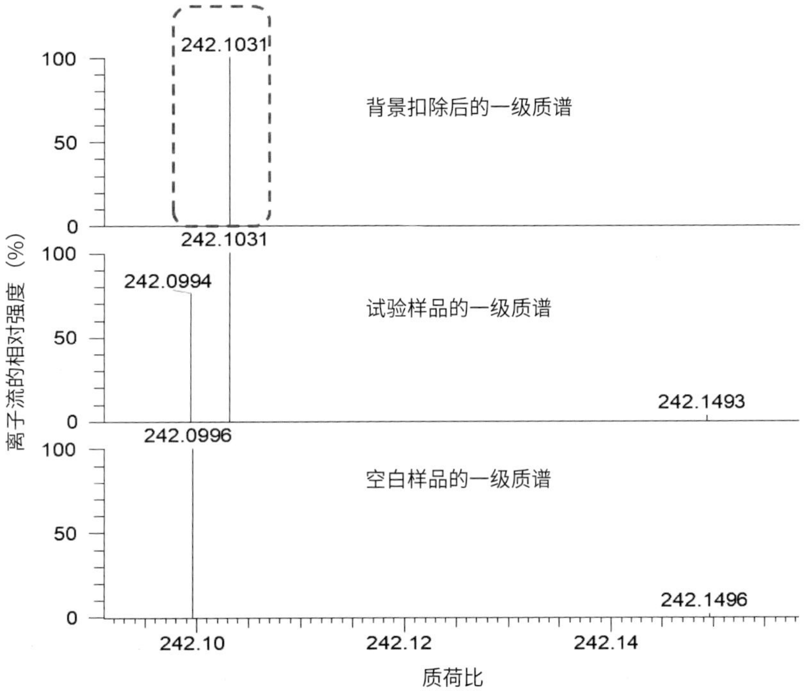

图 2.6　背景扣除后的 LC-HRMS 图

2.2.3　案例解析

例 1：非靶向性的高分辨质谱仪方法寻找 ADC-1 在体外溶酶体中释放的小分子毒素。ADC-1 的结构示意图见图 2.7。

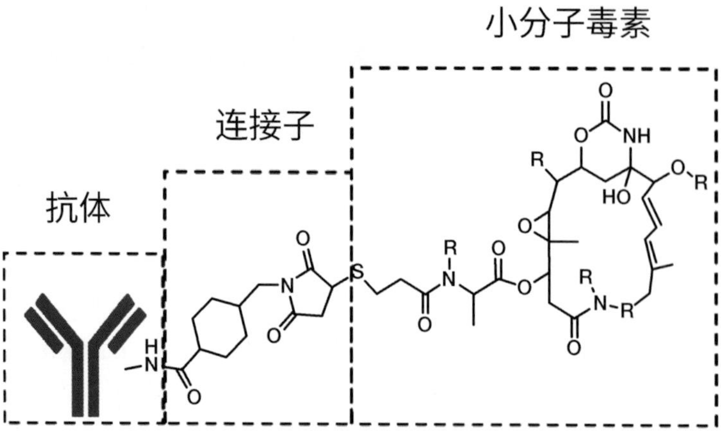

图 2.7　ADC-1 的结构示意图

ADC-1 属于不可裂解型 ADC，其中小分子毒素通过连接子在抗体的赖氨酸上与抗体部分偶联。ADC-1 和相应的抗体分别放在酸性的人溶酶体孵育体系中孵育 48 h，通过高分辨质谱仪采集一级和二级数据。如图 2.8 所示，ADC-1 在酸性溶酶体中孵育后，得到液相色谱－紫外（liquid chromatograph-ultraviolet，LC-UV）图、LC-MS/MS 图及经背景扣除处理后的 LC-MS/MS 图。

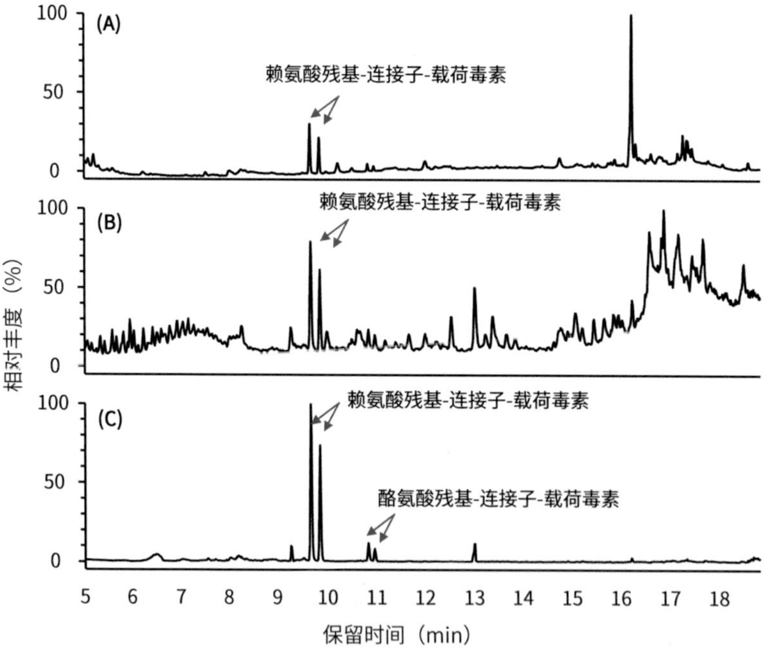

图 2.8　ADC-1 在酸性溶酶体孵育后的 LC-UV 图（A）、LC-MS/MS 图（B）和背景扣除的 LC-MS/MS 图（C）

如图 2.8 所示的 ADC-1 所释放的主要降解产物为赖氨酸残基－连接子－载荷毒素，与文献报道的结果一致，证实了体外代谢体系及检测方法的可靠性。除主要降解产物外，通过背景扣除的方法处理后还可以观察到连有未知氨基酸序列的次要代谢产物，说明非靶向的数据处理技术可以帮助发现未知降解产物。

例 2：高分辨质谱仪技术分析 ADC-2 在酸性肝 S9 中释放小分子毒素。

ADC-2 的结构示意图见图 2.9。

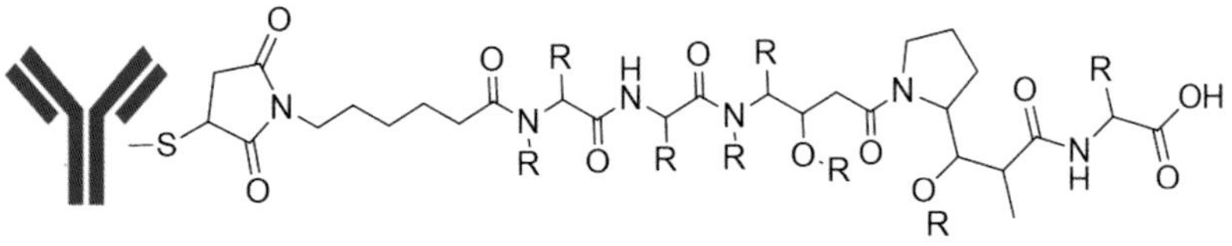

图 2.9 ADC-2 的结构示意图

我们将建立的检测方法应用于分析未知药物 ADC-2，它由已知的小分子毒素和新的抗体组成。将其与肝 S9 孵育 48 h 后，用 LC-HRMS 获得了全扫描色谱图（图 2.10A），但是由于从 ADC-2 所释放的小分子毒素浓度较低，受基质干扰较为严重，图 2.10A 没有显示出小分子毒素。背景扣除数据处理有效地去除了基质干扰信号，所获得的全扫描 LC-HRMS 图（图 2.10B）显示半胱氨酸残基 − 连接子 − 载荷毒素（Cys-MMAF）为主要降解产物。根据 Cys-MMAF 的母离子信息，我们在用数据依赖性方法采集的 LC-HRMS 数据中获得 Cys-MMAF 的 LC-HRMS 图谱，以此解析了 Cys-MMAF 的结构，并且确认了 ADC-2 中连接小分子毒素的位点和小分子毒素的释放机制。

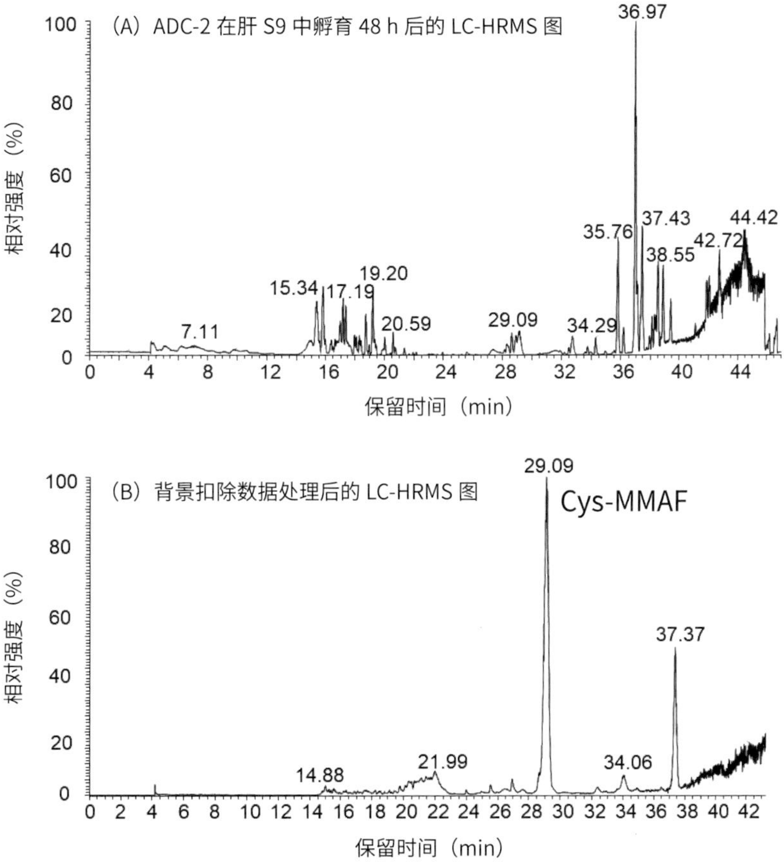

图 2.10 ADC-2 在肝 S9 孵育后的 LC-HRMS（A）和背景扣除的 LC-HRMS（B）

2.2.4 结语

用非靶向性的高分辨质谱方法寻找 ADC 在体外肝溶酶体和 S9 孵育中小分子毒素的两个例子说明：肝脏溶酶体和 S9 是研究 ADC 释放小分子毒素有效的体外代谢模型；非靶向性的高分辨质谱分析技术是发现和鉴定 ADC 所释放的未知小分子毒素的有效方法。

（蔡婷婷，施立琦，朱明社）

2.3 基于 LC-MS/MS 技术的抗体偶联药物药代动力学生物分析策略

ADC 结合了单克隆抗体的高度靶向性和小分子毒素的强细胞毒性，被誉为“精确制导的生物导弹”。ADC 结构复杂且形式多样，使得 ADC 的药代动力学研究极具挑战性和不确定性。然而，忽视 ADC 的药代动力学研究，或仅用毒理数据代替药代动力学数据，可能带来严重的潜在后果。在药代动力学研究中，生物分析作为对各个阶段结果抽丝剥茧的具象化呈现过程，具有不可或缺的作用。本节将从完整 ADC 的药物抗体比（drug-to-antibody ratio，DAR）分析，各 ADC 组分的药代动力学研究方法展开，结合丰富的团队经验，分享 ADC 药代动力学生物分析策略。

2.3.1 抗体偶联药物药代动力学生物分析总体策略

ADC 兼具小分子和大分子治疗药物的分子特征，因此用于小分子和大分子两种药物的典型分子的生物分析方法都是必要的分析手段。具体来说，ADC 的生物分析策略一般可以分成 3 个方面，这 3 个方面的生物分析策略贯穿于 ADC 的临床前发现、临床前开发与临床开发阶段。

（1）动物血浆 / 血清中 ADC 的 DAR 值测定：不同 DAR 值的 ADC 可能具有完全不同药代动力学和毒理特征，甚至可以视为不同的药物。仅粗略地将 ADC 作为混合物进行平均研究，可能会导致临床前试验结果不准确，或产生不可预知的毒性。因此，准确测定 ADC 的 DAR 值十分有必要。我们开发了新的方法来表征血浆 / 血清中 ADC 的分子结构以确定循环中不同 DAR 值的分析物，这种方法提供了 ADC 体外 / 体内过程的数据。例如，随着时间的推移，抗体是否仍然携带大部分共价结合的药物。

（2）ADC 相关成分的定量分析：根据其自身结构和体内转化的特点，在进行药代动力学分析时，通常将 ADC 的分析物分为总抗体（total antibody）、ADC、结合型药物（conjugated payload）、游离型药物（free payload）、载荷药物相关产物（payload related species）及抗药抗体（anti-drug antibody，ADA，或称 anti-therapeutic antibody，ATA）等。结合传统的大分子配体结合试验（ligand binding assay，LBA）、小分子 LC-MS/MS 分析、亲和捕获 LC-MS/MS，以及亲和捕获 LC-HRMS 等新的分析方法，开发出可行的定量分析方法，对动物血浆 / 血清中的 ADC 成分进行定量分析，如表 2.3 所示。其中，LC-MS/MS 法具有时间周期短、通用性好的优点，目前已越来越多地被用于大分子定量分析。本节将集中围绕 LC-MS/MS 分析方法，结合案例进行详细阐述。

表 2.3 ADC 成分定义与其对应的分析方法

分析物	判断标准	分析方法	特殊能力
总抗体	DAR ≥ 0	ELISA 与 LC-MS/MS	LC-HRMS 完整蛋白分析与 DAR 值分析
结合型抗体（ADC）	DAR ≥ 1	ELISA 与 LC-MS/MS	
结合型药物	与抗体结合的毒性小分子	LC-MS/MS	
游离型药物	释放的毒性小分子	LC-MS/MS	
载荷药物相关产物	代谢后产生的有药效的载荷药物相关成分	LC-MS/MS	
抗药抗体	抗药抗体	ELISA	

ELISA，酶联免疫吸附测定（enzyme linked immuno sorbent assay）。

（3）ADC 的抗药抗体考察：ADC 的抗药抗体需要合适的方法来测定。这一部分目前主要由配体结合试验平台完成，已建立专门的配体结合试验平台，详见 14.1 基于配体结合分析技术的抗体类药物临床前药代动力学生物分析策略。

2.3.2 抗体偶联药物 DAR 值表征

（1）DAR 的含义：DAR 即药物 - 抗体比，是描述 ADC 理化性质的重要参数，表示单个 ADC 分子携带的毒性小分子的载量，影响着 ADC 的安全性和有效性。目前获批的 ADC 大多采用异质化连接技术，即基于抗体表面的赖氨酸残基偶联或基于通过还原二硫键释放的半胱氨酸偶联。由于每个抗体具有多个 Lys/Cys 位点，偶联的过程又是随机进行的，偶联形成的载荷药物的个数与位置都不能确定，最终得到的 ADC 经常是含有不同 DAR 值的多种成分的混合物，以恩美曲妥珠单抗（T-DM1）为例，如图 2.11 所示，根据质谱检测，其 DAR 值范围为 0 ～ 7，平均 DAR 值约为 3.5。

DAR 值会影响 ADC 在体内循环的稳定性，通常，理想的 DAR 值为 3 ～ 4，过高 DAR 值的药物清除率会增加，半衰期会逐渐降低且还可能引起药物聚集，增加药物毒性。

（2）ADC 的 DAR 值的测定：DAR 值的分析可分为两方面。一方面为 DAR 的分布，表征各个具有不同 DAR 值的 ADC 分子分别占总 ADC 分子的比例；另一方面为平均 DAR 值，即体系中总的药物分子和抗体分子的摩尔浓度之比。药明康德药性评价部专门建立了基于 LC-HRMS 的完整蛋白分析能力，用于表征 ADC 的 DAR 值，详见 14.2 基于高分辨质谱技术的完整蛋白定量定性一体化生物分析策略。与传统的 DAR 值表征方法即 HIC-UV 法相比，LC-MS/MS 法在大大降低样品消耗的同时，能够提供更为准确的 DAR 值结果[1 ～ 3]。

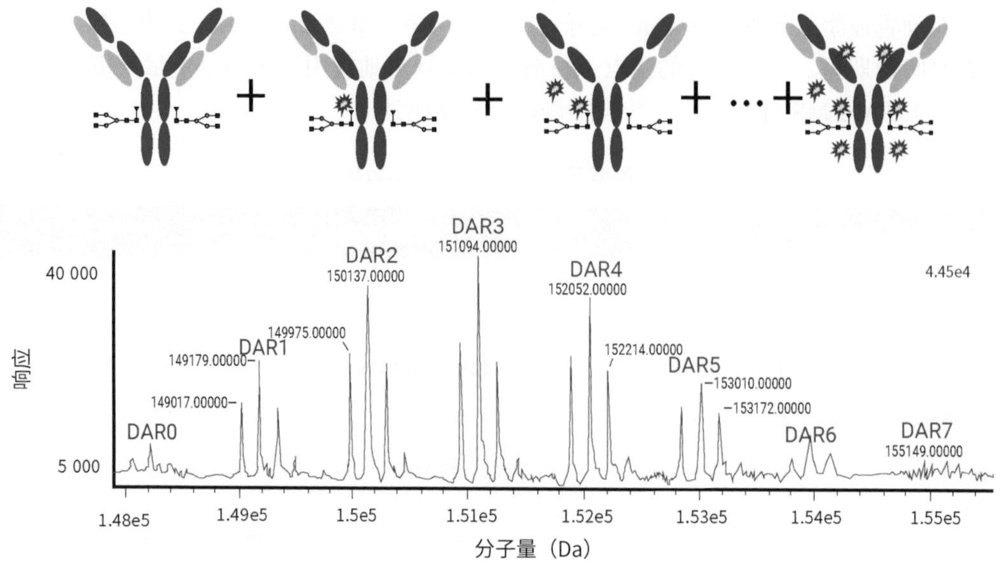

图 2.11　T-DM1 DAR 值表征结果

T-DM1 为各个不同 DAR 值 ADC 的混合物，借助 LC-HRMS 分析平台，可以实现不同 DAR 值 ADC 的表征

对于生物基质中的 ADC，一般处理流程（图 2.12）为先利用能与目标 ADC 特异性结合的抗人抗体、特征抗体或抗原对目标 ADC 进行亲和免疫捕获，然后利用 LC-HRMS 平台对纯化后的 ADC 进行直接分析，最后使用去卷积软件进行数据处理。获得绝对分子量不同的、具有不同 DAR 值的 ADC 分子的特异峰，完成 ADC 的 DAR 值分析。此外，也可对纯化后的 ADC 进行还原，获得单独的轻链与重链，之后再进行 LC-HRMS 分析，所得谱图去卷积后，可以分别获得轻链与重链的 DAR 值，间接对 ADC 进行 DAR 值分析。

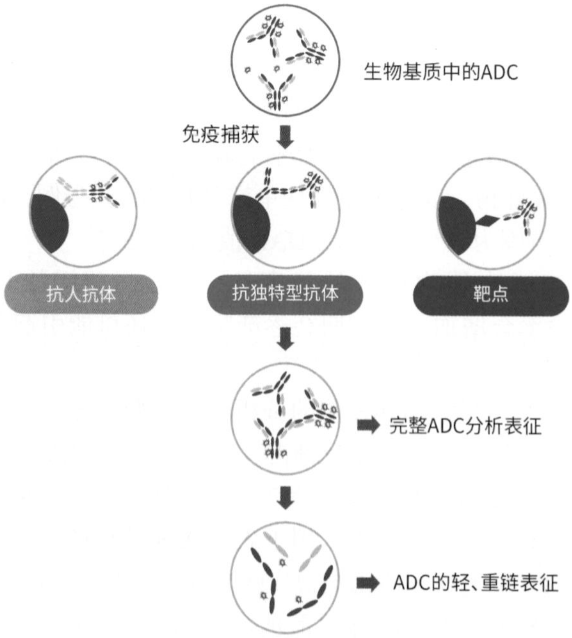

图 2.12　ADC 的 DAR 值表征流程

该能力平台被用于验证 T-DM1（一款 ADC）的体外 / 体内稳定性，提供了具有超高灵敏度、定量下限（lower limit of quantitation，LLOQ）（0.5 ～ 1 μg/mL），特异性和准确性高的分析 DAR 值的方法。其中，体外稳定性检测结果如图 2.13 所示，完整蛋白的分析结果清晰地揭示了 T-DM1 的 DAR 值变化情况。

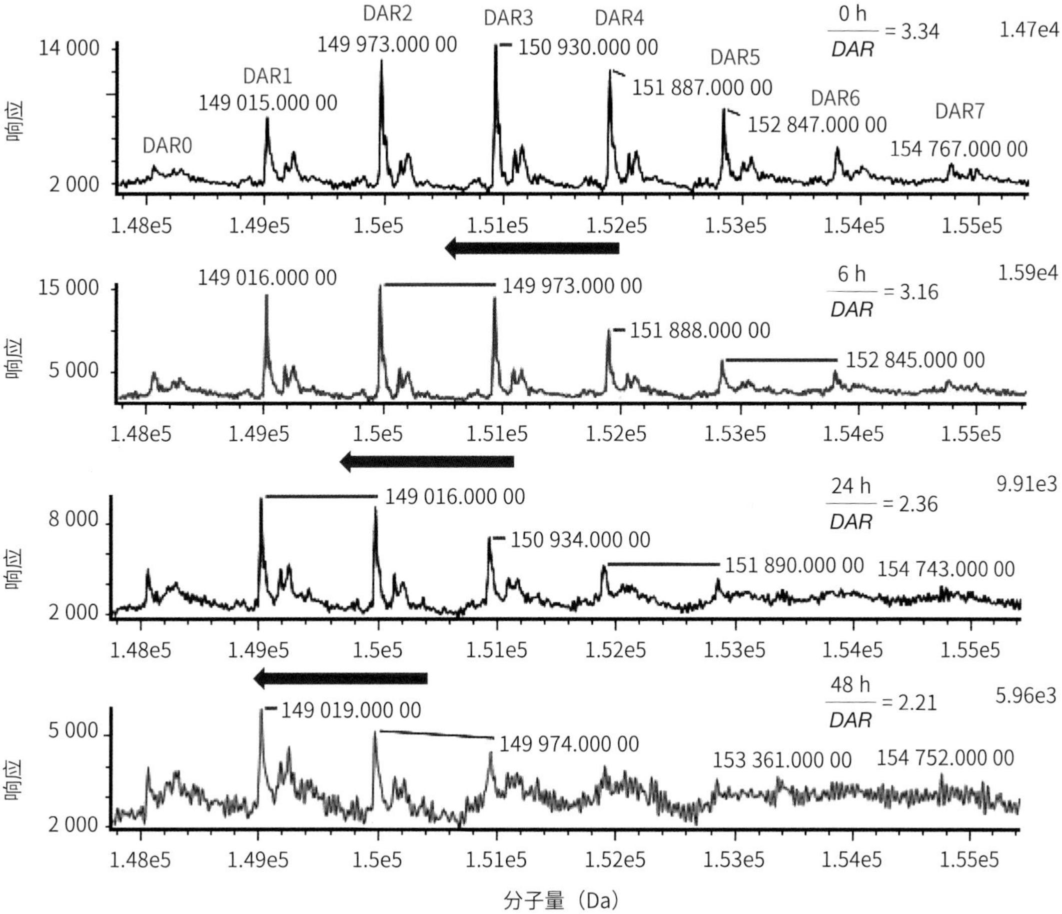

图 2.13　T-DM1 体外血浆稳定性检测结果

随着孵育时间的增加，高 DAR 值 ADC（图中 DAR6 即在 24 h 后消失）含量逐渐下降，相应地，ADC 的平均 DAR 值从 T_0 的 3.34 下降至 48 h 后的 2.21，部分高 DAR 值 ADC 转化为低 DAR 值 ADC

2.3.3　抗体偶联药物的药物成分在血清 / 血浆或其他生物基质中的定量分析

在大分子定量研究领域，基于配体结合试验平台的 ELISA 通常被视作“金标准”。然而，ELISA 通常需要针对不同的种属和基质类型进行优化，试剂与方法的通用性一般，方法开发的周期一般也较长，这些问题在 ADC 的早期研发中尤其突出 [4]。近年来，随着质谱技术的不断发展，LC-MS/MS 和 LC-HRMS 技术正越来越多地被用于大分子表征和定量 [5-7]。与传统 ELISA 方法相比，LC-MS/MS 方法开发周期更短，方法的通用性更好；且基于高分辨质谱的 LC-HRMS，在对大分子进行定量的同时，还可以对 ADC 的 DAR 值进行测定，助力完善 ADC 的生物表征。

ADC 在体内的存在形式常常是由生物转化、DAR 值变化或这些过程的组合引起的复杂、动态变化的混合物。在这种情况下，现有的药代动力学中关于“治疗浓度”与时间的表述不再清晰，这对 ADC 的定量分析提出了独特的挑战。如表 2.3 所示，目前可以用于表征 ADC 药代动力学特征的分析成分包括总抗体（偶联和未偶联小分子毒素的抗体）、结合型抗体（至少偶联 1 个小分子毒素的抗体，是 ADC 的原型药）、游离型药物、结合型药物及其载荷药物相关产物（ADC 裂解或被分解后形成的效应分子）、抗药抗体[4]。

不同分析物的药代动力学所反映的内容和意义不同，对多种分析物的表征代表了 ADC 在体内代谢的全貌。目前，我们已经建立并完善了全方位的 LC-MS/MS 平台，可用于总抗体、结合型抗体、游离型药物和结合型药物的药代动力学分析。

（1）总抗体的定量分析：对于 ADC 的总抗体定量分析，其样品准备与分析基本与其他抗体类药物一致。通常流程可以分成 3 个环节（图 2.14）。

1）第一步是亲和免疫捕获，借助对 ADC 抗体部分具有特异性结合的抗体或抗原对目标总抗进行纯化。

2）第二步是酶解，生成抗体的特征多肽。

3）最后利用 LC-MS/MS 进行检测定量。

可以发现，总抗体的测定与 DAR 值分析的第一步处理基本一致，实际上唯一的区别在于使用 LC-MS/MS 平台测定总抗体时，由于对捕获试剂的特异性要求下降。因此，捕获试剂除了可以选择抗人抗体、特异性抗体、抗原蛋白之外，还可以选择通用性更强、价格相对较低、特异性较差的蛋白 A/G 以降低实验成本。通过大量的实际项目，我们针对以上类型的捕获试剂与各种类型的抗体骨架进行了大量的实验验证和优化，大大缩短了此类型项目方法开发所需的时间，可以在最快的时间完成新方法的开发和样品分析。

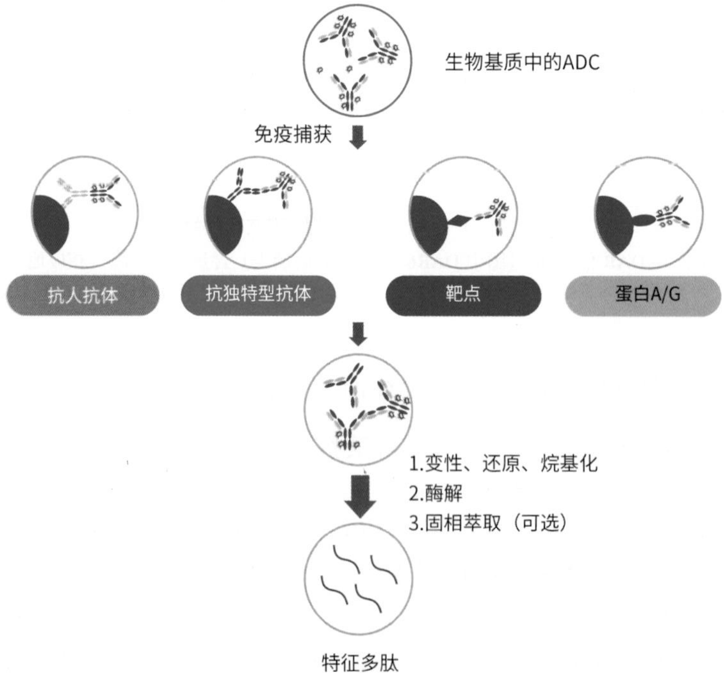

图 2.14　总抗体的 LC-MS/MS 定量分析流程

（2）ADC 的定量分析：在展开本部分的讨论之前，我们先要确定 ADC 定量分析的目标分析物究竟是什么。通常有两种方法定义 ADC 定量分析的目标分析物。

1）从抗体角度来看，可以定义为附着至少一个药物的抗体分子。

2）从载药量的角度来看，可以定义为结合到抗体上的药物的总浓度。

从以上两种定义出发，我们可以得到两种不同的定量分析策略（图 2.15）。

若是以附着一个以上药物的抗体分子为分析物，我们可以使用类似总抗分析的方法进行分析，不同之处在于，第一步的捕获试剂必须使用抗药抗体，从而将结合药物的抗体分子纯化提取出来，借用 LC-MS/MS 的方法对此部分抗体进行定量[5]。

若是以结合到抗体上的药物作为分析物，若可以通过样品处理断开连接子，释放结合的药物，那么可以在捕获得到纯化全抗体之后，释放结合药物，通过测量结合药物的浓度实现 ADC 的定量分析。

除了以上两种情况，近年来，伴随着定点偶联技术的不断发展[8]，通过蛋白质水解产生的“氨基酸－连接子－药物”也可以作为 ADC 定量的目标分析物，从而实现结合型毒性小分子的定量分析。理论上，通过对结合型毒性小分子与总抗定量结果的分析，可以间接实现 ADC 平均 DAR 值的检测。

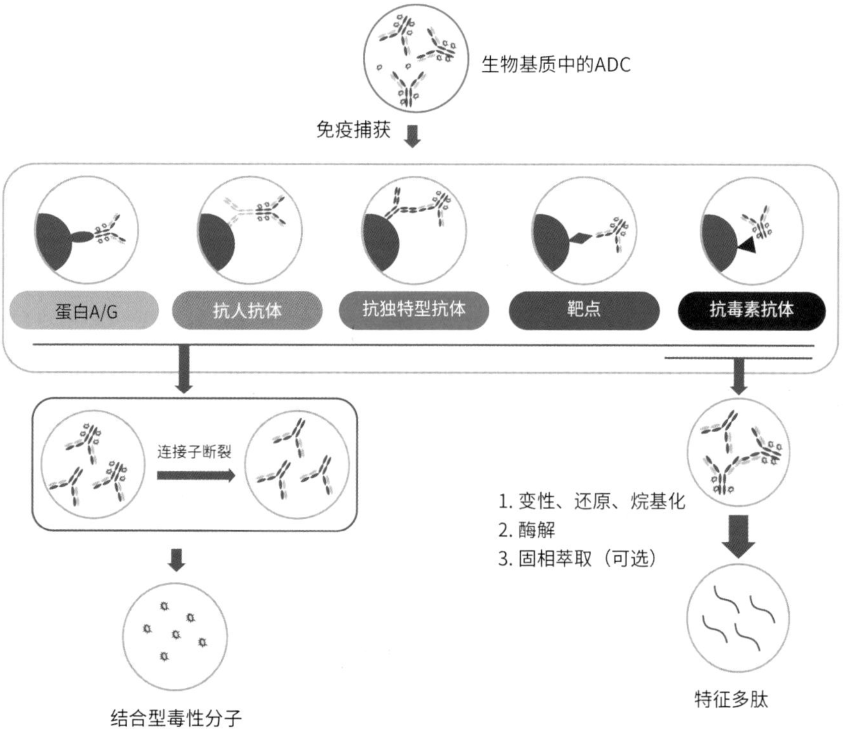

图 2.15 ADC 的定量分析策略

①对于不可裂解的连接子，可以通过使用抗药抗体捕获 ADC，然后定量结合了药物的抗体分子；②对于可裂解的连接子，可以通过释放结合型载荷药物，定量结合到抗体上的药物总浓度

（3）游离型毒性小分子的 LC-MS/MS 定量分析：在 ADC 的生产过程中，往往需要将多余的毒性小分子尽可能去除，由于其具有超高的毒性，轻微的残留也会对 ADC 的安全

性带来巨大隐患。对于体内实验，游离型毒性小分子可能来自 ADC 在血浆中的释放和目标组织的释放，血浆中的游离型毒性小分子对应着 ADC 的脱靶毒性，是 ADC 性能考察的重要组成部分。

ADC 的游离毒性小分子有巨大的潜在毒性，需要配备职业暴露等级 4 级操作等级的前处理室，最大程度保护实验人员的安全。对于常规的载荷药物，如 MMAE、MMAF、DM1 和 SN-38 等，只需要借助简单的蛋白质沉淀法，即可实现 1 ～ 3 000 ng/mL 的定量线性范围。针对特殊载荷药物，也可以采用液 - 液萃取（liquid-liquid extraction，LLE）和固相萃取（solid phase extraction，SPE）等方法先进行样品处理。

2.3.4 结语

ADC 在体内的存在形式复杂，需要建立健全的从血浆 / 血清或其他生物基质中定性 / 半定量分析完整 ADC 的方法。能够检测体内、体外 ADC 的 DAR 值变化及可能发生的生物转化；另外，针对可以部分代表 ADC 药代动力学特征的各类 ADC 组分，包括总抗体、结合型抗体、游离型药物和结合型药物等，均有成熟完备的定量分析方案。其中，基于高分辨质谱的完整 ADC 分析法更是能够在一次检测中提供包括浓度、DAR 值等极为丰富的 ADC 的药代动力学特征参数。对于本节的方法总结的策略见图 2.16，通过此策略总结图可以更加系统地完成 ADC 的 LC-MS/MS 定量生物分析。

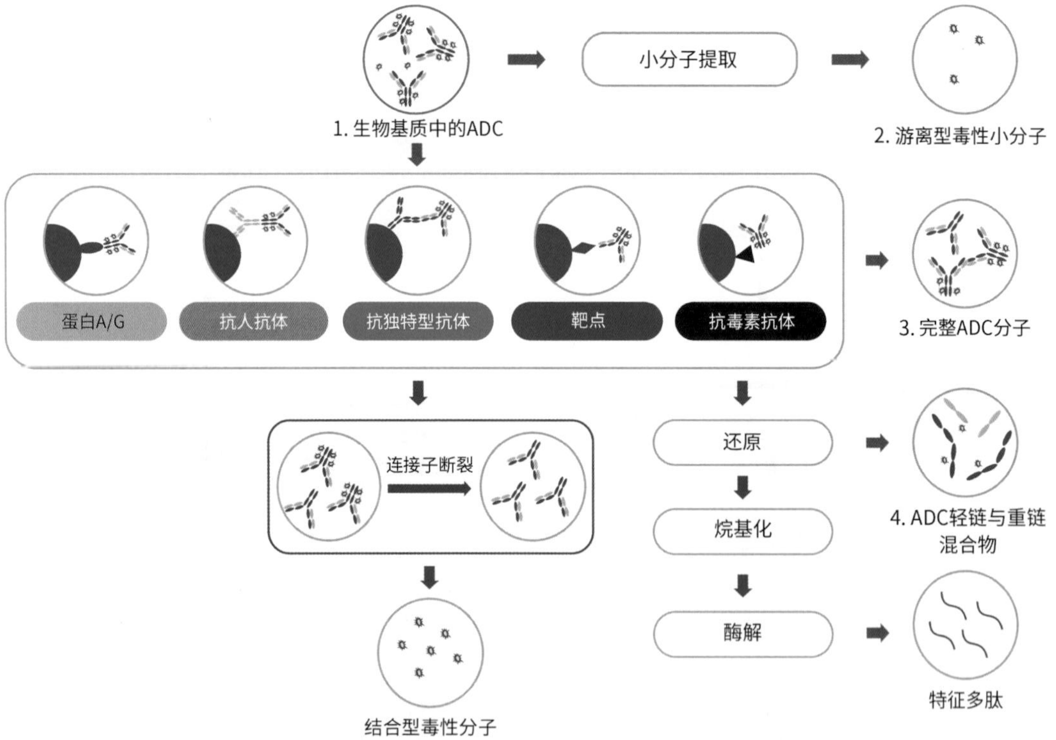

图 2.16　ADC 相关组分的 LC-MS/MS 分析策略总结图

（程剑辉，李陟昱）

参考文献

[1] KÄLLSTEN M, HARTMANN R, ARTEMENKO K, et al. Qualitative analysis of antibody-drug conjugates (ADCs): an experimental comparison of analytical techniques of cysteine-linked ADCs. Analyst, 2018, 143(22): 5487–5496.

[2] LU J, JIANG F, LU A, et al. Linkers having a crucial role in antibody-drug conjugates. Int J Mol Sci, 2016, 17(4): 561.

[3] DEAN A Q, LUO S, TWOMEY J D, et al. Targeting cancer with antibody-drug conjugates: promises and challenges. Mabs, 2021, 13(1): 1951427.

[4] ZHU X Y, HUO S H, XUE C, et al. Current LC-MS-based strategies for characterization and quantification of antibody-drug conjugates. J Pharm Anal, 2020, 10(3): 209–220.

[5] HUANG Y, MOU S, WANG Y D, et al. Characterization of antibody-drug conjugate pharmacokinetics and *in vivo* biotransformation using quantitative intact LC-HRMS and surrogate analyte LC-MRM. Anal Chem, 2021, 93(15): 6135–6144.

[6] JIN W, BURTON L, MOORE I. LC-HRMS quantitation of intact antibody drug conjugate trastuzumab emtansine from rat plasma. Bioanalysis, 2018, 10(11): 851–862.

[7] KELLIE J F, PANNULLO K E, LI Y, et al. Antibody subunit LC-MS analysis for pharmacokinetic and biotransformation determination from in-life studies for complex biotherapeutics. Anal Chem, 2020, 92(12): 8268–8277.

[8] LEE B I, PARK M H, BYEON J J, et al. Quantification of an antibody-conjugated drug in fat plasma by an affinity capture LC-MS/MS method for a novel prenyl transferase-mediated site-specific antibody-drug conjugate. Molecules, 2020, 25(7): 1515.

2.4 基于放射性核素标记技术的抗体偶联药物药代动力学研究

2022 年 7 月，国家药品监督管理局药品审评中心发布了《抗体偶联药物非临床研究技术指导原则（征求意见稿）》[1]，建议根据 ADC 的具体情况，有针对性地设计非临床阶段的药理学、安全药理学、药代动力学、毒理学试验。尤其对于某些 ADC，尽管荷载的小分子化合物为已上市药物，仍需要关注由于裂解、切割方式的不同生成新的游离小分子化合物的情况，需要按照新化合物所遵循的原则开展血浆蛋白结合率、组织分布、体内代谢、排泄 / 物质平衡、药物代谢酶及转运体影响研究。

由于小分子化合物的体循环暴露可能很低，受基质干扰也较为严重，且不可裂解型 ADC 的裂解产物很难预测，因此 ADC 的组织分布、体内代谢和排泄检测存在诸多挑战，指导原则建议拟靶向特定组织病灶的 ADC，需要进行组织分布研究，可以通过放射标记小分子化合物来评价，也可以分别放射标记抗体和小分子化合物获得更为全面的组织分布特征。

本小节主要总结了目前 ADC 标记放射性核素的方法，并举例介绍在发现和开发阶段，如何筛选出 DAR 值最佳的 ADC；在申报阶段，如何应用放射性示踪技术全面阐述 ADC 的体内特征。

2.4.1 抗体偶联药物标记放射性核素标记方法

在开展放射性检测前，首先选择合适种类的放射性核素进行标记合成，小分子化合物和抗体需要各自采用不同的核素（图 2.17）。

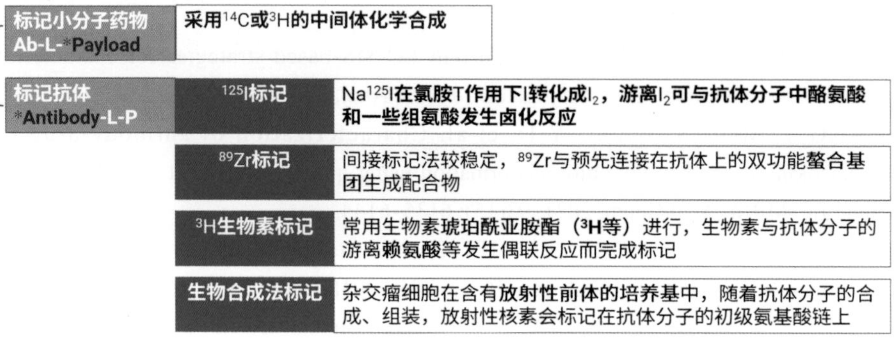

图 2.17 常用放射性核素的标记方法

* 表示同位素的标记位置

小分子化合物通常采用低能量放射性核素 ^{14}C 或 ^{3}H 来标记，这两种核素的比活度分别约为 62.4 mCi/mmol（^{14}C）和 28.6 Ci/mmol（^{3}H）。因大多数 ADC 的小分子化合物体内浓度低，样品检测困难，建议尽量提高放射性给药剂量以满足检测需求。

$$放射性给药剂量（\mu Ci/kg）= 化学剂量（mg/kg）\times 比活度（\mu Ci/mg）$$

通常，ADC 的 DAR 值越高，单个小分子上标记的核素个数越多，合成得到的比活度就越大。^{3}H 标记的比活度明显高于 ^{14}C，但考虑到 ^{3}H 标记在体内易发生氢氚交换，需要检测挥干前和挥干后双份样品，研究的难度和成本增加，所以在满足检测需求的前提下，更推荐选择 ^{14}C 标记小分子化合物。

抗体部分通常采用高能量的放射性核素 ^{125}I 或 ^{89}Zr 等标记。因其比活度较高，检测限不再成为限制因素，合成时考虑的因素包括：①抗体含有的氨基酸种类（不同核素对应标记特定的氨基酸）；②核素的衰变半衰期（建议不短于抗体在体内的生物半衰期）；③标记后抗体的稳定性和活性等。其中，^{125}I 核素较易获得，标记过程简单温和，对抗体活性影响较少，是比较常见的选择。

目前已上市的ADC，如Takeda公司的维布妥昔单抗（Adcetris）、维恩妥人单抗（Padcev），Roche 公司的恩美曲妥珠单抗（Kadcyla）、维泊妥珠单抗（Polivy），Pfizer 公司的奥加伊妥珠单抗（Besponsa），AstraZeneca 公司的德曲妥珠单抗（Enhertu），ADC Therapeutics 公司的泰朗妥昔单抗（Zynlonta），Seagen/Genmab 公司的维汀－替索妥单抗（Tivdak）在临床前阶段均采用了低能量放射性核素（^{14}C 或 ^{3}H）标记小分子化合物，完成了组织分布、物质平衡、血浆蛋白结合率、代谢产物鉴定等实验。同时，恩美曲妥珠单抗、维泊妥珠单抗、德曲妥珠单抗、戈沙妥珠单抗（Trodelvy）、维汀－替索妥单抗采用了放射性核素（^{125}I、^{111}In、^{3}H、^{89}Zr）标记抗体，对比仅标记抗体或小分子化合物后呈现出的组织分布差异。

2.4.2 发现和开发阶段，筛选出 DAR 值最佳的抗体偶联药物

在开发阶段，采用高灵敏度的放射性示踪技术，可以清楚地跟踪 ADC 在体内的药代动力学行为，通过分别标记裸抗体、ADC 的抗体和小分子化合物，对比不同标记位置、不同偶联方式的体内行为差异，有助于尽早筛选出符合预期的 ADC。

SAR3419 是由 CD19 蛋白抗体（HuB4）和微管抑制剂 DM4（Maytansine 简称 May）组成的 ADC（图 2.18）。采用 ^{125}I 标记裸抗体得到 [^{125}I]Ab，标记 ADC 的抗体部分得到 [^{125}I]Ab-L-May。分别给予小鼠 [^{125}I]Ab 或 [^{125}I]Ab-L-May 后，结果显示两者在小鼠体内的组织分布结果完全一致（图 2.19）。提示 DAR 值的范围为 3.5 ～ 4，HuB4 抗体偶联小分子化合物 DM4（May）后，不会改变裸抗体在体内的组织分布 [2]。

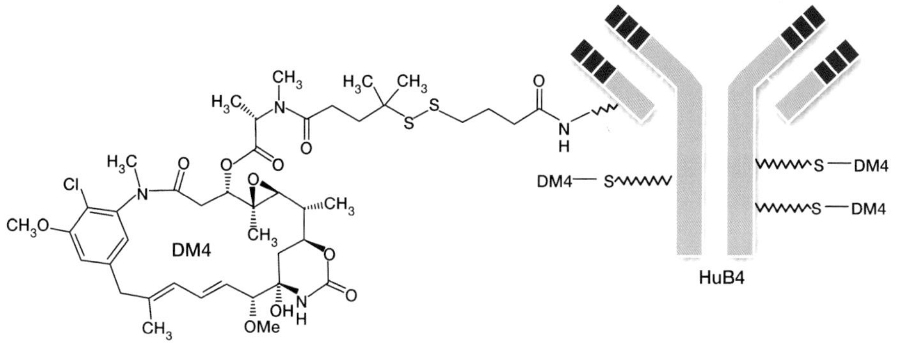

图 2.18 SAR3419 的结构式 [2]

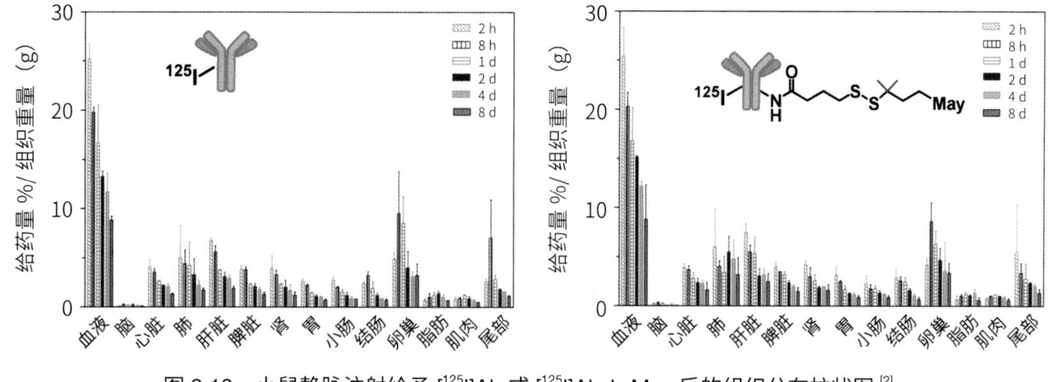

图 2.19 小鼠静脉注射给予 [^{125}I]Ab 或 [^{125}I]Ab-L-May 后的组织分布柱状图 [2]

如抗体相同，不同的 DAR 值是否会改变小分子化合物在体内的分布？下方展示的实验设计中，在合成 ^{3}H 小分子化合物后，分别制备可裂解（M9346A-sulfo-SPDB-DM4）和不可裂解（J2898A-SMCC-DM1）的 ADC，DAR 值的范围从低（平均约为 2，范围为 0 ～ 4）到非常高（平均约为 10，范围为 7 ～ 14）。在小鼠体内的药代动力学分析表明，DAR 平均值在 6 以下的 ADC 清除较慢，DAR 平均值在 9 以上的 ADC 清除变快。组织分布结果显示，DAR 值较低的 ADC 组织分布特征与裸抗体相似，而 DAR 值超过 9 的 ADC 组织分布和裸抗体有明显差异：给药后小分子化合物在全血中的浓度迅速下降，同时很快积聚在肝脏，随后经肝脏快速排出体外，导致体内暴露量降低，对应药效动力学表现不佳（图 2.20，图 2.21）[3]。

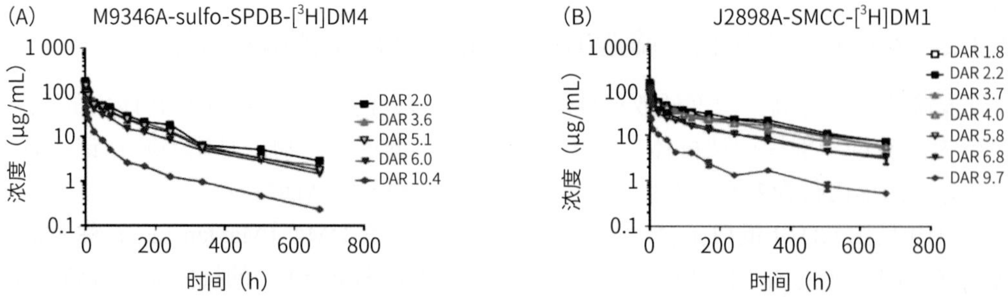

DAR	$T_{1/2}$ (d)	C_{max} (μg/mL)	*AUC* (h*μg/mL)	*CL* (mL/h/kg)	*Vss* (mL/kg)
2.0	6	180	12 791	0.78	147
3.6	5.5	185	11 152	0.90	149
5.1	5.4	160	10 132	0.99	163
6.0	5.8	152	7 530	1.33	234
10.4	5.1	118	1 812	5.49	690

DAR	$T_{1/2}$ (d)	C_{max} (μg/mL)	*AUC* (h*μg/mL)	*CL* (mL/h/kg)	*Vss* (mL/kg)
1.8	11.0	144	13 926	0.60	217
2.2	10.0	147	15 745	0.55	181
3.7	9.9	146	11 478	0.75	239
4.0	10.3	144	12 988	0.66	217
5.8	10.2	133	7 383	1.16	366
6.8	9.0	141	8 158	1.09	298
9.7	8.7	103	1 730	5.29	1 199

图 2.20　CD1 小鼠分别静脉注射 M9346A-sulfo-SPDB-[3H]DM4（A）或 J2898A-SMCC-[3H]DM1（B）后的药代动力学研究 [3]

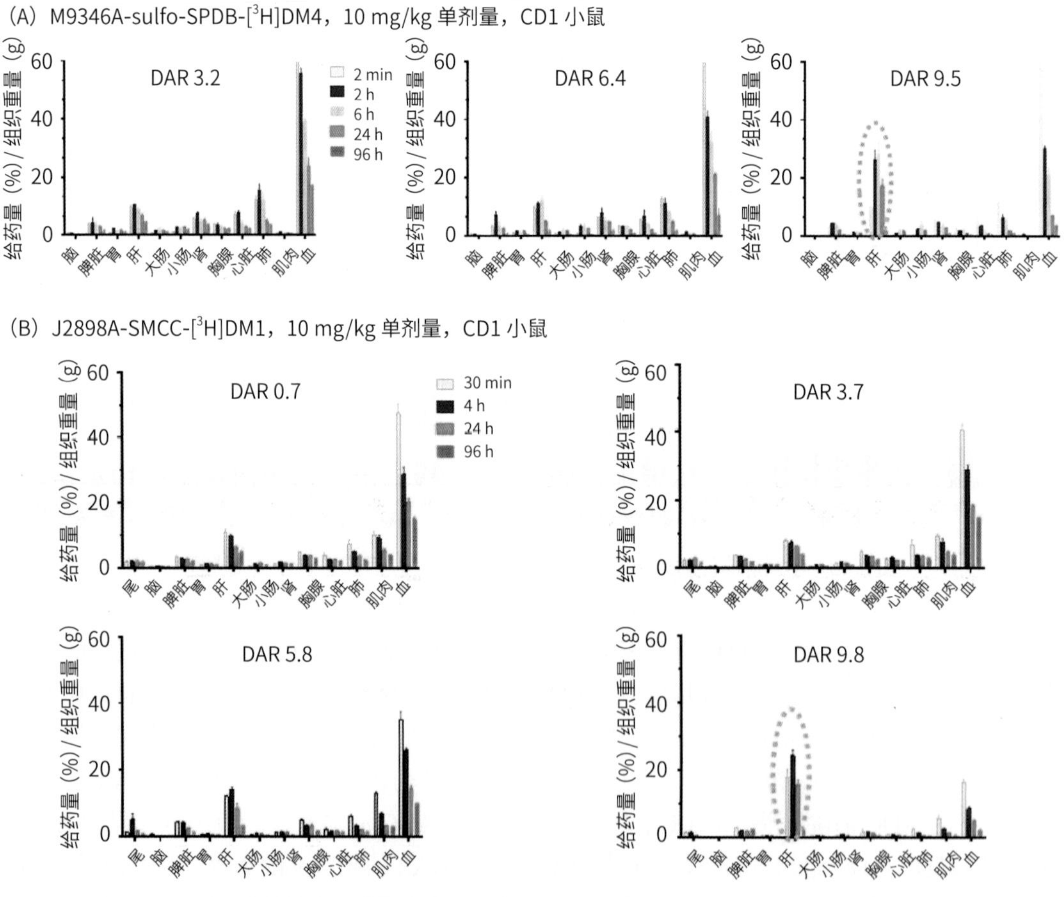

图 2.21　CD1 小鼠分别静脉注射 10 mg/kg M9346A-sulfo-SPDB-[3H]DM4（A）或 J2898A-SMCC-[3H]DM1（B）后的组织分布研究 [3]

2.4.3 申报阶段，应用放射性示踪技术全面阐述抗体偶联药物的体内特征

对于拟靶向特定组织病灶的 ADC，需要进行组织分布研究，建议选用药效动力学动物模型开展，荷瘤鼠实验可参考下一节的内容，采用定量全身放射自显影（quantitative whole body autoradiography，QWBA）方法不仅可以获得整个组织的平均浓度，而且可以区分组织内各区域的浓度差异，再分区域定量，尤其对于评估 ADC 在肿瘤组织的分布深度与药效之间的量效关系具有传统摘取法不可比拟的优势。

2019 年上市的 Trastuzumab deruxtecan（代号 DS-8201a 或 T-Dxd，通用名德曲妥珠单抗）（图 2.22）是 HER2 靶向抗体和 DNA 拓扑异构酶 I 抑制剂 Dxd 的结合物，用于治疗 HER2 阳性无法切除或转移性乳腺癌。根据公开文献整理其药代动力学研究内容如下。

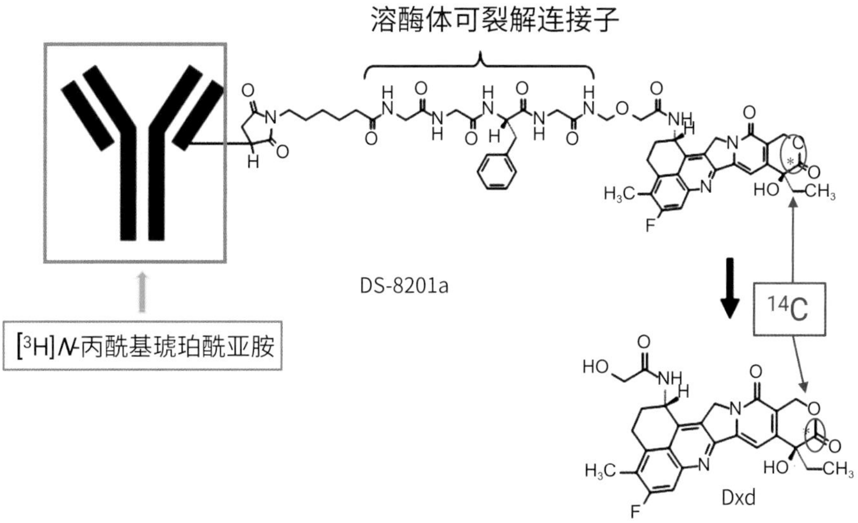

图 2.22 DS-8201a 的结构式和放射性核素标记位置

为方便区分不同的标记位置，将 ADC 表示为 Ab-L-Dxd（Ab：抗体；L：连接子；Dxd：小分子），采用 ^{3}H 标记 ADC 中的抗体表示为 [^{3}H]Ab-L-Dxd，^{14}C 标记 ADC 中的小分子化合物表示为 Ab-L-[^{14}C]Dxd，另外还采用 ^{14}C 单独标记了小分子即 [^{14}C]Dxd。

两组食蟹猴分别给予 [^{3}H]Ab-L-Dxd 或 Ab-L-[^{14}C]Dxd，采用 QWBA 技术对比两者组织分布的差异，结果显示：两种不同标记位置的 ADC 在全血及重要组织器官中的分布特征相似，唯一的区别是 Ab-L-[^{14}C]Dxd 在大肠中的分布很高，而 [^{3}H]Ab-L-Dxd 在肠道中分布较低。Ab-L-[^{14}C]Dxd 的主要排泄途径为粪便（67.3%），次要排泄途径为尿液（18.7%），且粪便和尿液中未检测到除 [^{14}C]Dxd 以外的其他代谢产物。为进一步证实游离小分子 [^{14}C]Dxd 从 ADC 释放后的去向，增加了大鼠胆管插管实验，显示游离小分子 [^{14}C]Dxd 有 71.5% 经胆汁排出（图 2.23 ～图 2.25）。

结合上述两种动物的实验结果，完整阐述 Ab-L-Dxd 在体内的药代动力学过程：Ab-L-Dxd 注射进入体内后，跟随抗体分布至全身各处，全血中浓度最高，但其并不在正常组织中滞留，这一特点大大降低了毒性风险。在体内释放出 Dxd 后，Dxd 基本不代谢，绝大部分 Dxd 以原型的形式经胆汁流入肠腔，最终再从粪便排出体外 [4]。

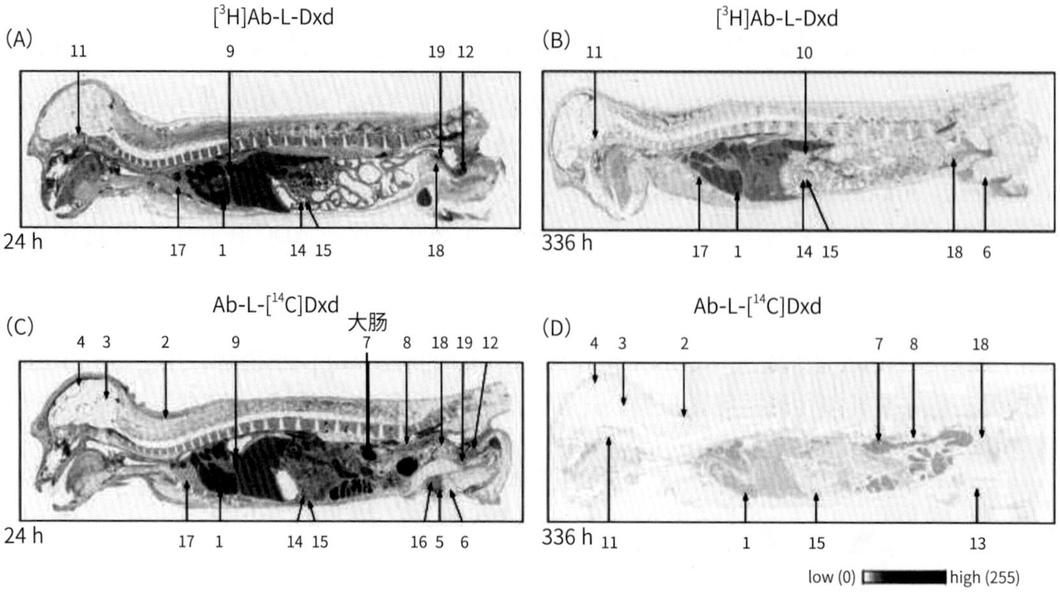

图 2.23　静脉注射给予食蟹猴的 [³H]Ab-L-Dxd（A）（B）或 Ab-L-[¹⁴C]Dxd（C）（D）后，24 h（A）（C）和 336 h（B）（D）的代表性全身定量放射自显影图 [4]

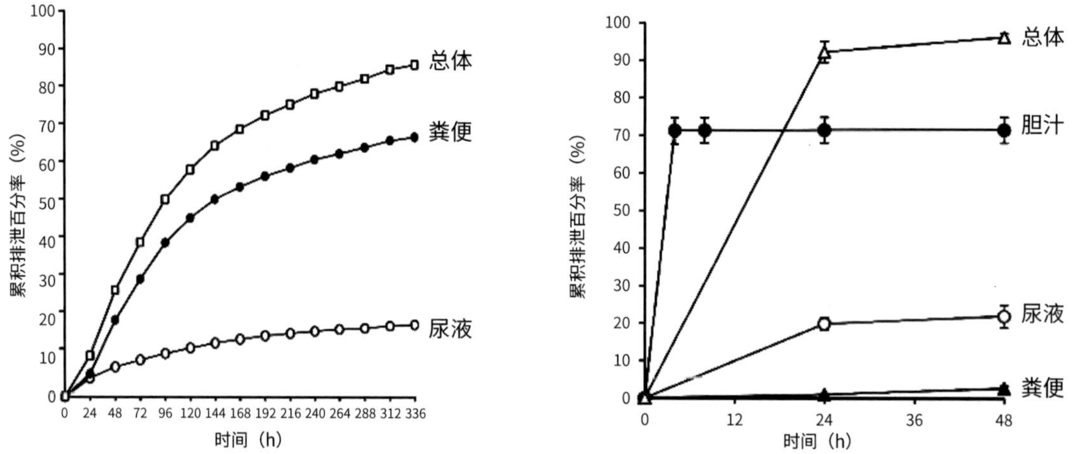

图 2.24　静脉注射给予食蟹猴 Ab-L-[¹⁴C]Dxd 后 0 ～ 336 h 累积排泄百分率和静脉注射给予胆管插管大鼠 [¹⁴C]Dxd 后 0 ～ 48 h 累积排泄百分率 [4]

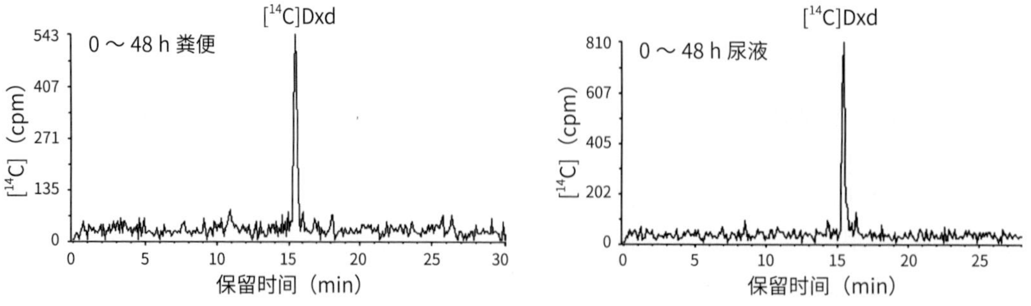

图 2.25　静脉注射给予食蟹猴 Ab-L-[¹⁴C]Dxd 后粪便和尿液中的放射性代谢物谱图

综合分析已上市 ADC 的药代动力学的申报资料和相关文献，结合《抗体偶联药物非临床研究技术指导原则（征求意见稿）》，推荐 ADC 化合物进行 DMPK 研究时首先开展体外试验，包括：①肝 S9 中 ADC 释放的与小分子化合物有关的代谢产物鉴定；②肿瘤细胞中 ADC 释放的与小分子化合物有关的代谢产物鉴定；③ ADC 的血浆 / 血清稳定性研究。根据体外试验结果，可以初步判断 ADC 是否会释放新的游离小分子化合物。

在动物实验阶段，血浆浓度和组织分布结果对于 ADC 的药效和安全性评估至关重要，应检测 ADC、总抗体、游离小分子浓度，建议采用放射性核素标记法追踪体内的组织分布行为，分别标记小分子化合物和抗体后，考察两者组织分布特征是否相似。如有个别组织区别较大，可借助游离小分子的体内行为推测具体原因。然后根据放射性血浆、尿液和粪便的代谢产物鉴定结果，进一步确认 ADC 在体内是否会生成新的游离小分子化合物。再遵循指导原则的要求，补充新生成的小分子化合物的血浆蛋白结合率、药物代谢酶及转运体影响研究。

2.4.4 结语

结合法规建议、文献研究和经验，使用放射性核素标记技术可以更准确地进行 ADC 的组织分布研究。在药物研发的不同阶段，放射性核素标记技术可以阐明药物的关键特点，帮助选择出最具潜力的药物。

（于雪，李欢，郭莲，张玲玲）

参考文献

[1] 国家药品监督管理局药品审评中心 . 抗体偶联药物非临床研究技术指导原则（征求意见稿）, 2022.

[2] ERICKSON H K, LAMBERT J M. ADME of antibody-maytansinoid conjugates. AAPS J, 2012, 14(4): 799−805.

[3] SUN X, PONTE J F, YODER N C, et al. Effects of drug-antibody ratio (DAR) on pharmacokinetics, biodistribution, efficacy and tolerability of antibody-maytansinoid conjugates. Bioconjug Chem, 2017, 28(5): 1371−1381.

[4] NAGAI Y, OITATE M, SHIOZAWA H, et al. Comprehensive preclinical pharmacokinetic evaluations of trastuzumab deruxtecan (DS-8201a), a HER2-targeting antibody-drug conjugate, in cynomolgus monkeys. Xenobiotica, 2019, 49(9): 1086−1096.

2.5 基于 QWBA 技术的抗体偶联药物在荷瘤鼠的组织分布研究

ADC 就像精准制导的导弹，小分子毒素就是弹头的炸药，ADC 治疗的成功取决于有多少小分子被抗体运输到靶组织中释放，ADC 的毒性也与小分子在非靶组织的暴露有关系。

QWBA 是分析放射性同位素标记小分子化合物在动物组织中分布的专门技术，常规用于测定新药候选物在毒理种属的组织分布和评估可用于人体吸收、代谢、排泄（absorption，metabolism，excretion，AME）实验的最高放射性同位素剂量。近年来，QWBA 在美国经常用于研究 ADC 进攻靶组织的特异性。

2.5.1 案例解析

这里我们用一个案例来解析如何用 QWBA 技术研究 ADC 在荷瘤大鼠的组织分布。[^{3}H] DM1-LNL897 的结构式如图 2.26 所示。

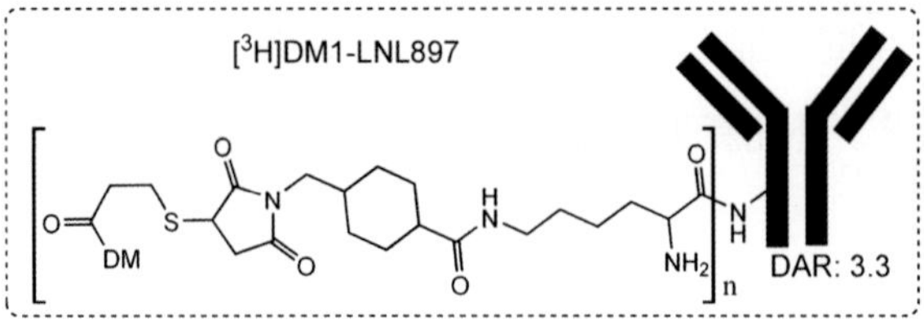

雌性荷瘤鼠单次静脉注射 10 mg/kg 的 [^{3}H] DM1-LNL897

于给药后 1 h、24 h、72 h 和 168 h（每个时间点 1 只动物）采用 QWBA 技术开展组织分布研究

图 2.26　[^{3}H] DM1-LNL897 的结构式

在这个案例中，研究者将 ^{3}H 标记在 ADC 的小分子毒素上，荷瘤大鼠静脉给药后，用 QWBA 开展小分子毒素在不同时间点的组织分布研究[1]。以下选取了 4 个时间点代表性的 QWBA 图像，来展示给予 ADC 后，放射性相关成分在荷瘤大鼠体内的组织分布情况（图 2.27，图 2.28）。

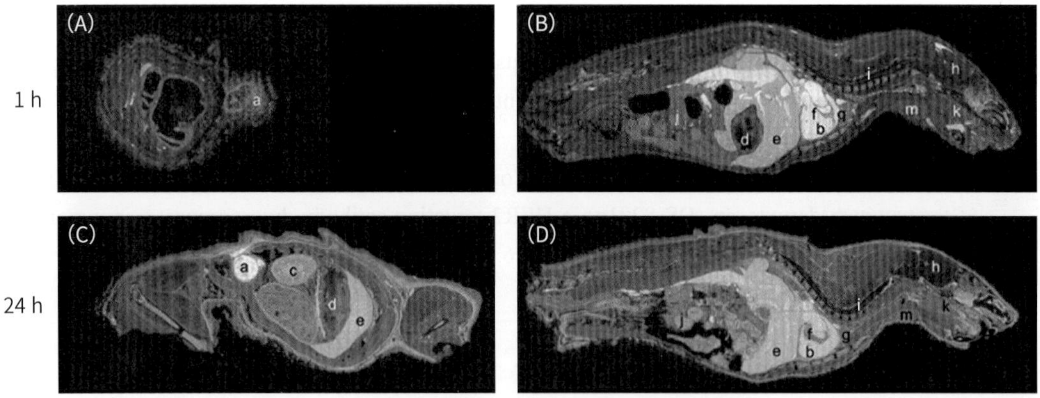

图 2.27　ADC 给药 1 h 和 24 h 后放射性相关成分在荷瘤大鼠体内的组织分布情况[1]

a，肿瘤；b，全血；c，肾；d，胃壁；e，肝脏；f，心脏；g，胸腺；h，脑；i，脊髓；j，肠道壁；k，舌头；m，唾液腺

静脉给药 1 h 后，放射性主要集中在血液、心脏、肝脏等血流丰富的组织中，肿瘤组织中也开始有放射性分布。给药 24 h 后，肿瘤中的放射性浓度明显升高达到峰值，远远高于此时其他组织中的浓度。皮肤中也有微量的放射性分布，脑组织和肌肉组织中则基本没有放射性分布。

静脉给药 72 h 后，图 2.28（A）显示小分子毒素（这包括与 ADC 结合的小分子和游离的小分子）主要集中在肿瘤组织中，在其他组织中的同位素暴露相对很少，这显示了 ADC 的选择性。图 2.28（C）显示了小分子毒素在非靶标组织的相对暴露，放射性在这些组织中的浓度持续降低。静脉给药 168 h 后，肿瘤组织中仍含有小分子毒素成分。

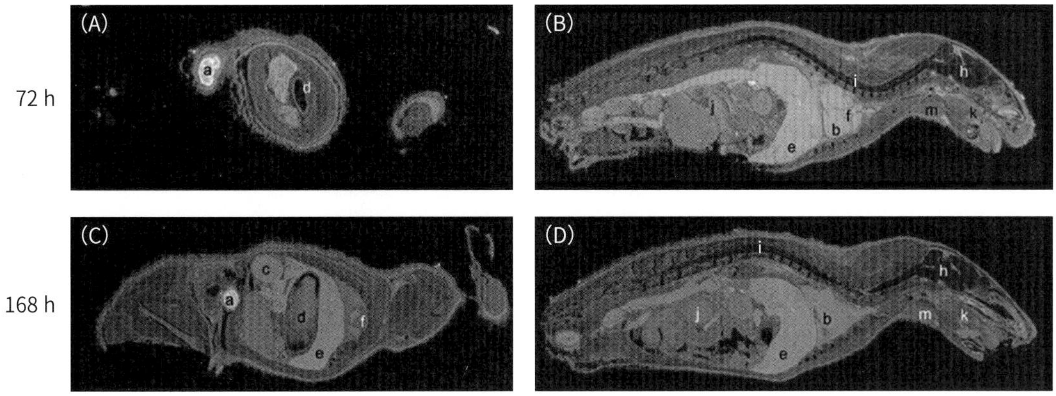

图 2.28 ADC 给药 72 h 和 168 h 后放射性相关成分在荷瘤大鼠体内的组织分布情况 [1]

a，肿瘤；b，全血；c，肾；d，胃壁；e，肝脏；f，心脏；g，胸腺；h，脑；i，脊髓；j，肠道壁；k，舌头；m，唾液腺

用 QWBA 技术研究小分子毒素在荷瘤大鼠的组织分布，为临床前评估 ADC 进攻靶组织的成功率和 ADC 的器官毒性提供了有效的研究方法。

2.5.2 QWBA

动物给予同位素标记的受试物后，应用 QWBA 技术研究总放射性在啮齿类动物全身的分布情况，得到完整详细的组织分布结果，并根据各组织中的暴露量和消除半衰期评估人体放射性安全剂量。

于给药后特定的时间点各取一只动物采集全血，并将尸体置于液氮内冷冻。应用 QWBA 技术测定组织中（包括内容物）及目标区域（AOI）总放射性。采用 Leica CM3600 XP 冷冻切片机将动物尸体进行矢状位整体切片，经曝光显影后，使用 AIDA 软件的区域取样功能，定量分析所选组织及感兴趣区域的放射性浓度。根据组织分布结果，计算受试物在靶器官和其他组织中的暴露量、驻留时间，为受试物的靶向性和毒性评估提供依据。药明康德的 DMPK 放射性实验平台提供多种动物（CD1 小鼠、C57 小鼠、SD 大鼠、LE 大鼠、食蟹猴）模型以用于 QWBA 研究。关于 QWBA 的更多介绍请参考本书的 13.1 节：基于定量全身放射自显影技术（QWBA）的组织分布可视化。

（于雪，雷苇）

参考文献

[1] WALLES M, RUDOLPH B, WOLF T, et al. New insights in tissue distribution, metabolism and excretion of [^{3}H]-labeled antibody maytansinoid conjugates in female tumor bearing nude rats. Drug Metab Dispos, 2016, 44(7): 897−910.

3 多肽偶联药物

3.1 多肽偶联药物及其药代动力学研究策略

时至今日，传统的化疗药物如紫杉醇、多柔比星等在癌症治疗领域仍然发挥着重要的作用，取得了明显的治疗效果，但副作用也同样显著。究其原因，化疗药物无差别地毒害肿瘤细胞和人体的正常细胞。早在 1913 年，德国科学家 Paul Ehrlich 就提出了“生物导弹”的设想：若将毒性药物安装在特异性靶向肿瘤细胞的载体上，便可能实现在不伤害正常细胞的前提下精准杀死癌细胞。2000 年，第一个 ADC 上市，标志着“生物导弹”的概念成功付诸实践。迄今，FDA 批准的 ADC 总数已达到 10 余个。尽管 ADC 的治疗仍在继续取得进展，但这些疗法仍存一些问题。例如，ADC 的复杂结构导致生产成本高；ADC 的半衰期较长，长时间暴露在血浆中容易有系统毒性。鉴于此，多肽偶联药物（peptide-drug conjugate，PDC）乘势而起，PDC 由归巢肽（homing peptide）、连接子和有效载荷（payload）3 个部分组成（图 3.1）。PDC 利用归巢肽与肿瘤表面受体的高亲和性，将有效载荷定向递送至靶点[1]。

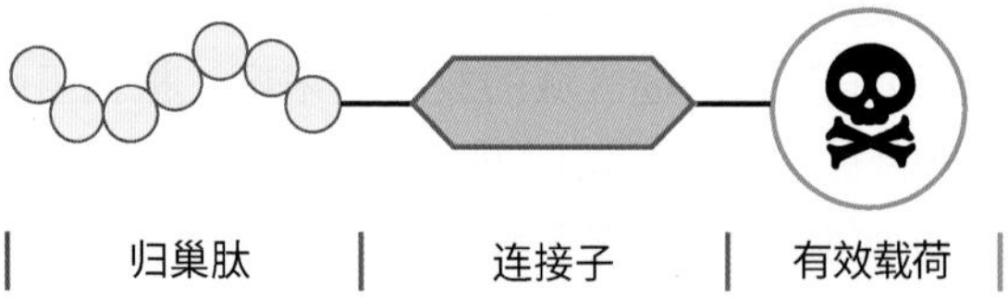

图 3.1　PDC 的结构示例

3.1.1 多肽偶联药物的有效载荷形式

主要有以下几种：

（1）细胞毒药物，如紫杉醇、吉西他滨等。

（2）放射性核素，用于疾病的精确诊断和肿瘤的靶向放疗。用于诊断的放射性同位素包括氟 −18（^{18}F）、铜 −64（^{64}Cu）、镓 −68（^{68}Ga））和碘 −123（^{123}I）等。这些放射性同位素与靶向肽偶联，通过与肿瘤细胞上的靶向受体结合，检测放射性同位素释放的正电子来精确定位恶性组织。当靶向肽链接放射性核素如铟−111（^{111}In）、钇−90（^{90}Y）和镥−177（^{177}Lu）时，PDC 作为靶向放疗药物。

（3）用于 PDC 的其他有效载荷还包括蛋白、核酸、多肽、小分子和放射性核素等（图 3.2）。2021 年 7 月，Bicycle Therapeutics, Inc. 与 Ionis Pharmaceuticals, Inc.、Alnylam Pharmaceuticals, Inc. 和 PeptiDream, Inc. 等公司均达成合作，共同开发多肽偶联核酸药物。Bicycle Therapeutics, Inc. 开发的 BT7480 的靶向肽上偶联了一个 CD137 的受体，同时靶向免疫细胞，起到招募免疫细胞杀死肿瘤细胞的目的 [2]。最近报道了 PROTAC 与靶向肽偶联的新型分子 [3]。

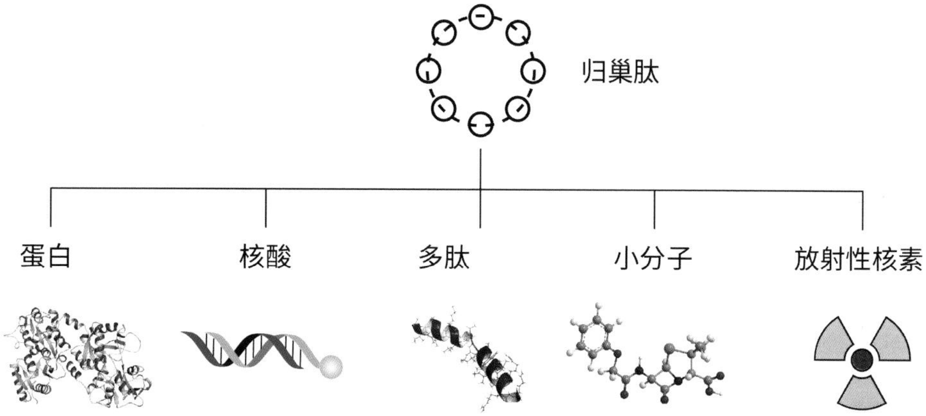

图 3.2　PDC 的有效载荷类型

3.1.2　多肽偶联药物的优势

PDC 与 ADC 有异曲同工之妙，PDC 则在某种程度上克服 ADC 的一些缺陷。如表 3.1 所示，与 ADC 相比，PDC 分子量更小，具有更好的组织穿透性，免疫原性较低或没有免疫原性；与抗体复杂的生产工艺相比，PDC 更易合成、纯化和鉴定，生产成本也较低。近年来，随着环化技术、噬菌体展示技术和 mRNA 展示技术应用于靶向肽的筛选，PDC 的开发迎来了加速发展。PDC 有望成为继小分子靶向药、抗体药物、ADC 之后的下一代靶向药物。

表 3.1　PDC 与传统化疗药物和 ADC 的比较

特点	传统的化疗药物	ADC	PDC
制备	成本较低	工艺复杂，成本高	可以利用固相合成，成本相对低廉
药代动力学特点	体内分布广泛，易被肿瘤细胞外排而出现耐药	半衰期长，组织穿透性差	半衰期短，组织穿透性较好
靶向性	无	好	较好
免疫原性	无	有	没有或较低
治疗指数	治疗窗较窄	治疗肿瘤的同时有系统毒性	可能有更大的治疗窗

3.1.3 多肽偶联药物全球研发进展

目前，已有多款PDC处于临床阶段，表3.2列出了部分临床阶段在研PDC。获批上市的PDC见表3.3。

表3.2 部分临床阶段在研PDC

药品名称	研发机构	研究阶段	靶点	适应证
AEZS-108 (zoptarelin doxorubincin)	Aeterna Zentaris, Inc.，国药一心制药有限公司	临床Ⅲ期	促性腺激素释放激素（GnRH）受体	子宫内膜癌
SNG1005/ANG1005	北京盛诺基医药科技股份有限公司，Angio-chem, Inc.	临床Ⅲ期	低密度脂蛋白受体相关受体（LRP-1）	脑转移型非小细胞肺癌及乳腺癌、复发性脑胶质瘤
BT1718	Bicycle Therapeutics, Inc.	临床Ⅰ/Ⅱ期	基质金属蛋白酶14（MMP14）	食管癌，非小细胞癌
BT5528	Bicycle Therapeutics, Inc.	临床Ⅰ/Ⅱ期	A型肝配蛋白受体2（EphA2）	实体瘤
BT8009	Bicycle Therapeutics, Inc.	临床Ⅰ/Ⅱ期	脊髓灰质炎病毒受体4 (Nectin-4)	食管癌，非小细胞癌
PEN-221	Tarveda Therapeutics, Inc.	临床Ⅰ/Ⅱ期	生长抑素受体（SSTR）	非小细胞癌，神经内分泌肿瘤
CBX-12	Cybrexa Therapeutics, Inc.	临床Ⅰ/Ⅱ期	拓扑异构酶Ⅰ（TOPOI）	实体瘤
EP-100	Esperance Pharmaceu-ticals, Inc.	临床Ⅱ期	促性腺激素释放激素受体 (GnRH)	卵巢癌
TH1902	Theratechnologies, Inc.	临床Ⅰ期	分拣蛋白1（SORT1）	三阴乳腺癌
CBP-1008	同宜医药（苏州）有限公司	临床Ⅰ期	叶酸受体α（FRα）、瞬时受体通道V6（TRPV6）	实体瘤

表3.3 获批上市的PDC

上市PDC药物	获批时间	公司	靶点	有效载荷	适应证
^{68}Ga-DOTATATE	2016年6月	Advanced Accelerator Applications S.A/Novartis	生长抑素受体（SSTR）	^{68}Ga	检测神经内分泌肿瘤
^{177}Lu-dotatate	2018年1月	Advanced Accelerator Applications S.A/Novartis	生长抑素受体（SSTR）	^{177}Lu	胃肠胰腺神经内分泌肿瘤
^{68}Ga-DOTATOC	2019年8月	Advanced Accelerator Applications S.A/Novartis	生长抑素受体（SSTR）	^{68}Ga	用于诊断神经内分泌肿瘤
^{64}Cu-dotatate	2020年9月	RadioMedix, Inc.	生长抑素受体（SSTR）	^{64}Cu	与PET一起用于诊断神经内分泌肿瘤
盐酸美法仑氟芬胺（Pepaxto）	2021年2月上市*	Oncopeptides, Inc.	氨肽酶（amino-peptidase）	Melflufen	多发性骨髓瘤
TLX591-CDx	2021年12月	Telix Pharmaceuticals Ltd.	前列腺特异性膜抗原（PSMA）	^{68}Ga	前列腺癌显像诊断

*2021年10月撤市。

3.1.4　多肽偶联药物的药代动力学特点：

（1）吸收：相对于传统的小分子，PDC 的分子量相对较大，渗透性差。由于在胃肠道的不稳定性，目前上市和在临床阶段的 PDC 多采用静脉注射给药，不涉及吸收过程。同时，其也可经皮下或肌内注射给药进入血液或淋巴系统。

PDC 作为药物的最大的缺点是它们在体内的稳定性差和半衰期短，在血液和组织中 PDC 会被蛋白酶快速降解和易被肾脏清除。应用于实体瘤的治疗时，需要延长 PDC 的循环，以使 PDC 充分渗透到肿瘤组织中。目前，对多肽进行修饰是增强稳定性和延长半衰期的重要策略[1]。

（2）分布：PDC 的多肽分为两类，细胞靶向肽（cell-targeting peptide，CTP）和细胞穿膜肽（cell-penetrating peptide，CPP），细胞穿膜肽由于对细胞的特异性较差，现在基本不作为 PDC 的归巢肽。PDC 靶向肿瘤有两种方式：

1）PDC 结合肿瘤细胞表面过表达的受体，通过内吞的方式进入细胞，被细胞内的溶酶体俘获，在溶酶体内释放毒素。

2）PDC 在到达肿瘤环境条件下释放出毒素，毒素进入肿瘤细胞中杀死肿瘤细胞（图 3.3）。

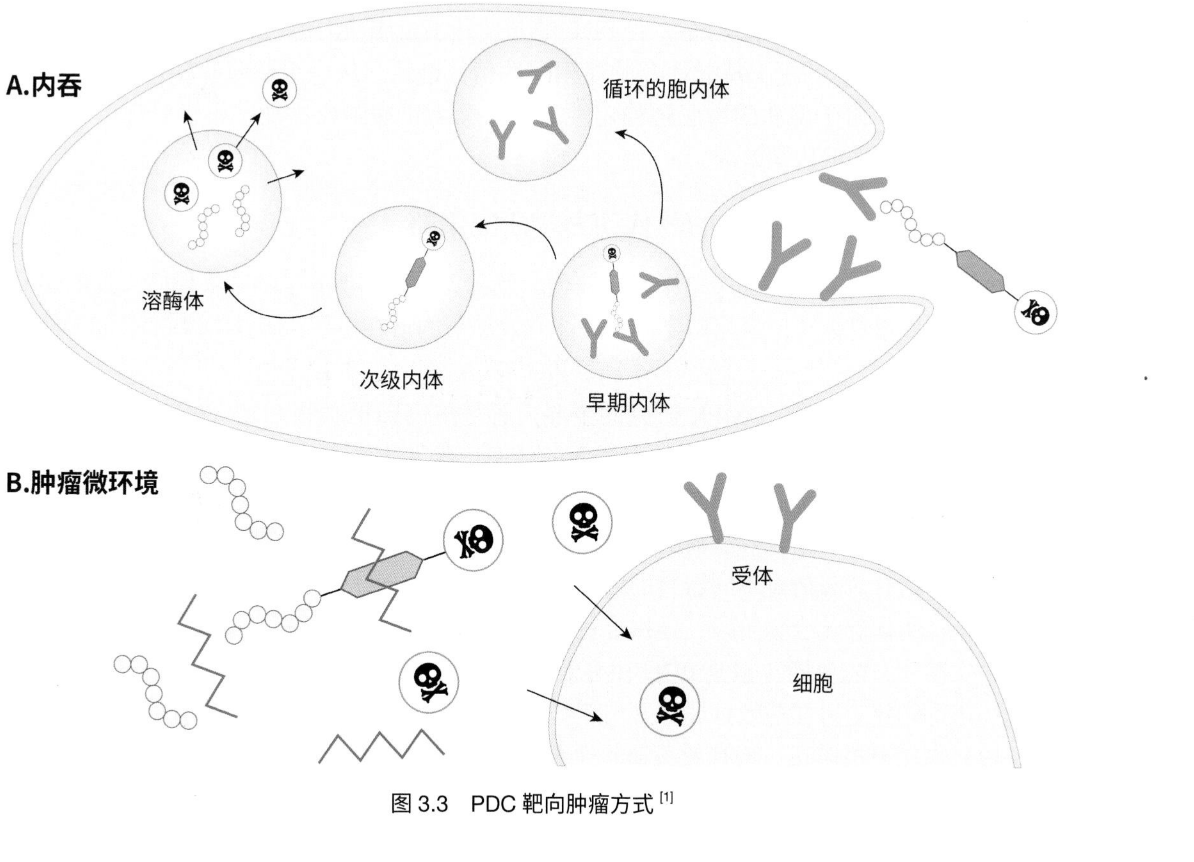

图 3.3　PDC 靶向肿瘤方式[1]

（3）代谢：PDC 在体内主要有 3 种代谢途径[4]。

1）靶点介导的药物消除（target-mediated drug disposition，TMDD）：是特异性消除途

径。PDC 可以与靶细胞表面受体结合并被内吞进入细胞，在溶酶体中被降解成为肽段及氨基酸。但细胞表面的受体数量通常有限，因此靶点介导的药物消除具有可饱和性并使药物的药代动力学特征呈非线性。

2）非特异性代谢途径：非靶标介导的非特异性代谢过程，如蛋白酶的水解和非特异性胞饮作用，通常会导致小分子细胞毒素释放至非预期靶点，导致脱靶的副作用。

3）PDC 的免疫原性：PDC 可能会导致免疫原性，可以刺激机体产生抗药抗体，抗药抗体的中和作用会成为 PDC 的另一种消除机制，药物与抗药抗体结合形成的复合物被免疫系统清除。一般认为，在临床前动物体内发现的免疫原性或抗药抗体反应不能预测人类的抗药抗体反应。

（4）排泄：PDC 的分子量小于肾小球的过滤阈值（60 kDa），因此容易被肾脏快速清除，使细胞毒素无法在肿瘤部位有效积累。

肾脏排泄可能是某些多肽或 PDC 的体内主要清除途径。这种情况下需要特别注意的是，结合 PDC 在血浆中的蛋白结合率数值，可以计算 PDC 在体内的肾小球滤过率（glomerular filtration rate，GFR）[5]，对于代谢稳定的 PDC 而言，在不考虑肾小管重吸收和主动分泌的情况下，肾小球滤过可能是其体内消除的主要途径。

3.1.5 多肽偶联药物开发过程中的挑战

尽管有 ADC 开发的诸多经验，但 PDC 的开发并不是康庄大道，而是机遇和挑战并存。与 ADC 相比，多肽的组织特异性及肿瘤靶向性稍有逊色，从而给靶向肽的筛选带来很大的挑战。同时，由于多肽的胃肠道稳定性较差，又为口服给药增加了不少难度。PDC 还有分析难点和潜在的脱靶效应。

3.1.6 多肽偶联药物的药代动力学研究策略

PDC 本质上是利用靶向策略来递送药物，兼具大分子和小分子的药物性质。PDC 的稳定性和靶向性相对较差，因此需要特别关注有效载荷的潜在毒性。表 3.4 为 PDC 的 DMPK 评价策略。

（1）药物筛选阶段：DMPK 研究的主要内容是提高归巢肽和 PDC 在全血、血浆及肾匀浆液中的稳定性，同时通过体外和体内的代谢产物鉴定继续优化 PDC 的结构，以提高稳定性和半衰期。根据连接子的种类不同（不可裂解和可裂解型及裂解方式的不同），选择合适的体外模型评估有效载荷的释放。建议在项目开发早期开展啮齿类动物的组织分布研究，以评估有效载荷对不同器官的潜在毒性。

（2）临床候选化合物阶段：寻找合适的体外模型评估有效载荷的释放和 PDC 的代谢。在体内实验中，需要同时检测 PDC 和有效载荷的血药浓度。在重复给药的情况下，建议监测抗药抗体效应。在药效种属中开展组织分布实验，以评估 PDC 的靶向性。

（3）临床申报阶段：若有效载荷是全新的，需要对有效载荷进行较全面的体外评估。建议用放射性元素标记的 PDC 在啮齿动物中开展组织分布和物质平衡研究。

表 3.4 PDC 的 DMPK 评价策略 *

DMPK 研究内容	药物筛选阶段	临床候选化合物阶段	临床申报阶段
体外 ADME	归巢肽和 PDC 在体外全血、血浆和肾匀浆液中的代谢稳定性和代谢产物鉴定 PDC 在组织蛋白酶（溶酶体、酸性缓冲液或谷胱甘肽）中的稳定性（根据连接子的种类而定） 有效载荷的全血血浆分配比 归巢肽的血浆蛋白结合率（UC 法） PDC 和有效载荷在血浆和组织中的蛋白结合率（UC 法）	肿瘤细胞代谢产物鉴定 肾匀浆液或肾 S9 中的稳定性和代谢产物鉴定	PDC 和有效载荷的血浆蛋白结合率 有效载荷在肝微粒体和肝细胞中的稳定性和代谢产物鉴定 PDC 在血浆和肾匀浆液中的稳定性和代谢产物鉴定 PDC 的药物相互作用（CYP450 酶的抑制、诱导和转运体的抑制） 有效载荷对 CYP450 酶诱导、抑制和代谢酶表型研究 有效载荷对药物转运体抑制和底物研究
体内 PK/ 及其他体内实验	归巢肽和 PDC 动物体内血浆和尿液代谢产物鉴定 归巢肽的啮齿动物 PK 研究 PDC 的啮齿动物 PK 和组织分布研究	PDC 的非啮齿动物 PK PDC 在药效种属中的组织分布	PDC 和有效载荷体内分析方法建立和确证 抗药抗体分析方法建立和确证 PDC 的啮齿动物和非啮齿动物 PK 动物血浆和排泄物中的代谢产物鉴定 啮齿动物的组织分布和物质平衡

* 适用于有效载荷为细胞毒药物的情况。

3.1.7 药明康德的 DMPK 多肽偶联药物药代动力学研究服务平台

（1）PDC 的血浆蛋白结合的测试方法：PDC 的分子量一般较大，非特异性吸附问题严重，常用的平衡透析可能不太适合。可以用超速离心法或同时稀释血浆的方法研究 PDC 的血浆蛋白结合。

（2）PDC 的生物分析：PDC 可能存在稳定性和吸附性问题。PDC 因多肽部分具有多电荷态、灵敏度低、提取回收率低、内源性干扰等分析问题，药明康德的 LC-MS/MS 分析平台配备多台高分辨质谱仪，对解决这些问题有丰富的经验。

对于有些偶联可切割连接子的 PDC，体内药代动力学实验的血浆基质建议采集后立即沉淀得到上清，因为这些 PDC 可能会有冻融稳定性问题，应特别注意。

另外，由于有效载荷毒性较强，一般要求其在正常组织里的浓度保持非常低的水平。这对有效载荷的检测下限提出了更高的要求，最好能达到 pg/mL 的水平。药明康德的 LC-MS/MS 分析平台除了配置高灵敏度的质谱检测仪器，各种组织的匀浆也积累了丰富的经验，进一步降低有效载荷的检测下限。

（3）PDC 的免疫原性分析：监管机构要求提交多肽类药物或其偶联物上市申请时，应该评估其免疫原性[6]。MSD® 电化学发光法（MSD® Electrochemiluminescence，MSD® ECL）平台可以用于测定大分子药物的抗药抗体，其中包括筛选试验、确证试验和滴度试验。

（4）PDC 的代谢产物鉴定（metabolite identification）：对于评估 PDC 的有效载荷释放，可采用不同的体外模型，如肝 S9、溶酶体、血浆、全血和肿瘤细胞等。体内模型有体内血浆或血清样品、荷瘤动物等。在这些模型中可以开展 PDC 的代谢产物鉴定研究以评估 PDC 的有效载荷释放。PDC 相关检测仪器见图 3.4。

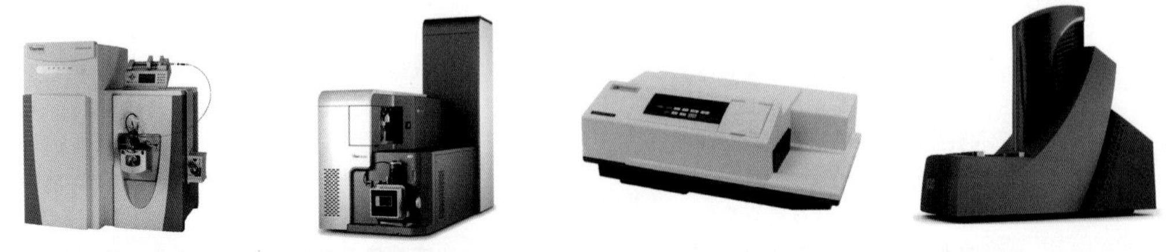

赛默飞（Thermo）Q-Exactive™ HF 高分辨质谱仪　　沃特世（Waters）Vion™ IMS Q-TOF 离子淌度四极杆飞行时间质谱仪　　美谷分子（Molecular Devices）SpectraMax M5e 多功能酶标仪　　MSD MESO QuickPlex SQ 120 超敏多因子电化学发光分析仪

图 3.4　PDC 相关的检测仪器

3.1.8　结语

PDC 的设计融合了靶向肽和不同分子类型药物的优势，近些年随着核素治疗药物和核素检测试剂获得监管批准 [7]，证明了这类药物的优势。在研的临床管线也显示出令人鼓舞的临床结果。随着各种分子实体和靶向肽的偶联，PDC 长路浩荡，星辰大海，未来可期。

（程起干，马利萍，金晶）

参考文献

[1] COOPER B M, IEGRE J, O'DONOVAN D H, et al. Peptides as a platform for targeted therapeutics for cancer: peptide-drug conjugates (PDCs). Chem Soc Rev, 2021, 50(3): 1480−1494.

[2] HUROV K, LAHDENRANTA J, UPADHYAYA P, et al. BT7480, a novel fully synthetic Bicycle tumor-targeted immune cell agonist™ (Bicycle TICA™) induces tumor localized CD137 agonism. J Immunother Cancer, 2021, 9(11): e002883.

[3] JIN J, WU Y, CHEN J, et al. The peptide PROTAC modality: a novel strategy for targeted protein ubiquitination. Theranostics, 2020, 10(22): 10141−10153.

[4] 周浩泽，沈子龙，徐寒梅 . 蛋白多肽类药物药代动力学分析方法研究进展 . 药学进展，2017, 41(8): 592−599.

[5] JOBIN J, BONJOUR J P. Measurement of glomerular filtration rate in conscious unrestrained rats with inulin infused by implanted osmotic pumps. Am J Physiol, 1985, 248(5 Pt 2): F734−F738.

[6] 国家药品监督管理局药品评审中心 . 药物免疫原性研究技术指导原则，2021.

[7] PELTEK O O, MUSLIMOV A R, ZYUZIN M V, et al. Current outlook on radionuclide delivery systems: from design consideration to translation into clinics. J Nanobiotechnol, 2019, 17(1): 90.

3.2 多肽偶联药物的靶向释放原理与代谢产物鉴定研究

理想的药物递送系统，可以通过靶向性和定向释放以起到提高药效、改善给药窗口、降低给药剂量及减少毒副作用的效果。尤其在癌症治疗领域，靶向递送药物的精准高效杀伤，相较于小分子放化疗药物对于肿瘤细胞和正常细胞的无差别伤害，具有显著优势。肿瘤非靶向与靶向治疗的药物体内分布对比见图 3.5。

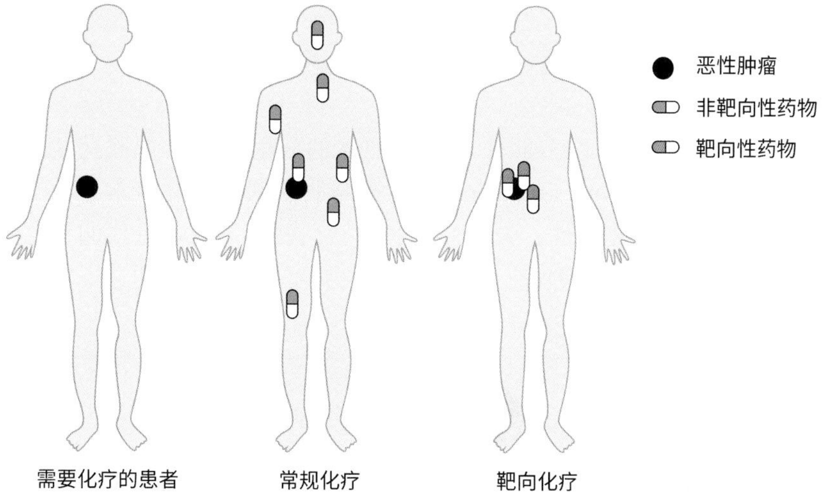

图 3.5 肿瘤非靶向与靶向治疗的药物体内分布对比 [1]

截至 2022 年底，全球已有 15 款以抗体作为靶向递送系统的 ADC 获批上市。而同样作为新兴药物类型的 PDC 则是依靠多肽作为药物递送载体，通过连接子连接荷载小分子化合物的药物。相较于 ADC，PDC 分子量较小（一般＜ 8 kDa），具有低免疫原性、物理化学性质可调节、低合成成本等方面的优势。

生物大分子药物一般不经过 CYP450 酶代谢，主要通过肾小球滤过（分子量＜ 60 kDa）、酶水解、分解代谢等方式清除。与 ADC 相比，分子量相对较小的 PDC 清除得更快，血浆暴露时间更短，脱靶影响副作用相对较小。尽管如此，从安全性和有效性的角度进行考量，靶向性仍然是 PDC 开发中的一个最为重要的设计原则，而代谢产物鉴定的研究对于 PDC 的药物释放和靶向性评估至关重要。

3.2.1 已上市多肽偶联药物的代谢特点

首个获批上市的 PDC 是 Pepaxto®（melphalan flufenamide，美法仑氟苯酰胺），其将烷基化载荷毒素分子马法兰（melphalan）通过肽键偶联一个氟苯酰胺以提高其亲脂性来改善生物利用度。后者通过被动转运（非蛋白靶点的主动转运）进入细胞后被肿瘤细胞中高表达的氨肽酶（酰胺水解酶）水解，实现代谢释放毒素分子（图 3.6）[2]。该设计思路，从某种意义上更类似于前药的设计。

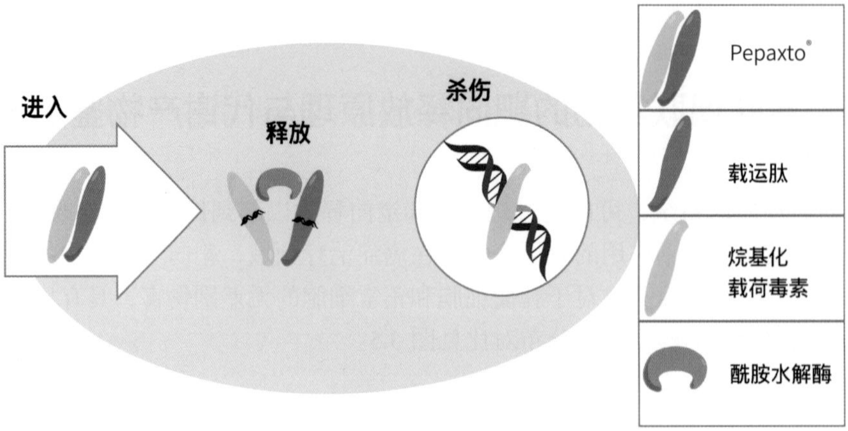

图 3.6　Pepaxto® 的药物机制示意图 [3]

另一类已上市的 PDC 是以多肽作为靶向配体的放射性核素偶联药物（radionuclide drug conjugates，RDC）。例如，Lutathera® [4] 是奥曲肽偶联放射性核素 ^{177}Lu 构成的药物，利用奥曲肽对人 SSTR2 的靶向性，被肿瘤细胞捕获后并不需要通过代谢释放载荷核素即可实现放射性核素的定向放射治疗，Lutathera® 药物本身不被肝代谢，以肾清除为主（图 3.7）。

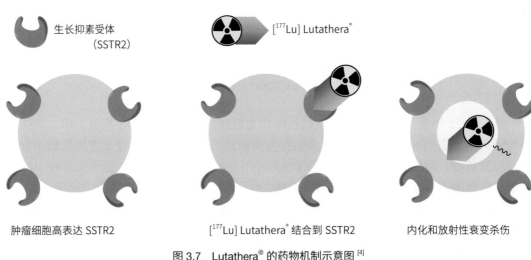

图 3.7　Lutathera® 的药物机制示意图 [4]

3.2.2　当前主流多肽偶联药物的设计原理及在研药物

目前，正在临床 / 临床前研究阶段的 PDC 研究多以化疗药物和毒素分子（如紫杉醇、喜树碱、美登素、多柔比星、海兔毒素类的细胞微管抑制剂或核酸抑制剂）作为载荷的药物。处于偶联状态的大分子具有空间位阻的抑制性，其有效载荷需要通过代谢降解释放后才能起效。与 ADC 类似，主流 PDC 都是希望药物在进入靶细胞之前在循环系统中保持结构完整和稳定，而在进入靶细胞后能有效释放有效载荷，即设计思路有以下两个。

（1）药物的有效递送，依赖于多肽结构的靶向性设计。

（2）载荷的精准释放，依赖于靶向性的释放机制。

1）靶向递送：目标受体与靶向肽。

针对肿瘤细胞特殊受体的靶向肽可以使用噬菌体展示技术等途径，通过受体靶点筛选获得，常见的肿瘤细胞受体见图 3.8，部分受体靶点和靶向肽序列见表 3.5。

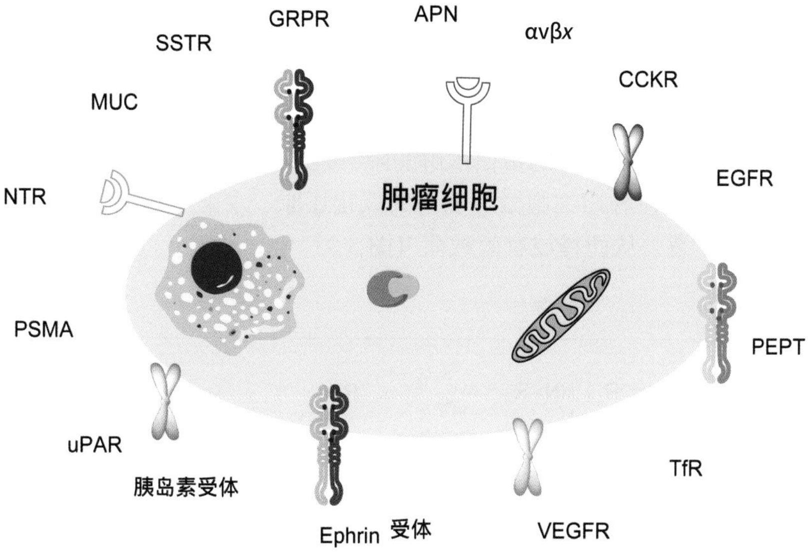

图 3.8 常见的肿瘤细胞受体 [5]

表 3.5 部分受体靶点和靶向肽序列 [5]

受体	靶向肽序列
αvβ3	Cilengitide [cyclo（RGDf-N（Me）V-)] LXW7（cGRGDdvc）
αvβ6	RTDLXXL
APN/CD13	NGR
PEPT	Ser-Glu
EGFR	GE11（YHWYGYTPQNVI） Disruptin（SVDNPH）
HER2	KCCYSL LTVSPWY
PSMA	KYLAYPDSVHIW WQPDTAHHWATL
uPAR	VSNKYFSNIHW
GRPR	EQRLGNQWAVGHLM
SSTR	OCT（FCFWKTCT）
VEGFR	Peptide SP5.2（NGYEIEWYSWVTHGMT）
胰岛素受体	MCR（RRLFYKKVGLFYKKVRR）

（续表）

受体	靶向肽序列
Ephrin 受体	EWLSPNLAPSV TNYLFSPNGPIA YSA peptide（YSAYPDSVPMMS）

2）靶向释放：有效载荷释放机制。

PDC 靶向进入肿瘤细胞后，根据连接子的不同设计可以有不同的载荷释放方式。

A. 不可裂解连接子：溶酶体的蛋白水解酶降解其多肽部分后，释放有效载荷。

B. 可裂解连接子：在肿瘤细胞微环境下的氧化还原、水解（包括在溶酶体中的水解）等途径发生连接子断裂，从而释放有效载荷（图 3.9）。

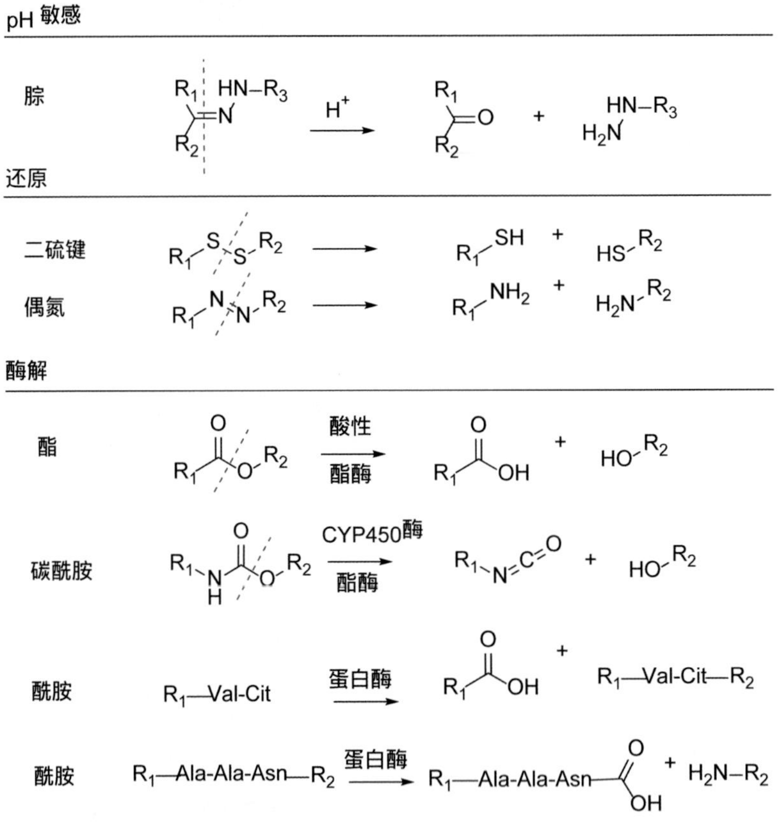

图 3.9　常见的连接子切割机制 [6]

酸切割型连接子利用肿瘤细胞溶酶体（pH ＜ 5）和血浆（pH 7.4）的 pH 差异，选择性地在肿瘤细胞内代谢释放出有效载荷，如腙类结构能在酸性条件下反应分解成醛 / 酮和胺。

二硫键连接子可以通过谷胱甘肽介导的二硫键还原 / 交换形成切割释放，而肿瘤细胞里谷胱甘肽含量超过血液 1 000 倍。偶氮连接子可以在还原型辅酶 Ⅱ（nicotinamide adenine dinucleotide phosphate，NADPH）－偶氮还原酶的催化下裂解，偶氮还原酶在肿瘤细胞的缺氧环境下过表达。

组织蛋白酶 B 是在肿瘤细胞 / 组织中高表达的蛋白水解酶。组织蛋白酶 B 能够识别水解特定的肽序列，如缬氨酸－瓜氨酸（Val-Cit）和 GFLG，这些短肽可用来作为定向酶切型连接子。此外，当使用酶切型连接子时，经常会同时用到自降解基团如对氨基羧酸苯甲酯（PAB），其起到结构控制作用，当连接子水解后，自降解基团发生自发化学消除离去并释放出有效载荷（图 3.10）。

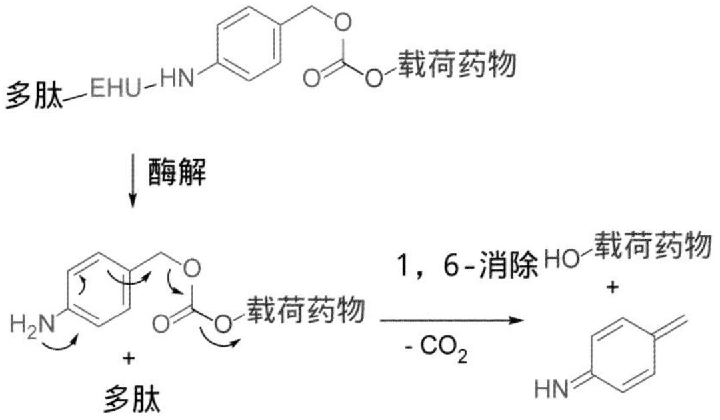

图 3.10 酶切－自降解基团消除机制图 [1]

3）部分在研临床阶段药物举例：目前，主要研究 PDC 公司有 Angiochem, Inc.、Bicycle Therapeutics, Inc.、Cybrexa Therapeutics, Inc.、Oncopeptides, Inc.、PeptiDream, Inc.、Theratechnologies, Inc.、博瑞生物医药（苏州）股份有限公司等。以下是部分已进入临床阶段的 PDC，它们由不同的多肽、连接子、有效载荷构成，其靶向特性和释放机制典型，具有代表性。

A. AEZS-108[7]：以阿霉素作为载荷分子，LHRH 肽作为靶向肽，进入细胞后在溶酶体作用下分解代谢释放阿霉素，做到Ⅲ期临床阶段。

B. ANG1005：是靶向低密度脂蛋白 LRP-1 受体的多肽偶联多个紫杉醇的药物，LRP-1 在肿瘤细胞表面高表达，并介导药物跨膜进入肿瘤细胞内，并在溶酶体中水解释放出紫杉醇。目前进入临床Ⅱ/Ⅲ期阶段。

C. CBX-12：是由 Cybrexa Therapeutics, Inc. 公司开发 alphalex™ 平台，与 PHLIP, Inc. 合作，通过 PHLIP® 肽、连接子和小分子抗癌剂组成的不依赖于抗原表达的靶向性药物。原理是利用肿瘤细胞特有的酸性低 pH 环境形成 α 螺旋并穿透细胞膜，将 C 端连接的毒素分子插入细胞内部，通过二硫键的裂解释放毒素分子。CBX-12 作为候选先导化合物，已进入临床Ⅰ/Ⅱ期阶段。

D. Bicycle 双环肽系列 PDC[8]：Bicycle Therapeutics, Inc. 公司的双环肽具有高靶向性、稳定性和亲和力。BT1718 由可裂解的二硫键连接有效载荷 DM1 和双环肽组成，BT8009 和 BT5528 使用 MMAE 作为有效载荷，以可裂解二肽 Val-Cit 作为连接子（图 3.11），现处于临床Ⅰ/Ⅱ期状态。

4）其他 PDC 的研究热点：利用不同功能肽段和多种位点－切割模式的组合，可以从功能性和靶向性上将多种结构的优势组合起来。Deng[9] 等设计了由靶向肽（tumor-target peptides，TTP）－连接肽－细胞穿膜肽－毒素分子的多功能肽组合型 PDC 结构，用 LHRH 肽靶向肿瘤细胞的 LHRH 受体，以可被肿瘤组织间高度表达的 MMP2 酶特异降解的多肽（PLGLAG）为连接臂。连接肽降解后毒素分子随穿膜肽导入细胞内，通过穿膜肽的快速水解或是可裂解连接子的断裂释放出毒素分子（图 3.12）。该设计同时运用了利于靶向富集肿瘤细胞的靶向肽和利于转运进入细胞的穿膜肽，以及细胞内和细胞外的两种环境靶向性裂解机制，对靶向性和改善成药性有了新的探索。

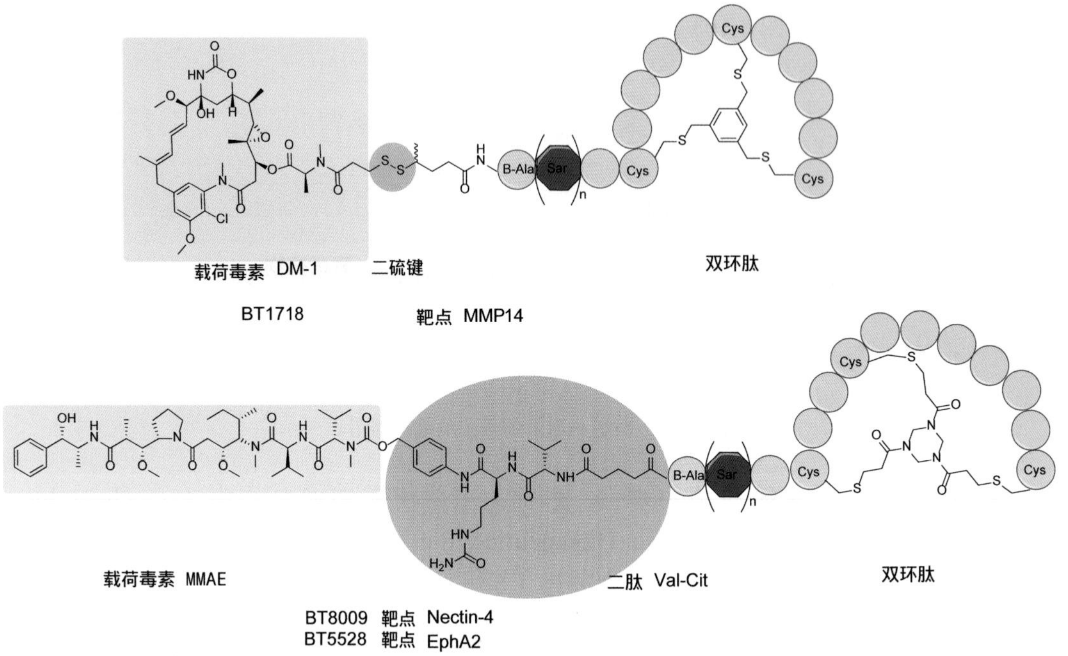

图 3.11　BT1718、BT8009 和 BT5528 的结构示意图[8]

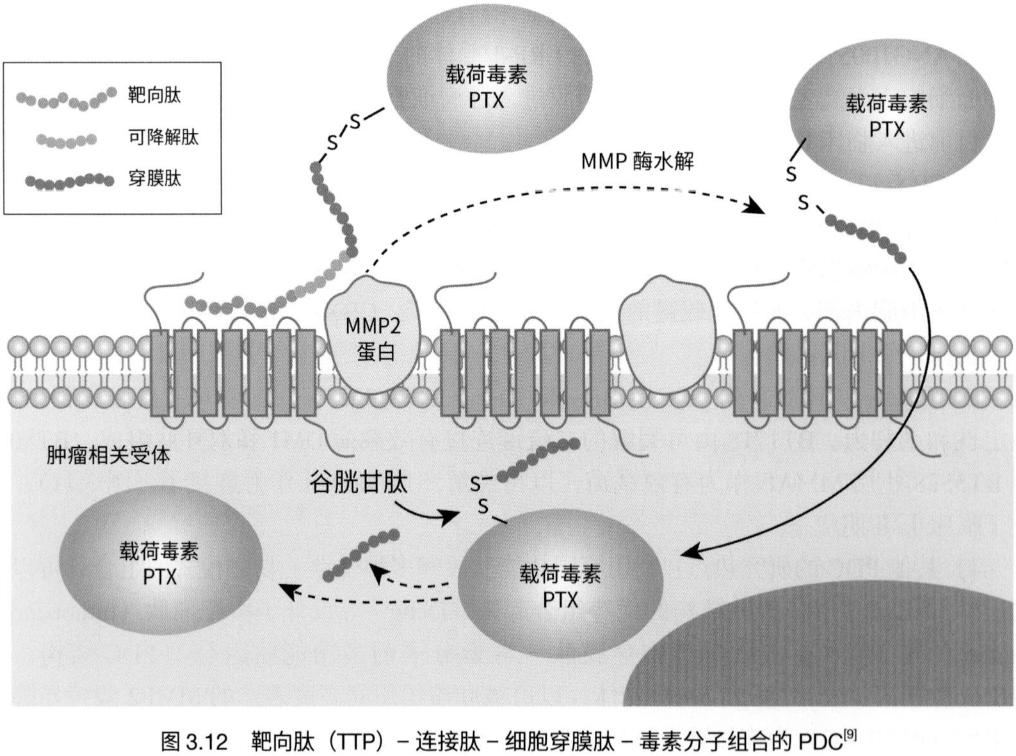

图 3.12　靶向肽（TTP）－连接肽－细胞穿膜肽－毒素分子组合的 PDC[9]

3.2.3　多肽偶联药物的代谢产物分析与鉴定的研究策略与案例分享

（1）PDC 的体内外代谢研究体系：在药物开发的初始阶段，通过体外代谢体系研究，如酸化肝 S9（模拟肿瘤细胞酸性环境下溶酶体）、血浆 / 全血、肝细胞和肾 S9，可以帮助确定 PDC 的稳定性和靶向性，以及有效载荷的释放机制。尽早了解 PDC 药物实际释放出的有效载荷相关产物的形式，一方面可以帮助优化和改进结构设计，另一方面也为后续药代动力学和毒代动力学提供准确的预期代谢产物相关信息。而临床前动物实验和临床给药则通过体内血浆和尿液等排泄物中的代谢产物鉴定确认 PDC 及释放的有效载荷在体内的代谢情况（表 3.6，表 3.7）。

表 3.6　PDC 及其有效载荷的体外代谢研究对象、孵育体系和研究目的

体外代谢研究对象	孵育体系	研究目的
PDC	体外血浆 / 全血和肝细胞	研究其循环系统中的稳定性和脱靶可能
	酸化肝 S9/ 肿瘤细胞	评估有效载荷释放及其相关代谢产物分析
	肾 S9	评估其肾清除过程中可能的代谢途径
有效载荷	肝细胞 / 微粒体 / 血浆	研究有效载荷的代谢途径和代谢酶

表 3.7　PDC 体内代谢研究对象、采样分析基质及研究目的

体内代谢研究对象	采样分析基质	研究目的
PDC	血浆 / 全血	确认循环系统中的有效载荷及其相关代谢产物的暴露情况，进而评估安全性
	尿液 / 粪便	确定其排泄清除的路径和回收率评估
	组织匀浆	排查药物或代谢物在体内靶向或蓄积情况

与常规小分子一样，对于有效载荷本身，或是经鉴定为 PDC 的主要释放产物（如有效载荷 - 连接子等其他主要释放形式），也需要进行类似代谢评估，确定其可能的代谢途径（图 3.13 为有效载荷 MMAE 在人体内的代谢产物和代谢途径），进而有助于相关的药物相互作用及毒理的研究。

（2）PDC 代谢产物鉴定的实验方法：PDC 的代谢产物鉴定主要运用液相色谱 - 紫外 - 高分辨质谱（liquid chromatograph-ultraviolet-high resolution mass spectrometer，LC-UV-HRMS）的方法，通过前述的体外研究体系孵育获得分析样品或采集的体内样品经蛋白沉淀，离心取上清后进行 LC-UV-HRMS 分析，如化合物稳定，也可通过浓缩处理后再进行分析。如多肽偏中性，用水 / 乙腈的反向色谱体系梯度洗脱即可，若多肽为强碱性（如穿膜肽 TAT 等含有碱性氨基酸残基较多的肽段），流动相也可加入适量的三氟乙酸以改善峰形。

经过液相色谱进行组分分离并找到产物的色谱峰，再通过其质谱的 *m*/*z* 信息与原药进行比对，根据高分辨质谱的一级质谱（MS）和二级质谱（MS^2）信号分析其代谢变化和代谢位点。

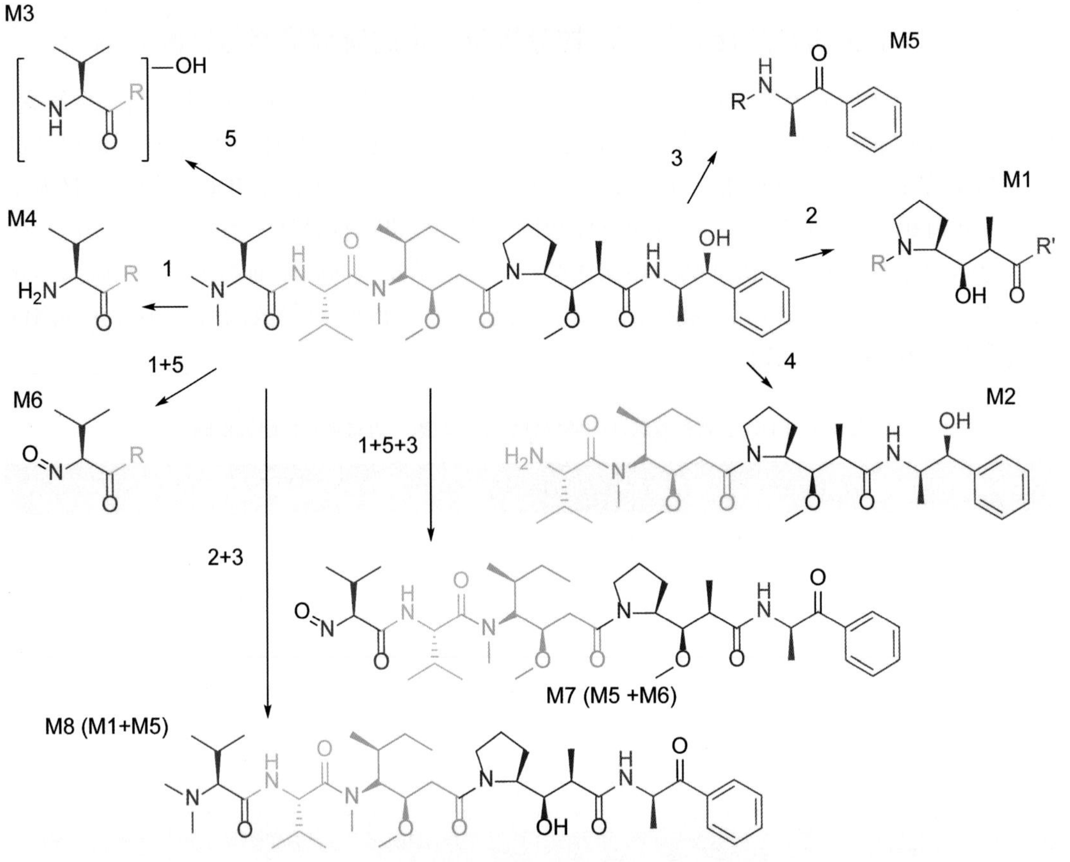

图 3.13　有效载荷 MMAE 在人体内的代谢产物和代谢途径 [10]

1. N- 脱甲基（CYP3A）; 2. O- 脱甲基（CYP3A）; 3. 脱氢（CYP3A）; 4. 酰胺水解; 5. 氧化

（3）代谢产物分析中的难点和对策：代谢产物的 LC-MS/MS 分析重点即在于色谱示踪定位和结构解析。

色谱示踪定位有放射性同位素法和非同位素法。放射性同位素法使用含放射性同位素标记的化合物进行代谢实验，但放射性同位素标记化合物合成复杂，且实验成本和实验室资质要求高，一般不用于前期筛选。非同位素法通常依靠与空白基质对比的新增色谱峰进行示踪定位，如 LC-UV 或 LC-MS/MS。

由于结构特点，PDC 及其主要代谢产物可能紫外吸收较弱，紫外检测就不能有效示踪定位，此时需要依靠 LC-MS/MS 背景扣除等数据处理的方法获得二次图谱进行外源性新增峰识别，在色谱上定位可能的产物（如下述案例中图 3.14，图 3.15D ～ F）。

化合物分子大小会影响结构解析的复杂度。PDC 与 ADC 相比，由于体积位阻效应，它们的有效载荷通常都要在释放之后才会发生 CYP450 酶类的代谢，但 ADC 一般只考虑有效载荷代谢释放方式及代谢产物，其抗体部分主要通过体内的分解代谢机制降解，而 PDC 的多肽部分和连接子部分都可能受水解酶的影响发生代谢，因此在分析可能的代谢物及判断代谢变化位点的时候，既需要处理有效载荷部分，也需要处理多肽部分。目前常用的代谢数据处理软件主要是通过代谢特点的质量变化进行搜库匹配，并与基于化学键断裂的穷举匹配结合。因此，在进行 PDC 代谢产物鉴定时，无论是人工分析还是软件计算，随着分子量（化学键数量）的增加，其运算复杂度相较于小分子化合物呈几何数量级增长，因此对于软件和算法的更新升级是提高 PDC 代谢产物鉴定分析效率的重要因素。

（4）代谢产物分析鉴定的典型案例：下面是我们基于对某 PDC 的体外代谢研究进行的案例分析，该 PDC 为环肽和可裂解连接子的类型。所用仪器如图 3.16 所示。

我们对比了该 PDC 在酸化肝 S9（pH 5）和肝细胞孵育体系中的不同代谢行为。

在酸化肝 S9 孵育体系中，LC-UV 图只能找到原药和一个代谢产物 M1 的紫外峰，在 LC-MS/MS 中通过背景扣除（样品减除空白基质）可以找到另一个主要产物 M2 的质谱峰（图 3.14）。经一级质谱和二级质谱的信号比对，确认是连接子水解后得到了环肽 M1 和有效载荷 M2。因为特征紫外吸收主要是环肽的部分氨基酸贡献，M2 的紫外吸收较弱，在 LC-UV 上没有得到有效检出，只能通过 LC-MS/MS 识别检测。

在肝细胞孵育体系中，因为代谢产物含量低，在 LC-UV 中没有发现明显的代谢产物峰，在 LC-MS/MS 中经过背景扣除处理，可以找到两个低含量产物 M3 和 M4（图 3.15）。经一级质谱和二级质谱信号对比，判断有效载荷－连接子部分没有发生变化，代谢变化主要是多肽部分发生水解，对比各个氨基酸残基组合的分子量和代谢质量变化，计算得到水解后的肽段信息。

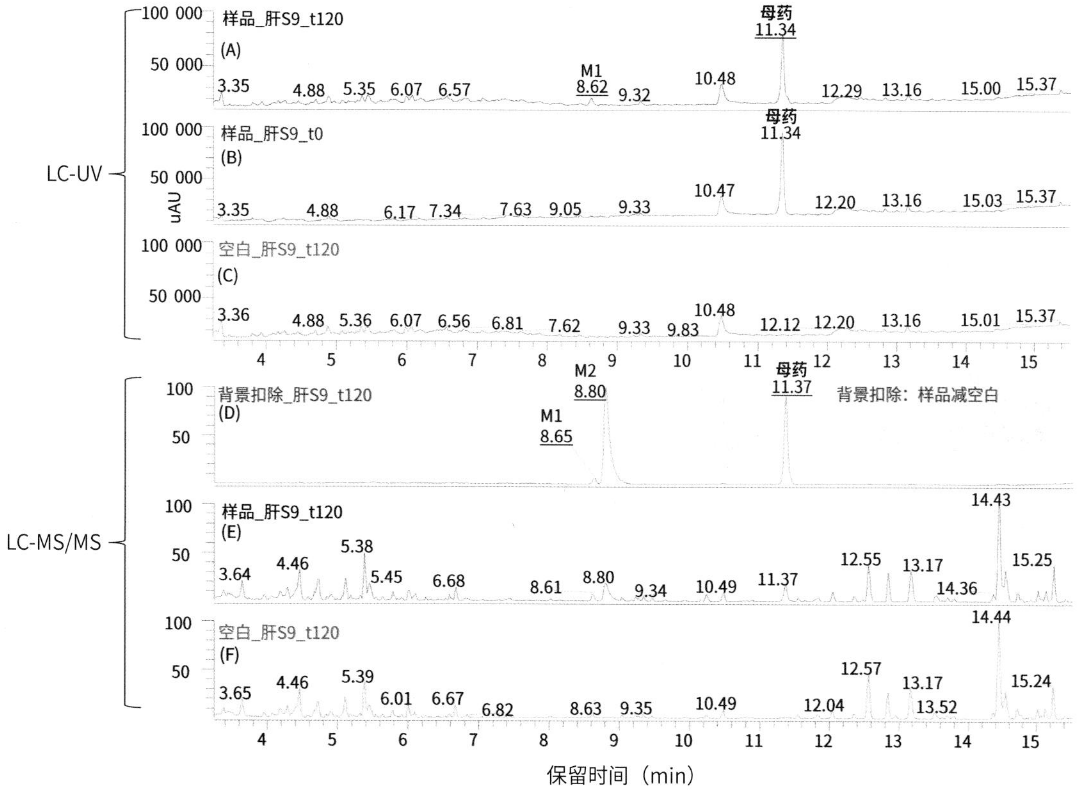

图 3.14 某 PDC 在人酸化肝 S9 体系孵育后的 LC-UV 图（A：120 min 样品；B：0 min 样品；C：空白样品）和 LC-MS/MS 图（D：背景扣除后；E：120 min 样品；F：空白样品）

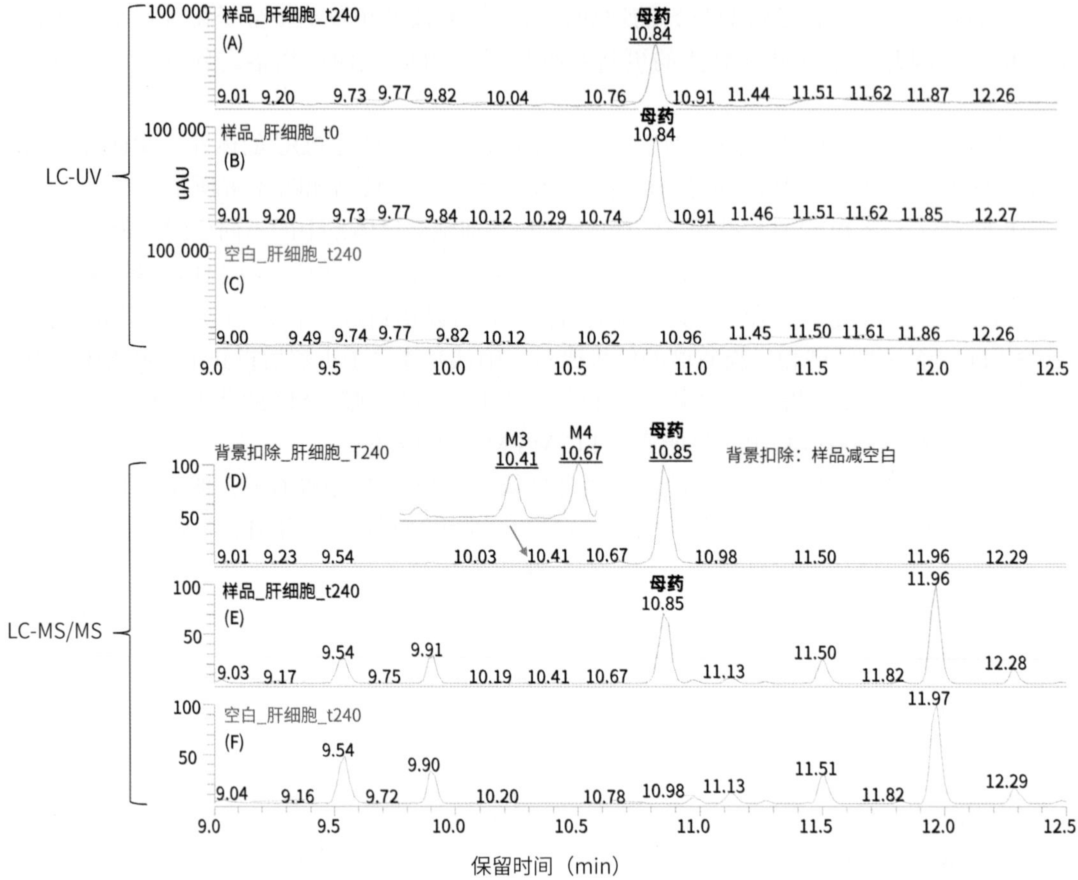

图 3.15　某 PDC 在人肝细胞体系孵育后的 LC-UV 图（A：240 min 样品；B：0 min 样品；C：空白样品）和 LC-MS/MS 图（D：背景扣除后；E：240 min 样品；F：空白样品）

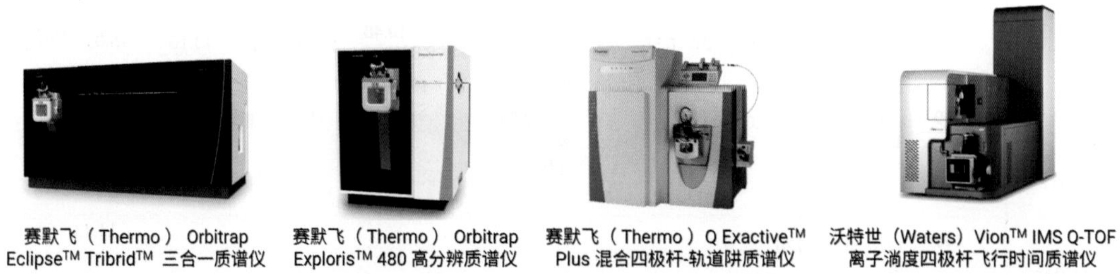

赛默飞（Thermo） Orbitrap Eclipse™ Tribrid™ 三合一质谱仪
赛默飞（Thermo） Orbitrap Exploris™ 480 高分辨质谱仪
赛默飞（Thermo）Q Exactive™ Plus 混合四极杆-轨道阱质谱仪
沃特世（Waters）Vion™ IMS Q-TOF 离子淌度四极杆飞行时间质谱仪

图 3.16　用于 PDC 代谢产物分析鉴定的高分辨质谱仪器

经 LC-MS/MS 分析和产物结构解析，我们发现该 PDC 在酸化肝 S9 中主要通过连接子水解，释放有效载荷 M2 和环肽 M1；在肝细胞中则发生环肽上的部分水解产生 M3 和 M4，而连接子保持稳定。从代谢途径差别（图 3.17）可以看出其有效载荷代谢释放方式也具有肿瘤环境靶向性（相对于肝代谢）。

此外，对于偶联类药物中常用的 Val-Cit 型连接子在小鼠血浆中会表现出不稳定，因为在小鼠血浆中高表达的 Ces1c 酶也可以进行酶切（人血浆中却含量极低），因此用小鼠作为动物模型研究药代动力学时偏差会较大，也是做代谢研究需要关注和识别的。在对此类化合物研究中，我们也通过体外血浆孵育实验和LC-MS/MS分析确认了小鼠血浆孵育体系中生成的游离有效载荷远高于在人血浆孵育中产生的。

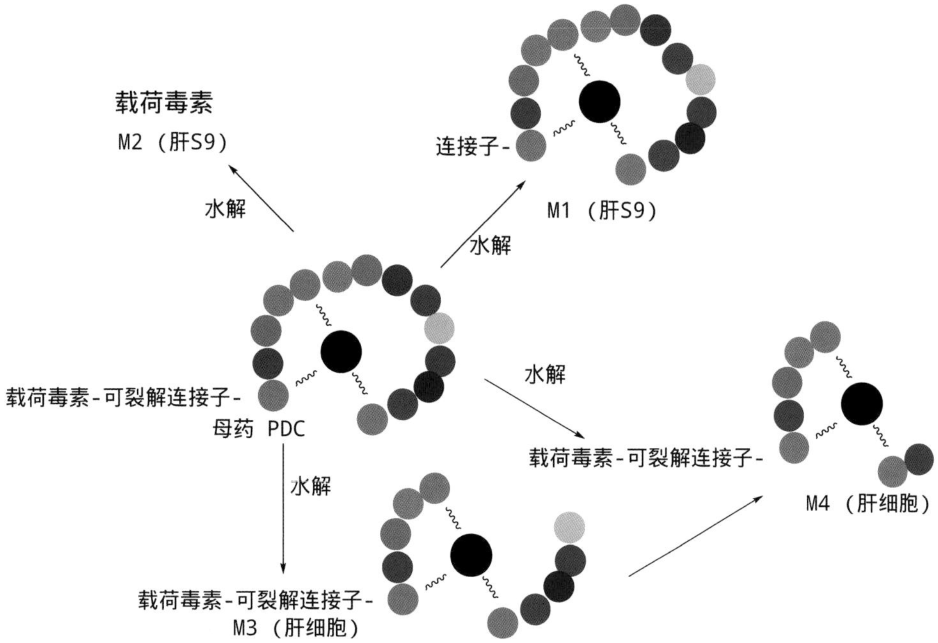

图3.17 某PDC在酸化肝S9和肝细胞孵育的代谢途径差别

3.2.4 结语

随着多肽和连接子技术的创新发展，PDC具有广阔的发展前景。PDC的代谢研究同时包含了对药物的代谢稳定性、靶向性和载荷释放有效性的评估。本节内容总结了PDC的代谢特征和研究策略，并分享了相关研究案例。期待更多的PDC被设计和开发，从而为患者带来福音。

（施立琦，覃耿垚，曹卫群）

参考文献

[1] VRETTOS E I, MEZŐ G, TZAKOS A G. On the design principles of peptide-drug conjugates for targeted drug delivery to the malignant tumor site. Beilstein J Org Chem, 2018, 14: 930–954.

[2] DUVALL M J, MARTIN-LÖF A, BAKKER K, et al. PEPAXTO® (melphalan flufenamide) now approved by the FDA. [2021−03−01]. https://www.oncopeptides.com/contentassets/a6783cb36a194c2fa467a8202605f5d3/fda-pepaxto-approval-webcast-presentation.pdf.

[3] ZHAO N, QIN Y, LIU H, et al. Tumor-targeting peptides: ligands for molecular imaging and therapy. Anticancer Agents Med Chem, 2018, 18(1): 74−86.

[4] HOPPENZ P, ELS-HEINDL S, BECK-SICKINGER A G. Peptide-drug conjugates and their targets in advanced cancer therapies. Front Chem, 2020, 8: 571.

[5] ENGEL J, EMONS G, PINSKI J, et al. AEZS-108: a targeted cytotoxic analog of LHRH for the treatment of cancers positive for LHRH receptors. Expert Opin Investig Drugs, 2012, 21(6): 891−899.

[6] ALAS M, SAGHAEIDEHKORDI A, KAUR K. Peptide-drug conjugates with different linkers for cancer therapy. J Med Chem, 2021, 64(1): 216−232.

[7] GAYLE S, AIELLO R, LEELATIAN N. Tumor-selective, antigen-independent delivery of a pH sensitive peptide-topoisomerase inhibitor conjugate suppresses tumor growth without systemic toxicity. NAR Cancer, 2021, 3(2): zcab021.

[8] COOPER B M, IEGRE J, O'DONOVAN D H, et al. Peptides as a platform for targeted therapeutics for cancer: peptide-drug conjugates (PDCs). Chem Soc Rev, 2021, 50(3): 1480−1494.

[9] DENG X, MAI R, ZHANG C, et al. Discovery of novel cell-penetrating and tumor-targeting peptide-drug conjugate (PDC) for programmable delivery of paclitaxel and cancer treatment. Eur J Med Chem, 2021, 213: 113050.

[10] HAN T H, GOPAL A K, RAMCHANDREN R, et al. CYP3A-mediated drug-drug interaction potential and excretion of brentuximab vedotin, an antibody-drug conjugate, in patients with CD30-positive hematologic malignancies. J Clin Pharm, 2013, 53(8): 866–877.

4 多肽类药物

4.1 多肽类药物的发展、特征和药代动力学研究策略

肽是 α- 氨基酸以肽键连接在一起而形成的化合物。2 ～ 20 个氨基酸组成的肽称为寡肽，更多个氨基酸分子组成的肽称多肽。分子量一般在 10 kDa 以下，其与蛋白质并没有明确的界限。根据《2020 年进一步合并拨款法案》(*Further Consolidated Appropriations Act of 2020*) 对《生物制品价格竞争和创新法案》(*Biologics Price Competition and Innovation Act of 2009*) 的修订，FDA 将术语“蛋白质”解释为“具有明确定义的序列且大小大于 40 个氨基酸的任何 α- 氨基酸聚合物”，属于生物制品执照申请（biologic license application，BLA）[1]。因此，小于等于 40 个氨基酸的多肽药物研发仍可参考小分子的监管要求（图 4.1）。

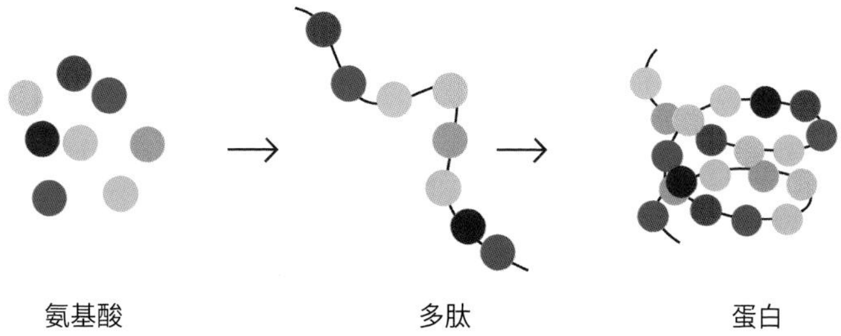

图 4.1　氨基酸、多肽与蛋白结构

我们知道生命活动主要基于蛋白质之间的相互作用，而蛋白质结构或功能的变化会引发疾病。多肽作为蛋白质的结构单元对疾病的治疗当然也起到了关键的作用。

Nature Review Drug Discovery 上发表的综述文章“Trends in peptide drug discovery”[2]介绍了多肽药物的研究历史和趋势（图 4.2）。1922 年，F.G. Banting 和 C.H. Best 从牛胰腺中提取的胰岛素成为第一款多肽类药物，为 1 型糖尿病治疗带来了革命性的变化，开启了多肽类药物研发的历史。1954 年，Vincent du Vigneaud 的团队首次用化学合成多肽，发表了“The total synthesis of oxytocin and vasopressin”并在 1955 年获得诺贝尔化学奖。下一

个飞跃是 Bruce Merrifield 在固相上组装氨基酸以自动合成多肽的想法，带来了 1963 年固相肽合成（solid phase peptide synthesis，SPPS）的发明，并于 1984 年获得诺贝尔化学奖。20 世纪 80 年代重组技术的出现使分子量更大的多肽的清洁生产成为可能。

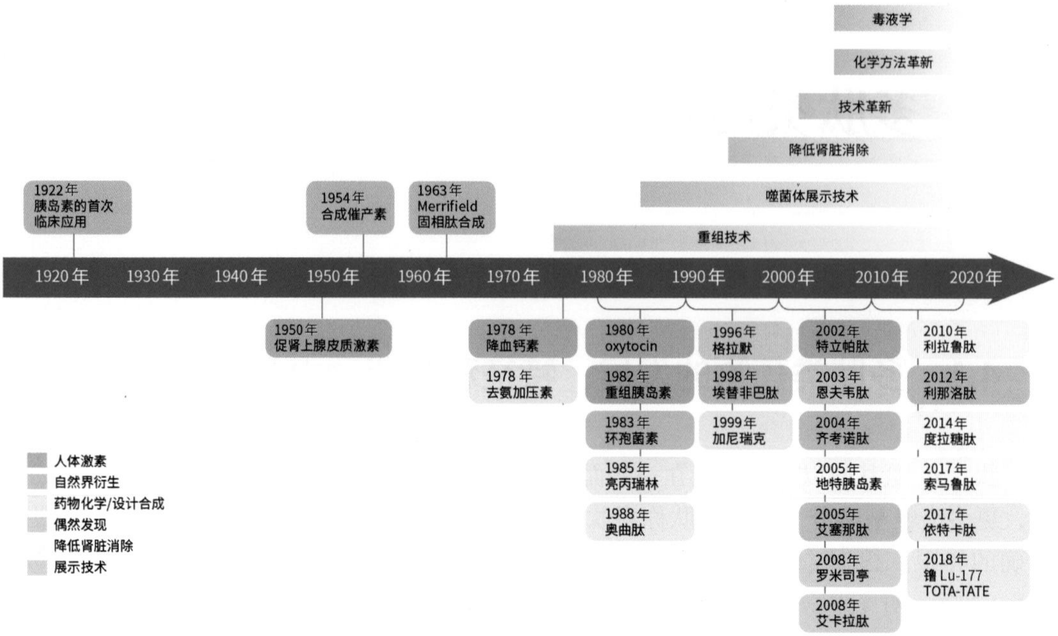

图 4.2　多肽药物的研究历史和趋势 [2]

但与小分子药物相比，多肽口服生物利用度低、血浆稳定性差、循环时间短等局限性也被暴露。此外，对于制药企业而言，多肽生产成本居高不下，致使多肽药物的发展在 20 世纪 70 ～ 80 年代进入停滞期。

直到 20 世纪 80 年代后期，研究发现多肽可以作为受体的亚型选择探针。另外，其长期作为先导化合物奠定了多肽药物发展迎来第二次浪潮的基础，同时吸引了风险投资和生物技术公司的关注。此后，药物递送技术、制剂、合成技术也取得长足的发展，更加奠定了多肽药物市场的可观前景。

历经这些多肽研究的里程碑，1959 ～ 2019 年获批的多肽药物年均增速约为 7.7%，到 2020 年已有超过 80 款多肽药物上市，这些药物多属于激动剂，用于多种疾病如糖尿病、癌症、骨质疏松症、多发性硬化症、艾滋病和慢性疼痛等的治疗。2019 年，1.2 万亿美元的药物市场，多肽药物占据 5% 的市场份额，胰岛素及其类似物 250 亿美元的销售额约占多肽药物市场的 50%。

2000 ～ 2010 年进入临床研究的多肽管线翻了一番，150 多个多肽处于临床研究阶段，400 ～ 600 个多肽化合物处于临床前研究。多肽类药物已成为医药行业具有广泛市场前景的研发方向之一。

4.1.1　多肽药物的特征与优势

多肽类药物兼具小分子药物和蛋白质药物的优势。小分子与靶点蛋白结合面小、活性低、特异性差，容易导致毒副作用。多肽与靶点亲和力强、特异性高、低毒性[3]。与大分子药物相比，多肽药物具有免疫原性低、生产成本低等明显优势。然而，多肽药物开发面临渗透性低、稳定性较差、口服生物利用度低等挑战，各类药物的优缺点比较见表4.1[4]。

表4.1 各类药物的优缺点比较[5]

药物类型	优点	缺点
小分子	高口服生物利用度 代谢稳定 靶点数量多 体积小	副作用多 潜在低溶解度 特异性差
多肽	亲和力强 特异性高 靶点广泛 低毒性 免疫原性低 组织蓄积低 高化学与生物多样性	代谢稳定性弱 渗透性低 口服生物利用度低 快速清除 有时溶解度低
大分子	高活性 高选择性 低毒性 组织蓄积低 高化学与生物多样性 难仿制	膜渗透性差 口服生物利用度差 靶点主要在细胞外 生产困难成本高

4.1.2 多肽的DMPK性质

（1）吸收：多肽吸收主要方式为液体的对流、被动扩散和受体介导的主动转运。除寡肽或小肽外，多肽的分子量通常大于1 000 Da且极性较大，因此被动扩散速率较小分子缓慢。分子量较大的多肽（5 000 ～ 12 000 Da）主要通过淋巴吸收和转运。由于淋巴液循环较慢，药物的达峰时间会显著延长。体内药代还可能因为吸收迟滞产生Flip-flop现象[6]（吸收常数远小于消除常数），使得半衰期和药效作用延长。例如，促性腺激素释放激素（gonadotropin-releasing hormone，GnRH）激动剂亮丙瑞林，其每月一次肌内注射长效制剂会缓慢将药物释放到系统循环中，以长期抑制促卵泡激素（follicle-stimulating hormone，FSH）和促黄体激素（luteinizing hormone，LH）分泌，用于治疗前列腺癌和子宫内膜异位。

口服多肽药物会遇到胃肠道黏液层，该层结构分泌一些黏液蛋白，通过分子间相互作用和二硫键以阻碍多肽类药物向细胞扩散。Kovalainen等报道，肠上皮细胞的渗透仅限于分子量≤ 3 500 Da的分子[7]。所以，胃肠道吸收差成为口服多肽药物开发的一个难点，要提高多肽的吸收常会采取以下一些办法。

1）根据药物的酸碱性、分子量、Log *P*等特征找寻合适的吸收位点，采取相应的制剂手段延长药物在吸收部位的停留时间。

2）尝试合适的吸收促进剂（如表面活性剂、胆盐、磷脂、脂肪酸、甘油酯等），增加胃肠道的通透性。另外，癸酸钠（C10，又称癸酸）和钠 *N*-[8-(2- 羟基苯甲酰基）氨基] 辛酸酯（salcaprozate sodium，SNAC，又称沙卡普罗酸钠）也是常用的渗透增强剂。

3）采用生物黏附的制剂，如 Polycarbophil，提高多肽在黏液层中的吸收。

（2）分布：人血清白蛋白（human serum albumin，HSA）与多肽的结合能力强，且其生理浓度高，对于多肽的分布有较大影响。多肽的亲脂性弱、渗透性低，较难直接穿过细胞膜进入细胞。多肽主要通过胞吞作用进入细胞，包括胞饮或吞噬作用，有时要与一些细胞膜表面受体结合才能进入细胞。因为多肽的分布容积（V_d）值通常较小，一般不大于细胞外液的体积，为了促进多肽的细胞内递送和靶向作用，采用包括脂质体、聚合物、蛋白质复合物、无机材料等在内的各种纳米载体系统被认为是较好的策略。

还有一种特殊的多肽为细胞穿膜肽，它是一类可携带分子或蛋白进行透膜的短肽，主要来自病毒衍生的肽序列、非病毒蛋白质或较小的分子。其穿膜能力不依赖经典的胞吞作用，能够直接穿过细胞膜进入细胞。多肽进入细胞的几种方式见图 4.3。

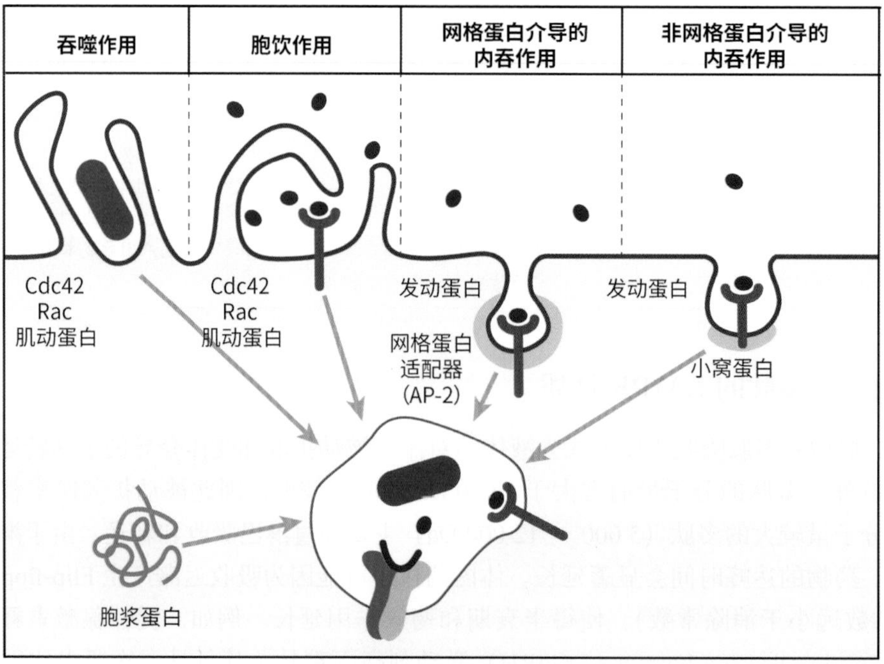

图 4.3　多肽进入细胞的几种方式 [8]

（3）代谢：多肽主要通过蛋白酶或肽酶进行降解。蛋白酶在机体内广泛分布，包括肝、肾和胃肠道组织、肺、血液和血管内皮、皮肤及其他组织和器官。蛋白酶分为内肽酶和外肽酶（包括氨肽酶和羧肽酶）[9]。肽和蛋白质的水解通常起始于内肽酶，它作用于蛋白质的中间部分，酶解产生的寡肽可进一步被外肽酶降解。一些多肽的前药或是代谢产物也可以被熟知的 CYP450 酶代谢。代谢多肽的蛋白酶及其代谢位点见表 4.2。

除了被血浆、胃肠道中的蛋白酶等直接代谢外，细胞内吞消除和靶点介导的药物消除（表 4.3）[10] 也是多肽的主要消除途径。

表 4.2 代谢多肽的蛋白酶及其代谢位点

蛋白酶	代谢位点
胃蛋白酶	芳香性氨基酸的氨基和酸性氨基酸的羧基形成的肽键
胰蛋白酶	碱性氨基酸的羧基形成的肽键
糜蛋白酶	水解芳香性氨基酸
弹性蛋白酶	水解脂肪族氨基酸羧基形成的肽键
氨肽酶	水解寡肽的氨基末端肽
羧肽酶 A，羧肽酶 B	水解中性和碱性氨基酸的羧基末端肽
二肽基肽酶Ⅳ（DPP Ⅳ）	N 端的第 2 位氨基酸残基为 Ala 或 Pro 的降解

Ala，丙氨酸；Pro，脯氨酸。

表 4.3 细胞内吞消除及靶点介导的药物消除途径对比

细胞内吞消除	靶点介导的药物消除
相对分子量较大的肽（如胰岛素等）内吞进入细胞后被溶酶体降解	特异性地与细胞表面的靶点 / 抗原结合，通过内化作用进行消除
分子量＜ 500 Da 的小肽内吞穿膜进入细胞，首先被定位在内体中，再通过内体 – 溶酶体途径消除	常见的多肽药物如 GLP-1 受体激动剂与靶细胞 G 蛋白偶联受体（GPCR）结合，当药物浓度过高时而使受体饱和，药物会发生非线性消除

GLP，胰高血糖素样肽。

为了提高多肽化合物的稳定性，可以从以下几个方面进行优化[11]。

1）N 端或 C 端修饰，如甲基化、N 端乙酰化。人肠促胰岛素葡萄糖依赖性促胰岛素肽（glucose-dependent insulinotropic polypeptide，GIP）（1-42）的半衰期很短，只有 2 ～ 5 min。Mabilleau 等通过乙酰化 GIP 中的 Tyr1（N-AcGIP）开发了一种酶促稳定的 GIP 类似物，循环半衰期大于 24 h。

2）用 *D*- 氨基酸和人造氨基酸替代天然氨基酸，降低与蛋白酶的亲和力。

3）环化或双环化多肽，提高化合物刚性。

4）增加分子量，如添加脂肪链、PEG 化。

5）添加特异性配体，提高其与白蛋白的结合，可以有效延长多肽药物半衰期。

（4）排泄：肾小球孔隙约为 8 nm，一般认为分子量小于 50 kDa 的分子均可通过肾脏滤过作用清除[12]，多肽分子越小，肾清除率越大。肾功能受损后肾脏滤过率下降，有可能造成多肽在体内浓度增加、半衰期延长。

经肾小球滤过的较大的多肽，通过胞吞和溶酶体降解清除，最后水解成小肽碎片和氨基酸。经肾小球滤过的较小的多肽被近端肾小管腔内刷状边缘膜中的外肽酶水解成氨基酸，再经特异性氨基酸转运系统被重新吸收进入体循环；或是先断裂成小肽，再转运至近曲小管上皮细胞内，在细胞内水解。多肽与其他各类药物的 DMPK 性质区别见表 4.4。

表 4.4　多肽与其他各类药物的 DMPK 性质区别

DMPK 性质	传统化学药物	未经修饰的多肽	单克隆抗体	ADC
分子量	一般不高于 1 kDa	1 ~ 10 kDa	约 150 kDa	约 150 kDa
生物活性和特异性	较低	高	高	高
免疫原性	无	无或低	有	有
纯度和成本	纯度高，成本低	纯度高，成本较高	纯度低，成本很高	纯度低，成本很高
半衰期	短	较短	长	长
口服给药	适用于	极少数适用于	不适用于	不适用于
常用给药途径	口服	静脉注射，皮下注射，肌内注射	静脉注射，皮下注射，肌内注射	静脉注射
分布	V_d 范围广或为转运体底物	V_d 与细胞外液体积近似	V_d 与血浆体积近似	与单克隆抗体 V_d 近似，非结合药物与小分子 V_d 近似
代谢	Ⅰ相Ⅱ相酶代谢	多肽水解酶、蛋白酶、CYP450 酶	抗体分解代谢	与单克隆抗体代谢近似，非结合药物与小分子代谢近似
排泄	胆汁和肾排泄	肾排泄	机体再循环	与单克隆抗体排泄近似，非结合药物与小分子排泄近似
药代动力学线性	一般低剂量线性，高剂量非线性	分子量小时与化药近似，分子量大时与大分子近似	一般高剂量线性，低剂量非线性	一般高剂量线性，低剂量非线性
药代动力学分析物	原药和代谢物	多肽	抗体	ADC 或结合药物，总抗体，非结合药物
分析方法	LC-MS/MS	LC-MS/MS，同位素或 ELISA 分析	LC-MS/MS，同位素或 ELISA 分析	LC-MS/MS，同位素或 ELISA 分析

4.1.3　多肽化合物 DMPK 研究策略

团队多年来已经完成数百个多肽化合物的研究项目，在研究策略、实验设计、样品分析、问题解决、数据解读等方面积累了丰富的经验，建立了完善的多肽成药性评价体系。在筛选阶段，需要考察血浆稳定性、血浆蛋白结合率、肾脏匀浆液稳定性实验。多肽药物的排泄实验常采用同位素标记的方法。在临床研究申报阶段，要充分考虑药物在各代谢体系中的种属差异，选择与人代谢特征相近的动物种属；依据药理机制与清除特征，尤其是可能的非线性动力学，确定科学的给药方式、剂量与检测时间点。由于多肽药物可能有免疫原性，需要检测抗药抗体的浓度以评估可能出现的药理学影响。多肽药物不同研发阶段的药代动力学研究内容不同（表 4.5）。

表 4.5 多肽药物不同研发阶段的药代动力学研究内容

研发阶段	药代动力学
筛选阶段	血浆蛋白结合（白蛋白高结合带来低清除率） 血浆稳定性 模拟胃肠液稳定性（针对口服多肽药物） 肾脏微粒体 / 匀浆液稳定性 刷状缘膜囊泡（BBMV）稳定性 （肝、肠）微粒体、肝 S9/ 胞质代谢稳定性 MDCK、Caco-2 渗透性 P450 酶抑制（可选） PEPT1、PEPT2 转运体底物和抑制 溶媒筛选 动物体内单次给药药代动力学
临床前候选药物阶段	肾脏匀浆代谢产物鉴定 肝细胞代谢产物鉴定（可选） 体内血浆样品代谢产物鉴定 单次剂量递增药代动力学（支持毒理）
临床研究申报阶段	体内分析方法确证 体外 ADME 实验 大鼠和非啮齿类动物体内药代动力学（包括抗药抗体检测） 大鼠组织分布和物质平衡 体内代谢产物鉴定

在临床数据预测方面，不同的哺乳动物对肽类的处理方式相对比较保守，这就意味着根据动物身上获得的药代动力学数据来推测人类中的情形具有相当高的可靠性。因此，使用异速放大法进行预测往往是比较准确的。但对于分子量比较小的多肽，肝代谢为主要的清除途径或种属间代谢差异比较大时，可能体外 – 体内外推是更合适的方法。

4.1.4 结语

多肽药物具有靶点丰富、生物活性高、特异性强、副作用小的优点。近年来，人们对多肽药物的关注度日渐提高。虽然多肽药物的开发存在较多难点，但不断出现的新型生物合成、制剂和递送载体等手段将会给多肽药物的应用带来巨大突破。与其他类型药物的结合如 PDC 也具有非常广阔的前景。多肽药物在制药领域中占据了一个明确的空间，它将可能凭借独特的优势给全球病患带来健康福音。

（孙建平，潘岩，王宇，刘艳凤，金晶）

参考文献

[1] Food and Drug Administration. ANDAs for Certain Highly Purified Synthetic Peptide Drug Products That Refer to Listed Drugs of rDNA Origin, 2017.

[2] MUTTENTHALER M, KING G F, ADAMS D J, et al. Trends in peptide drug discovery. Nat Rev Drug Discov, 2021, 20(4): 309−325.

[3] SRIVASTAVA V. Peptide-based drug discovery: challenges and new therapeutics. London: Royal Society of Chemistry, 2011.

[4] LAU J L, DUNN M K. Therapeutic peptides: historical perspectives, current development trends, and future directions. Bioorg Med Chem, 2018, 26(10): 2700−2707.

[5] LA MANNA S, DI NATALE C, FLORIO D, et al. Peptides as therapeutic agents for inflammatory-related diseases. Int J Mol Sci, 2018, 19(9): 2714.

[6] DI L. Strategic approaches to optimizing peptide ADME properties. AAPS J, 2015, 17(1): 134–143.

[7] 丁海波 , 金莉莉 , 王秋雨 , 等 . 多肽类药物药代动力学特点及其代谢机制研究进展 . 中国药理学与毒理学杂志 , 2018, 32(3): 233−240.

[8] TIWARI N. Characterization of antigen processing and presentation by peptide-linked MHC class I molecules, 2005.

[9] 姚金凤 , 白露 , 宋亚芳 , 等 . 多肽类药物代谢研究进展 . 中国药理学通报 , 2013, 29(7): 895−899.

[10] PELETIER L A, GABRIELSSON J. Dynamics of target-mediated drug disposition: characteristic profiles and parameter identification. J Pharmacokinet Pharmacodyn, 2012, 39(5): 429−451.

[11] PATEL G, MISRA A. Oral Delivery of Proteins and Peptides: Concepts and Applications. Amsterdam: Elsevier, 2011.

[12] DATTA-MANNAN A. Mechanisms influencing the pharmacokinetics and disposition of monoclonal antibodies and peptides. Drug Metab Dispos, 2019, 47(10): 1100−1110.

4.2　多肽类药物的代谢特征及优化策略

自 1922 年胰岛素作为第一款多肽类药物被用于治疗 1 型糖尿病，此后多肽因其广泛的生理调节作用、显著的活性、高选择性和低毒性等特点进入药物研发的领域。在过去的十几年中随着生物医药研发投资的浪潮，多肽药物获得了更多的关注与发展。

多肽药物也有不可忽视的弱点，它的化学与生理稳定性都比较差，容易受到体内蛋白水解酶的降解，造成口服吸收差、代谢快、半衰期短等问题，给多肽药物的研发带来了很多挑战。药代动力学研究可以帮助优化多肽药物的结构、评估合适的给药途径、确定代谢相关种属，是多肽药物研发中的重要环节。在前面一个章节中介绍了多肽药代研究的整体思路，本节将从多肽药物的代谢方式，如何进行代谢考察及提高代谢稳定性等方面展开。

4.2.1　多肽药物的代谢酶与位点

肽键是蛋白水解酶的天然代谢位点，多肽药物将被蛋白水解酶逐渐代谢成活性或非活性代谢物并排出至体外。已知大约有 560 种人和 640 种小鼠蛋白酶，这些代谢过程发生得非常广泛而快速，造成多肽药物在体内过短的半衰期。图 4.4 展示了蛋白酶主要类型 [1]。

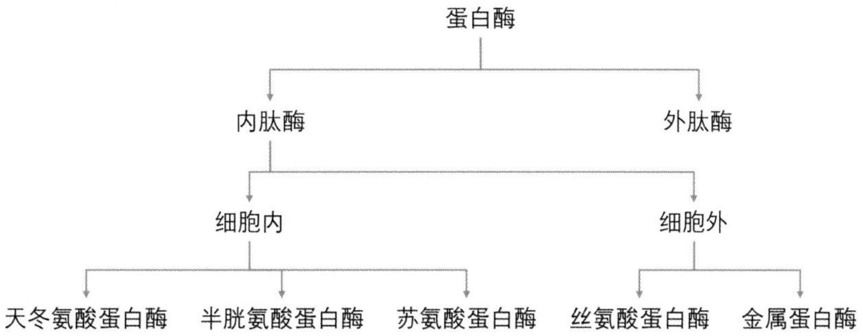

图 4.4　蛋白酶主要类型 [1]

内肽酶破坏分子中间的肽键。它们的催化机制与水解过程中涉及的化学基团有关，可以细分为 5 个不同的类别：天冬氨酸蛋白酶、半胱氨酸蛋白酶、苏氨酸蛋白酶、丝氨酸蛋白酶和金属蛋白酶。外肽酶特异性地在多肽的 N 端或 C 端切割底物，因此可以细分为氨肽酶和羧肽酶。

蛋白酶对多肽的代谢是非特异性的和多重的。一种蛋白酶可以代谢许多不同类型的底物；或一个底物可以通过多个蛋白酶代谢，并且是连续的多级降解步骤。多肽在体内的代谢方式通常是先通过内肽酶代谢为寡肽，再通过外肽酶进一步降解为氨基酸，随后参与机体的蛋白质合成等各种生化过程 [2]。

蛋白酶主要分布在血浆、胃肠道、血脑屏障、肝、脾、肾等组织中，使得多肽药物的吸收和组织分布较差，造成给药方式的不便利及不能抵达治疗部位等缺陷。表 4.6 是主要的蛋白酶种类和相关氨基酸底物。

表 4.6　主要的蛋白酶种类和相关氨基酸底物

蛋白酶种类	相关氨基酸底物
胃蛋白酶	Leu、Phe、Trp、Tyr（N 端残基）
胰蛋白酶	Lys、Arg（C 端残基）
胰凝乳蛋白酶	Phe、Tyr、Trp（C 端残基）
弹性蛋白酶	Ala、Gly、Ser、Val（C 端残基）
氨肽酶	–
羧肽酶 A、羧肽酶 B	Phe、Tyr、Trp 或 Leu、Lys 或 Arg
二肽基肽酶Ⅳ（DPP Ⅳ）	Ala、Pro

Leu，亮氨酸；Phe，苯丙氨酸；Trp，色氨酸；Tyr，酪氨酸；Lys，赖氨酸；Arg，精氨酸；Ala，丙氨酸；Gly，甘氨酸；Ser，丝氨酸；Val，缬氨酸；Pro，脯氨酸。

DPP Ⅳ在肾脏、小肠、上颌下腺和肝脏中大量存在，部分以可溶形式存在于循环血液中。pH 约为 7.8 时活性最佳，即使在 pH 5 ～ 10 的较宽范围内活性仍较稳定。DPP Ⅳ对蛋白酶抑制剂二异丙基氟磷酸（diisopropyl flurophosphate，DFP）非常敏感，但对其他常见的丝氨酸蛋白酶抑制剂，如对硝基苯磷酸二乙酯（diethyl p-nitrophenylphosphate）和苯甲基磺酰氟（phenylmethanesulfonyl fluoride，PMSF）的敏感性要低得多[3]。

胰高血糖素样肽 -1（glucagon-like peptide-1，GLP-1）是促进胰岛素分泌和控制血糖的重要激素。其在体内被 DPP Ⅳ快速降解，在人体的半衰期仅为 0.9 min[4]。GLP-1 受体激动剂如艾塞那肽、利拉鲁肽、度拉糖肽、司美格鲁肽等具有类似天然 GLP-1 的作用，同时因为结构优化降低了 DPP Ⅳ造成的代谢，延长了作用时间，被用于治疗 2 型糖尿病和减重。DPP Ⅳ抑制剂西格列汀等也被用作治疗糖尿病的药物，图 4.5 为 DPP Ⅳ抑制剂的作用机制。

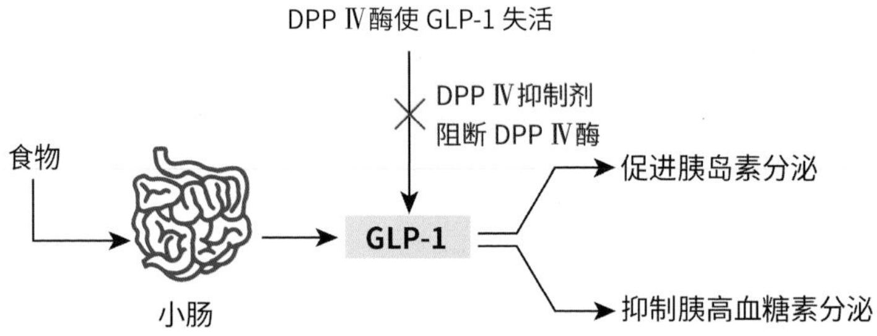

图 4.5　DPP Ⅳ抑制剂的作用机制

（1）胃肠道代谢：胃肠道中含有大量的蛋白酶，成为影响多肽吸收的主要屏障，图 4.6 为胃肠道中蛋白酶的分泌与活化示意图。这些蛋白酶有 3 种来源。

1）管腔分泌的酶，包括胃蛋白酶、胰蛋白酶、胰凝乳蛋白酶、弹性蛋白酶、羧肽酶 A 和羧肽酶 B。

2）刷状缘膜结合酶，包括各种羧肽酶和氨基肽酶。

3）胃肠道上皮细胞细胞质中的蛋白酶及其他氧化酶。

有文章研究了 17 种多肽药物在胃肠液中的稳定性[5]，按照氨基酸数目分成了 3 类药物。

1）小于 12 个氨基酸，部分或全部为环状结构的 5 种药物。

2）小于 12 个氨基酸的 7 种线性多肽药物。

3）大于 12 个氨基酸的 5 种药物。研究结果表明，在人胃液中，较大的多肽包括生长抑素、降钙素、促胰液素、胰高血糖素和胰岛素被迅速代谢，而较小的多肽表现出良好的稳定性。但在人小肠液中，除了环状的环孢素和含有二硫桥的奥曲肽和去氨加压素外，较小的多肽和较大的多肽都迅速降解。模拟胃液和猪胃液中肽的稳定性与人胃液中肽的稳定性密切相关。胃液中较大的多肽的快速降解可能是多种因素作用的结果。例如，较大的多肽存在大量胃蛋白酶敏感肽键，结构灵活性更高，具有更多氢键受体 / 供体，可产生更高的极性表面积，从而增加了与胃蛋白酶的相互作用。胃肠道中蛋白酶的分泌和活化具体见图 4.6。

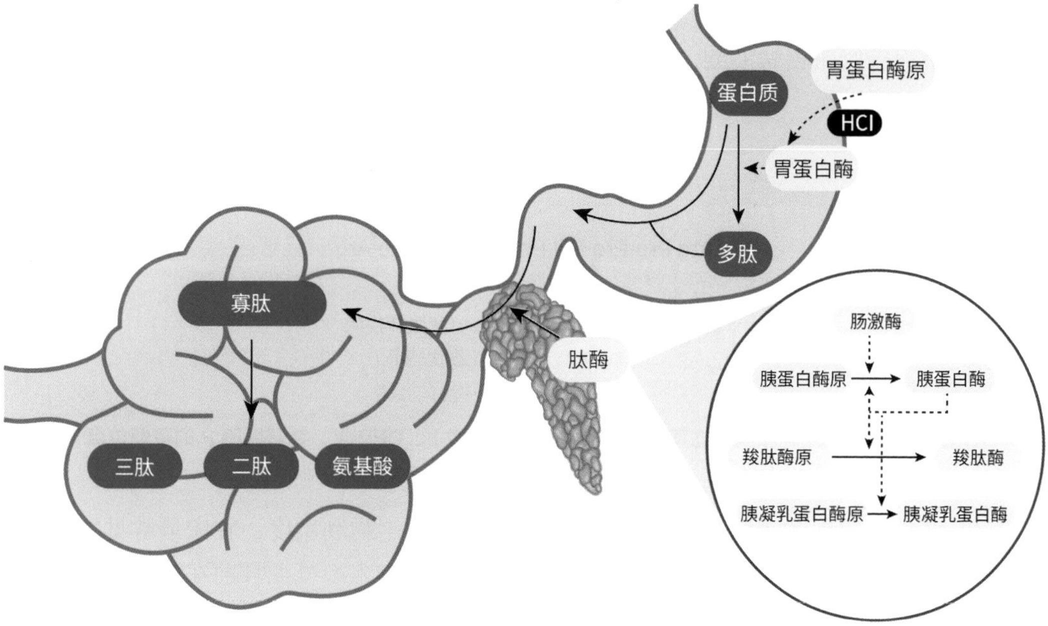

图 4.6　胃肠道中蛋白酶的分泌与活化 [6]

（2）肝脏代谢：多肽药物大多疏水性较低，不能通过被动扩散进入肝细胞。需要通过载体介导的跨膜转运或内吞作用进入肝细胞后被代谢。在肝细胞膜上发现的与低密度脂蛋白（low density lipoprotein，LDL）受体相关的受体可能参与纤溶酶原激活剂的代谢 [7]。一项关于两种 GLP-1 代谢物在人肝细胞和小鼠肝细胞中的代谢研究显示，这两种代谢物均在 N 端快速代谢，但在 C 端不代谢 [8]。鲑鱼降钙素是另一种由肝脏代谢的肽，当与大鼠肝脏匀浆体外孵育时，鲑鱼降钙素首先在 His^{17}-Lys^{18} 和 Val^{8}-Leu^{9} 键处裂解，然后通过外肽酶（氨基肽酶 / 羧肽酶）进一步降解这些裂解产物 [9]。

肝脏中的 CYP450 酶也可以代谢多种多肽药物。例如，阿片类肽 H-Tyrd-AlaGlyPhed-LeuOH（DADLE）的前药对 CYP450 酶氧化敏感 [10]。

（3）肾脏代谢：多肽根据分子量的大小在肾脏中主要通过两种机制进行代谢。大分子多肽经肾小球滤过后通过内吞作用和溶酶体降解被清除，最终水解成小肽和氨基酸。分子量较小的多肽经肾小球滤过后被近端小管刷状缘膜上的外肽酶水解为氨基酸，然后通过特定的氨基酸转运系统重吸收进入体循环或被降解为小肽并转运至近端小管上皮细胞。肽转运蛋白 1（peptide transporter 1，PEPT1）和肽转运蛋白 2（peptide transporter 2，PEPT2）参与了寡肽的重吸收机制。

大鼠皮下注射醋酸特立帕肽后，药代动力学数据显示肾脏是其分布和降解的主要器官，但排泄作用不明显 [11]。利钠肽（natriuretic peptide，NP）的代谢也是一个例子，D 型利钠肽（DNP）已被证明与其他利钠肽（如心房利钠肽）相比，在兔血浆中更稳定，进一步研究了 D 型利钠肽在其他器官中的代谢，结果表明肾脏是其降解的主要器官 [12]。

（4）血液代谢：多肽药物多为亲水性，相比组织器官更容易与血浆中的蛋白酶接触而被降解。例如，缓激肽被人血浆中发现的蛋白酶迅速降解 [13]。神经肽 Y（neuropeptide Y，NPY）在人血清中孵育时也通过蛋白水解裂解代谢。NPY1-36 可以迅速转化为三种代谢物，可以通过抑制 DPP Ⅳ、氨基肽酶 P 和激肽释放酶来阻止这种降解过程[14]。缓激肽的结构和其被血管紧张素转换酶、激肽酶Ⅰ、DPP Ⅳ、氨基肽酶 P 的降解位点具体见图 4.7。

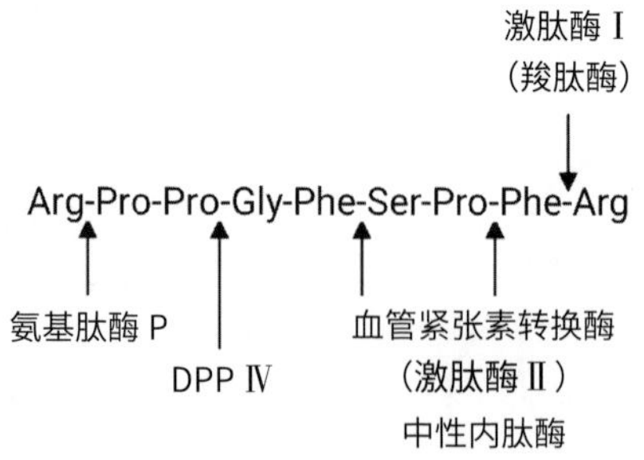

图 4.7　缓激肽的结构和其被血管紧张素转换酶、激肽酶Ⅰ、DPP Ⅳ、氨基肽酶 P 的降解位点[14]

（5）其他组织中的代谢：多肽药物因为较差的口服生物利用度，临床最常见的给药途径为静脉注射或皮下给药。当通过皮下给药时，药物在进入系统循环前在皮下组织中也会发生代谢。皮下间质液（subcutaneous interstitial fluid，SIF）中含有与血浆类似的蛋白酶，但含量只有血浆的 1/3，与淋巴液类似[15]。皮下组织的白蛋白含量少于血浆，对于与白蛋白结合以延长半衰期的多肽，在皮下组织中的游离比例比血浆中高，因此皮下组织是其主要代谢部位。Ito 等在大鼠皮肤组织样品中孵育亮丙瑞林，以解释体内观察到的低皮下注射生物利用度[16]。

（6）受体介导的代谢：多肽药物因为有较好的靶点亲和力，较大比例药物分子会与靶受体结合。多肽药物与细胞膜表面靶受体结合后通常会被内化进入细胞，并被胞内的内体或溶酶体降解。由于靶受体数量有限，该消除途径容易饱和。因此，该途径是多肽或大分子药物非线性 PK 特性的重要原因之一。与组织细胞上表达的靶受体相比，在血液中表达的靶受体一般对多肽药物消除的影响更显著。

4.2.2　多肽稳定性测试及代谢位点考察

如上文所述，多肽在血液、肝脏、肾脏、胃肠道、皮肤等组织中都易被蛋白酶代谢，所以体外经常采用全血或血浆 37 ℃孵育考察稳定性，此外肝 S9、肾 S9、模拟胃肠液、皮肤匀浆液等也是推荐的稳定性测试体系。值得注意的是，因为多肽的低渗透性，体外 S9、匀浆液等体系可能会高估多肽药物在体内组织中的代谢程度。多肽的代谢产物通常也具有生物活性，临床前可以采用高分辨质谱研究多肽的代谢位点和产物，帮助指导结构优化以提高稳定性，并关注占比较高代谢物的活性和毒性。

若了解药物的主要代谢酶种类，那采用重组的蛋白酶进行稳定性测试将会提供更直接的结果。但目前提供的商品化蛋白酶种类较少，也可以考虑用特异性的蛋白酶抑制剂来考察化合物代谢减少的程度。

4.2.3　改善多肽代谢稳定性的方法

针对多肽药物代谢快、作用时间短的问题，药物化学家已经探索出了多种改善多肽代谢稳定性的方法。

（1）将 L 型氨基酸替换为 D 型氨基酸或非天然氨基酸：生物体内的蛋白酶主要识别位点为天然的 L 型氨基酸，所以将代谢位点的 L 型氨基酸换成 D 型氨基酸可以减弱与蛋白酶的亲和力，并能基本保持多肽的生理活性。

曲普瑞林（10 肽）是一种促性腺激素释放激素（gonadotropin-releasing hormone，GnRH）类似物，其结构式如图 4.8 所示。它将天然 GnRH 的 1、6、10 位替换成了 3 种非天然氨基酸残基，静脉注射后它的半衰期相比天然 GnRH 的 5 min 延长到了 2.8 h，主要通过肝脏和肾脏清除 [17]。

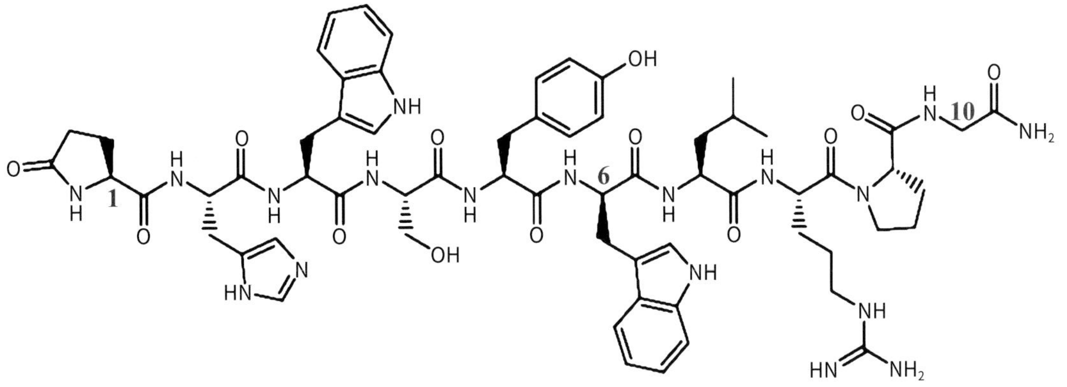

图 4.8　曲普瑞林结构式（红色位点为非天然氨基酸残基）[17]

（2）N 端或 C 端修饰：线性肽两端的氨基酸残基容易受到外肽酶的降解，因此将末端残基通过甲基化或 *N*- 乙酰化方式修饰可以起到代谢保护的作用。

GIP（1-42）的半衰期只有 2 ～ 5 min，Mabilleau 等通过乙酰化 GIP 中的 Tyr1（N-AcGIP）开发了一种酶促稳定的 GIP 类似物，其体内半衰期大于 24 h。

（3）环化或双环化：线性肽的构型不稳定，容易变形与蛋白酶催化中心结合。采用环化的方法可以稳定多肽构型，减小与蛋白酶的结合常数（K_a），降低与蛋白酶的亲和力。同时，还可以将两端或代谢位点的氨基酸残基保护起来，这是增强多肽稳定性的一种有效方式。目前，已经上市的多肽药物中超过 2/3 都是环肽化合物 [18]。

自然界来源的很多抗菌类药物是环肽，如环孢素、达托霉素等。环孢素对胃肠道肽酶高度稳定（孵育 2 h 后 > 90% 保持完整）[19]。Sandimmune® 是其一种基于脂质的制剂，而 Neoral® 是一种具有提高生物利用度的微乳化制剂。其终末半衰期范围为口服给药后 5 ～ 18 h。

兰瑞肽（lanreotide）是 14 肽生长抑素（somatostatin）的 8 残基环肽类似物，用于治疗由垂体过度释放的激素引起的肢端肥大症（巨人症）和不可切除的晚期或转移性胃肠胰神经内分泌肿瘤。研究者开发了 1 个月持续释放的皮下长效制剂（Somatuline Autogel® 和 Somatuline Depot®）以避免每日注射。兰瑞肽在第 1 位和第 4 位包含 2 个非天然氨基酸残基，然后是酰胺化的 Thr8，这使其消除半衰期延长至 23 ～ 30 天，而内源性生长抑素的半衰期为 3 min[20]。

（4）PEG 修饰：PEG 有多种与药物相关的性质：高水溶性、高流动性、低毒性和免疫原性、易从体内清除。当药物被 PEG 修饰后，也得到一些类似的性质，而且这些性质的传递与 PEG 的分子量呈正相关。在肽链末端进行 PEG 化修饰不仅可以保护氨基酸残基，而且会显著增大分子量和空间位阻。Lee 等的研究表明，GLP-1 的位点特异性 PEG 化导致大鼠血浆半衰期增加 16 倍[21]。

使用大分子量的 PEG 修饰的另一个重要作用是减少肾小球滤过率，降低肾清除率。两种机制共同作用可以大大延长体内的消除半衰期。

（5）添加配体提高与白蛋白或 IgG 的结合：生物体内的白蛋白或 IgG 会采用新生儿 Fc 受体（FcRn）循环（图 4.9）途径来避免降解。当白蛋白内化进入细胞后，内体中 pH 6 的环境下其与 FcRn 结合力较强，保护白蛋白不被溶酶体降解。之后结合体被释放到细胞外在生理 pH 7.4 的环境中释放出白蛋白。针对此途径，研究者在多肽结构中进行脂肪链修饰以结合白蛋白，利拉鲁肽、司美格鲁肽均通过此方式显著提升了半衰期。其他研究手段还包括将多肽与白蛋白共价结合、重组表达等[22]。

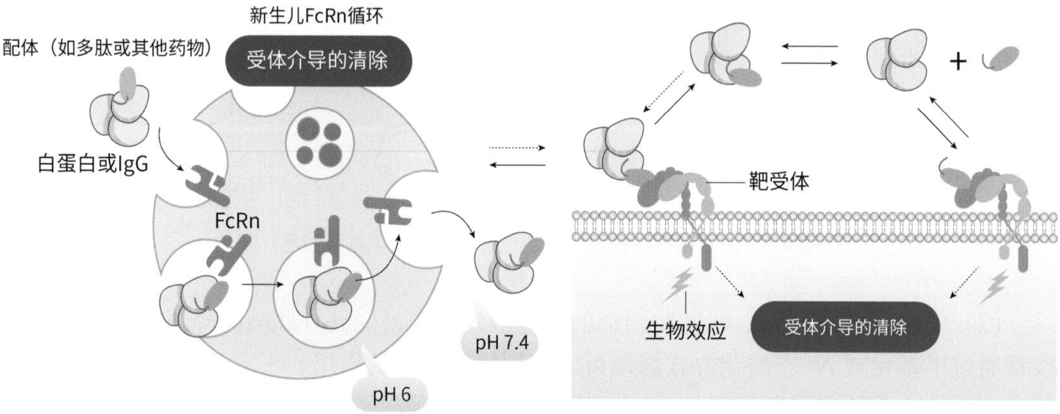

图 4.9　FcRn 循环[22]

除了以上方式之外，与酶抑制剂联合用药、采用脂质体等缓释制剂保护游离多肽等方式也可以延长药物体内半衰期。

4.2.4　结语

加深对多肽代谢稳定性的了解，及早发现代谢机制和位点可以帮助研究者进行结构改造以提高药物稳定性，对多肽临床开发的成功非常重要。如今已经有多款长效多肽药物及缓释递送制剂成功上市。相信随着更多研究的开展，包括多功能肽、PDC 等新分子类型，将使多肽有机会应用于更多的疾病领域。

（孙建平，金晶）

参考文献

[1] PERNOT M, VANDERESSE R, FROCHOT C, et al. Stability of peptides and therapeutic success in cancer. Expert Opin Drug Metab Toxicol, 2011, 7(7): 793−802.

[2] YAO J F, YANG H, ZHAO Y Z, et al. Metabolism of peptide drugs and strategies to improve their

metabolic stability. Curr Drug Metab, 2018, 19(11): 892–901.
[3] RAWLINGS N D, SALVESEN G S. Handbook of proteolytic enzymes. Oxford: Academic Press, 2013.
[4] ZHU L, TAMVAKOPOULOS C, XIE D, et al. The role of dipeptidyl peptidase Ⅳ in the cleavage of glucagon family peptides in vivo metabolism of pituitary adenylate cyclase-activating polypeptide-(1-38). J Biol Chem, 2003, 278(25): 22418–22423.
[5] WANG J, YADAV V, SMART A L, et al. Toward oral delivery of biopharmaceuticals: an assessment of the gastrointestinal stability of 17 peptide drugs. Mol Pharm, 2015, 12(3): 966–973.
[6] KURZ A, SEIFERT J. Factors influencing proteolysis and protein utilization in the intestine of pigs: a review. Animals, 2021, 11(12): 3551.
[7] AUTHIER F, POSNER B I, BERGERON J J M. Endosomal proteolysis of internalized proteins. FEBS Lett, 1996, 389(1): 55–60.
[8] SHARMA R, MCDONALD T S, ENG H, et al. *In vitro* metabolism of the glucagon-like peptide-1(GLP-1)-derived metabolites GLP-1(9-36) amide and GLP-1(28-36) amide in mouse and human hepatocytes. Drug Metab Dispos, 2013, 41(12): 2148–2157.
[9] LIAO S, QIE J K, XUE M, et al. Metabolic stability of human parathyroid hormone peptide hPTH(1-34) in rat tissue homogenates: kinetics and products of proteolytic degradation. Amino Acids, 2010, 38(5): 1595–1605.
[10] NOFSINGER R, FUCHS-KNOTTS T, BORCHARDT R T. Factors that restrict the cell permeation of cyclic prodrugs of an opioid peptide, part 3: synthesis of analogs designed to have improved stability to oxidative metabolism. J Pharm Sci, 2012, 101(9): 3486–3499.
[11] SERADA M, SAKURAI-TANIKAWA A, IGARASHI M, et al. The role of the liver and kidneys in the pharmacokinetics of subcutaneously administered teriparatide acetate in rats. Xenobiotica, 2012, 42(4): 398–407.
[12] KIM S M, KIM S Y, KIM S H, et al. Dendroaspis natriuretic peptide is degraded by a metalloproteinase in the rat kidney. Mol Med Rep, 2014, 9(3): 1037–1043.
[13] MURPHEY L J, HACHEY D L, OATES J A, et al. Metabolism of bradykinin *in vivo* in humans: identification of BK1-5 as a stable plasma peptide metabolite. J Pharmacol Exp Ther, 2000, 294(1): 263–269.
[14] ABID K, ROCHAT B, LASSAHN P G, et al. Kinetic study of neuropeptide Y (NPY) proteolysis in blood and identification of NPY3-35 a new peptide generated by plasma kallikrein. J Biol Chem, 2009, 284(37): 24715–24724.
[15] ESPOSITO S, ORSATTI L, PUCCI V. Subcutaneous catabolism of peptide therapeutics: bioanalytical approaches and ADME considerations. Xenobiotica, 2022, 52(8): 828–839.
[16] ITO Y, MURANO H, HAMASAKI N, et al. Incidence of low bioavailability of leuprolide acetate after percutaneous administration to rats by dissolving microneedles. Int J Pharm, 2011, 407(1–2): 126–131.
[17] MULLER F O, TERBLANCHÈ J, SCHALL R, et al. Pharmacokinetics of triptorelin after intravenous bolus administration in healthy males and in males with renal or hepatic insufficiency. Br J Clin Pharmacol, 1997, 44(4): 335–341.
[18] ZORZI A, DEYLE K, HEINIS C. Cyclic peptide therapeutics: past, present and future. Curr Opin Chem Biol, 2017, 38: 24–29.
[19] WANG J, YADAV V, SMART A L, et al. Toward oral delivery of biopharmaceuticals: an assessment of the gastrointestinal stability of 17 peptide drugs. Mol Pharm, 2015, 12(3): 966–973.

[20] BRIAN CHIA, C. S. A Review on the Metabolism of 25 Peptide Drugs. Int J Pept Res Ther, 2021, 27: 1397−1418.

[21] LEE S H, LEE S, YOUN Y S, et al. Synthesis, characterization, and pharmacokinetic studies of PEGylated glucagon-like peptide-1. Bioconjug Chem, 2005, 16(2): 377–382.

[22] KURTZHALS P, OSTERGAARD S, NISHIMURA E, et al. Derivatization with fatty acids in peptide and protein drug discovery. Nat Rev Drug Discov, 2023, 22(1): 59−80.

4.3 多肽类药物生物分析中的挑战及策略

多肽药物具有靶点亲和力强、副作用小等优点，现今已成为新药研究的热点之一。多肽药物相对于蛋白质，空间结构较为简单、稳定性较高，且免疫原性较低。多肽广泛应用于疫苗、抗肿瘤、内分泌、心血管等医疗领域，具有特异性强、效果显著、生物活性高、用药剂量少、不易产生耐药性等诸多优点，但也存在半衰期短、不稳定、易降解、口服吸收率低等不足[1]。本节梳理了多肽药物在生物样品分析中面临的诸多挑战，并有针对性地提出了多肽分析的策略。

4.3.1 LC-MS/MS 在多肽生物分析中的优势

多肽药物以其特异性强、效果显著、低毒性成为备受关注的候选药物，但是由于其半衰期短、稳定性差、易发生酶降解、pH 敏感等特性，多肽药物分析也面临更多的挑战。

多肽常用的生物样品分析方法主要有 LBA 和 LC-MS/MS。LBA 与 LC-MS/MS 相比，LC-MS/MS 具有时间短、成本低、选择性高、特异性强、高通量等优点（表 4.7），在临床前先导化合物筛选阶段，具有很强的优势。

表 4.7　LBA 和 LC-MS/MS 比较[2]

类别	LBA	LC-MS/MS
检测基础	生物结合反应	基于化合物的化学性质
检测方式	间接检测	直接检测
浓度响应关系	非线性	线性
标准曲线范围	范围窄，≤ 2 水平	范围宽，≥ 6 水平
分析时间	耗时费力	时间短
选择性和特异性	选择性低 存在内源性干扰	选择性高 特异性强 高通量

4.3.2　LC-MS/MS 分析多肽的挑战及策略

利用 LC-MS/MS 技术分析多肽化合物时，面临响应低、非特异性吸附、内源性干扰、稳定性差等问题，可采用如下策略进行解决。

（1）响应低：优化样品前处理方法，提高化合物提取回收率；优化色谱条件和质谱方法，提高化合物响应。

（2）非特异性吸附：使用低吸附耗材；添加合适的表面活性剂、筛选有机溶剂、富含蛋白质的溶液等进行解吸附。

（3）内源性干扰：优化色谱条件和质谱方法，将化合物和内源性干扰分离，或选用无干扰的替代基质。

（4）稳定性差：低温操作或筛选添加合适的稳定剂。

图 4.10 是根据多年利用 LC-MS/MS 分析常规多肽化合物的经验，总结出来流程（图 4.10）。主要从样品前处理、色谱条件、质谱条件 3 方面进行方法优化，以期达到预期定量分析检测要求。而稳定性问题与特定的结构相关，需要具体问题具体分析，这里不再做进一步的讨论。

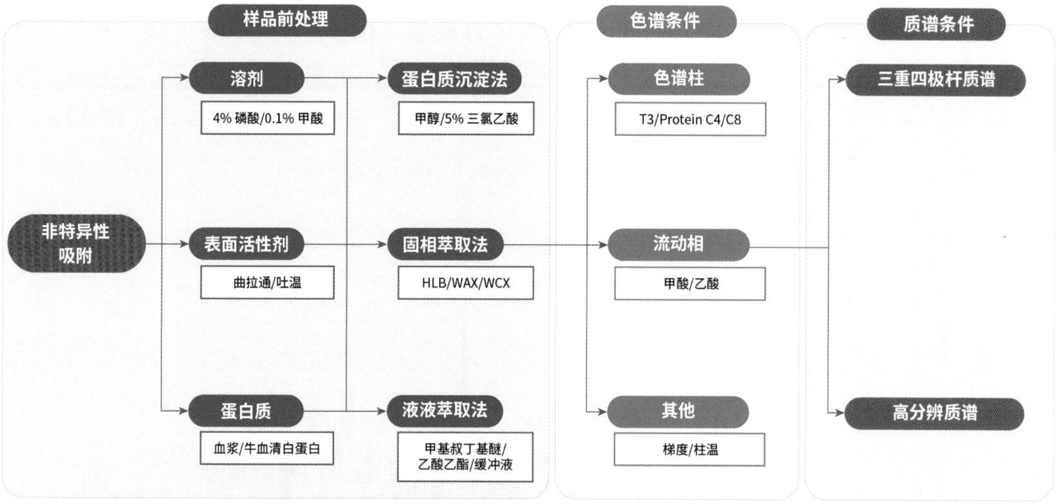

图 4.10　LC-MS/MS 分析常规多肽化合物的流程图

我们的平台拥有高端的 Triple quadrupole、TOF 和 Orbitrap 质谱，7 年多分析了近万个多肽化合物，定量下限可达 pg/mL 级别，常规多肽化合物方法开发 4 ～ 8 h 完成，项目分析 48 ～ 72 h 完成（≤ 500 个样品），多肽药用常用的生物分析平台如图 4.11 所示。

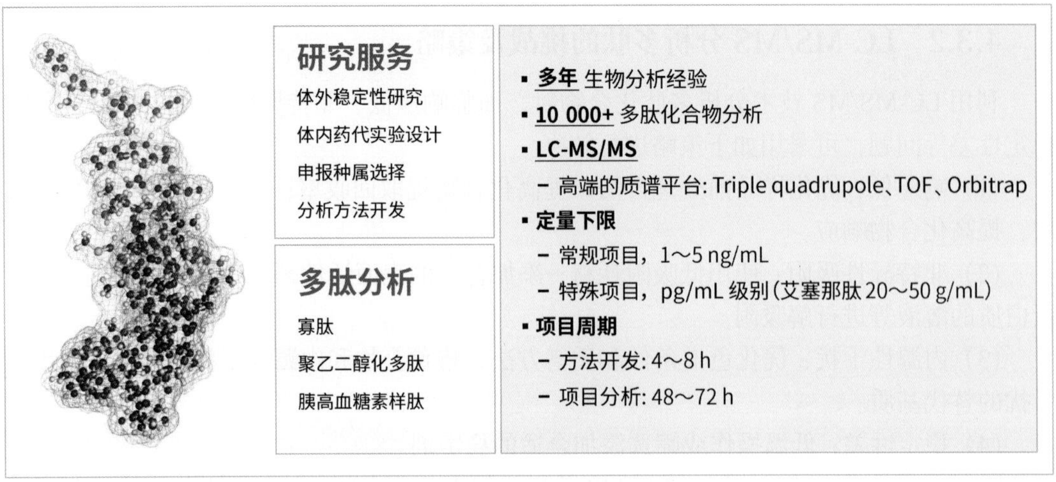

图 4.11　多肽药物常用的生物分析平台

4.3.3　LC-MS/MS 分析多肽的案例解析

例 1：LC-MS/MS 分析艾塞那肽

艾塞那肽为 GLP-1 类似物 Exendin-4 的人工合成品，由 39 个氨基酸组成，主要用于 2 型糖尿病的治疗。我们建立了艾塞那肽的生物分析方法，定量下限达到 20.9 pg/mL（图 4.12），如表 4.8 所示，我们的结果可以媲美放射免疫测定（radioimmunoassay，RIA）。

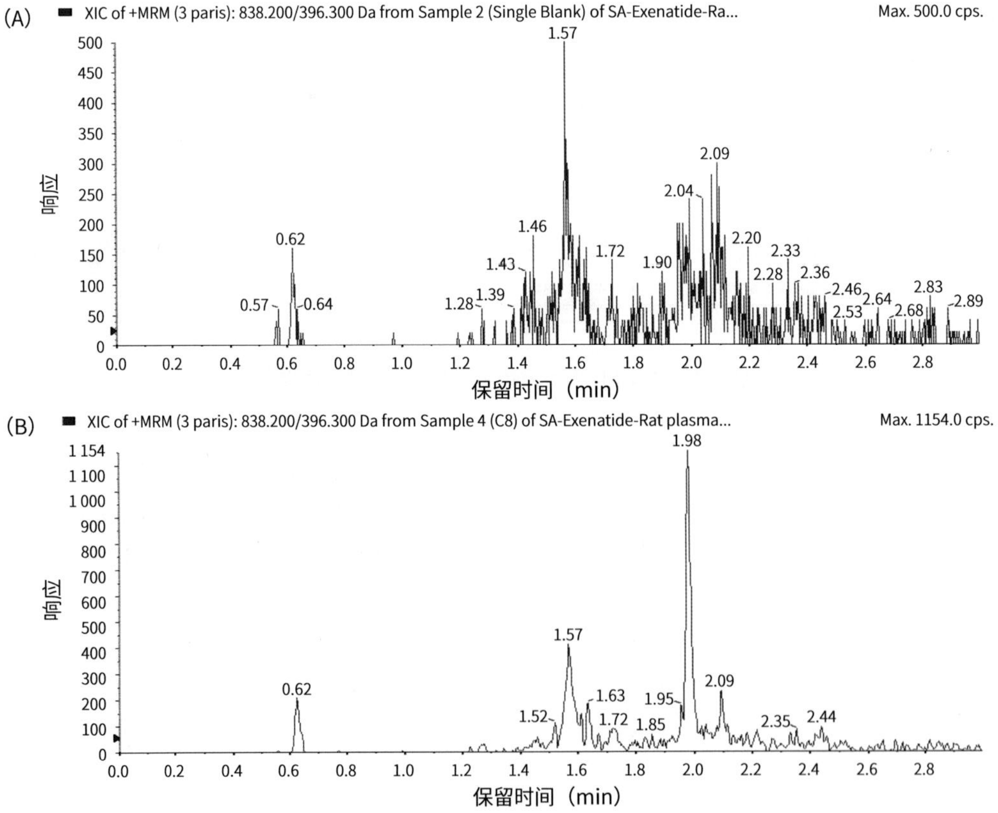

图 4.12　空白样品的 LC-MS/MS 图谱（A）和定量下限（20.9 pg/mL）的 LC-MS/MS 图谱（B）

表 4.8　艾塞那肽分析方法的比较

类别	文献 1[3]	文献 2[4]	药明康德的 DMPK
分析方法	放射免疫测定	LC-MS/MS	LC-MS/MS
LLOQ（pg/mL）	25	10	41.8
样品前处理	固相萃取	固相萃取	固相萃取

例 2：LC-MS/MS 分析 PEG 修饰的多肽

PEG 修饰可以用来增强蛋白质或多肽药物的稳定性、溶解性和安全性。然而，多肽药物 PEG 修饰后因其结构变大、多电荷分布、非特异性结合的倾向及在蛋白质沉淀处理时的共沉淀问题，导致在建立分析方法时面临诸多挑战。下面是一个通过离子源内裂解产生的碎片来定量检测 PEG 偶联多肽的案例（图 4.13）。该方法验证了在 10 ～ 10 000 ng/mL 线性范围的线性关系、灵敏度、准确度、精密度、残留和选择性等多项内容，并已应用于小鼠的药物代谢动力学研究。

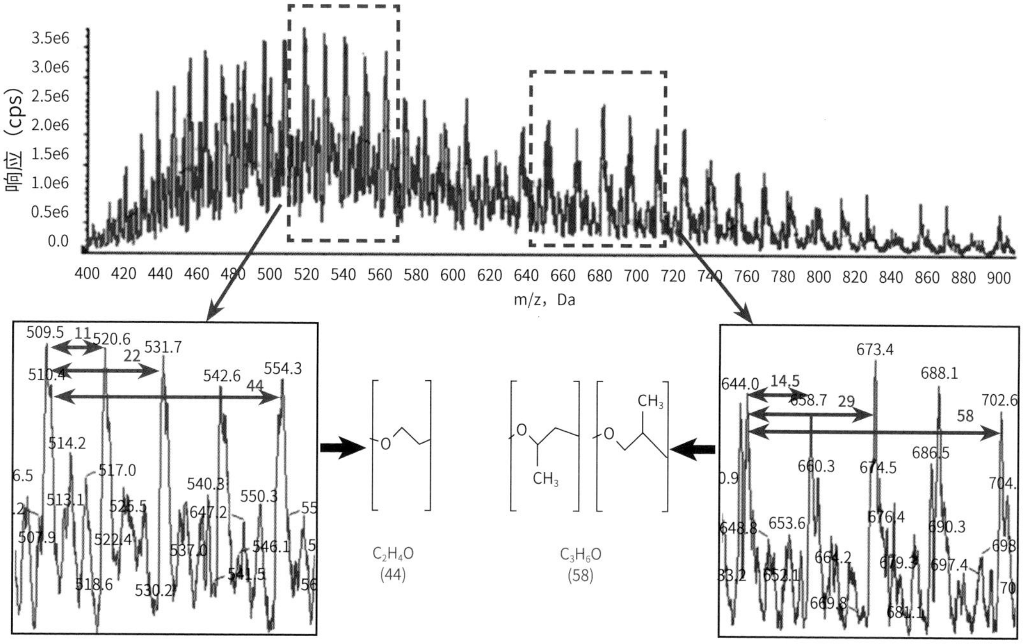

图 4.13　PEG 偶联多肽在源内裂解后获得 Q1 的图谱

4.3.4　结语

多肽的药代动力学特征与其理化性质、化学修饰、载药系统、偶联药物性质密切相关，而良好的生物分析方法对于多肽的药代动力学和毒代动力学的研究至关重要。本节总结了基于 LC-MS/MS 技术的多肽药物分析中的挑战及应对策略，可以更好地利用 LC-MS/MS 技术为多肽分析提供准确、快速的结果，实现高效的先导化合物筛选。

（刘艳凤，胡维民，曹卫群）

参考文献

[1] MARKUS M, GLENN F K, DAVID J A, et al. Trends in peptide drug discovery. Nat Rev Drug Discov, 2021, 20(4): 309−325.

[2] VAISHALI L, MADHURA R. Review of recommendations for bioanalytical method validation: chromatographic assays and ligand binding assays. Chromatographia, 2019, 82: 523–535.

[3] AI G, ZHEN Z, SHAN C, et al. Single-and multiple-dose pharmacokinetics of exendin-4 in rhesus monkeys. Int J Pharm, 2008, 353(1−2): 56−64.

[4] KEHLER J R, BOWEN C L, BORAM S L, et al. Application of DBS for quantitative assessment of the peptide exendin-4; comparison of plasma and DBS method by UHPLC-MS/MS. Bioanalysis, 2010, 2(8): 1461−1468.

4.4 首个口服降糖多肽药物——索马鲁肽的研发历程及其药代动力学特征解析

糖尿病是一种以长期高血糖为特征的代谢紊乱疾病，是全球最常见的慢性疾病之一。国际糖尿病联盟 2019 年发布的全球糖尿病数据显示[1]，全球共计约 7 亿成人糖尿病患者（20 ～ 79 岁），每 11 个成人就有 1 人患有糖尿病（4.63 亿），成人糖尿病患者最多的国家依次是中国、印度和美国，其中中国成人糖尿病患者数高达 1.16 亿。

2019 年，首款口服 GLP-1 受体激动剂（GLP-1 receptor agonist，GLP-1RA）——Novo Nordisk, Inc. 的口服制剂索马鲁肽（semaglutide）被 FDA 批准上市，口服的给药方式可减少糖尿病患者给药的创伤，大大提高用药依从性和便利性，有望改变糖尿病药物市场格局。本节概述了重要靶点 GLP-1 受体的发现，索马鲁肽皮下注射制剂和口服制剂的开发和其相应的药代动力学特征。

4.4.1 GLP-1 受体及 GLP-1 受体激动剂

GLP-1 由 30 个氨基酸组成，人胰高血糖素基因编码，肠道 L 细胞分泌的一种肽类激素。当 GLP-1 与胰岛 β 细胞表面的 GLP-1 受体结合后，β 细胞质内的钙离子浓度升高，增强胞内胰岛素储藏颗粒的胞吐作用，促进胰岛素的释放。GLP-1 还可以刺激胰岛 β 细胞的增殖和分化，抑制 β 细胞凋亡。体内有生物活性的 GLP-1 有两种形式，即图 4.14 中的 GLP-1（7 ～ 37）和 GLP-1（7 ～ 36）。活性 GLP-1 会迅速被细胞表面的一种丝氨酸蛋白酶，即二肽激肽酶 DPP-Ⅳ蛋白酶水解，从而失去降糖活性，其半衰期仅 2 min 左右。因此，针对 GLP-1 受体的降糖药物不仅需要与 GLP-1 具有相同或类似的生物活性，且应不易被 DPP-Ⅳ蛋白酶水解，这也是当前 GLP-1 受体激动剂类药物设计的方向。

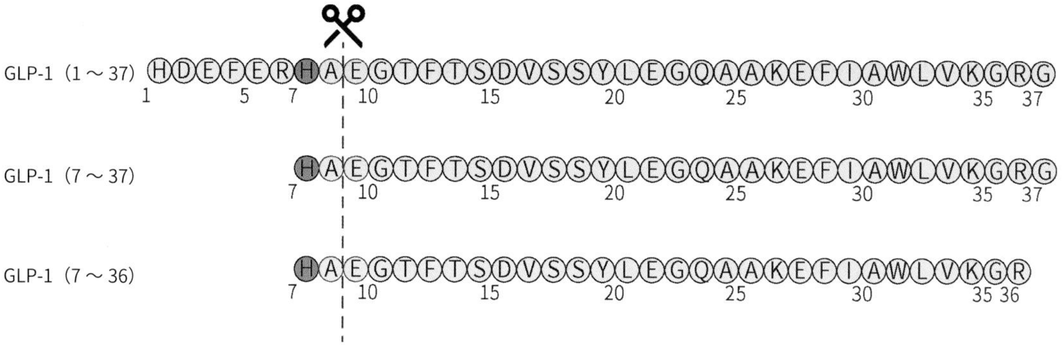

图 4.14　GLP-1 的不同结构形式 [2]，剪刀位置对应 DPP-Ⅳ酶切位点

4.4.2　索马鲁肽皮下注射制剂的开发

索马鲁肽由 Novo Nordisk, Inc. 研发，最初被设计为一种强有力的、持久的皮下注射类抗糖尿病药物，其用药频率为每周 1 次，以提高便利性。索马鲁肽于 2017 年 12 月获 FDA 批准上市，是继艾塞那肽、利拉鲁肽、阿必鲁肽、度拉糖肽、利司那肽、贝那鲁肽之后，全球第七款获批的 GLP-1RA。

作为诺和诺德的第二款 GLP-1RA 药物，索马鲁肽的研发策略借鉴了公司第一款 GLP-1RA 药物利拉鲁肽，在内源 GLP-1 的序列结构上进行改变，并通过在肽链骨架上修饰脂肪酸侧链与人白蛋白结合来延长血浆半衰期 [3]。

具体来讲，首先索马鲁肽以内源 GLP-1 的序列和结构为出发点，以降低免疫原性风险。随后，通过丙氨酸扫描突变技术，研究人员发现，将内源 GLP-1 第 8 位丙氨酸（Ala）替换为 *α*- 氨基异丁酸（*α*-Aib）（一种非天然氨基酸），不仅能够保持药物与 GLP-1 受体结合亲和力，同时还可以保护多肽在 N 端不被 DPP Ⅳ降解。然而，进行脂肪酸修饰的实验中，研究人员发现，GLP-1RA 与白蛋白之间的强亲和力会影响 GLP-1RA 与 GLP 受体的结合，因此如何平衡半衰期与药效之间的关系是非常关键的问题。经过对连接子和脂肪酸进行大量的筛选和对比，最后确定在 26 号赖氨酸使用 γGlu-2xOEG 连接子和 C18 脂

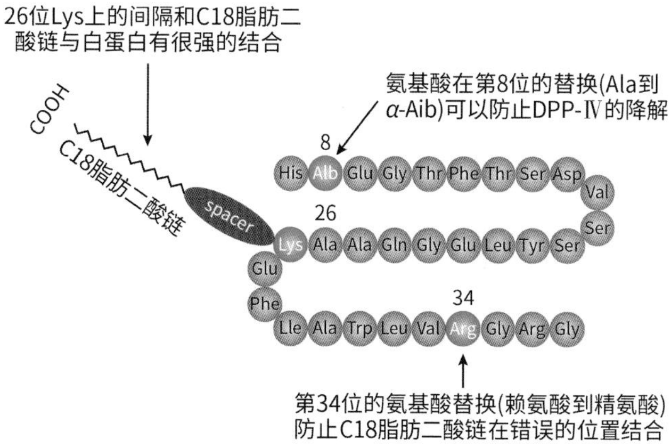

图 4.15　索马鲁肽药物分子示意图（皮下给药制剂）[4]

Ala，丙氨酸；*α*-Aib，*α*- 氨基异丁酸；Lys，赖氨酸

肪二酸侧链进行修饰，能够同时保证白蛋白的亲和性和对 GLP-1 受体的高效力。另外，研究人员还用精氨酸替换第 34 位的赖氨酸，以防止脂肪酸侧链连接到错误的位置。索马鲁肽药物分子示意图见图 4.15[4]，其对 GLP-1 受体的亲和力为（0.38 ± 0.06）nmol/L，是比利拉鲁肽的 1/3，但其对白蛋白的亲和性是利拉鲁肽的 6 倍，在人体的半衰期长达 165 h[5]。

4.4.3 索马鲁肽口服制剂的开发

2019 年 9 月，全球首款非注射型 GLP-1RA 药物索马鲁肽获 FDA 批准上市，每日早餐前半小时空腹服用 1 次，用于结合饮食控制和运动，以改善 2 型糖尿病成人患者的血糖控制。口服制剂索马鲁肽的出现改变了 GLP-1RA 药物的给药方式，它减少了糖尿病患者给药的创伤，提高了用药依从性和便利性。

索马鲁肽从皮下注射制剂到口服制剂，远比想象中困难。胃肠道中丰富的蛋白酶，会迅速水解多肽，且多肽药物分子量大，渗透性低，吸收困难，因此口服给药难度极大，此前已上市的 GLP-1RA 药物用药方式多数为皮下注射。但是从方便患者服药的角度来说，口服给药是一种相当理想的递送方法。通常口服药物为小分子，需要具有一定的疏水性。对于 GLP-1RA 来说，一种方法是开发激活 GLP-1 受体的小分子激动剂，但小分子激动剂的效力不足、与 GLP-1RA 结合缺乏特异性及半衰期不理想。另一种策略是使用吸收增强剂。由 Emisphere Technologies 公司开发的 *N*-[8-(2- 羟基苯甲酰基) 氨基] 辛酸盐（SNAC）是一种公认安全的小分子吸收促进剂（图 4.16），可以协助口服递送药物。SNAC 在药学领域并不活跃，主要用作食品补充剂、维生素和膳食成分。SNAC 之前也用于和肝素、伊班膦酸盐和维生素 B_{12} 共同配制，以增加药物的吸收 [6-8]。

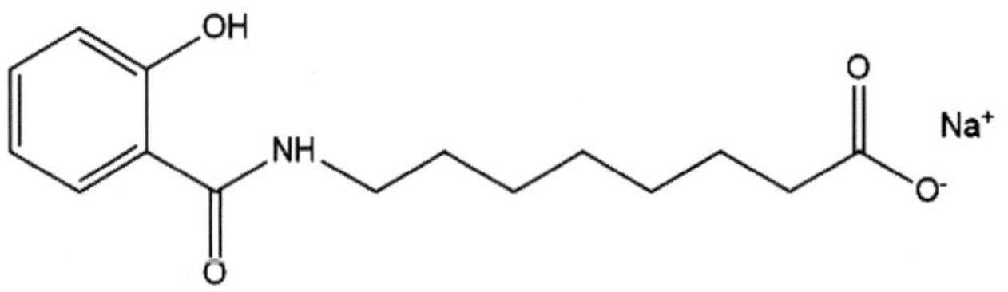

图 4.16 *N*-[8-(2- 羟基苯甲酰基) 氨基] 辛酸盐（SNAC）的结构式

索马鲁肽的口服制剂就是和 SNAC 一起构成的复方制剂。肽类药物主要在肠道中被吸收而口服制剂索马鲁肽改变了肽的吸收部位，使其在胃部被吸收，而不是在肠道中。在吸收的过程中，SNAC 在胃部的溶解能够局部升高胃的 pH，进而提高索马鲁肽的溶解度，且将胃中酸性环境改变为中性环境，使肽酶失活，避免索马鲁肽被胃中的肽酶降解。实验表明，SNAC 的亲脂性使其能够嵌入细胞膜上，帮助索马鲁肽被细胞快速吸收。

通过比较正常犬和幽门结扎犬口服索马鲁肽片剂后血药浓度 – 时间曲线（图 4.17），幽门结扎后对索马鲁肽的吸收并没有显著的影响 [9]。为了进一步证实索马鲁肽是在胃部被吸收，研究人员将犬脾静脉底端和右侧胃网膜静脉结扎，此时脾静脉血全部来自胃部，而门静脉血主要来自小肠。口服索马鲁肽后分别采集脾静脉血和肝门静脉血，结果所示，脾静脉中索马鲁肽的浓度远高于肝门静脉，说明索马鲁肽最初的吸收是发生在胃部，而不是小肠。

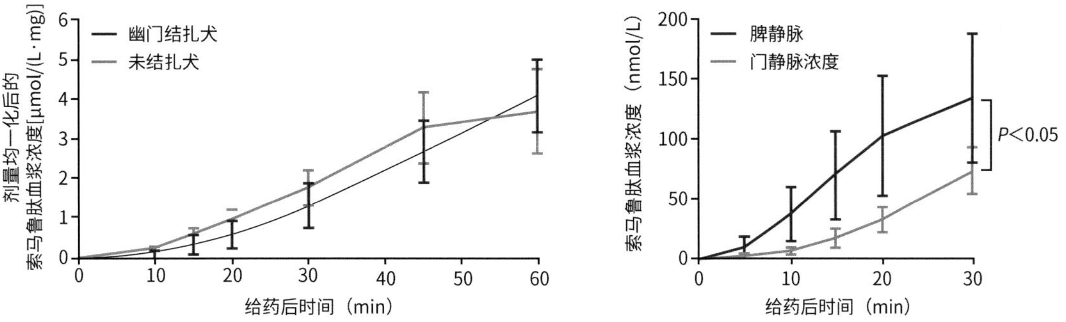

图 4.17　正常犬和幽门结扎犬口服索马鲁肽片剂后的血药浓度 – 时间曲线

4.4.4　索马鲁肽的药代动力学特点

表 4.9 总结了口服索马鲁肽与皮下注射索马鲁肽的药代动力学参数 [6]。口服索马鲁肽采用连续用药的方式（前 5 天，5 mg/d；后 5 天，10 mg/d，共 10 天），而后持续取样 21 天，C_{max} 为 15 nmol/L，T_{max} 为 1 h，半衰期为 1 周；皮下注射索马鲁肽单次用药 0.5 mg，C_{max} 为 10 nmol/L，T_{max} 为 24 h，半衰期为 1 周。归功于良好的药代动力学性质，皮下注射索马鲁肽每周用药 1 次即可，为糖尿病患者提供了极大的便利。而口服索马鲁肽是目前唯一可以口服的 GLP-1RA 药物，每日餐前半小时空腹服用 1 次即可，这无疑为糖尿病患者提供了更多的选择。

索马鲁肽主要通过 DPP Ⅳ蛋白及中性肽链内切酶的水解和脂肪酸二酸侧链的氧化进行代谢，代谢产物通常通过粪便及尿液排出 [10]。鉴于糖尿病患者常常需要联合用药，临床上也考察了索马鲁肽对包括华法林和二甲双胍等在内的多种常用药暴露量的影响，并未观察到索马鲁肽与之产生药物相互作用 [11, 12]。

表 4.9　口服索马鲁肽与皮下注射索马鲁肽的药代动力学参数 [6]

药代动力学参数	口服索马鲁肽	皮下注射索马鲁肽
AUC [nmol/(h·L)]	284	2 600
C_{max}（nmol/L）	15	10
T_{max}（h）	1	24
半衰期（周）	≈1	≈1

索马鲁肽的各项指标基本都优于或持平于其他 GLP-1RA 药物，但其最亮眼的优势还是在于给药方式除了皮下注射以外还可以口服。值得一提的是，除了 2 型糖尿病，多项研究表明，索马鲁肽在减肥、降低 2 型糖尿病患者重大心血管事件（major adverse cardiovascular events，MACE）风险、治疗非酒精性脂肪性肝炎（nonalcoholic steatohepatitis，NASH）及肾功能受益等方面也有积极影响。

4.4.5　口服索马鲁肽研发关键点小结

在索马鲁肽及其口服制剂的研发过程中，主要关键点有 2 个，一是如何延长药物半衰期，二是如何实现口服。首先，为了解决多肽半衰期短的弊端，替换酶作用位点外的氨基酸，能够抵抗酶的水解；链接脂肪酸侧链，能够增强多肽与白蛋白的结合，从而延缓系统清除，以达到长效的目的。为了实现口服用药，使用一种小分子吸收增强剂，成功使索马鲁肽达到了足够的口服生物利用度。SNAC 可以提高局部胃内 pH，防止索马鲁肽被胃中的肽酶降解，同时促进索马鲁肽的吸收，突破了多肽口服不能吸收的限制。大多数多肽药物在研发过程中都会遇到和索马鲁肽类似的难点，此时可以借鉴索马鲁肽的研发策略。

4.4.6 结语

尽管目前的治疗方式无法治愈糖尿病，但随着新技术不断涌现，新兴的糖尿病护理手段可以有效延缓并发症的进展，最大限度地提高糖尿病患者的生活质量，并极大地减少医疗保健支出。希望科学技术的进步能够让糖尿病患者拥有更好的未来。

（王宇，李成园，潘岩，侯丽娟，金晶）

参考文献

[1] International Diabetes Federation. IDF Diabetes Atlas, 9th ed. Belgium: International Diabetes Federation, 2019.

[2] CANTINI G, MANNUCCI E, LUCONI M. Perspectives in GLP-1 research: new targets, new receptors. Trends Endocrinol Metab, 2016, 27(6): 427−438.

[3] KNUDSEN L B, LAU J. The discovery and development of liraglutide and semaglutide. Front Endocrinol, 2019, 10: 155.

[4] KALRA S, SAHAY R. A review on semaglutide: an oral glucagon-like peptide 1 receptor agonist in management of type 2 diabetes mellitus. Diabetes Ther 11, 2020, 11(9): 1965–1982.

[5] LAU J, BLOCH P, SCHÄFFER L, et al. Discovery of the once-weekly glucagon-like peptide-1 (GLP-1) analogue semaglutide. J Med Chem, 2015, 58(18): 7370−7380.

[6] PINEO G, HULL R, MARDER V. Oral delivery of heparin: SNAC and related formulations. Best Pract Res Clin Haematol, 2004, 17(1): 153−160.

[7] BITTNER B, MCINTYRE C, TIAN H, et al. Phase I clinical study to select a novel oral formulation for ibandronate containing the excipient sodium N-[8-(2-hydroxybenzoyl) amino] caprylate (SNAC). Pharmazie, 2012, 67(3): 233−241.

[8] CASTELLI M C, WONG D F, FRIEDMAN K, et al. Pharmacokinetics of oral cyanocobalamin formulated with sodium N-[8-(2-hydroxybenzoyl) amino]caprylate(SNAC): an open-label, randomized, single-dose, parallel-group study in healthy male subjects. Clin Ther, 2011, 33(7): 934−945.

[9] BUCKLEY S T, BÆKDAL T A, VEGGE A, et al. Transcellular stomach absorption of a derivatized glucagon-like peptide-1 receptor agonist. Sci Transl Med, 2018, 10(467): eaar7047.

[10] BÆKDAL T A, THOMSEN M, KUPČOVÁ V, et al. Pharmacokinetics, safety, and tolerability of oral semaglutide in subjects with hepatic impairment. J Clin Pharmacol, 2018, 58(10): 1314−1323.

[11] PRATLEY R E, ARODA V R, LINGVAY I, et al. Semaglutide versus dulaglutide once weekly in patients with type 2 diabetes (SUSTAIN 7): a randomised, open-label, phase 3b trial. Lancet Diabetes Endocrinol, 2018, 6(4): 275−286.

[12] GOMEZ-PERALTA F, ABREU C. Profile of semaglutide in the management of type 2 diabetes: design, development, and place in therapy. Drug Des Devel Ther, 2019, 13: 731−738.

5 核酸类药物

5.1 寡核苷酸药物介绍及其药代动力学研究策略

5.1.1 核酸药物有望成为继小分子和抗体药物之后的第三次浪潮

核酸药物是近年来新药研发关注度极高的一个领域，凭借其独特的技术特点，为满足尚未满足的临床需求提供了一个重要的研究方向，有望成为继小分子和抗体药物之后的第三次浪潮。大多数小分子和抗体类药物靶向蛋白，在目前已知的人体疾病相关的致病蛋白中，超过 80% 的蛋白质不能被目前常规的小分子药物及生物大分子制剂所靶向，属于不可成药蛋白质靶点。核酸药物能够直接作用于致病靶基因或靶 mRNA，通过碱基互补识别和抑制靶 mRNA，实现对蛋白表达的调控，达到治疗疾病的目的。因此，核酸药物可以攻克现有靶点的成药局限性，具备治疗“不可靶向”“不可成药”疾病的巨大潜力。此外，核酸药物不易产生耐药性，特异性高，疗效持续时间长，大大提高了药物的安全性和疗效。

核酸药物包括反义寡核苷酸（antisense oligonucleotide，ASO）、小干扰 RNA（small interfering RNA，siRNA）、微小 RNA（microRNA，miRNA）、小激活 RNA（small activating RNA，saRNA）、信使RNA（messenger RNA，mRNA）、适配体（aptamer）、核酶（ribozyme）和抗体核酸偶联药物等，是基因治疗的一种形式，也是继小分子药物、蛋白药物、抗体药物之后的新一代制药技术。本节主要介绍长度较短、碱基少于 30 nt 的一类核酸药物（以下简称寡核苷酸）。目前，已有 15 款寡核苷酸类药物经过 FDA 或欧洲药品管理局（European Medicines Agency，EMA）批准上市，其中 9 款为 ASO 药物，5 款为 siRNA。从 2018 年开始，每年都会有 2 ～ 3 款寡核苷酸药物被批准。截至 2022 年，市场上和临床开发中的寡核苷酸已在 14 个治疗领域的 102 种不同适应证中获得批准或测试（图 5.1），其主要的治疗领域为代谢紊乱、癌症、神经病学和眼科等[1]。

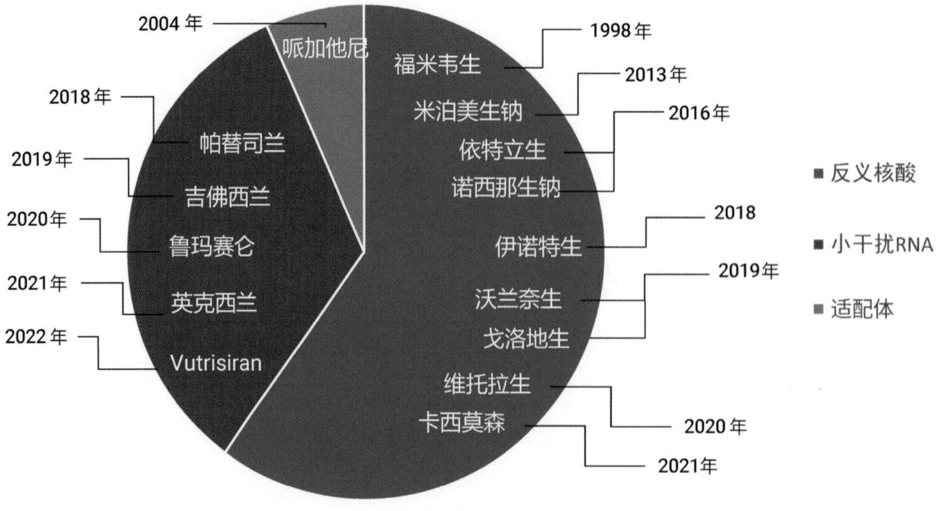

图 5.1 截至 2022 年已上市寡核苷酸药物

5.1.2 寡核苷酸药物简介

寡核苷酸由人工合成的小于 100 nt 的修饰核糖核苷酸（RNA）或脱氧核糖核苷酸（DNA）单链或双链组成，主要通过 Watson-Crick 碱基配对原则作用于靶基因，可经过多种机制作用于基因表达。由于寡核苷酸通过与 DNA 或 RNA 进行 Watson-Crick 碱基配对来执行其功能，理论上寡核苷酸可以靶向任何感兴趣的基因，只需要选择目标 DNA 或 RNA 上正确的核苷酸序列，设计与靶序列高度互补的寡核苷酸，寡核苷酸药物比小分子药物更具靶向性。

外源性寡核苷酸进入体内发挥作用，需要克服多种障碍，如结构不稳定易被体内的核酸酶降解；分子结构较大且带负电荷，穿透细胞膜难度大，很难渗透到细胞内发挥药效；从内吞体逃逸到细胞质中的逃逸效率低；具有免疫原性，激活人体免疫系统反应等。

随着技术发展，以上部分难题已经有较好的解决方法，化学修饰和递送系统技术的突破对寡核苷酸药物的发展起到了至关重要的作用。

（1）寡核苷酸药物的化学结构修饰：通过对寡核苷酸进行化学修饰，可以增加其对核酸酶的稳定性和改善其靶标结合的亲和力。第一代化学修饰是对磷酸骨架的修饰，如硫代磷酸酯（phosphorothioate，PS）。第二代化学修饰是针对 RNA 的 2'-O 位和 DNA 的 2' 位的核糖进行修饰，其中 2-O- 甲基（2-OMe）、2-O- 甲氧基 − 乙基（2-MOE）和 2- 氟（2-F）修饰是最常用的类型。第三代化学修饰为核糖和碱基上的修饰。常见的寡核苷酸化学结构修饰[2，3]如图 5.2 所示。

（2）寡核苷酸药物的递送：寡核苷酸需要借助递送系统，以提高递送效率、减少给药剂量、提高耐受性，从而提高药物的安全性。发展至今，递送系统多种多样，目前应用较成功的递送系统是脂质纳米粒（lipid nanoparticle，LNP）包裹技术及与特定配体结合实现靶向递送（如 *N*- 乙酰半乳糖胺：GalNAc）[4]。具体递送策略见 5.3 寡核苷酸药物的递送系统及其对药代动力学特征的影响。

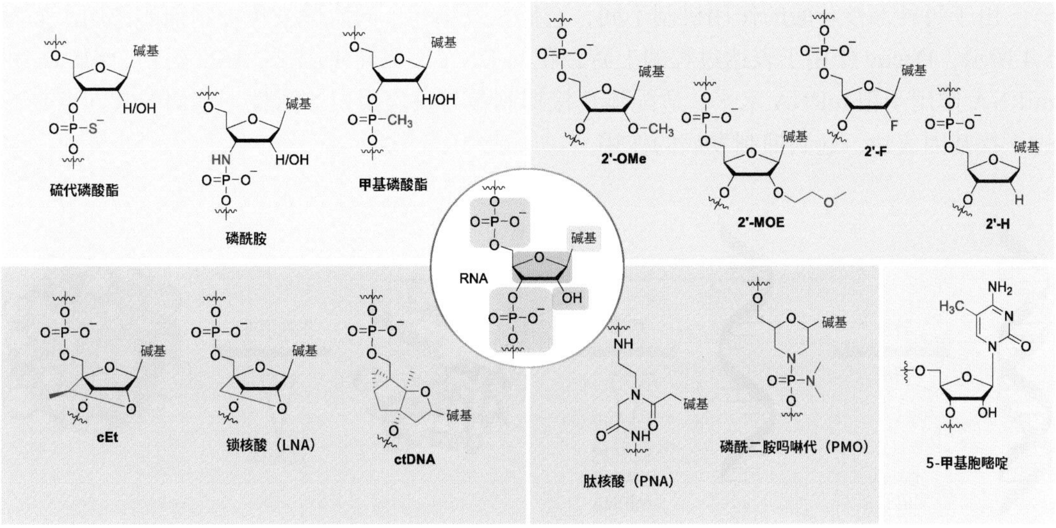

图 5.2　常见的寡核苷酸化学结构修饰[2, 3]

（3）寡核苷酸药物的作用机制：寡核苷酸药物类型包括 ASO 药物、siRNA、miRNA、适配体、miRNA 阻断剂、miRNA 激动剂和未甲基化 CpG 的寡核苷酸等。各类寡核苷酸的作用机制和位点示意图如图 5.3 所示，根据其作用机制，寡核苷酸药物治疗可能引起蛋白表达下降、增加或恢复[2]。

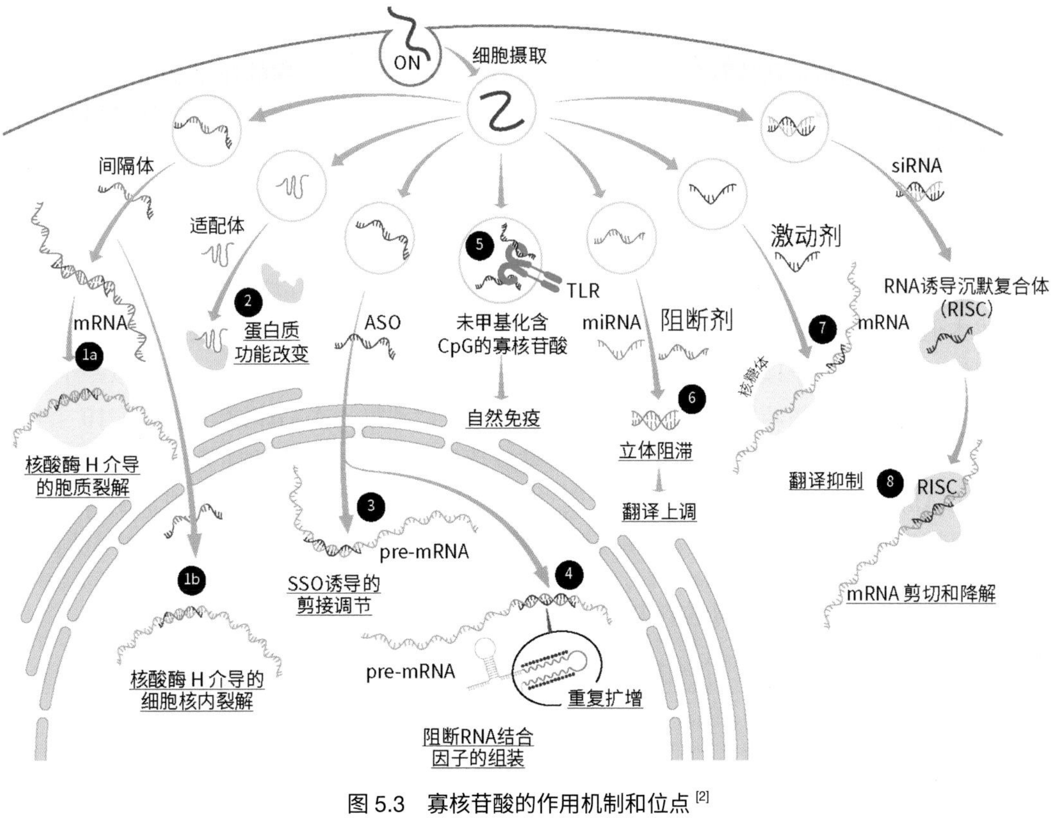

图 5.3　寡核苷酸的作用机制和位点[2]

由于每种寡核苷酸的作用机制不同，它们在发病的不同阶段发挥抑制剂的作用。如图5.4所示，Decoy作用于表达过程的上游，靶向DNA编码转录因子；ASO药物、siRNA和miRNA作用于靶mRNA水平；适配体直接抑制参与发病蛋白的活性。它们的共同点是通过干扰基因表达，起到抑制发病的作用[5]。

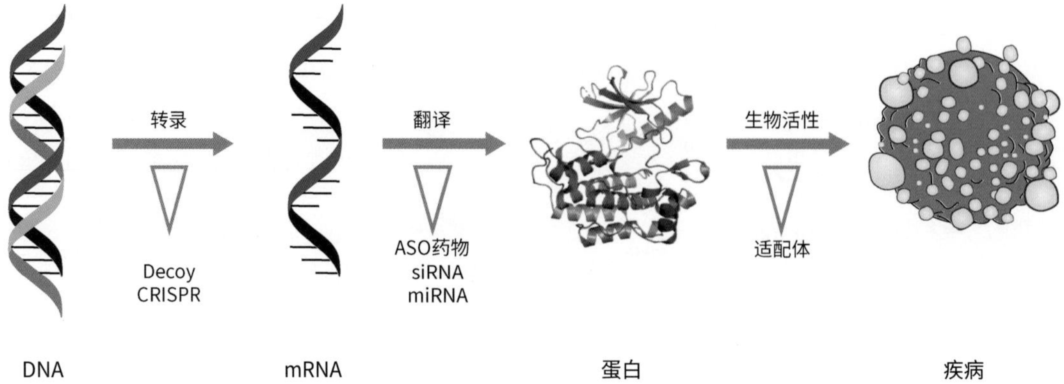

图5.4 寡核苷酸药物作用于病理基因表达的不同阶段及在疾病进展发病机制中的活性示意图[5]

CRISPR，成簇规律间隔短回文重复序列

5.1.3 寡核苷酸药物的研发优势

寡核苷酸以其开发时间短、生产成本低于生物大分子、研发成功率高等优势，成为令全球瞩目的新兴领域。

（1）开发时间短：寡核苷酸药物的设计简单，多数核酸类药物的作用基础是碱基互补配对原则，只需要根据靶基因的碱基序列即可设计药物，化学修饰和递送系统的设计与序列的设计是相对独立的。目前有多款核酸序列设计软件，对多项参数进行全面分析，综合考虑序列保守性、同源性、免疫原性、脱靶等因素，大量快速针对寡核苷酸序列实现跨物种序列比对和同源性分析，选出特异性高、有潜在活性的优质寡核苷酸序列。

（2）生产成本低于生物大分子：寡核苷酸通过化学合成，可以在工业化级别放大，其生产成本低于生物大分子。目前，寡核苷酸的合成技术非常成熟，支持从实验室规模到商业化规模的生产。基于以上的优势，寡核苷酸药物的研发周期大大缩短，我们以一个为单一患者研发的寡核苷酸药物Milasen为例，从药物设计到第一次临床给药只用了10个月。

（3）研发成功率高：寡核苷酸药物在研发成功率上具有划时代的优势。以siRNA领域领先公司Alnylam Pharmaceuticals, Ins.为例，该公司的研发项目从Ⅰ期临床进展到Ⅲ期临床试验结果积极的成功率达到64.3%，远远高于新药开发的行业平均值5.7%（2022年数据）。

5.1.4 寡核苷酸药物药性评价的难点

监管机构对于寡核苷酸药物相关的指导原则和申报要求还是比较模糊。例如，国家药品监督管理局（National Medical Products Administration，NMPA）提出寡核苷酸虽然理化性质与生物制品相似，但因一般通过化学合成，所以仍按新化学实体进行监管。但目前已上市的寡核苷酸药物通常参考生物大分子对药物的免疫原性进行的考查。因此在寡核苷酸的药代动力学研究中，对新化学实体及大分子涉及的相关实验都需要考虑，比生物大分子药物更为复杂。

为了改善核苷酸药物的稳定性和靶向性，寡核苷酸的化学修饰和递送系统的新技术层出不穷，目前已开发的寡核苷酸药物的化学修饰包括核酸主链、核糖的糖部分和核碱基的修饰。递送系统主要包括脂质纳米粒递送系统、聚合物递送系统、偶联物递送系统、病毒载体等[6]。在临床前药代动力学的性质评价中要同时考察寡核苷酸及其递送系统。

药代动力学研究涉及多种复杂的生物分析手段。不同的寡核苷酸涉及的生物分析方法不同，同一寡核苷酸药物研发的不同阶段涉及的生物分析方法不同，同一阶段不同的样品类型涉及的生物分析方法不同，往往需要多学科领域人才团队及多个技术检测平台协同合作。

5.1.5 寡核苷酸药物生物分析的挑战

寡核苷酸药物及其代谢物的定性定量分析是药物开发和评估所必需的，良好的生物分析方法对于药代动力学及毒理的研究至关重要。寡核苷酸的分子量为 7 000 ～ 15 000 Da，介于大小分子之间，目前已报道的分析技术大致可以分为5个类型（图5.5），分别依靠带电荷、质量、杂交、成像或扩增 / 扩展进行定量分析。常用的生物分析平台包括液相色谱 − 质谱联用（LC-MS）、液相色谱 − 荧光检测（liquid chromatography-fluorescence detector，LC-FLD）、配体结合检测（LBA）和定量聚合酶链反应（quantitative polymerase chain reaction，qPCR）等。寡核苷酸固有的多阴离子性质使其生物分析测定的灵敏度在很大程度上取决于寡核苷酸分子的长度和化学修饰。一般来说，增加寡核苷酸长度 / 大小会引起基于液相色谱 − 质谱联用方法的检测灵敏度降低，但会增加基于杂交的分析方法的灵敏度。此外，还需要考虑每个寡核苷酸药物的个体差异和方法的灵敏度及药物研发的不同阶段。

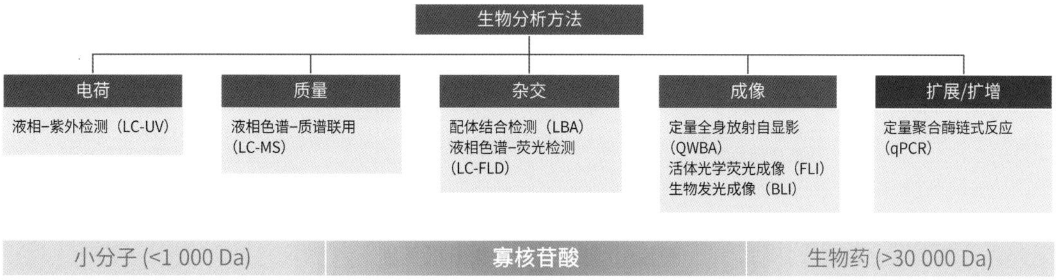

图 5.5　寡核苷酸生物分析方法

寡核苷酸的生物分析面临许多挑战：

(1) 多元化的化学修饰和递送系统：寡核苷酸带负电荷，极性大，具有很强的亲水性，而不同的化学修饰和递送系统，会影响寡核苷酸的化学物理特性。因此，实验技术人员在开发定量生物分析方法需要根据理化性质、化学修饰、递送系统选择不同分析平台。

(2) 涉及多个生物分析方法：寡核苷酸药物研发的不同阶段对检测灵敏度的需求不同，并且不同的样品类型对检测灵敏度的需求也会不同，需要选择适当的分析平台。当多种分析方法用于分析同一寡核苷酸药物不同阶段的样品时，还需要进行相互验证。

（3）涉及多个类型的样品分析：寡核苷酸药物在几分钟到几小时内从血浆快速分布到组织，随后是一个或多个较慢的处置阶段，长达几周至几个月的半衰期。寡核苷酸药物在全身组织中分布超过 80%，主要是肾脏和肝脏，其暴露量是血浆中的几百到几千倍，因此寡核苷酸在各个组织中的暴露量是药代动力学及毒理研究的重要数据。通常，寡核苷酸药物的组织分布会涉及十几种不同的组织，其样品的采集，组织样品的匀浆，基质效应都是生物分析的方法开发需要解决的问题。

（4）免疫原性：寡核苷酸药物在体内会产生免疫原性，但寡核苷酸的抗药抗体检测一直是生物分析中的难点。主要是因为，相比于抗体类药物，寡核苷酸分子量较小并带大量负电荷，易与体内带正电荷的生物分子结合，因此与抗药抗体结合能力差，对分析方法的特异性和选择性要求高。此外，体内大量的 DNA 或 RNA 片段也会与抗药抗体结合，从而会对实验产生干扰。

5.1.6 不同分析平台介绍

药明康德药性评价部拥有专业的寡核苷酸生物分析团队及业界领先的仪器和设备，涵括了 LC-MS/MS 检测平台、LC-HRMS 检测平台、LC-FLD 检测平台、配体结合检测平台及 qPCR 检测平台的五大生物分析平台（图 5.6），可以实现高质量的体内外数据交付，多样化的生物分析，加速药物研发进程。

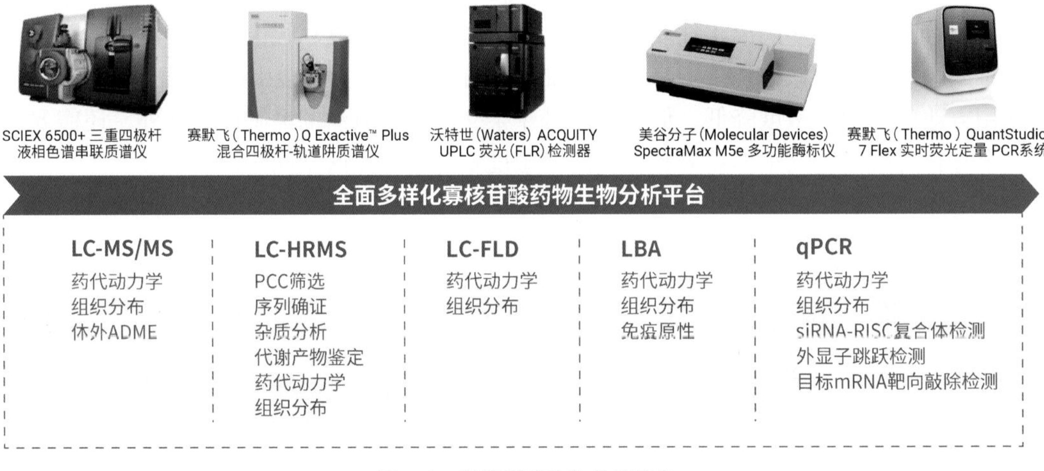

图 5.6 寡核苷酸生物分析平台

（1）LC-MS/MS 检测平台、LC-HRMS 检测平台：其因不需要特殊探针的设计和合成，具有定量分析方法开发周期短、特异性较高的特点，同时也可对代谢产物进行定性和定量分析。在核酸药物检测领域已得到广泛应用，但仍然存在诸多挑战，如样品制备、提取、离子对试剂对质谱信号的抑制等。我们建立了包含高分辨质谱在内的寡核苷酸质谱分析平台，检测灵敏度在 1 ～ 10 ng/mL，支持早期筛选及临床前药代动力学研究。

（2）LC-FLD 检测平台：对于较长（25 ～ 60 nt）的寡核苷酸或结构特殊的寡核苷酸，也可利用一条与待测寡核苷酸互补配对的荧光探针与目标寡核苷酸结合，用液相进行分离，并用荧光色谱对核酸及其已知的代谢产物进行间接的定量分析。针对这个平台，我们可以提供荧光探针的设计及筛选，该平台检测灵敏度在 1 ～ 5 ng/mL。

（3）配体结合检测平台：配体结合类的分析方法也可用于较长的寡核苷酸在生物基质中的定量分析，检测灵敏度可达 50 pg/mL。其对寡核苷酸的化学修饰和递送偶联包容性强，但容易受到代谢产物的干扰。我们已经开发了基于杂交的酶联免疫吸附测定法（hybridization based enzyme-linked immunosorbent assay，hELISA）和 MSD® 电化学发光法用于生物基质中寡核苷酸的定量分析，该平台检测灵敏度为 50 pg/mL。

（4）qPCR 检测平台：qPCR 分析方法具有较高的灵敏度，但寡核苷酸长度较短，通常需要使用茎环 PCR 法或重叠延伸 PCR 法。针对配体结合平台、荧光检测平台和质谱平台都有相应的法规指导，但 qPCR 平台用于寡核苷酸的定量分析还没有明确的法规指导，只有行业白皮书做出的建议。我们根据寡核苷酸药物研究经验，各国药监部门发布的关于寡核苷酸药物开发的注意事项及前沿文献研究，建立起一套完整的生物分析方法的开发和验证流程，其平台检测灵敏度为 0.5 pg/mL。

5.1.7 结语

寡核苷酸药物的药代动力学研究需要结合寡核苷酸本身的性质、化学修饰和递送技术原理与特点，建立起完整的评价体系。期待更多的寡核苷酸药物被研发，填补目前未满足的临床需求。

（赵楠）

参考文献

[1] MOUMNÉ L, MARIE A C, CROUVEZIER N. Oligonucleotide therapeutics: from discovery and development to patentability. Pharmaceutics, 2022, 14(2): 260.

[2] HAMMOND S M, AARTSMA−RUS A, ALVES S, et al. Delivery of oligonucleotide-based therapeutics: challenges and opportunities. EMBO Mol Med, 2021, 13(4): e13243.

[3] KILANOWSKA A, STUDZIŃSKA S. *In vivo* and *in vitro* studies of antisense oligonucleotides — a review. RSC Adv, 2020, 10(57): 34501−34516.

[4] ROBERTS T C, LANGER R, WOOD M J A, et al. Advances in oligonucleotide drug delivery. Nat Rev Drug Discov, 2020, 19(10): 673−694.

[5] TAKAKURA K, KAWAMURA A, TORISU Y, et al. The clinical potential of oligonucleotide therapeutics against pancreatic cancer. Int J Mol Sci, 2019, 20(13): 3331.

[6] ROBERTS T C, LANGER R, WOOD M J A. Advances in oligonucleotide drug delivery. Nat Rev Drug Discov, 2020, 19(10): 673–694.

5.2 液相色谱－质谱联用在寡核苷酸药代动力学定量分析中的应用

在药物研发阶段，生物样品中寡核苷酸的定量分析及其代谢产物的鉴定在药代动力学、药效动力学和毒理安全评价中是至关重要的。不仅为寡核苷酸提供药代动力学、毒代动力学及代谢途径的重要信息，还对这类药物的结构改造及递送系统的优化起到指导作用，达到改善药物的稳定性和提高递送效率的目的。相较于传统小分子药物，寡核苷酸给药后在体内分布迅速，然后进入消除相，消除相的血药浓度低且维持时间长，在组织如肝、肾中积累，具有较高的暴露量[1]。因此，寡核苷酸生物样品中的定量分析方法对灵敏度的要求差异很大，在血浆/血清中需要有较高的灵敏度，而在体组织中需要有与高暴露量相符的灵敏度和检测范围。

5.2.1 LC-MS/MS 技术的优势

目前，寡核苷酸的定量分析方法包括 hELISA 和 LC-FLD、LC-UV、LC-MS/MS，和 stem-loop RFqPCR。

hELISA 和 LC-FLD 的方法开发需要设计及合成与待测寡核苷酸杂交互补的探针，因此方法开发的周期较长、成本高，成为寡核苷酸药物研发，特别是早期药物筛选的瓶颈。stem-loop RFqPCR 以其高灵敏度和高通量的显著优势在寡核苷酸的早期筛选中获得了广泛应用。但它无法区分全长的寡核苷酸和核酸酶解的代谢产物，易产生交叉杂交的现象，导致原药浓度被高估。

LC-UV 由于检测灵敏度较低，无法用于低浓度生物样品的分析。

LC-MS/MS 技术将具有高分离能力的液相色谱法与高灵敏度和高选择性的质谱法结合起来，除了可以对寡核苷酸在生物样品进行准确的定量分析，还可以提供碱基组成、序列结构等信息，用于代谢产物的鉴定。质谱平台不需要特殊的试剂和探针，方法开发周期短，可以大大加快药物研发的速度。因此，在早期体内外的药物筛选和非临床试验中，LC-MS/MS 可以代替配体结合检测方法对寡核苷酸的生物样品进行定量分析，提供更加有效、灵敏、快速和精确的实验数据。

5.2.2 LC-MS/MS 应用于寡核苷酸定量分析的流程

利用 LC-MS/MS 对寡核苷酸生物样品的定量分析，如图 5.7 所示，可以归纳为以下 3 个步骤：样品采集（组织样品需要匀浆）、样品前处理及在质谱上的分析（样品分析）。

5.2.3 LC-MS/MS 技术的挑战

利用 LC-MS/MS 方法对寡核苷酸进行定量分析存在诸多挑战，主要是因为寡核苷酸亲水性强，离子化效率低，容易产生大量的金属加合离子，导致出现峰形不佳、回收率低和质谱响应低等问题，提高生物样品中的寡核苷酸在质谱上的灵敏度和重现性，可以采用以下 3 种方法。

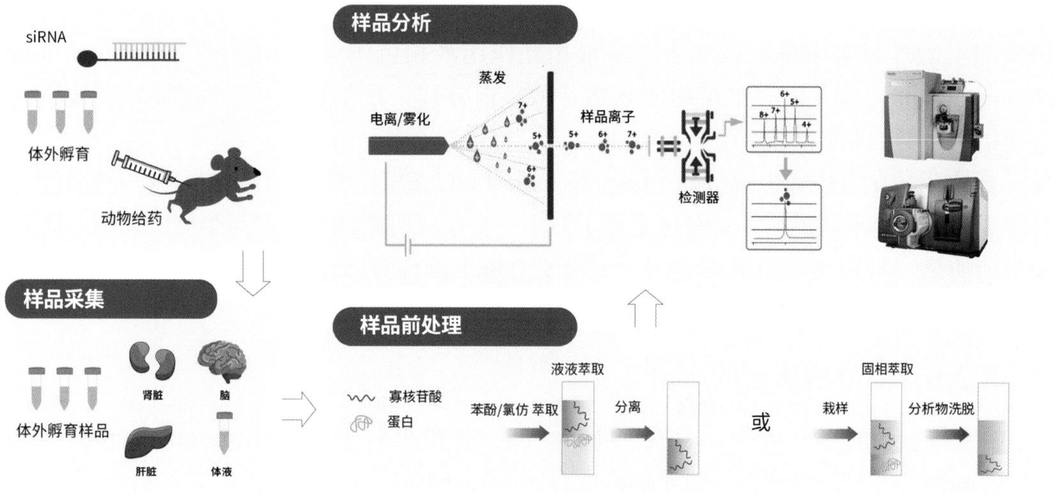

图 5.7　使用 LC-MS/MS 定量分析寡核苷酸的流程

（1）优化样品前处理，提高寡核苷酸在生物样品中的回收率。

（2）针对丰度较高的前离子体优化质谱参数，改善寡核苷酸的多电荷分布。

（3）减少待测物在质谱分析时加合离子的形成。

5.2.4　样品前处理方法开发

在分析生物样品中的寡核苷酸时，样品前处理方法开发与 LC-MS/MS 分析条件的建立同等重要。样品前处理的注意点有以下几项。

（1）一般情况下，比较常见的寡核苷酸萃取方法有液－液萃取和固相萃取两种。对于液－液萃取方法，样品和有机溶剂的充分混合及完全分离是除去生物样品中蛋白质的重要步骤。而对于固相萃取方法，需要严格控制 pH 以保证较高的提取回收率。

（2）寡核苷酸在聚丙烯和玻璃容器中均存在非特异性吸附，采用低吸附耗材或对容器进行烷基化处理并采用三乙胺的溶剂溶解样品，能够避免非特异性吸附。

（3）氮气吹干复溶常常用于进样前寡核苷酸样品的浓缩，但蒸发至完全干燥时会影响复溶，因此可以添加促溶剂或蒸发部分样品。

（4）在建立方法中，也要充分考虑到寡核苷酸的化学修饰和递送系统对其化学特性和极性的改变，灵活地对现有的萃取方法进行优化。

5.2.5　LC-MS/MS 方法开发

LC-MS/MS 方法开发主要是涉及色谱柱的选取，缓冲液及质谱参数的优化。目前，已经有多款针对寡核苷酸的液相分离的色谱柱，如 Phenomenex Clarity Oligo-RP 及 Thermo DNAPac^{TM} PA200 RS 等，在此不再赘述。

离子对缓冲液三乙胺－六氟异丙醇（TEA-HFIP）体系可以用于保留高极性且带阴离子的寡核苷酸，被广泛用于寡核苷酸 LC-MS/MS 的分析，但同时 TEA 可以通过离子键和寡核苷酸形成“假中性分子”，造成寡核苷酸的电荷被屏蔽，抑制质谱响应。因此，离子对试剂所提供的保留必须与其离子抑制相平衡，从而最大限度地提高生物分析在质谱上的灵敏度。TEA 属于难于挥发性碱，易吸附在质谱检测器上，造成污染并导致质谱检测灵敏度显著下降。近年来，亲水相互作用液相色谱（hydrophilic interaction liquid chromatography，HILIC）也被用于寡核苷酸色谱分离，用于替代离子对缓冲液，以减少对质谱信号的抑制的影响 [2]。

寡核苷酸在电喷雾电离（electrospray ionization，ESI）源负离子模式下响应较好，且易形成多重电荷形式的离子，在选定离子对后，多反应监测优化步骤与小分子类似。此外，高分辨质谱，特别是全扫描的应用，不需要对每个寡核苷酸进行针对性的质谱参数优化，大大简化了质谱参数的优化过程，缩短方法开发时间。

5.2.6 高分辨质谱的应用

在寡核苷酸的分析中，常见的质谱是三重四极杆质谱（triple quadrupole mass spectrometry）和离子阱质谱（ion trap mass spectrometry）。

（1）三重四极杆质谱具有离子传输效率高、动态范围宽和灵敏度高的特点，在定量分析中具有显著的优势，被广泛地用于寡核苷酸的生物样品定量分析，其灵敏度可达到 5 ～ 10 ng/mL。寡核苷酸在三重四极杆质谱中经过碰撞诱导接力主要产生碎片离子，无法用于序列分析。

（2）离子阱质谱能够产生与寡核苷酸序列相关的诊断性离子，这些离子不仅可以用来对寡核苷酸进行定量，还可以用于鉴定其代谢产物。

近些年来，高分辨质谱全扫描在寡核苷酸定量分析中也有广泛的应用。这种方法不仅可以提供目标寡核苷酸的定量信息，而且还提供杂质和代谢产物相关的信息。静电场轨道阱超高分辨质谱（Orbitrap HRMS）的检测灵敏度与三重四极杆质谱近似，宽线性范围，质量偏差小于 3 ppm，高能碰撞解离碎裂模式，丰富的离子碎片，能够用于代谢产物鉴定。如图 5.8 所示，利用静电场轨道阱超高分辨质谱在大鼠血浆对 siRNA 进行定量分析，其在血浆中检测灵敏度可达 5 ng/mL。

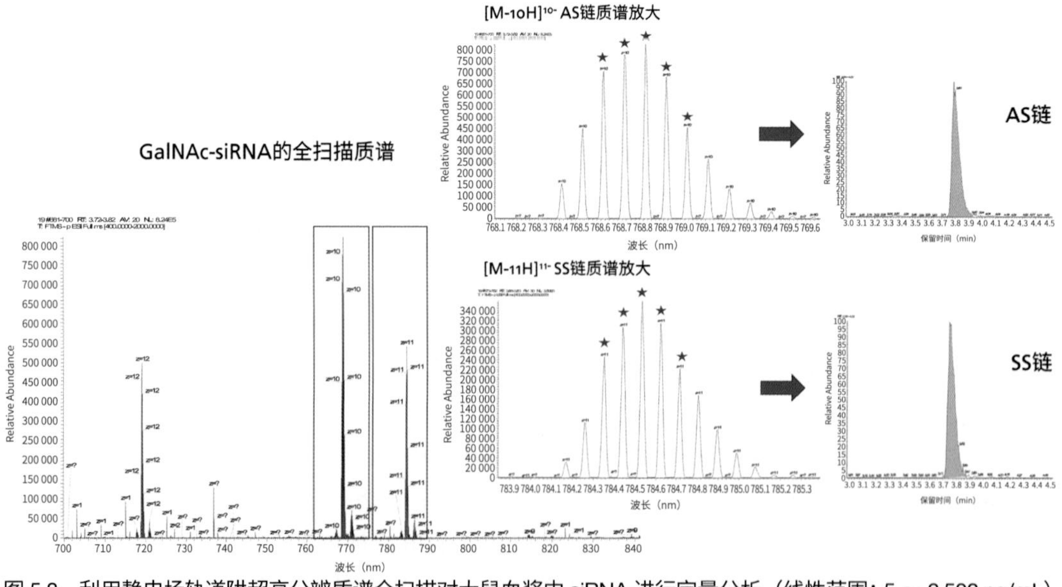

图 5.8 利用静电场轨道阱超高分辨质谱全扫描对大鼠血浆中 siRNA 进行定量分析（线性范围：5 ～ 2 500 ng/mL）

此外，四极杆－飞行时间质谱（quadrupole time-of-flight mass spectrometry，QTOF-MS）将四极杆和飞行管两种质量检测器联用，也可用于寡核苷酸的体外代谢研究和序列确认。寡核苷酸的代谢产物鉴定、修饰位点的确证，需要专业软件提供成分分析方法，识别新峰。比较常用的寡核苷酸序列确证软件有 BioPharma Finder 4.0 software（Thermo Scientific）及 Promass（Novatia，LLC）。

随着质谱技术的不断发展，毛细管电泳－质谱联用（capillary electrophoresis-mass spectrometry，CE-MS）、基质辅助激光解吸 / 电离飞行时间质谱仪（matrix-assisted laser desorption/ionization time-of-flight mass spectrometry，MALDI-TOF-MS）、离子淌度质谱仪（ion mobility mass spectrometry，IMMS）也被用于寡核苷酸生物样品的定量分析。

研究团队已完成包括脑、肝、肾等20多种生物组织及生物流体中ASO药物和siRNA的质谱定量方法开发，其已被用于多个种属体内外试验的生物样品分析，并满足临床研究申报要求。目前，在已经开发的质谱定量方法中，寡核苷酸在生物基质中的定量下限为 1～10 ng/mL。

寡核苷酸定量分析质谱平台见图 5.9。

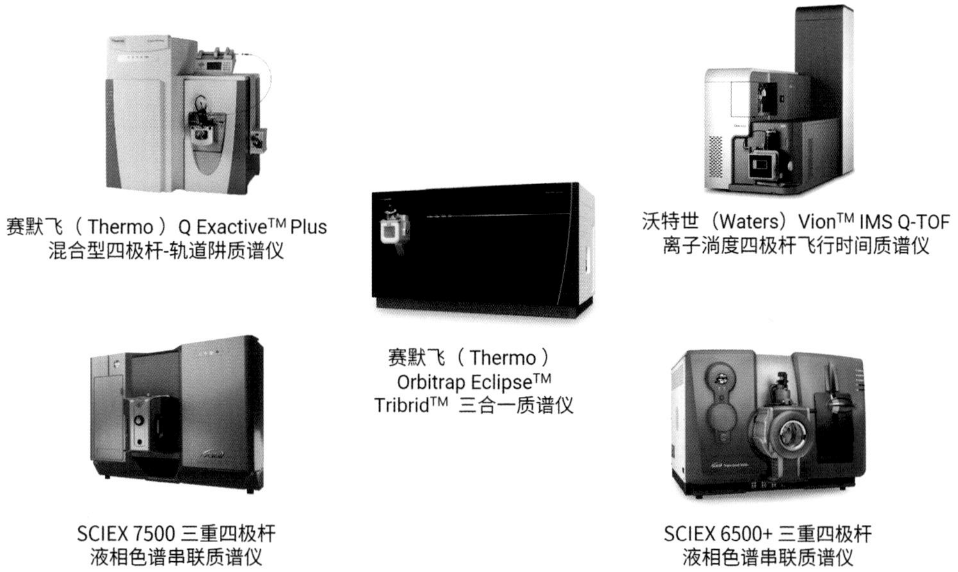

图 5.9　寡核苷酸定量分析质谱平台

5.2.7　寡核苷酸的 LC-MS/MS 生物分析方法建立流程

结合我们的经验，将寡核苷酸的 LC-MS/MS 生物分析方法建立的流程总结为以下 5 步。

（1）质谱条件优化：确认待测物电荷分布状态；优化缓冲液体系，减少加合离子；优化多个离子通道，可使用多个离子通道加合提高灵敏度。

（2）色谱条件优化：尝试不同的缓冲液体系和色谱柱；进一步优化色谱条件，改变梯度和柱温，分离待测物和干扰物质。

（3）样品储存条件优化：使用适当的容器和溶剂，避免低浓度样品的非特异性吸附；确认样品储存稳定性（温度）。

（4）样品提取条件优化：优化样品萃取方法的回收率；考察吹干及复溶过程的稳定性。

（5）方法确认：进一步优化方法以满足灵敏度的要求；考察方法的选择性 / 重现性 / 基质效应；确认样品处理过程中的稳定性。

5.2.8 结语

作为新一类药物分子，寡核苷酸极性大、带电荷、需要借助化学修饰和递药系统改善成药性，因而具有不同于化学小分子和单克隆抗体药物的药理学特性，为早期药物研发带来新挑战。

寡核苷酸的药代动力学特征与其理化性质、化学修饰、载药系统、偶联物性质密切相关，而良好的生物分析方法对于寡核苷酸药代动力学和毒代动力学的研究至关重要。LC-MS/MS 为寡核苷酸的生物分析提供准确、快速、可靠的结果。高分辨质谱提供高达 500 000 ～ 10 000 000 FWHM 的分辨率、高灵敏度、快速的扫描速度和更大的动态范围，并且可以在同一台质谱仪上进行寡核苷酸的定量分析、序列鉴定及代谢产物分析。

（赵楠）

参考文献

[1] GEARY R S, NORRIS D, YU R, et al. Pharmacokinetics, biodistribution and cell uptake of antisense oligonucleotides. Adv Drug Deliv Rev, 2015, 87: 46−51.

[2] MACNEILL R, HUTCHINSON T, ACHARYA V, et al. An oligonucleotide bioanalytical LC-SRM methodology entirely liberated from ion-pairing. Bioanalysis, 2019, 11(12): 1157−1169.

5.3 寡核苷酸药物的递送系统及其对药代动力学特征的影响

随着寡核苷酸药物的不断获批，并逐步迈向更广阔的治疗领域，寡核苷酸药物将在制药行业中占据越来越重要的地位，有望为更多尚难成药的疾病领域带来突破性疗法。

尽管已有多款寡核苷酸药物成功上市，但该类药物的递送仍然是研发中的难点，亟待进一步突破。因其自身的物理化学特性，未经修饰的游离寡核苷酸药物在给药后不仅会很快被机体清除，难以到达目标 RNA 产生治疗效果，同时还有脱靶和产生毒副作用的风险。因此，寡核苷酸类药物需要同时借助化学修饰和合适的递送系统来达到治疗目的。化学修饰对于寡核苷酸药物的递送起到了非常重要的作用，但单纯通过化学修饰还是很难使 siRNA 药物到达靶部位，ASO 药物的递送也差强人意，因此，递送系统成为寡核苷酸药物研发中成功的关键，也是药物研发公司的技术护城河。目前，siRNA 药物研发的头部企业均具有自己研发或授权的递送技术平台。未来，研发企业在递送系统上的突破，无疑将成为其占据市场先机的敲门砖。siRNA 药物的递送系统在各类核酸药物研发中相对成熟，本节将从 siRNA 药物的递送系统切入来探讨核酸类药物的递送技术。

5.3.1 已上市 siRNA 药物的递送系统

我们可以把 siRNA 药物的体内过程划分为 3 个主要阶段，机体在每个阶段都为 siRNA 药物设置了不同的生物屏障。

（1）到达靶组织：给药后，siRNA 首先需要躲避血浆和组织中核酸酶的降解、免疫系统的捕获，顺利到达靶组织。

（2）进入细胞：由于 siRNA 药物较大的分子量且表面带有负电荷，即使到达靶组织也无法自由通过细胞膜，需要通过胞吞进入细胞。

（3）溶酶体逃逸：siRNA 需要在内吞体与溶酶体结合前实现逃逸，进入细胞质，与目标 mRNA 结合实现基因沉默 [1]。

递送系统的主要任务就是保护 siRNA 跨越所有生物屏障，顺利到达细胞质，与目标 mRNA 结合，进而使 siRNA 发挥药效。

（1）脂质纳米粒递送系统：由于 siRNA 本身的电荷特征，阳离子脂质体似乎是最佳的递送系统候选者。然而，传统阳离子脂质体的毒性，使得 siRNA 药物的研发阻力重重。Alnylam Pharmaceuticals 公司通过使用 Arbutus 公司的可离子化阳离子脂材为寡核苷酸的成功递送带来了突破，2018 年首款以脂质纳米粒为递送系统的 siRNA 药物 Onpattro 获批上市，并用于治疗由遗传性转甲状腺素蛋白淀粉样变性引起的多发性神经疾病。

这类脂质纳米粒递送系统成功递送的关键是使用了可离子化的阳离子脂材。这些脂材在不同的 pH 条件下表现出不同的带电特征，在酸性 pH 条件下可离子化脂材带正电荷，而在生理 pH 条件下基本呈中性。脂材的可离子化特性为 siRNA 跨越生物屏障提供了智能化的保护 [2]（图 5.10）。

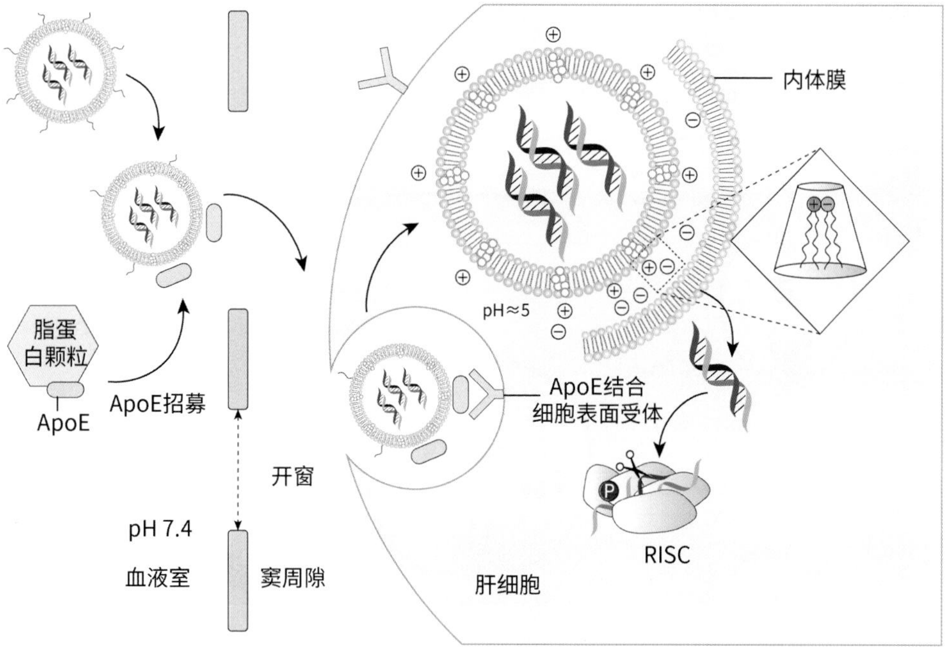

图 5.10 脂质纳米粒介导 siRNA 体内递送过程

ApoE，载脂蛋白 E

首先，siRNA 药物的生产过程需要在较低的 pH 条件下完成。生产过程中，可离子化脂材带正电荷，实现稳定且最优的 siRNA 药物包封率；通过在脂质体中加入 PEG 化脂材以获得粒径在 100 nm 或更小的脂质体。脂质体的大小（20 ～ 100 nm）可以通过变化 PEG 化脂材与脂质体中其他脂材的比例来进行调控。

在给药血浆中，脂质体递送系统呈现基本中性的电荷表面，与 PEG 化脂材共同帮助 siRNA 药物躲避免疫系统的捕获和核酸酶的降解。

随着 PEG 脂材从脂质体表面解离，运载 siRNA 的脂质体通过内吞作用进入细胞内。由于内吞体的 pH 较低，可离子化脂材逐渐质子化并带有正电荷进而破坏磷脂双分子层的稳定结构，实现 siRNA 内吞体逃逸；逃逸后的 siRNA 药物进入细胞质中，与目标 mRNA 结合，实现基因沉默。

通过对 300 多种可离子化脂材的设计和筛选，最终 Onpattro 选定具有最理想 pK_a 特征的可离子化脂材 DLin-MC3-DMA。在临床试验中，以 DLin-MC3-DMA 为基础的脂质体显示出比第一代可离子化脂材更优的治疗效果，血清中甲状腺素转运蛋白降低超过 80%。

（2）GalNAc 递送系统：GalNAc-siRNA 偶联物的递送技术近年来因其高效的肝脏靶向性和良好的安全性受到了核酸药物研发机构的关注。*N*- 乙酰半乳糖胺（*N*-acetylgalactosamine，GalNAc）是去唾液酸糖蛋白受体（asialoglycoprotein receptor，ASGPR）的配体，去唾液酸糖蛋白受体在肝细胞的膜表面高度特异性表达（每个细胞约表达 500 000 个去唾液酸糖蛋白受体）。GalNAc-siRNA 偶联物通过特异性结合去唾液酸糖蛋白受体，在细胞内吞作用下，将 siRNA 从细胞表面转运至细胞中。随后，GalNAc-siRNA 偶联物与去唾液酸糖蛋白受体分离，去唾液酸糖蛋白受体回到细胞表面而 GalNAc-siRNA 偶联物进一步解离，释放出的游离 siRNA 在细胞质中沉默基因发挥药效（图 5.11）[3，4]。siRNA 有义链的 3' 末端通过化学键与具有三价结构的 GalNAc 结合，并通过增强的稳定化化学

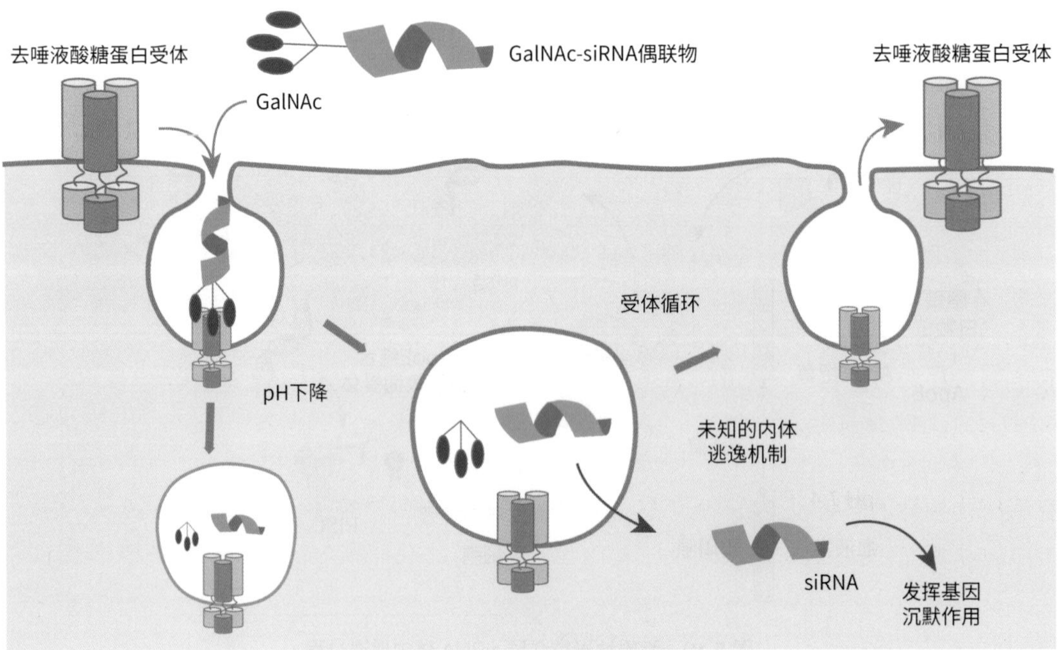

图 5.11　GalNAc-siRNA 偶联物体内递送过程

(enhanced stabilization chemistry，ESC）技术增强 GalNAc-siRNA 偶联物的稳定性，达到提高肝脏暴露量、延长基因沉默时间的效果[4, 5]。目前，已有多款 GalNac-siRNA 药物上市（表 5.1）。

表 5.1 已上市的 GalNac-siRNA 药物

药物名称	研发公司	靶基因	适应证	给药方式	上市日期
Givlaari (Givosiran)	Alnylam Pharmaceuticals, Inc.	*ALAS1*	急性肝卟啉病	皮下注射	2019 年
Leqvio (Inclisiran)	Novartis/Alnylam Pharmaceuticals, Inc.	*PCSK9*	高脂血症	皮下注射	2020 年
Oxlumo (Lumasiran)	Alnylam Pharmaceuticals, Inc.	*Glycolate oxidase*	原发性 1 型高草酸尿症	皮下注射	2020 年
Amvuttra (Vutrisiran)	Alnylam Pharmaceuticals, Inc.	*hATTR*	成人遗传性转甲状腺素蛋白淀粉样变性伴多发性神经病	皮下注射	2022 年

5.3.2 递送系统对 siRNA 药物药代动力学特征的影响

递送系统从给药部位一直护送 siRNA 药物到达细胞，在离开递送系统前，siRNA 多与递送系统以复合物的形式存在，因此，递送系统影响着 siRNA 药物的体内过程和生物分布。Swart 等通过采用 QWBA 和基质辅助激光解吸电离质谱成像（matrix-assisted laser desorption ionization mass spectrometry imaging，MALDI-MSI）技术，分别对 ^3H 标记的游离 siRNA 和脂质纳米粒包裹 siRNA 的组织分布进行测定。QWBA 研究结果显示，单次静脉给予游离 siRNA 后，动物的肾脏和唾液腺显示出最高的放射性，而给予脂质纳米粒包裹的 siRNA 后，放射性水平最高的组织为动物的肝脏和脾脏，并可持续 168 h 以上。MALDI-MSI 成像结果显示，阳离子脂材的分布与 siRNA 的放射性分布一致，提示 siRNA 应该和脂材一起循环并以纳米粒子复合物的形式分布于组织中[6]。递送系统通过改变游离 siRNA 的组织分布特征，实现靶向性并有效延长 siRNA 药物的体内滞留时间。

普遍认为，脂质纳米粒递送系统多具有被动的肝脏靶向作用，而 GalNac-siRNA 偶联递送系统则通过去唾液酸糖蛋白受体的配体 GalNac 实现主动肝脏靶向作用。调整递送系统中各组分的结构、比例或粒子大小，以及对寡核苷酸结构进行修饰，都可能使 siRNA 药物的组织分布和基因沉默效果产生显著变化。以 Onpattro 为例，可离子化脂材最优的 pK_a 值在 6.4 左右，偏差仅 0.5 个单位的 pK_a 可能导致药效降低至 1%。为使 Onpattro 迅速分布到肝脏靶组织，科学家研发出了 C14 烷基链 PEG 化脂材，这类短链 PEG 化脂材与传统 PEG 化脂材相比，可以在体内更快地从脂质体表面解离，使得没有 PEG 包裹的脂质体迅速吸附内源性的载脂蛋白 E，触发肝细胞表面的载脂蛋白 E 受体，将脂质体内吞入肝细胞。GalNac-siRNA 递送系统中，三价或四价配体比单价或二价表现出更高的去唾液酸糖蛋白受体亲和力，因此，递送系统中选择三价 GalNAc 与 siRNA 组成偶联物。通过 Advanced ESC 技术对 siRNA 进行结构修饰后，GalNac-siRNA 偶联物在肝脏中的暴露量显著提高[7]。对各组分结构和比例的精细化研究是寡核苷酸类药物获得靶向分布和最优药效的关键。

5.3.3 寡核苷酸药物递送系统的研发展望

目前，已上市或进入临床研究阶段的 siRNA 药物的适应证，多集中在肝脏或肝脏相关的疾病领域，这与肝脏靶向递送系统的成功研发密不可分。拓展适应证领域，有效地靶向其他组织器官是现阶段寡核苷酸药物研发企业关注的重点。

有研究表明，siRNA 通过偶联不同脂质（饱和脂肪酸、不饱和脂肪酸、胆固醇、维生素等）可以实现在心脏、肺脏、脂肪、肌肉等不同组织中的分布和释放。Arrowhead 公司的 TRiM™（targeted RNAi molecule）平台 [8] 或将有望引领这一扩展，覆盖多个组织，包括肝脏、肺和肿瘤等。该平台利用配体介导的传递，实现组织特异性靶向。TRiM™ 平台包含一个高效的 RNA 触发器，可以为每个候选药物优化具有高亲和力的靶向配体、增强药代动力学性质的结构，以及特异性的核酸序列，以实现靶向给药，并保持最佳药理活性和安全性。另一家以穿膜环肽（cyclic cell-penetrating peptide）为核心技术的初创企业也值得我们关注，Entrada Therapeutics 公司的内体逃逸载体（endosomal escape vehicle，EEV）平台 [9] 旨在开发细胞内疗法。EEV™ 技术平台通过化学修饰与寡核苷酸、抗体等各类药物连接并将其运送到靶标细胞的细胞质中。临床前研究显示，超过 90% 的 EEV 结合物可以被机体组织吸收，进入细胞内的 EEV 结合物能有效且快速地从早期内吞体逃逸。科学家们观察到约 50% 的 EEV 结合物可到达细胞内靶标，这与当前许多生物制剂中不到 2% 的逃逸率相比有着显著的改善。siRNA 通过多肽纳米颗粒递送，借助病毒载体，或在递送系统上连接抗体片段，以达到靶向肿瘤和不同疾病组织也是目前的研发热点。

在递送系统的研发过程中，通过药代动力学研究并结合药效动力学验证，量化递送系统中各组分或结构改变对药物组织分布产生的影响，是打开寡核苷酸药物“智能”化递送这扇大门的钥匙，即实现通过调节递送系统中各组分结构或比例，以靶向不同疾病组织，治疗多种适应证 [10，11]。

各类核酸药物的研发不乏共通之处，近年来，siRNA 药物的递送系统也得到 miRNA、ASO 药物、mRNA 等核酸药物研发公司的关注。通过与递送系统偶联，ASO 药物的药效可以显著提升；目前已有多款 GalNac-ASO 偶联药物进入临床研究阶段。脂质纳米粒递送系统也被 Pfizer 和 Moderna 公司成功用于治疗新型冠状病毒（以下简称新冠病毒）感染的 mRNA 疫苗 [12]。

（李想，刘欢，全晶）

参考文献

[1] WANG J, LU Z, WIENTJES M G, et al. Delivery of siRNA therapeutics barriers and carriers. AAPS J, 2010, 12(4): 492−503.

[2] AKINC A, MAIER M A, MANOHARAN M, et al. The onpattro story and the clinical translation of nanomedicines containing nucleic acid-based drugs. Nat Nanotechnol, 2019, 14(12): 1084−1087.

[3] SPRINGER A D, DOWDY S F. GalNAc-siRNA conjugates: leading the way for delivery of RNAi therapeutics. Nucleic Acid Ther, 2018, 28(3): 109−118.

[4] KULKARNI J A, WITZIGMANN D, THOMSON S B, et al. The current landscape of nucleic acid therapeutics. Nat Nanotechnol, 2021, 16(6): 630−643.

[5] ZIMMERMANN T S, KARSTEN V, CHAN A, et al. Clinical proof of concept for a novel hepatocyte-targeting GalNAc-siRNA conjugate. Mol Ther, 2017, 25(1): 71−78.
[6] PARK J, PARK J, PEI Y, et al. Pharmacokinetics and biodistribution of recently-developed siRNA nanomedicines. Adv Drug Deliv Rev, 2016, 104: 93−109.
[7] CHRISTOPHER R. BROWN, et al. Mechanistic insights and progress on the GalNAc-siRNA conjugate platform for targeted delivery of RNAi therapeutics to the liver, Alnylam Pharmaceuticals, 2017.
[8] BENIZRI S, GISSOT A, MARTIN A, et al. Bioconjugated oligonucleotides recent developments and therapeutic applications, Bioconjugate Chem, 2019, 30(2): 366−383.
[9] BISCANS A, COLES A, HARASZTI R, et al. Diverse lipid conjugates for functional extra-hepatic siRNA delivery *in vivo*. Nucleic Acids Res, 2019, 47(3): 1082−1096.
[10] MULLIGAN M J, LYKE K E, KITCHIN N, et al. Phase Ⅰ/Ⅱ study of COVID-19 RNA vaccine BNT162b1 in adults. Nature, 2020, 586(7830): 589−593.
[11] ZHENG Q, QIN F, LUO R, et al. mRNA-Loaded Lipid-Like Nanoparticles for Liver Base Editing Via the Optimization of Central Composite Design. Advanced functional materials, 2021(32): 31.
[12] PAUNOVSKA K, LOUGHREY D, DAHLMAN J E. Drug delivery systems for RNA therapeutics. Nat Rev Genet, 2022, 23, 265–280.

5.4 寡核苷酸药物的代谢及其代谢产物分析和鉴定研究

近年来，由于寡核苷酸独特的基因表达调控优势，其研发、生产和商业化得到了快速发展。经全球数据搜索，1998 ～ 2022 年有 16 款寡核苷酸药物获得上市批准，一百多项涉及上百个寡核苷酸的Ⅱ期或Ⅲ期临床试验正在进行中。这些寡核苷酸针对 66 种基因，在涵盖 14 个治疗领域的 102 个不同适应证中获批或试验[1]。和传统小分子药物一样，在药物临床前研究阶段，通常需要进行体外和动物体内的代谢研究，以帮助了解寡核苷酸药物是否有能力达到治疗目标，并提供代谢途径及其产物相关信息。目前，所有已上市的寡核苷酸药物均在申报材料中提交了药物的体内外代谢研究报告，以阐明药物的代谢行为和清除途径。在本节中，我们主要介绍了寡核苷酸药物代谢酶和代谢行为、体内外代谢研究策略及代谢产物分析和鉴定方法，为寡核苷酸新药开发提供参考。

5.4.1 寡核苷酸药物的代谢酶和代谢行为

寡核苷酸药物主要通过核酸外切酶或核酸内切酶代谢降解成小的核酸片段。对于第一代进行硫代磷酸酯骨架修饰的 ASO 药物，在血液中主要是由核酸外切酶从 3' 端进行切割，代谢成小核酸片段，在组织中主要是由核酸外切酶从两端由外向内切割，代谢成小核酸片段。第二代 ASO 药物，通常是在中间位置有硫代磷酸酯，两端为非硫代磷酸酯含 2'-O 修饰的间隔体结构，在组织中会被核酸内切酶从中间切断，进一步由外切酶再逐渐切割成小核酸片段。与 GalNAc 相连的 siRNA 的正义链和反义链代谢各有不同，反义链由外切酶切割代谢成小核酸片段，而正义链首先从连接的 GalNAc 和连接子逐一代谢脱掉，然后才被

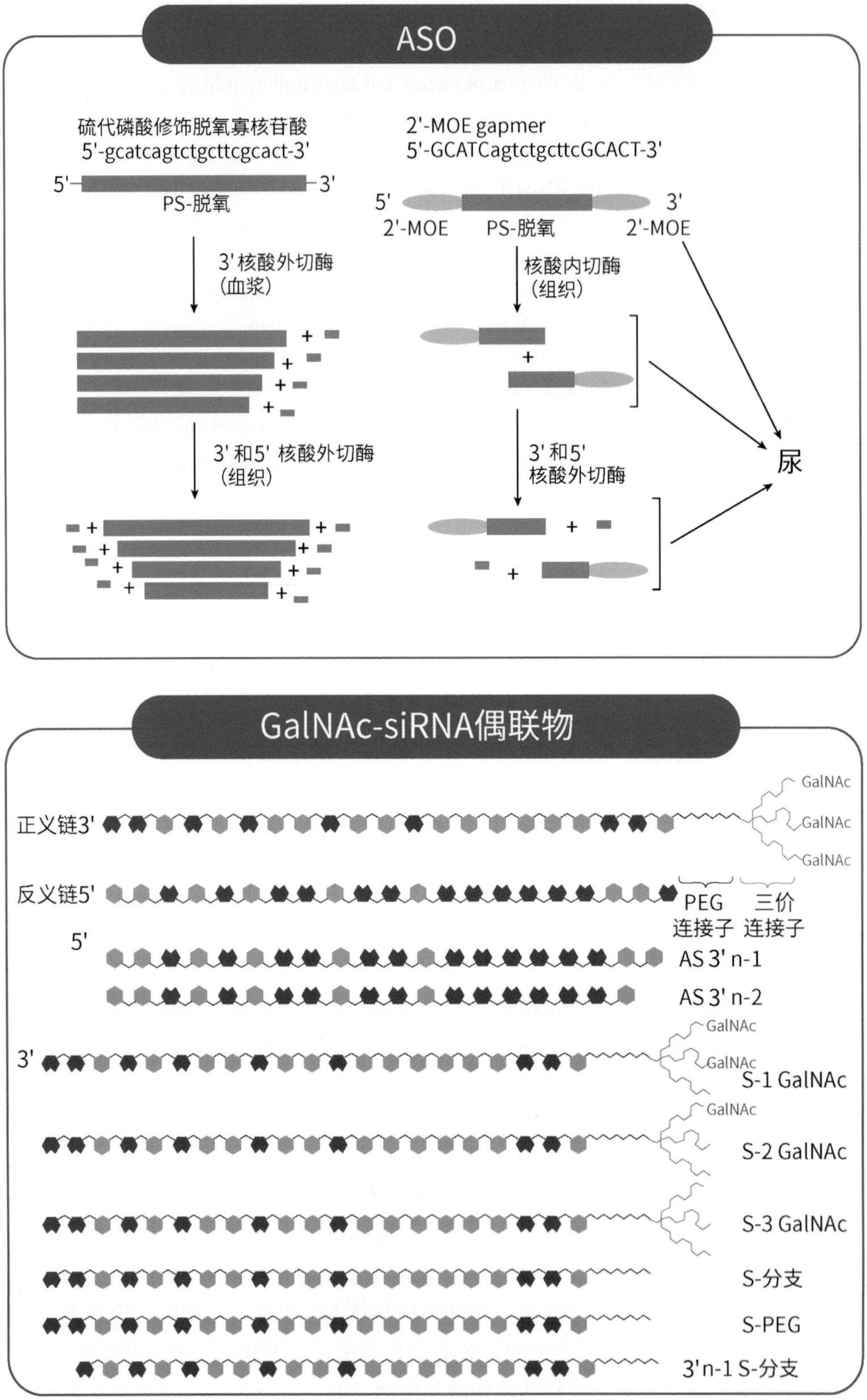

图 5.12　ASO 和 GalNAc-siRNA 代谢途径示意图[2, 3]

外切酶代谢成小的核酸片段（图 5.12）[2]。

5.4.2 寡核苷酸药物的代谢研究策略及方法

纵观 20 多年来已上市及在研阶段寡核苷酸药物的代谢研究，代谢研究实验模型从最早期的仅体内实验靶组织和血、尿等，到近几年的体外细胞、微粒体、S9、血浆或血清孵育等和体内给药后的血、尿、粪及靶组织，可见科学家们仍然在不断探索，寻找更为科学合理且全面的代谢研究方法。经过大量实验研究发现，通过体外血浆或血清中孵育，可获得寡核苷酸在血中水解酶作用下的代谢稳定性情况；通过 S9 中孵育，可获得与体内靶组织相近的寡核苷酸代谢行为；通过使用人体外模型（亚细胞组分，如 S9）进行的代谢物谱分析有助于开发临床体内代谢物的定性 / 定量分析方法[4]。

5.4.3 寡核苷酸药物体外和体内代谢研究策略

不同种属的寡核苷酸体外代谢产物鉴定可以得到各种属间的体外代谢差异，与动物体内代谢数据相比较，可获得体外、体内代谢的相关性推测，从而寻找与人种属代谢行为较接近的动物种属。常用的寡核苷酸体外代谢模型有血浆、S9 和组织匀浆。例如，肝靶向的寡核苷酸用肝 S9 进行代谢稳定性和代谢产物分析鉴定。临床前体内代谢研究主要通过对动物体内的血浆、尿液、粪便、靶向组织（肝或肾等）进行代谢产物分析鉴定和定量生物分析（表 5.2）。

表 5.2 寡核苷酸的体外和体内代谢研究策略

体外 / 体内代谢	实验类型	生物基质	检测物
体外	代谢稳定性	血浆、S9、组织匀浆	寡核苷酸原药
	代谢产物鉴定	血浆、S9、组织肝匀浆	寡核苷酸原药、代谢产物
体内	代谢产物鉴定	血、尿、粪、靶组织	寡核苷酸原药、代谢产物
	PK/ 毒代动力学	血、组织	寡核苷酸原药、高比例代谢产物

药明康德的 DMPK 代谢产物鉴定团队近几年一直在探索研究寡核苷酸类化合物的体外、体内代谢研究方法。在寡核苷酸代谢研究平台建立之初，充分考察了 20 多年以来寡核苷酸药物的研究方法，并通过实验对这些方法进行验证，优化并确认了实验过程中的各项因素。

5.4.4 寡核苷酸代谢产物鉴定研究的分析方法

目前，寡核苷酸生物分析方法主要有 LC-UV、LC-MS/MS、免疫捕获杂交、MSD、ELISA、LC-FLD（荧光检测）和 qRT-PCR 等，其中 LC-UV、LC-MS/MS 和 LC-FLD 均可用于代谢产物的分析，高分辨质谱因其具有较高的分辨率、灵敏度、特异性和质量精确度等特性，可采用全扫描和多种方式的离子扫描对未知代谢产物进行定性或定量分析；高分辨质谱与 LC-UV 联用在寡核苷酸及其代谢产物的分析检测上优势更突出。团队在寡核苷酸代谢研究平台配备了专用的超高效液相色谱 – 紫外 – 高分辨质谱联用（UPLC-UV-HRMS）仪器进行相关分析检测。

参照文献实验条件进行验证，与文献结果[5]对比（表 5.3），在我们高灵敏度的高分

表 5.3 寡核苷酸代谢产物鉴定对比

药明康德 DMPK		文献结果	
Oligo 1	Oligo 3	Oligo 1	Oligo 3
完整链	完整链	–	完整链
3' *n*–1	3' *n*–1	3' *n*–1	3' *n*–1
3' *n*–2	3' *n*–2	3' *n*–2	3' *n*–2
3' *n*–3	3' *n*–3	3' *n*–3	3' *n*–3
3' *n*–4	3' *n*–4	3' *n*–4	3' *n*–4
3' *n*–5	3' *n*–10	3' *n*–5	
3' *n*–6	3' *n*–15	3' *n*–6	
3' *n*–7	5' *n*–1	3' *n*–7	
3' *n*–8	5' *n*–2	3' *n*–8	
3' *n*–9	5' *n*–3	3' *n*–9	
3' *n*–10			
3' *n*–11			
3' *n*–12			
3' *n*–13			

辨质谱和精良的分析技术条件下，除了检测并鉴定出文献报道的主要代谢产物外，还鉴定出更多的低含量代谢产物。

（1）寡核苷酸分析难点及解决方案

1）样品前处理：常规样品处理方法主要有蛋白质沉淀、液 – 液萃取和固相萃取。寡核苷酸药物因其结构特点，经化学修饰后有较高的蛋白结合率。蛋白质沉淀方法虽然操作简单，但回收率较低，且有明显的内源性基质干扰，因此不推荐使用这种方法；一般采用液 – 液萃取、固相萃取或液 – 液萃取和固相萃取联合来获得较高回收率，降低基质干扰影响。

A. 液 – 液萃取方法：常用苯酚 – 氯仿 – 异戊醇作为萃取剂，去除蛋白质、磷脂等有机物。根据化合物性质，调节 pH，如加入氨水等，以提高寡核苷酸在水相中的溶解性。

B. 固相萃取方法：生物基质中提取寡核苷酸药物使用最广泛的方法。将样品加载到被充分活化之后的固相萃取柱或板后，用淋洗液将蛋白质等干扰物质洗脱，随后用洗脱液将寡核苷酸相关组分洗脱下来，后者用于 LC-MS/MS 分析（图 5.13）[6]。

另外，寡核苷酸在聚丙烯管 / 板和玻璃容器中均存在非特异性吸附，因此样品处理过程中应选择合适的耗材，如低吸附的枪头、离心管和样品板等，减少因耗材吸附导致实验结果不准确。

2）LC-MS/MS 分析：寡核苷酸属于强极性化合物，常规反相色谱方法很难获得保留和较好的峰形，通常使用离子对反相色谱、亲水作用色谱和离子交换色谱。其中离子对反相色谱是最常用的方法，主要使用三乙胺、*N*，*N*- 二异丙基乙胺、乙酸三乙胺等胺类和六氟异丙醇组成离子对试剂。

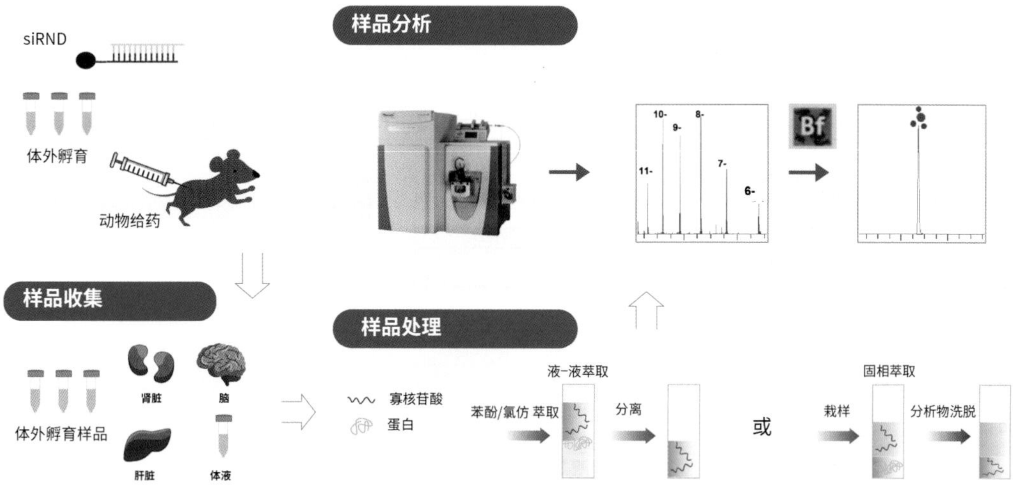

图 5.13　寡核苷酸生物分析或代谢产物分析鉴定实验操作流程示意图 [6]

（2）LC-MS/MS 数据分析及代谢产物鉴定：通过高分辨质谱全扫描和二级扫描（full MS/dd-MS^2）后，可以获得寡核苷酸及其代谢产物和其他杂质的相关信息。寡核苷酸的代谢产物分析鉴定、化学修饰位点及序列确认等研究都需要专业的软件进行辅助识别、分析，如 BioPharma Finder 和 ProMass。以下案例（图 5.14，图 5.15）是使用 BioPharma Finder 对 ASO 药物及其代谢产物 3′ *n*-1 的高分辨质谱数据进行分析后，所获得的结构鉴定结果。

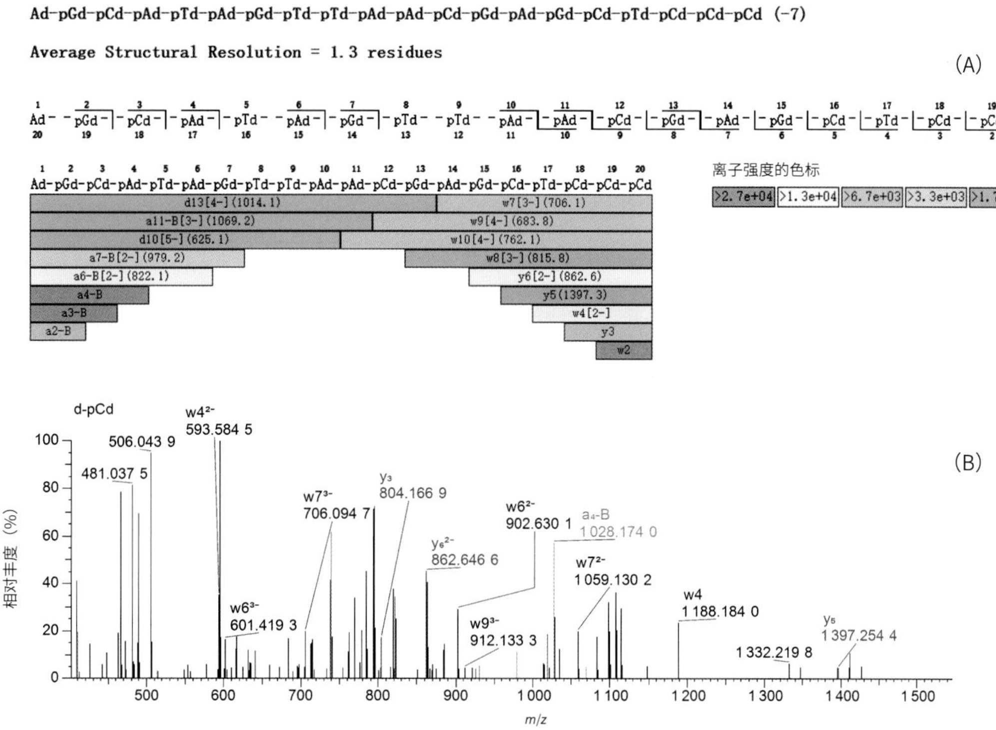

图 5.14　ASO 原药的结构碎片归属（A）及其 MS^2 图谱（B）

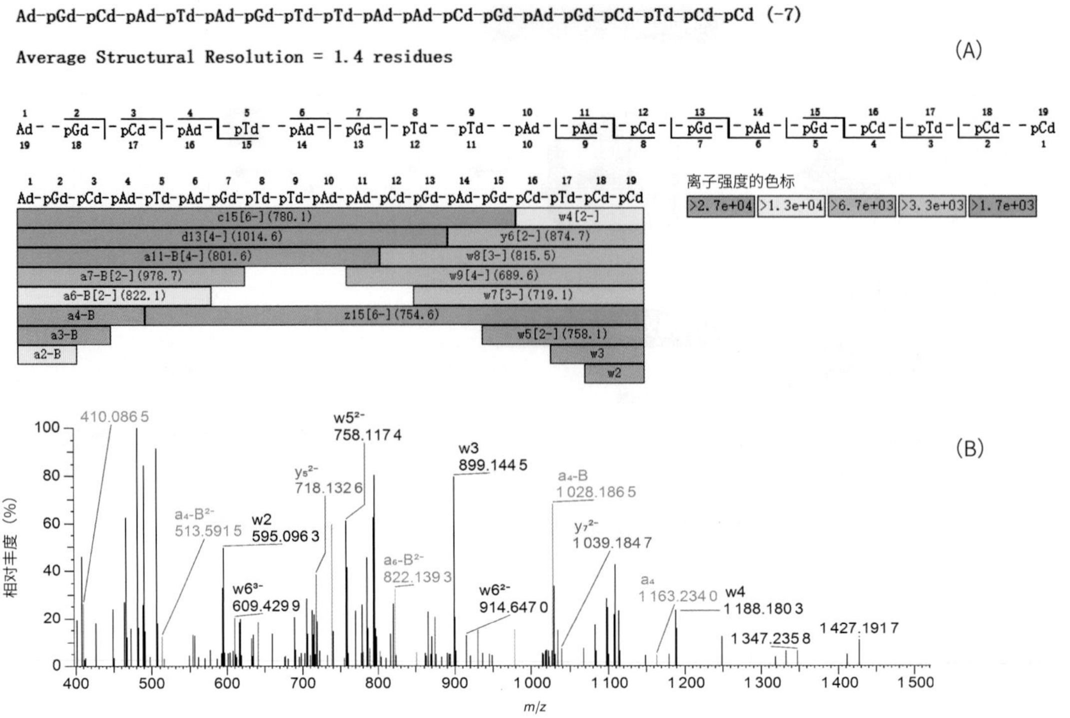

图 5.15　ASO 代谢产物 3'n-1 的结构碎片归属（A）及其 MS^2 图谱（B）

接下来我们看一个寡核苷酸在体外、体内的代谢产物分析及鉴定研究实例：

利用 UPLC-UV-HRMS 进行寡核苷酸 Oligo A 在体外的肝 S9 孵育 48 h 和在食蟹猴连续给药 4 周后肝脏样品中代谢产物的分析和鉴定。结果显示，体外肝 S9 和体内肝脏样品的主要代谢产物有较好的匹配度（图 5.16，表 5.4）。可以通过其在体外肝 S9 代谢产物鉴定结果推测其在体内代谢情况，并在此基础上开发适合体内代谢研究的分析方法。图 5.17 展示了 Oligo A 在体外肝 S9 孵育 48 h 和连续给药 4 周后食蟹猴肝脏中的代谢途径。

表 5.4　寡核苷酸 Oligo A 体外和体内代谢产物鉴定结果

编号	名称	体外肝 S9					体内肝脏
		小鼠	大鼠	犬	猴	人	猴
M1	SS_3' n-1	ND	ND	★	ND	ND	ND
M2	SS-(3GalNAc_连接子)	ND	ND	ND	★	★	★
M3	SS-GalNAc & 5' *n*-1)	ND	ND	★	★	★	ND
SS	SS	★	★	★	★	★	★
M4	SS-GalNAc	★	★	★	★	★	ND
M5	SS-2GalNAc	★	★	★	ND	★	ND
M6	SS-3GalNAc	★	★	★	★	★	★
M7	AS_3' n-2	ND	ND	ND	ND	ND	★
M8	AS_3' n-1	★	★	★	★	★	★
AS	AS	★	★	★	★	★	★

★，检测到；ND，未检测到。

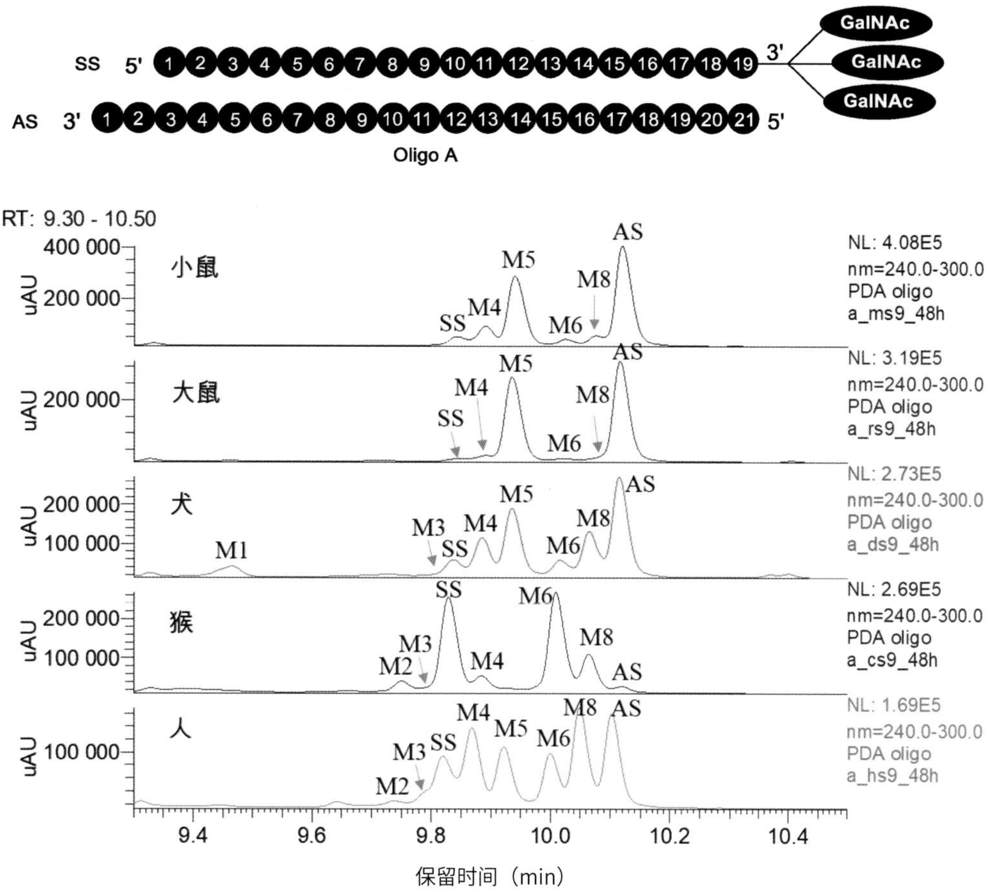

图 5.16　Oligo A 在体外肝 S9 孵育 48 h 后的 LC-UV 代谢物谱

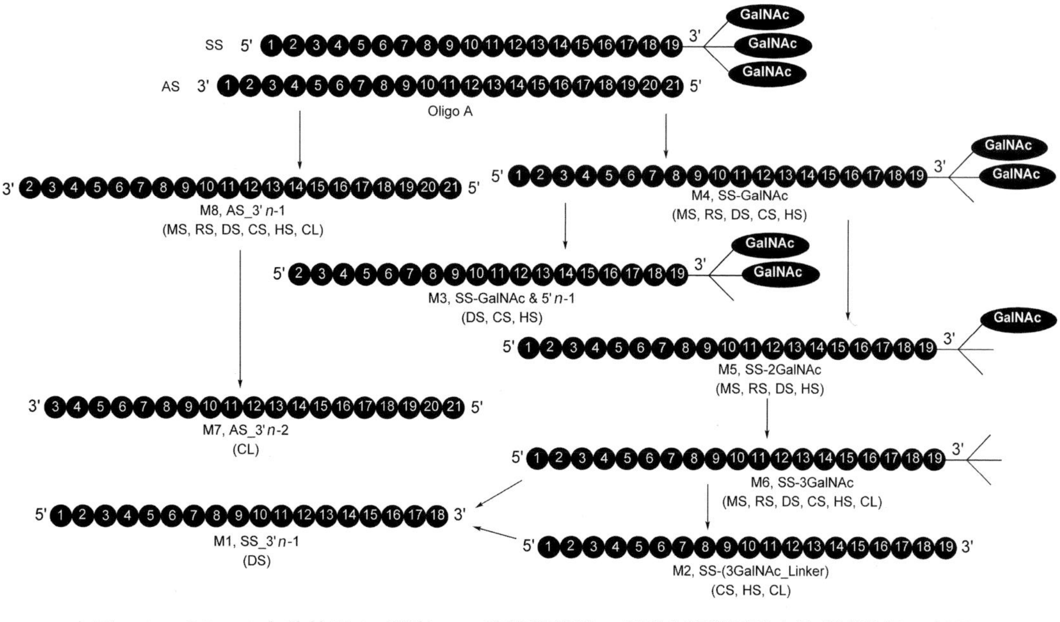

图 5.17　Oligo A 在体外肝 S9 孵育 48 h 和连续给药 4 周后食蟹猴肝脏中的代谢途径示意图

MS，小鼠肝 S9；RS，大鼠肝 S9；DS，犬肝 S9；CS，猴肝 S9；HS，人肝 S9；CL，猴肝脏

依托高分辨质谱技术及相关专业软件的支持，我们建立了体外血浆、肝 S9、肝匀浆和动物体内血浆、尿液、粪便、肝和肾等多种生物组织中寡核苷酸（ASO 药物和 siRNA）的代谢研究和代谢产物鉴定平台。该平台已经为全球多家生物医药公司在寡核苷酸药物研发上提供助力，完成了多个临床前筛选项目及满足申报要求的临床研究申报项目。

代谢产物鉴定团队不仅可以进行寡核苷酸的代谢产物分析鉴定，还可以开展化学结构序列表征分析，进行寡核苷酸化学结构序列确认（图 5.18），可根据实验结果帮助排除错配结构。

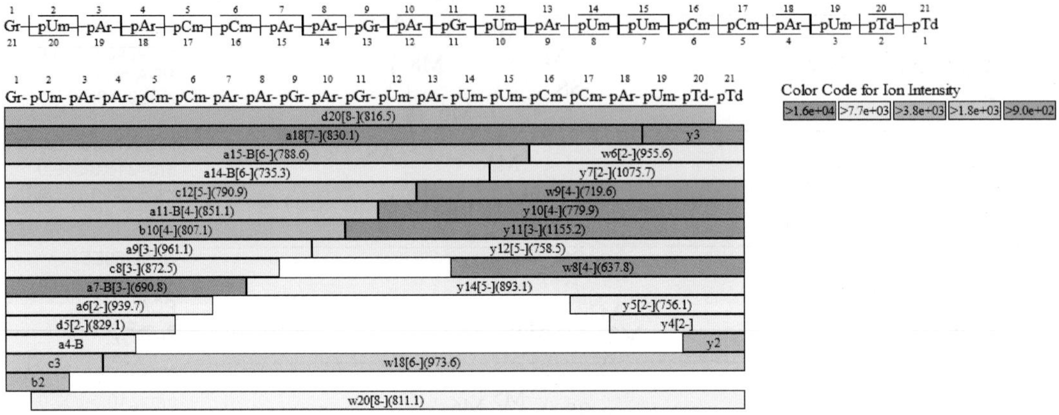

图 5.18　寡核苷酸化学结构序列覆盖分析图谱

结语

代谢产物分析鉴定对寡核苷酸药代动力学、毒代动力学和毒理研究及药物临床安全性研究至关重要。以 UPLC-UV-HRMS 技术为核心的寡核苷酸代谢及代谢产物分析鉴定研究平台具有准确、信息丰富的特征，可以帮助更好地评估药物，快速推进药物研发进程。

（覃耿垚，曹卫群）

参考文献

[1] MOUMNÉ L, MARIE A C, CROUVEZIER N. Oligonucleotide therapeutics: from discovery and development to patentability. Pharmaceutics, 2022, 14(2): 260.

[2] BASIRI B, XIE F, WU B, et al. Introducing an *in vitro* liver stability assay capable of predicting the *in vivo* pharmacodynamic efficacy of siRNAs for IVIVC. Mol Ther Nucleic Acids, 2020, 21: 725–736.

[3] KIM J, EL ZAHAR NM, BARTLETT M G. *In vitro* metabolism of 2'-ribose unmodified and modified phosphorothioate oligonucleotide therapeutics using liquid chromatography mass spectrometry. Biomed Chromatogr, 2020; 34(7): e4839.

[4] KILANOWSKA A, STUDZIŃSKA S. *In vivo* and *in vitro* studies of antisense oligonucleotides — a review. RSC Adv, 2020, 10(57): 34501−34516.

[5] KIM J, EL ZAHAR N M, BARTLETT M G. *In vitro* metabolism of 2'-ribose unmodified and modified phosphorothioate oligonucleotide therapeutics using liquid chromatography mass spectrometry. Biomed Chromatogr, 2020, 34(7): e4839.

[6] NUCKOWSKI Ł, KACZMARKIEWICZ A, STUDZIŃSKA S. Review on sample preparation methods for oligonucleotides analysis by liquid chromatography. J Chromatogr B Analyt Technol Biomed Life Sci, 2018, 1090: 90−100.

5.5 FDA 批准的反义寡核苷酸药物的吸收、分布、代谢和排泄特征

近日，美国康涅狄格大学的研究人员在药物代谢领域的著名期刊 *Drug Metabolism and Disposition* 上发表了题为“Absorption，Distribution，Metabolism，and Excretion of FDA approved Antisense Oligonucleotide Drugs”的综述[1]。他们选择了已被 FDA 批准的 10 种反义寡核苷酸药物：Fomivirsen、Pegaptanib、Mipomersen、Nusinersen、Inotersen、Defibrotide、Eteplirsen、Golodirsen、Viltolarsen 和 Casimersen，通过集合分析，总结了 ASO 药物的主要 ADME 特征，也提出了当前的知识缺口与未来的研究展望。本节我们将为读者解读其中的部分精彩内容及分享一些我们的看法。

5.5.1 反义寡核苷酸药物背景介绍

ADME 是决定药代动力学参数的关键生物学过程，这些过程能直接影响药物的疗效和不良反应。化学结构、剂型、给药部位和给药途径是影响 ADME 特征，进而影响疗效和不良反应的主要决定因素。近年来，ASO 药物的开发步伐明显加快。ASO 药物是合成的单链反义寡核苷酸，对于某些疾病的治疗具有巨大的潜力。它们具有完全独特的 ADME 特征，且与小分子化学药物存在实质性差异，了解它们的 ADME 特征对于开发疗效和安全性更优的 ASO 新药至关重要。

ASO 药物的开发最早可追溯到 1978 年，人们首次发现一种寡核苷酸能够抑制 Rous 肉瘤病毒 RNA 的翻译。经过行业近 20 年的努力，FDA 于 1998 年批准了第一款 ASO 药物福米韦生（Fomivirsen），用于治疗巨细胞病毒性视网膜炎（图 5.19）。经过多年的发展低谷，自 2013 年起 FDA 接连批准了 8 款 ASO 药物。近几年，ASO 药物发现和开发平台得到了进一步完善，目前已有超过 100 种 ASO 药物入组各期临床试验。

根据作用机制，这 10 种药物可分为 5 组。

（1）诱导核糖核酸酶 H 介导的 mRNA 降解，如 Fomivirsen、Mipomersen 和 Inotersen。

（2）诱导外显子跳跃，如 Eteplirsen、Golodirsen、Viltolarsen 和 Casimersen。

（3）诺西那生钠（Nusinersen）起外显子修复的作用。

（4）Pegaptanib 是一种核酸适配体，可与血管内皮生长因子受体发挥相互作用。

（5）Defibrotide 是各种单链寡核苷酸颗粒的多分散混合物，它靶向多个靶点，通过拮抗机制治疗肝静脉闭塞症。

根据给药途径，它们可分为 4 组（表 5.5）。

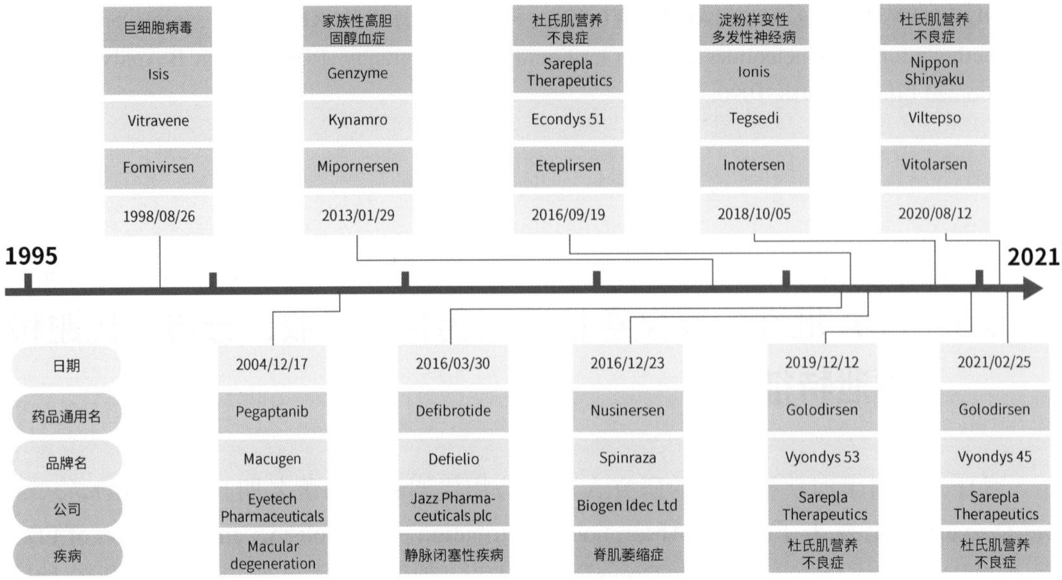

图 5.19 FDA 批准的 10 种 ASO 药物 [1]

表 5.5 ASO 药物的给药途径和剂型 [1]

给药途径	ASO 药物	剂型	给药
（A）玻璃体内注射	Fomivirsen	0.33 mg 药物溶于 50 μL 溶液	负荷剂量：每隔 1 周给药两次 维持剂量：每 4 周 1 次
	Pegaptanib	0.30 mg 药物溶于 90 μL 溶液	给药：每 6 周 1 次
（B）鞘内注射	Nusinersen	12 mg 药物溶于 5 mL 溶液	负荷剂量：前 3 次给药间隔 14 天，第 4 次给药是在第 3 次给药后 30 天给药 维持剂量：每 4 个月给药 1 次
（C）皮下注射	Mipomersen	200 mg 药物溶于 1 mL 溶液	给药：每周 1 次
	Inotersen	284 mg 药物溶于 1 mL 溶液	给药：每周 1 次
（D）静脉输液	Defibrotide	6.25 mg/kg	给药：每 6 h 输液 2 h，共 21 天
	Eteplirsen	30 mg/kg	给药：35 ~ 60 min 输液，每周 1 次
	Golodirsen	30 mg/kg	给药：35 ~ 60 min 输液，每周 1 次
	Casimersen	30 mg/kg	给药：35 ~ 60 min 输液，每周 1 次
	Viltolarsen	80 mg/kg	给药：60 min 输液，每周 1 次

（1）玻璃体内注射，如 Fomivirsen 和 Pegaptanib，分别用于治疗眼部巨细胞病毒性视网膜炎和眼后部新生血管性黄斑变性。

（2）鞘内注射，如 Nusinersen，用于治疗脊髓性肌萎缩。

（3）皮下注射，如 Mipomersen 和 Inotersen，分别用于治疗家族性高胆固醇血症和淀粉样变性多发性神经病，每周给药 1 次。

（4）静脉输液，如 Defibrotide、Eteplirsen、Golodirsen、Viltolarsen 和 Casimersen。其中，Defibrotide 用于治疗肝小静脉闭塞病，每 6 h 静脉输液 2 h。其余 4 款药均被用于治疗进行性假肥大性肌营养不良，每周输液 1 次。

小分子药物与 ASO 药物的 ADME 差异原因：小分子药物的 ADME 由Ⅰ相和Ⅱ相药物代谢酶、摄取和外排转运蛋白、转录因子和核受体所介导，而 ASO 药物的 ADME 由完全不同的途径决定：ASO 药物进入靶细胞主要是通过内吞进入初级内体，然后通过亚细胞载体在胞内进行移动。ASO 药物的代谢主要由核酸外切酶和内切酶催化，产生链缩短的寡核苷酸，然后通过膜渗漏、囊泡或外泌体释放至尿路排出。这些特征决定了 ASO 药物在循环系统中的半衰期和给药频率。

5.5.2 FDA 批准的 ASO 药物的 ADME 特征

（1）吸收：这些 ASO 药物具有多种吸收模式，与治疗的疾病、给药方式等相关（表 5.6）。

Fomivirsen 和 Pegaptanib 用于治疗眼部疾病，药物在眼内局部注射给药。在兔体内，Fomivirsen 注射数小时内可在视网膜中检测到，3 ～ 5 天后浓度仍在增加。玻璃体内给药剂量较低，且在眼内分布缓慢，因此药物的全身暴露量很少。同样，Pegaptanib 在兔眼中的浓度最高，从眼部缓慢吸收后进入体循环，最后经肾脏排泄。Nusinersen 是通过鞘内注射的，可以绕过血脑屏障到达中枢神经系统。与脑脊液浓度相比，血药浓度较低。其余几款 ASO 药物主要经全身吸收，影响到体内一系列的器官。

表 5.6 ASO 药物的吸收 [1]

药物	给药部位和途径	局部 / 系统性吸收	是否穿过血脑屏障	药物浓度最高的组织	血浆浓度达峰时间（h）
Fomivirsen	玻璃体内注射	局部（眼）	否	视网膜、虹膜、全身暴露量少（低于定量下限）	非常低
Pegaptanib	玻璃体内注射	局部（眼）	否	玻璃体、视网膜、房水、肾脏	缓慢吸收进入全身循环
Nusinersen	鞘内注射	系统性（中枢神经系统）	是	中枢神经系统、血浆、外周组织（骨骼肌、肝脏、肾脏）和脂肪、骨、骨髓和脾脏	1.7 ～ 6
Mipomersen	皮下注射	系统性	否	肝脏、肾脏、骨髓、脂肪组织、淋巴结	3 ～ 4
Inotersen	皮下注射	系统性	否	肝脏、肾脏等组织	2 ～ 4
Defibrotide	静脉输液	系统性	否	肝脏血管扁平上皮细胞	2
Eteplirsen	静脉输液	系统性	否	肾脏、骨骼肌	1 ～ 2
Golodirsen	静脉输液	系统性	否	肾脏、除中枢神经系统外的所有组织	1
Viltolarsen	静脉输液	系统性	否	肾脏、骨骼肌	1
Casimersen	静脉输液	系统性	否	肾脏、骨骼肌	1

点评：与小分子药物主要经口服给药后吸收不同，ASO 药物多数需要皮下注射或静脉注射给药，且静脉注射给药后主要分布在肝、肾等组织，其他组织的摄取相对较少。将 ASO 药物有效递送到特定的组织器官是未来研发需要解决的一大挑战。目前有多种在研技术，如将 ASO 药物与脂肪酸、多肽或 GalNAc、细胞穿膜肽等进行偶联，其中部分已得到临床验证[2]。

（2）分布：血浆蛋白结合会影响药物在体内的分布。这 10 款 ASO 药物的血浆蛋白结合率（plasma protein binding rate）和生物分布都有较大的差异（表 5.7）。Inotersen、Nusinersen、Defibrotide 和 Mipomersen 具有较高的血浆蛋白结合率（≥ 90%），而 Viltolarsen、Golodirsen、Casimersen、Eteplirsen 的血浆蛋白结合率较低（< 40%）。Fomivirsen 在兔和猴的玻璃体样品中结合率较低（< 40%）。药物在体内的稳态分布容积代表它在体内的分布范围，对它们的稳态分布容积进行比较，从大到小排序为 Golodirsen > Eteplirsen > Casimersen、Viltolarsen、Inotersen 和 Nusinersen。对于浓度 – 时间曲线下面积（area under the concentration-time curve，*AUC*），值得注意的是，在肾损害和终末期肾病患者中，Defibrotide 的 *AUC* 值增加了 50% ～ 60%。肾损害患者接受给药后，峰浓度也高出 35% ～ 37%。

点评：硫代磷酸酯修饰的 ASO 药物（Fomivirsen、Mipomersen、Nusinersen、Inotersen），因骨架带负电荷，会与血浆中的蛋白，尤其是白蛋白高度结合。Fomivirsen 申报资料中未报道血浆中的血浆蛋白结合率，我们实验室内部测试结果显示，1 μmol/L 浓度下它在小

表 5.7　ASO 药物的生物分布 [1]

药物	生物分布			
	蛋白结合率	生物利用度	*AUC*	稳态分布容积
Fomivirsen	血浆：< 40%（兔和猴的玻璃体样本）	无具体信息	无具体信息	无具体信息
Pegaptanib	未获得具体信息	无具体信息	25 μg/(h·mL)（3 mg，单眼剂量）	无具体信息
Nusinersen	脑脊液：< 25% 血浆：> 94%	100%（鞘内给药）	无具体信息	脑脊液：0.4 L 血浆：29 L
Mipomersen	血浆：≥ 90% 临床治疗浓度（1 ~ 8 μg/mL）	54% ~ 78%	无具体信息	无具体信息
Inotersen	血浆：> 94%（与剂量无关）	无具体信息	90 μg/(h·mL)	293 L
Defibrotide	血浆：平均值 93%	100%（静脉注射）	26.9 ~ 48.1 g/(h·mL)	8.1 ~ 9.1 L
Eteplirsen	血浆：6% ~ 17%	100%（静脉注射）	无具体信息	600 mL/kg
Golodirsen	血浆：33% ~ 39%（与剂量无关）	100%（静脉注射）	34% ~ 44%*	668 mL/kg（给药剂量为 30 mg/kg）
Viltolarsen	血浆：< 40%	100%（静脉注射）	16% ~ 27%*	300 mL/kg
Casimersen	血浆：8% ~ 32%	100%（静脉注射）	16% ~ 34%*	367 mL/kg

* 受试者间变异性。

鼠、大鼠、猴和人血浆中的血浆蛋白结合率都为高结合（> 99%）。结构经吗啉环修饰的ASO药物（Viltolarsen、Golodirsen、Casimersen、Eteplirsen），骨架是中性的，血浆蛋白结合率都较低。几种经吗啉环修饰的ASO药物有共同的特点，稳态分布容积都比较高，说明它们在周围组织如肌肉中有较高的分布。

（3）代谢：这10款ASO药物在血液和靶细胞中均有代谢，但它们不被肝脏或体外肝微粒体代谢，因此大多数与常规联合用药（易发生氧化代谢）无相互作用（Inotersen、Golodirsen、Viltolarsen、Casimersen、Nusinersen和Eteplirsen），与其他转运蛋白发生作用的可能性也很小（Golodirsen、Viltolarsen和Casimersen）。ASO药物主要被血液和靶器官中的核酸内切酶和核酸外切酶降解代谢，大多首先被核酸内切酶代谢，将寡核苷酸裂解成片段，然后在3'末端和5'末端进行核酸外切酶水解。为了更好地抵抗核酸酶降解，这些药物都进行了化学修饰。Fomivirsen骨架中具有硫代磷酸酯键，属于第一代寡核苷酸。Mipomersen和Inotersen含有2'-*O*-甲氧基乙基核糖修饰，被视为第二代ASO药物，对核酸酶有更好的耐受性。尚未发现它们的代谢产物有药理学活性，或对细胞产生安全性问题。

点评：ASO药物分子量高，亲水性强，因此不被CYP450酶代谢是在意料之中的。另外，ASO药物主要经内吞过程进入细胞，并包裹在内体中，胞内游离的ASO药物与内质网上的CYP450酶发生接触的可能性也比较小[3，4]。

（4）排泄：这些ASO药物主要通过泌尿系统排泄。Fomivirsen、Eteplirsen、Golodirsen、Viltolarsen、Casimersen主要以原型药物形式经肾脏排泄；Nusinersen、Inotersen和Mipomersen主要以代谢物形式经肾脏排泄。这些ASO药物在体内的半衰期也表现不同。有的半衰期比较长，如Fomivirsen在人体的半衰期约为55 h，在猴体内的半衰期约为78 h。Nusinersen在脑脊液中的半衰期为135～177天，血浆中为63～87天。Inotersen以284 mg/1.5 mL的剂量持续给药1周，机体总清除率和半衰期分别为3.18 L/h和32.3天。Mipomersen的半衰期为1～2个月。以10倍临床剂量经玻璃体注射后，Pegaptanib在人体的半衰期约为10天。Viltolarsen、Eteplirsen、Golodirsen、Casimersen的半衰期为2.5～3.5 h，Defibrotide的半衰期也为数小时，这5种半衰期较短的ASO药物都需要以静脉输液的方式给药。

点评：血浆蛋白结合率较高的ASO药物，能有效减少肾小球滤过，降低肾清除率，因此表现出较长的血浆半衰期。根据Mipomersen的申报资料，和人体相比，Mipomersen在小鼠中的半衰期较短，清除率较高，可能与小鼠中相对较低的血浆蛋白结合率有关[5，6]。经过吗啉环结构改造后的ASO药物对核酸酶的稳定性非常好，如Eteplirsen和Viltolarsen，在体外与血浆或肝亚细胞组分孵育后不产生任何代谢物，所以主要以原型排泄。

5.5.3 当前的知识缺口与展望

根据这10款ASO药物的申报资料，以及相关领域的研究资料，认为ASO药物在细胞摄取、亚细胞转运和分布、细胞外排方面仍存在知识缺口。

（1）细胞摄取：目前普遍认为，存在两种相互竞争的摄取途径：将药物带入其靶标的“生产性途径”和将药物带入可饱和池的“非生产性途径”。但药物进入这两种途径的比例和其他关键决定因素是未知的。

（2）亚细胞转运和分布：小分子药物通过转运蛋白摄取或跨膜扩散，快速到达不同的亚细胞区域。而 ASO 药物通过内吞摄取进入细胞后，通常是被包裹在内体中的，然后运送至相应的靶标。核内体释放和胞内转运是 ASO 药物发挥药效的关键因素，未来需要进一步明确相应的机制。另外，还须了解胞内哪些位置与 ASO 药物的细胞损伤有关，以及如何避免引起蓄积。

（3）细胞外排：ASO 药物被核酸酶分解后，剩余母体和链缩短的产物从细胞排出的机制是未知的。这可能影响 ASO 药物的血浆和靶标浓度。

点评：ASO 药物属于一类新型分子实体，不仅人们的科学认知尚存在一些缺口，从新药注册申报的角度，也存在一些监管指南空缺。当下基于小分子研发和申报的策略，是否完全符合 ASO 药物？行业内是否应该更多地实施基于科学的决策？

5.5.4 结语

ASO 药物已经发展了 20 多年，但这个领域仍有许多亟待解决的问题和创新的空间，本节从 DMPK 的角度为读者带来一些见解。期待行业对 ASO 药物的研究更加全面，更多的 ASO 药物被开发。

（王洁，王翔凌，陈根富）

参考文献

[1] MIGLIORATI J M, LIU S, LIU A, et al. Absorption, distribution, metabolism, and excretion of US Food and Drug Administration−approved antisense oligonucleotide drugs. Drug Metab Dispos, 2022, 50(6): 888−897.

[2] ZANARDI T A, KORBMACHER B, BOONE L, et al. Safety, pharmacokinetic, and pharmacodynamic evaluation of a 2'-(2-methoxyethyl)-D-ribose antisense oligonucleotide-triantenarry N-acetyl-galactosamine conjugate that targets the human transmembrane protease serine 6. J Pharmacol Exp Ther, 2021, 377(1): 51−63.

[3] ANDERSSON S, ANTONSSON M, ELEBRING M, et al. Drug metabolism and pharmacokinetic strategies for oligonucleotide-and mRNA-based drug development. Drug Discov Today, 2018, 23(10): 1733−1745.

[4] KAZMI F, YERINO P, MCCOY C, et al. An assessment of the *in vitro* inhibition of cytochrome P450 enzymes, UDP-glucuronosyltransferases, and transporters by phosphodiester-or phosphorothioate-linked oligonucleotides. Drug Metab Dispos, 2018, 46(8): 1066–1074.

[5] GEARY R S, BAKER B F, CROOKE S T. Clinical and preclinical pharmacokinetics and pharmacodynamics of mipomersen (Kynamro®): a second generation antisense oligonucleotide inhibitor of apolipoprotein B. Clin Pharmacokinet, 2015, 54(2): 133–146.

[6] YU R Z, KIM T W, HONG A, et al. Cross-species pharmacokinetic comparison from mouse to man of a second-generation antisense oligonucleotide, ISIS 301012, targeting human apolipoprotein B-100. Drug Metab Dispos, 2007, 35(3): 460−468.

5.6 新冠病毒感染驱动下疫苗的发展：mRNA 疫苗的未来已来

新型冠状病毒（以下简称新冠病毒，SARS-CoV-2）自 2019 年底流行至今，已导致全球超十亿人感染。2023 年 1 月，新型冠状病毒导致的疾病被正式命名为新型冠状病毒感染。随着新冠病毒的持续传播，病毒变异株也在不断出现，从 2020 年 10 月在英国暴发的 Alpha 变异株，到 Delta 变异株，以及席卷全球的 Omicron 变异株，这些病毒的变异株导致全球新冠病毒感染疫情反反复复，新冠疫苗作为对抗新冠病毒感染疫情发酵与病株变异的重要武器，再次成为大众关注与讨论的热点。本节将概述新冠病毒感染疫情下疫苗的研发进展和 mRNA 疫苗的相关应用，并通过对相关指导原则的解读，探讨如何开展 mRNA 疫苗的药代动力学研究。

5.6.1 新冠病毒感染疫情下疫苗的研发进展

（1）新冠病毒致病原理：新冠病毒主要通过呼吸道传播，对人体造成最严重的病症就是肺炎。新冠病毒可以通过口、鼻、眼睛等部位的黏膜侵入人体，沿着上呼吸道气管向下呼吸道迁移，最终到达我们的呼吸器官——肺。当新冠病毒到达肺泡后，其 S 蛋白会与Ⅱ型肺泡细胞上的血管紧张素转换酶 2（angiotensin-converting enzyme 2，ACE2）受体结合，使得病毒可以通过胞吞作用进入细胞，释放 RNA，并劫持原细胞的功能实现大量的复制，在完全占领了该细胞后，细胞就会破裂从而释放更多的病毒去感染其附近的其他Ⅱ型肺泡细胞（图 5.20）[1]。在病毒入侵器官一段时间后，机体的特异性免疫被激活，免疫系统在攻击被感染区域的同时，也会杀死健康的肺泡细胞，从而导致气体交换受阻，呼吸功能减弱，严重时也会引起急性呼吸窘迫综合征（acute respiratory distress syndrome，ARDS），甚至死亡。

（2）疫苗的作用原理：疫苗的抗病原理是利用病原菌来刺激免疫系统，使其产生特异性记忆 B 细胞和记忆 T 细胞，当人体遭到此病原体袭击，获得性免疫能够直接利用原有的免疫记忆产生迅速应答，在病原体大规模感染其他细胞前，将病原体和已被感染的细胞杀灭，形象地说就是“剧透”。前面新冠病毒致病原理中提到的 S 蛋白就被作为抗原之一，应用于新冠疫苗的研制。

（3）不同技术路线疫苗的优劣势分析：目前，根据新冠病毒致病机制而设计研发的疫苗类型包括灭活疫苗、重组蛋白亚单位疫苗、腺病毒载体疫苗和 mRNA 疫苗。

1）灭活疫苗是将病原体在特定的培养物中培养，再通过物理或化学的方法将病毒杀死，使其失去复制能力但保留抗原性。灭活疫苗的优点是制备方法简单快速，安全性比较高，它是应对急性疾病传播通常采用的手段。缺点则是免疫途径单一，需要在生物安全防护三级实验室条件下大规模培养病毒，并且有时候会造成抗体依赖增强效应（antibody dependent enhancement，ADE），使病毒感染加重。

2）重组蛋白亚单位疫苗是将病原体基因中用来指导合成“有效抗原成分”的基因片段植入工具细胞的基因组中，利用工具细胞在体外表达所需的抗原成分。这种疫苗在生产过程中不涉及活的病原体，避免了病原体泄漏的风险；此外，工具细胞可以通过工业发酵等技术进行快速大规模量产，因而具有成本和效率上的优势。

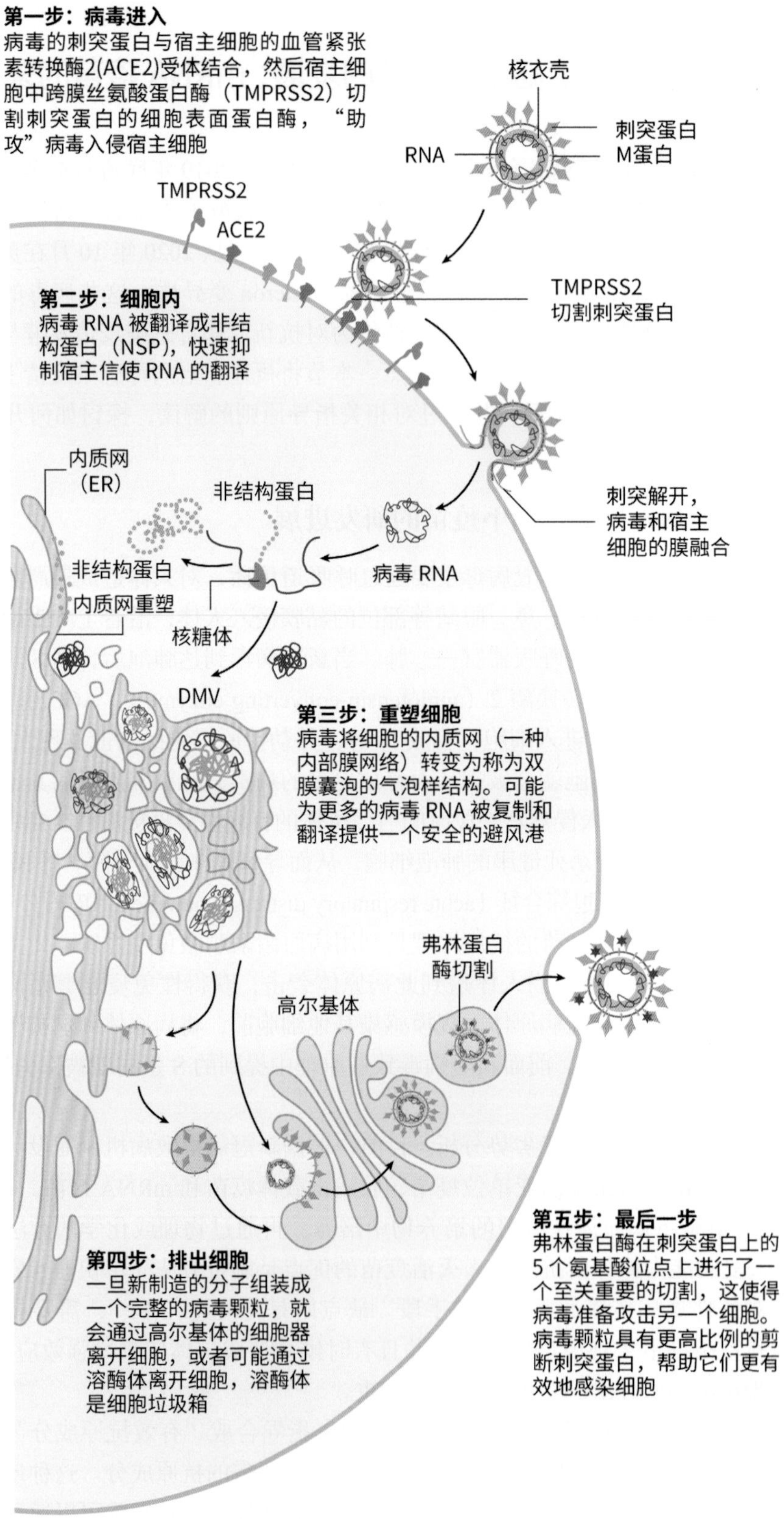
第一步：病毒进入
病毒的刺突蛋白与宿主细胞的血管紧张素转换酶2(ACE2)受体结合，然后宿主细胞中跨膜丝氨酸蛋白酶（TMPRSS2）切割刺突蛋白的细胞表面蛋白酶，“助攻”病毒入侵宿主细胞
核衣壳
刺突蛋白
M蛋白
RNA
TMPRSS2
ACE2
TMPRSS2
切割刺突蛋白
第二步：细胞内
病毒 RNA 被翻译成非结构蛋白（NSP），快速抑制宿主信使 RNA 的翻译
刺突解开，
病毒和宿主
细胞的膜融合
内质网
（ER）
非结构蛋白
非结构蛋白
内质网重塑
病毒 RNA
核糖体
DMV
第三步：重塑细胞
病毒将细胞的内质网（一种内部膜网络）转变为称为双膜囊泡的气泡样结构。可能为更多的病毒 RNA 被复制和翻译提供一个安全的避风港
弗林蛋白
酶切割
高尔基体
第四步：排出细胞
一旦新制造的分子组装成一个完整的病毒颗粒，就会通过高尔基体的细胞器离开细胞，或者可能通过溶酶体离开细胞，溶酶体是细胞垃圾箱
第五步：最后一步
弗林蛋白酶在刺突蛋白上的5个氨基酸位点上进行了一个至关重要的切割，这使得病毒准备攻击另一个细胞。病毒颗粒具有更高比例的剪断刺突蛋白，帮助它们更有效地感染细胞

图 5.20　新冠病毒入胞出胞示意图 [1]

3）腺病毒载体疫苗是将病毒表达特异性抗原的基因重组到有复制缺陷的腺病毒的基因组中，在人体细胞内表达出所需的特异性抗原。这种疫苗引发的不良反应少、制备简单，且易规模生产；但是该类型疫苗以腺病毒作载体，绝大多数人成长过程中曾感染不同类型的腺病毒，体内可能存在能中和腺病毒载体的抗体，从而可能攻击载体导致疫苗效果降低。

4）mRNA 疫苗是将编码病原体特异性抗原的 mRNA 经过一定处理后，直接注入人体内，让其通过人体的蛋白质合成系统生产出所需的抗原。这种疫苗在生产和接种过程不涉及活的病原体，能够有效避免病毒泄漏和感染风险；也可以做到针对性地选取病原体的特异性抗原进行表达，避免病原体其他成分对人体造成不良影响；并且具有“感染”细胞的过程，能引发体液免疫和细胞免疫。但是，这种疫苗技术的应用时间较其他技术路线疫苗更短，需要长时间的验证。

（4）获批上市或紧急授权使用的新冠疫苗：围绕不同技术路径，全球目前有多款疫苗获批上市或紧急授权使用，截至 2022 年底，中国有 13 款新冠疫苗获批附条件上市或获准紧急使用。这些疫苗在临床应用中呈现出不同的保护效果，从已公布的Ⅲ期临床数据来看，几款灭活疫苗和腺病毒载体疫苗的保护效率为 50% ～ 85%，而 Pfizer, Inc./BioNtech 与 Mdoerna 的 mRNA 疫苗保护率均超过 90%[2, 3]，在全球疫情防控中起着重要作用。随着新冠病毒的不断变异，Pfizer, Inc./BioNtech 的 mRNA 疫苗也进行了对变异株的保护效果的研究，结果显示接种两针 Pfizer, Inc./BioNtech 的 mRNA 疫苗后，该疫苗 Delta 变异株的保护效力分别是 88%（英格兰）[4]、79%（苏格兰）[5] 和 87%（加拿大）[6]，该疫苗对 Omicron 变异株的保护效力是 75.5%（英格兰）[7]。这种保护可能来源于产生的细胞免疫。有研究显示，大部分 T 细胞反应是由原型 B 谱系病毒和令人担忧的变异株之间相同的表位产生的[8]。

新冠病毒感染疫情的持续突显了疫苗的重要性及全球对疫苗的迫切需求，mRNA 疫苗也借此登上了舞台，并以极高的保护率一举走红成为全球欢迎的明星产品。由此可见，mRNA 疫苗在新冠病毒感染疫情中大放光彩，那么其在其他领域上的应用情况也值得去关注。

5.6.2 mRNA 相关应用前景

mRNA 理论上能够表达任何蛋白，可以被用来防治多种疾病，是一种极具潜力的技术平台。2003 ～ 2020 年，已经有 140 多款 mRNA 疫苗进行临床试验，作用于多种疾病领域，如癌症或感染性疾病（图 5.21），可以发现 mRNA 疫苗的应用领域及受关注程度不断增加。

（1）针对传染病的 mRNA 疫苗：开发针对传染性病原体的预防性或治疗性疫苗是控制和预防流行病的最有效手段。然而，传统疫苗的商业疫苗开发和批准的速度缓慢，不足以应对迅速出现的急性病毒性疾病，基于此，mRNA 疫苗以研发周期短、生产工艺简单的优势受到更多的关注。目前，在传染病领域，mRNA 疫苗的研发主要集中在新冠病毒、艾滋病病毒和狂犬病病毒上，且随着 mRNA 新冠疫苗的获批上市，mRNA 技术平台在疫苗领域的可行性得到了验证。

（2）针对癌症的 mRNA 疫苗：癌症疫苗和其他免疫疗法代表了治疗恶性肿瘤的新策略。癌症疫苗是利用肿瘤抗原诱导机体自身的免疫反应对肿瘤细胞进行特异性杀伤。mRNA 疫苗能激活细胞免疫。在杀伤肿瘤细胞方面，T 细胞拥有更高的效率。此外，通过编辑 mRNA 序列，可以准确地控制产生抗原蛋白的种类和序列，选择仅仅在肿瘤细胞中才会分泌的抗原蛋白标志物作为靶点，避免误伤其他正常细胞，能够更精准地靶向特定的免疫目标。目前，mRNA 疫苗研发中超过 50% 的临床试验集中于治疗前列腺癌、黑色素瘤和脑癌（图 5.22），并且大多数临床试验还在临床早期阶段（Ⅰ期和Ⅱ期）。

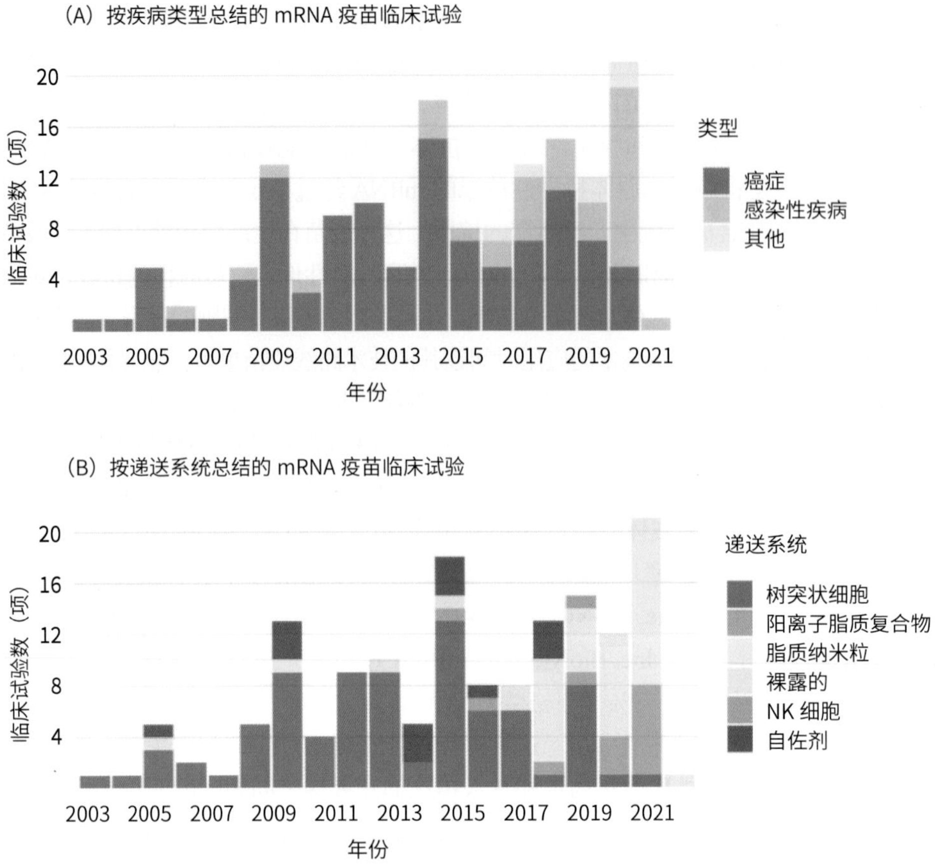

图 5.21　按疾病类型（A）和递送系统（B）总结的 mRNA 疫苗临床试验数[9]

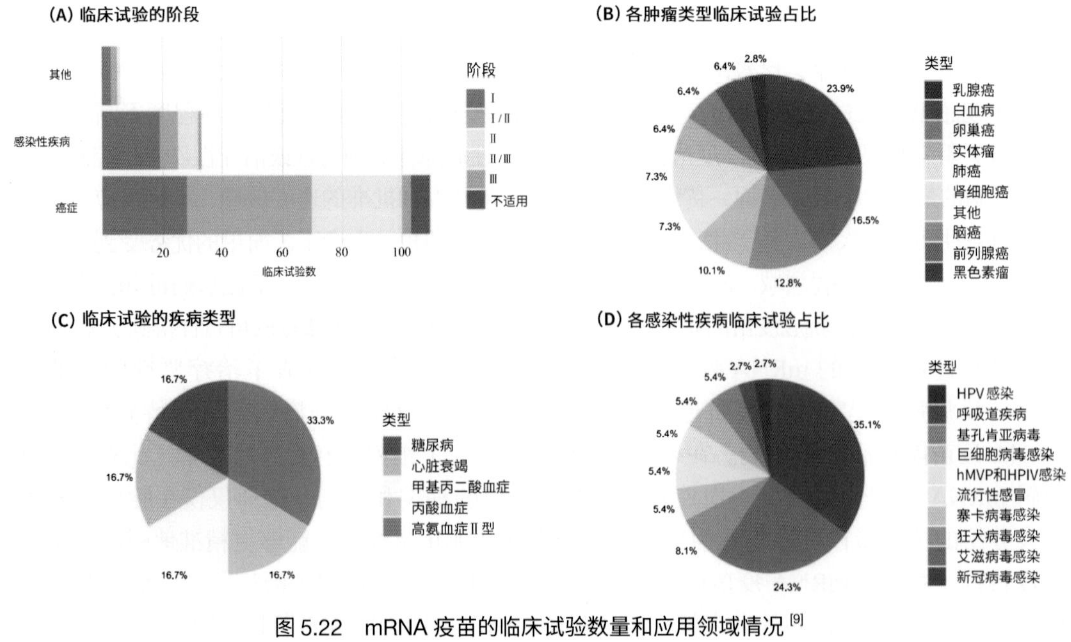

图 5.22　mRNA 疫苗的临床试验数量和应用领域情况[9]

总体来说，随着 mRNA 疫苗临床试验数量逐年递增，应用的疾病领域不断扩展，以及新冠疫苗的获批上市，mRNA 疫苗技术在不断发展和完善，并展现出了好的发展前景。

5.6.3 mRNA 疫苗研发中的 DMPK 考量

mRNA 疫苗是一种核酸疫苗，通过将体外合成的病毒部分 mRNA 片段注入人体细胞内产生相应的抗原，再由此激发机体特异性免疫反应，达到形成免疫记忆的效果（图 5.23）。可以发现 mRNA 安全进入细胞质是发挥作用的关键。但 mRNA 自身的单链结构使得其极不稳定，易被降解，且 mRNA 是一个自身携带负电荷的大分子，穿过表面由阴离子脂质构成的细胞膜递送亦是难题。所以需要特殊的修饰或包裹递送系统才能实现 mRNA 的胞内表达。

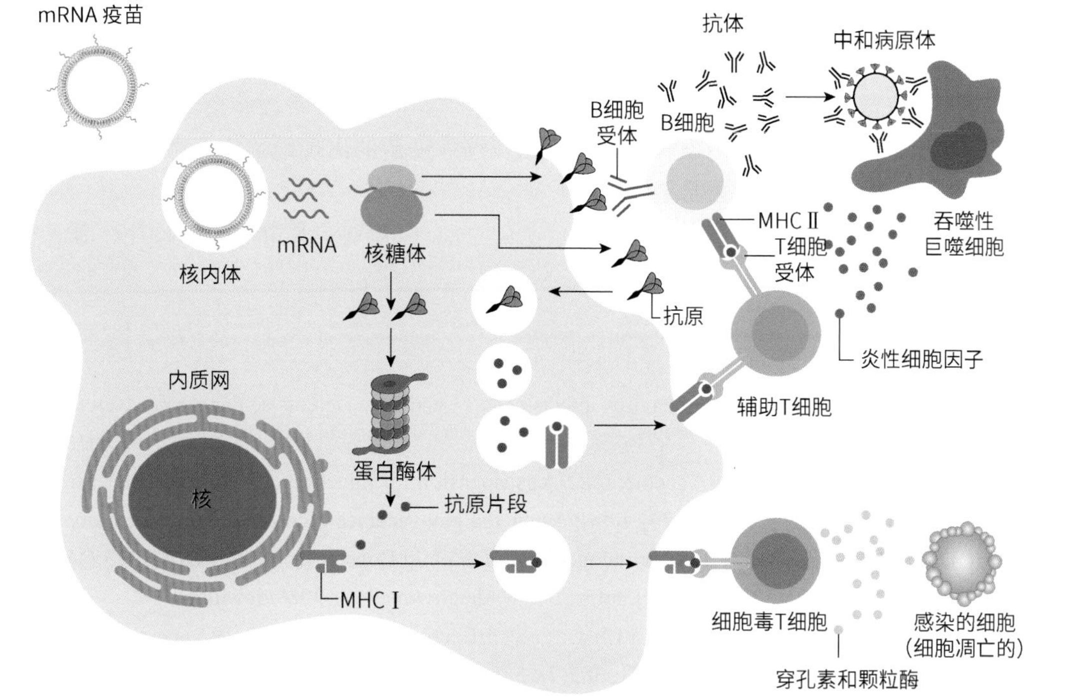

图 5.23 mRNA 疫苗作用原理 [10]

目前，脂质纳米粒已成为最具吸引力和最常用的 mRNA 递送工具之一。最早审批的两款 mRNA 新冠疫苗都是采用的这个递送系统。脂质纳米粒是脂质微粒的总称，其中又包括脂质胶团、脂质体等。2018 年 4 月，FDA 发布了关于脂质体药品的相关指导原则 [11]，其中就指出需要对脂质体药物的药代动力学和物质平衡进行研究，确定与药物治疗和毒性作用相关的主要代谢物等信息。2021 年 8 月，NMPA 发布了《纳米药物非临床药代动力学研究技术指导原则（试行）》[12]，其中就指出需要对载药粒子的体内释放速率和分布进行研究，当涉及新辅料 / 新载体材料时，还应研究新辅料 / 新载体材料的药代动力学特征。

2018 年获批上市的脂质体 -siRNA 药物（Onpattro）就进行了充分的临床前 DMPK 研究，不仅对 siRNA（ALN-18328）进行了相应实验，也对脂质纳米粒的组成成分（DLin-

MC3-DMA 和 PEG2000-C-DMG）进行了 DMPK 相关实验，包括利用 QWBA 技术研究 ^{14}C 标记的 DLin-MC3-DMA 在大鼠体内的分布情况，以及利用 ^{14}C 标记的 DLin-MC3-DMA 研究 Onpattro 和脂质纳米粒的组成成分（DLin-MC3-DMA）的代谢和排泄情况 [13]。

所以，mRNA 疫苗制剂在用于健康人群前，应该对其进行充分的风险评估，包括 mRNA 和递送系统。mRNA 作为翻译蛋白产生抗原的物质，在体内的存在时间会影响抗体产生的效果。递送系统脂质纳米粒作为一种外源性物质，进入人体后，需要研究其在人体内的分布、代谢和排泄情况。可以利用放射性同位素示踪技术研究 mRNA 疫苗和脂质纳米粒组成成分的分布、代谢和排泄情况。

5.6.4 结语

mRNA 疫苗具有安全性、有效性和高生产效率等优点。近年来，mRNA 疫苗的临床试验数量在不断增加，应用领域涵盖了传染病和肿瘤等，并且新冠疫苗的获批上市，mRNA 技术平台在疫苗领域的适用性得到了验证，人们对 mRNA 疫苗的关注度日渐提高。虽然 mRNA 疫苗开发存在较多难点，但不断出现的递送载体等手段将会给 mRNA 疫苗的研发带来巨大突破。除了在传染病领域的应用，癌症疫苗的出现给治疗恶性肿瘤带来了更多可能，也为更多的患者带去希望。

（唐明，蔡婷婷，张玲玲，曹卫群）

参考文献

[1] SCUDELLARI M. How the coronavirus infects cells — and why Delta is so dangerous. Nature, 2021, 595(7869): 640−644.

[2] COMIRNATY® (COVID-19 Vaccine, mRNA) suspension for injection, for intramuscular use Initial U. S. Approval: 2021. [2023−8−23]. https://www.fda.gov/vaccines-blood-biologics/comirnaty.

[3] MODERNAT X, Inc. Safety and Immunogenicity of a 50 μg Booster Dose of mRNA-1273 (Moderna COVID-19 Vaccine). [2021−10−14]. https://www.fda.gov/media/153089/download.

[4] BERNAL J L, ANDREWS N, GOWER C, et al. Effectiveness of COVID-19 vaccines against the B.1.617.2 variant. N Engl J Med, 2021, 385(7): 585−594.

[5] SHEIKH A, MCMENAMIN J, TAYLOR B, et al. SARS-CoV-2 Delta VOC in Scotland: demographics, risk of hospital admission, and vaccine effectiveness. The Lancet, 2021, 397(10293): 2461−2462.

[6] NASREEN S, CHUNG H, HE S, et al. Effectiveness of mRNA and ChAdOx1 COVID-19 vaccines against symptomatic SARS-CoV-2 infection and severe outcomes with variants of concern in Ontario. Nat Microbiol, 2022, 7(3): 379−385.

[7] BERNAL J L, ANDREWS N, GOWER C, et al. Effectiveness of COVID-19 vaccines against the Omicron (B.1.1.529) variant of concern. N Engl J Med, 2021, 385(7): 585−594.

[8] JALKANEN P, KOLEHMAINEN P, HÄKKINEN H K, et al. COVID-19 mRNA vaccine induced antibody responses against three SARS-CoV-2 variants. Nat Commun, 2021, 12(1): 3991.

[9] ROSA S S, PRAZERES D M F, AZEVEDO A M, et al. MRNA vaccines manufacturing: challenges and bottlenecks. Vaccine, 2021, 39(16): 2190–2200.

[10] CHAUDHARY N, WEISSMAN D, WHITEHEAD K A. MRNA vaccines for infectious diseases: principles, delivery and clinical translation. Nat Rev Drug Discov, 2021, 20(11): 817−838.

[11] Center for Drug Evaluation and Research, Food and Drug Administration. Guidance for Industry: Liposome Drug Products: Chemistry, Manufacturing, and Controls; Human Pharmacokinetics and Bioavailability; and Labeling Documentation. 2018.

[12] 国家药品监督管理局药品评审中心 . 纳米药物非临床药代动力学研究技术指导原则（试行）, 2021.

[13] European Medicines Agency. Onpattro-epar-public-assessment-report, 2018.

[10] CHAUDHARY N W, [illegible] WANG [illegible], KIM [illegible], [illegible] Y. [illegible] [illegible], [illegible] and [illegible]. Nat Rev Drug Discov, 2011[illegible].
[11] Center for Drug Evaluation and Research, Food and Drug Administration. Guidance for Industry: [illegible] Drug Products: Chemistry, Manufacturing, and Controls, [illegible] and Labeling Documentation. 201[illegible].
[12] [illegible]
[13] European Medicines Agency. [illegible], 2018.

[redacted]

第二部分

疾病领域治疗药物药代动力学研究

6 眼科疾病治疗药物

6.1 眼科药物临床前药代动力学特点及研究策略

眼科疾病和视力损伤十分普遍，且患者数量庞大。根据世界卫生组织（World Health Organization，WHO）《世界视力报告》（"World Report on Vision"）统计：全球至少有 22 亿人患有视力损伤，其中至少 10 亿人视力受损本可以预防或尚有治愈的可能。常见的眼科疾病有屈光不正、白内障、老年性黄斑变性（senile macular degeneration，SMD）、青光眼、糖尿病视网膜病变（diabetic retinopathy，DR）、角膜混浊、沙眼、干眼症及结膜炎等，表 6.1 列出了常见眼科疾病简介和治疗方法，其中未经矫正的屈光不正（如近视或远视）、白内障、老年性黄斑变性是导致中度至重度视力损伤或盲症的主要病因，严重影响患者的生活质量。

本节将从眼的生理结构、眼科药物给药途径、眼科药物递送屏障和临床前药代动力学研究策略等方面进行介绍，带领各位读者了解眼科的药代动力学研究。

表 6.1　常见眼科疾病简介和治疗方法

眼科疾病	疾病简介	治疗方法
屈光不正	由于眼球形状或长度异常，光线无法聚焦在视网膜上，导致视物模糊。其包括远视、近视及散光等	屈光手术治疗、框架眼镜矫正、角膜塑形镜矫正、药物治疗（低剂量阿托品）等
白内障	眼睛晶状体混浊，导致视力越来越差。随着年龄的增长，患白内障的风险将增加	白内障手术治疗
老年性黄斑变性	视网膜中心受损，导致出现深色斑点、阴影或中心视力扭曲。随着年龄的增长，患黄斑变性的风险将增加	激光疗法、手术治疗、药物治疗（抗氧化、抗血管内皮生长因子）等
青光眼	视神经出现渐行性损伤，分为闭角型青光眼和开角型青光眼。开角型青光眼是最常见的类型，开始是外围视力丧失，且有可能日趋严重，发展为重度视力损伤	激光治疗、外科手术治疗、药物治疗（前列腺素、β 受体阻滞剂、α 受体激动剂、碳酸酐酶抑制剂、Rho 激酶抑制剂、缩瞳剂或胆碱能药）等
糖尿病视网膜病变	糖尿病并发症引起的视网膜血管损伤，导致渗漏或出现阻塞。视力丧失最常见病因是视网膜中央部分肿胀导致视力损伤	激光疗法、手术治疗、药物治疗（抗血管内皮生长因子）等

（续表）

眼科疾病	疾病简介	治疗方法
角膜混浊	一类导致角膜瘢痕化或混浊的病症。导致角膜混浊的最常见病因是受伤、感染或儿童维生素 A 缺乏症	激光疗法、手术治疗、药物治疗、角膜移植等
沙眼	由细菌感染引起。多年反复感染后，睫毛会向内翻（称为倒睫），这会导致角膜瘢痕化，在某些情况下还会导致盲症	药物治疗（抗生素治疗）、外科手术治疗等
干眼症	由于泪液分泌不足，可能导致刺激性和视物模糊	补充人工泪液等
结膜炎	结膜发炎，通常由过敏或感染引起	药物治疗等

6.1.1 眼的生理结构

眼球由眼球壁和眼内容物两大部分组成，眼球壁分 3 层，从外到内依次是外膜、中膜和内膜：外膜是由角膜和巩膜组成的纤维膜；中膜是由虹膜、睫状体、脉络膜构成的葡萄膜，又称血管膜、色素膜；内膜为视网膜。

从解剖结构上，以晶状体为界，将眼球分为眼前段和眼后段，如图 6.1 所示，晶状体及晶状体之前的眼结构被称为眼前段，约占眼球的 1/3，由结膜、角膜、虹膜、睫状体、晶状体、房水和瞳孔组成，在眼表面疾病和治疗研究中发挥重要作用；晶状体之后的眼结构为眼后段，约占眼球的 2/3，由巩膜、脉络膜、视网膜、玻璃体腔、上直肌、下直肌、视神经和黄斑组成，对于眼后段疾病，常采用玻璃体腔注射等给药方式，有助于药物扩散至病变部位发挥药效。药物开发过程中明确眼前段和眼后段，对于眼科药物的分布和递送研究具有非常重要的作用。

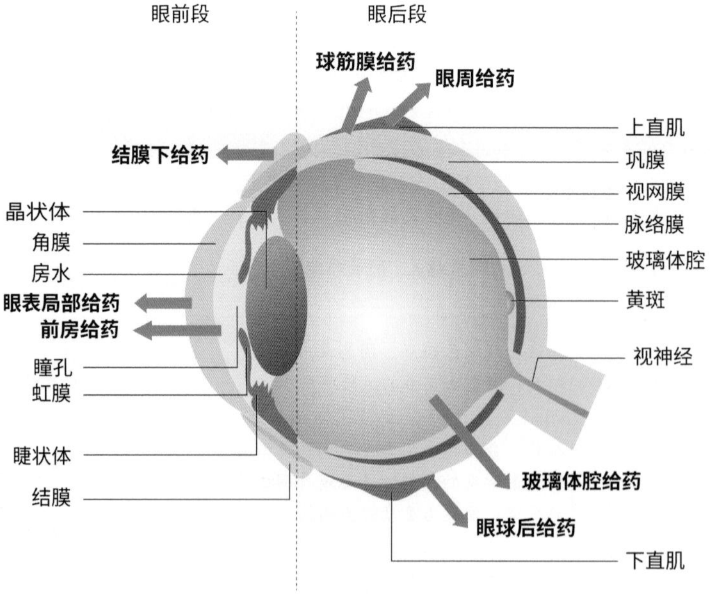

图 6.1 眼解剖图与给药途径 [1]

黑色实线表示眼的不同组织结构，绿色箭头表示给药途径

（1）眼前段，组织结构：结膜，角膜，虹膜，睫状体，晶状体，房水，瞳孔。给药途径：结膜下给药，眼表局部给药，前房给药。

（2）眼后段，组织结构：巩膜，脉络膜，视网膜，玻璃体腔，下直肌，上直肌，视神经，黄斑。给药途径：球筋膜给药，眼周给药，眼球后给药，玻璃体腔给药。

6.1.2 眼科药物给药途径

眼科药物给药途径有系统给药途径和眼睛局部给药途径两大类。系统给药主要是通过口服、静脉注射或肌内注射等方式给药后，药物到达眼部发挥药效，但是受限于血－眼屏障等因素，系统给药途径中药物到达眼局部的药量有限，常难以发挥药效。因此，对于眼科药物，临床上主要采用眼睛局部给药途径。

眼睛局部给药途径主要分为 3 类：眼表面局部给药，如滴眼液、眼膏、眼凝胶等；眼内给药，如玻璃体腔给药、前房给药、玻璃体植入给药等；眼周给药，如结膜下、球后、球周、球筋膜下给药等。用于治疗眼前段疾病的药物常采用眼表面局部给药途径，治疗眼后段疾病的药物常采用眼内或眼周给药途径。

（1）对于眼表面局部给药的药物，由于眨眼等生理反应，大部分药物会通过鼻泪管或面颊随泪液排出，一般仅有 5% ～ 10% 的药物能通过角膜屏障 [2]。透过角膜进入房水后的药物可很快分布到虹膜和睫状体中，但难以再进入眼后段组织。此外，眼睑处血管较丰富，药物可能入血，基于这个原因，我们建议在早期药物筛选阶段除眼部组织外，同时也进行血样采集以考察药物入血情况，为后期研究提供支持。

（2）对于眼内给药的药物，如玻璃体腔给药，药物可同时扩散到眼前段组织和视网膜，需要注意的是，因视网膜色素上皮细胞的紧密连接，药物分布到脉络膜的速度较慢。

（3）对于眼周给药的药物，药物可穿过巩膜进入视网膜和玻璃体，常用于靶点分布于眼后段的药物。

表 6.2 汇总了眼表面局部给药、眼内或植入给药和眼周给药后药物的吸收、分布和代谢特性。

表 6.2 眼表面局部给药、眼内或植入给药和眼周给药后药物的吸收、分布和代谢特性

特性	眼表面局部给药	眼内或植入给药	眼周给药
吸收	角膜屏障 血－房水屏障 结膜的血液 / 淋巴液循环 泪液、房水的引流和周转 角膜内皮细胞表达的外排转运体	血－视网膜内屏障 脉络膜的血液 / 淋巴液循环 视网膜内皮细胞表达的外排转运体	血－视网膜外屏障 脉络膜的血液 / 淋巴液循环 结膜屏障 视网膜内皮细胞表达的外排转运体
分布	角膜、结膜、虹膜、睫状体、房水、玻璃体和晶状体 黑色素结合 血浆蛋白结合	房水、晶状体、玻璃体、虹膜、结膜、视网膜和脉络膜 黑色素结合	巩膜、脉络膜、视网膜、玻璃体 黑色素结合 血浆蛋白结合
代谢 [3, 4]	角膜和睫状体的 CYP450 酶和酯酶	视网膜的 CYP450 酶和酯酶	视网膜的 CYP450 酶和酯酶

6.1.3 眼科药物递送屏障

眼科药物递送研究中最具有挑战性的任务是克服静态和动态的生理屏障，将药物有效地递送到目标眼组织。这些屏障可以根据其解剖位置和功能特性进行分类，一般来说，可分为眼前段屏障和眼后段屏障[5]。眼前段屏障包括角膜、结膜、血－房水屏障、外排转运体等静态屏障，以及泪液引流、结膜淋巴液和血液、房水等动态屏障[6]。眼后段屏障包括巩膜、玻璃膜（脉络膜的最内层）、血－视网膜屏障、外排转运体等静态屏障，以及脉络膜血液和淋巴循环等动态屏障[7]（图 6.2）。

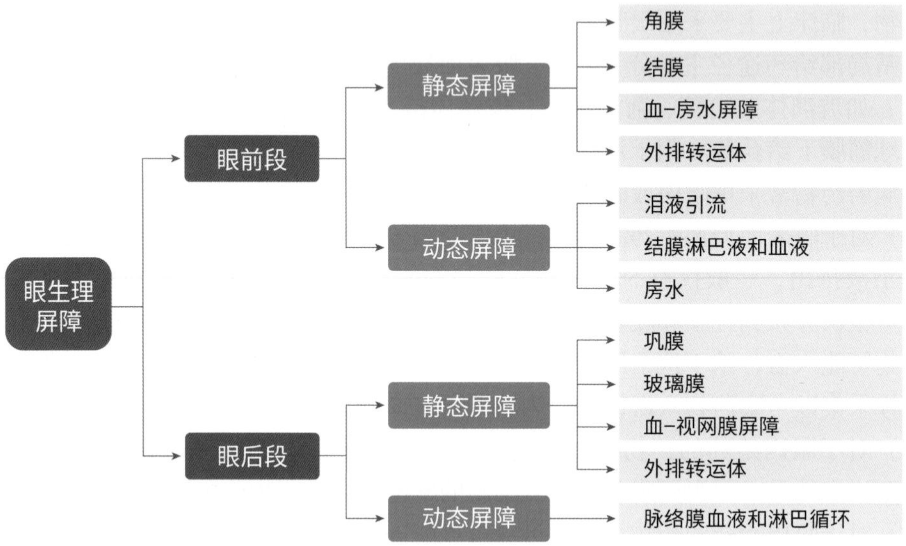

图 6.2 眼生理屏障

6.1.4 临床前药代动力学研究策略

（1）动物种属选择：有研究表明，兔、猴与人具有相似的眼解剖结构，是最常用的眼科动物种属[8, 9]；考虑到研究成本和实验操作，小分子药物常采用兔开展临床前药代动力学研究，大分子药物常选择药效相关种属开展临床前研究。

眼色素层对于药物在眼组织的分布具有重要影响。眼色素层又称为葡萄膜，由彼此连续的 3 部分组成，分别是前部的虹膜、中部的睫状体和后部的脉络膜。色素上皮细胞中含有黑色素，黑色素会影响眼科药物分布和释放，药物可与黑色素结合导致释放缓慢或蓄积，影响药效或毒性评估[10]；但白化实验动物（如 CD1 小鼠、SD 大鼠、新西兰大白兔）的葡萄膜缺乏黑色素，因此在临床前考察中要根据药物性质选择合适的动物模型进行眼科药物研究。

此外，还需要关注各动物种属眼解剖结构的特异性，如只有人和非人灵长类动物具有发育良好的黄斑结构，因此对于黄斑变性类疾病的药效动力学研究，猴是最佳实验动物[9]。

总体来说，没有任何一种动物模型能够完全模拟药物在人体中的作用，因此推荐采用多种动物模型组合来进行临床前研究，以尽可能全面地对药物性质进行评估。

(2) 药代动力学模型：受泪液、角膜、血－视网膜屏障、血－房水屏障等的影响，药物在眼部各个组织的分布和消除不同。我们可以将眼睛的不同组织看成一个个由屏障隔开的独立的房室，应用经典的房室模型对药物在眼部的药代动力行为进行研究。

以滴眼药物举例，滴眼后，将泪液作为一房室模型研究，研究药物在泪液中的动力学行为。若有部分药物通过角膜屏障进入机体，则一房室模型不再适合，此时较为合理的是将泪液等角膜前作为一室，角膜作为二室，进行二房室模型数据分析。此外，在房水和眼后段组织研究中，根据药物传递过程，将角膜前作为一室，角膜作为二室，房水、玻璃体或视网膜作为三室进行三房室模型研究[11]（图 6.3）。

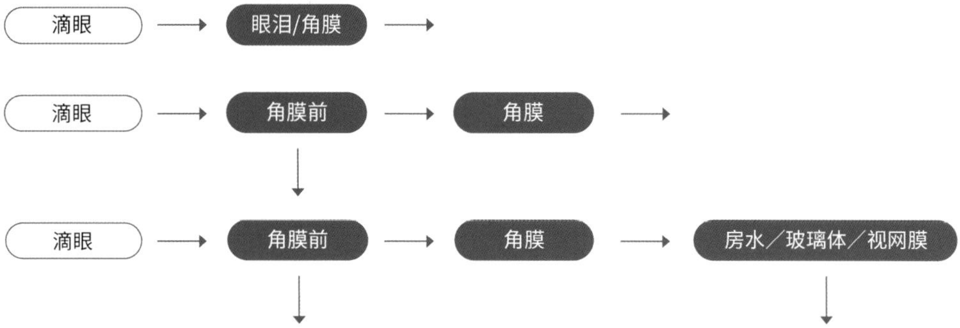

图 6.3　眼科房室模型[11]

合适的多室模型可以更好地反映眼局部药代动力学，但是这种方式的数据建模建立在不同的前提基础上，建模过程相对复杂，数学处理过程也相当烦琐，使用不当反而会影响数据的准确性。临床前，较多使用非房室模型进行眼科参数的计算。

(3) 临床前药代动力学研究策略总结：目前，还未有专门针对眼科的药物非临床药代动力学研究技术指导原则，参考 NMPA 发布的《年龄相关性黄斑变性治疗药物临床研究技术指导原则》和《药物非临床药代动力学研究技术指导原则》，对临床前研究有如下建议。

1）对于眼局部给药（如玻璃体内注射给药）的药物，需要评估药物局部暴露和系统暴露。

2）对于存在系统暴露或通过系统途径给药的药物，可参考常规的系统药代动力学的研究方法，评估该药物的系统暴露情况及药物分布、代谢、消除等药代动力学性质。

3）对于主要分布在眼组织且在眼内局部起效的药物，需要进行眼局部药代动力学评估，包括药物在房水、玻璃体液等部位的分布、代谢和消除过程。此外，还应对药物的分布和靶点结合的情况进行研究，重点关注局部给药的系统暴露和非靶器官的分布和蓄积，或系统给药后药物在眼部的分布和靶点结合情况等。

4）眼科临床前 DMPK 研究面临的挑战包括以下两个。

A. 动物实验操作要求高，眼部结构精细，需要专业的兽医及解剖团队，实现给药和眼部组织的采集。

B. 眼科样品生物分析难度大，眼科采集基质种类和样品数量多，采集样品体积小，样品处理要求高。

在早期临床前研究中，应尽可能开展全面的药代动力学和药效动力学研究。不论是系统给药或眼局部给药，都需要根据药物的实际分布情况开展相应的药代动力学研究。

（4）案例展示：部门自 2014 年起开始进行眼科学研究，具有 8 年多的眼科药物药代动力学经验，研究动物品系涉及啮齿类、家兔、犬、猴，可以实施多种给药途径（如滴眼、前房注射、玻璃体腔注射等），实现眼部组织的精细解剖与采集，并完成各组织的样品处理与生物分析。

以一款治疗眼后段疾病的常规小分子药物滴眼液为例，荷兰带兔单次滴眼给药后，药物在眼部组织中的浓度 – 时间曲线图如图 6.4 所示。

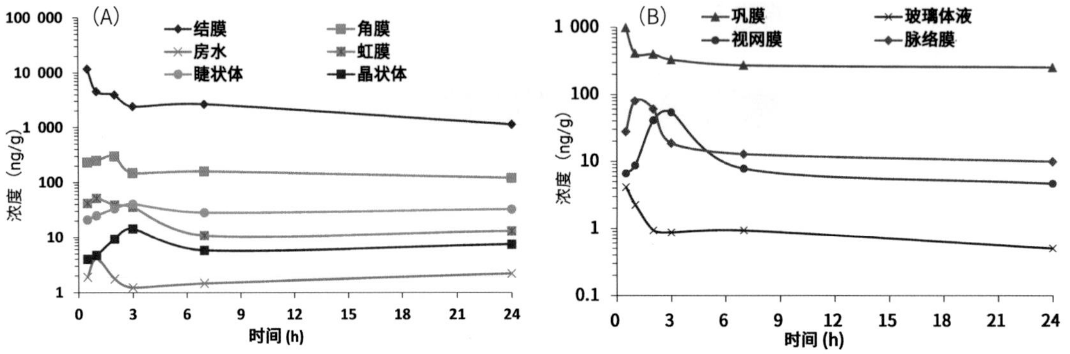

图 6.4　荷兰带兔单次滴眼给药后，药物的平均组织药物浓度，眼前段组织（A）及眼后段组织（B）

药物分布呈现眼前段组织多、眼后段组织少的特点，符合常规滴眼制剂的药代动力学特性。结合药效试验结果，滴眼给药后，眼后段较低的药物浓度已满足药效要求，此研究结果为该药物采用滴眼给药代替眼部注射给药的方式提供了数据支持，助力推进药物研发。

6.1.5　结语

眼科疾病通常为慢性疾病，且发病率随着年龄的增长大幅增加，由于人口老龄化、过度使用电子设备、空气污染等因素，预计眼病患者人群将持续增长。眼科疾病患病率的上升，公众健康意识的增强都推动着眼科药物市场的崛起。相信眼科研究将会更加全面，眼科疾病患者也将得到很好的治疗。

（田彬彬，杨光，金晶）

参考文献

[1] KOPPA RAGHU P, BANSAL K K, THAKOR P, et al. Evolution of nanotechnology in delivering drugs to eyes, skin and wounds via topical route. Pharmaceuticals, 2020, 13(8): 167.

[2] DUBALD M, BOURGEOIS S, ANDRIEU V, et al. Ophthalmic drug delivery systems for antibiotherapy — a review. Pharmaceutics, 2018, 10(1): 10.

[3] DUVVURI S, MAJUMDAR S, MITRA A K. Role of metabolism in ocular drug delivery. Current

drug metabolism, 2004, 5(6): 507−515.
[4] NAKANO M, LOCKHART C M, KELLY E J, et al. Ocular cytochrome P450s and transporters: roles in disease and endobiotic and xenobiotic disposition. Drug metabolism reviews, 2014, 46(3): 247−260.
[5] CHOLKAR K, DASARI S R, PAL D, et al. Eye: anatomy, physiology and barriers to drug delivery// ocular transporters and receptors. Woodhead publishing, 2013: 1−36.
[6] BACHU R D, CHOWDHURY P, AL-SAEDI Z H F, et al. Ocular drug delivery barriers—role of nanocarriers in the treatment of anterior segment ocular diseases. Pharmaceutics, 2018, 10(1): 26.
[7] BURHAN A M, KLAHAN B, CUMMINS W, et al. Posterior segment ophthalmic drug delivery: role of muco-adhesion with a special focus on chitosan. Pharmaceutics, 2021, 13(10): 1685.
[8] ZERNII E Y, BAKSHEEVA V E, IOMDINA E N, et al. Rabbit models of ocular diseases: new relevance for classical approaches. CNS Neurol Disord Drug Targets, 2016, 15(3): 267−291.
[9] VÉZINA M. Comparative ocular anatomy in commonly used laboratory animals//Assessing ocular toxicology in laboratory animals. Totowa, NJ: Humana Press, 2012: 1−21.
[10] RIMPELÄ A K, REINISALO M, HELLINEN L, et al. Implications of melanin binding in ocular drug delivery. Adv Drug Deliv Rev, 2018, 126: 23−43.
[11] AGRAHARI V, MANDAL A, AGRAHARI V, et al. A comprehensive insight on ocular pharmacokinetics. Drug delivery and translational research, 2016, 6(6): 735−754.

6.2 眼科药物临床前体内药代动力学研究方法

眼科药物的药代动力学研究可以帮助了解药物在眼组织中的分布及变化，对确定药物的剂量和给药频率至关重要。眼部的体积小、组织构造精密且眼部生理屏障多，所以对于眼部的给药方式、样品采集与组织分离等操作提出了很高的技术要求，在给药前后还需要通过眼科检查了解眼部状态。此外，眼科药物制剂也会影响药物的生物利用度。本文将分别从眼部给药、眼部组织采集、眼部样品处理、眼科检查、眼部评分及眼科临床前制剂等方面进行阐述，介绍眼科药物体内药代动力学研究的相关策略及方法。

6.2.1 眼部给药

眼球从解剖结构上可分为眼前段及眼后段，晶状体之前的眼结构称为眼前段，约占眼球的 1/3，主要由角膜、结膜、虹膜、睫状体、晶状体和房水等组成；晶状体之后的眼结构为眼后段，约占眼球的 2/3，主要由巩膜、脉络膜、视网膜及玻璃体等组成[1]。眼部给药中明确前段和后段位置，有助于药物扩散至指定靶点位置发挥药效。一般眼前段给药常采用眼表面局部给药途径（包括前房注射），眼后段常采用眼内或眼周给药途径。

现有眼部给药操作方法主要包括滴眼液给药及眼膏 / 凝胶等局部给药、结膜下 / 筋膜下注射、前房注射、玻璃体腔注射、眼球后注射、视网膜下腔注射等，除了滴眼液给药及眼膏 / 凝胶给药操作不需要镇静麻醉，其他注射型给药操作均需要在兽医监护下将动物镇静麻醉后进行给药操作，眼球内注射时则需要注意避开眼部血管、晶体后囊及视网膜。不同给药方式具有不同的优缺点，详见表 6.3。眼部多种注射给药途径见图 6.5。

表 6.3　不同眼部给药方式及其优缺点 [2]

给药方式	优点	缺点
局部给药	非侵入性、患者依从性高	频繁给药、非靶组织药物暴露、药物大量损失
前房注射	减少全身和角膜的不良反应，前房药物浓度高	侵入性、无法在眼后段达到有效药物浓度
玻璃体腔注射	给药频率低、作用持久、局部药理作用、生物利用度高	侵入性、高眼部并发症、视网膜毒性
眼周注射	不引起眼压变化、给药量大、药物作用时间长	侵入性、频繁给药、球后出血
眼球筋膜下注射	侵入性相对较小、并发症少、维持高药物水平	结膜水肿或结膜下出血、需要透过视网膜色素上皮屏障

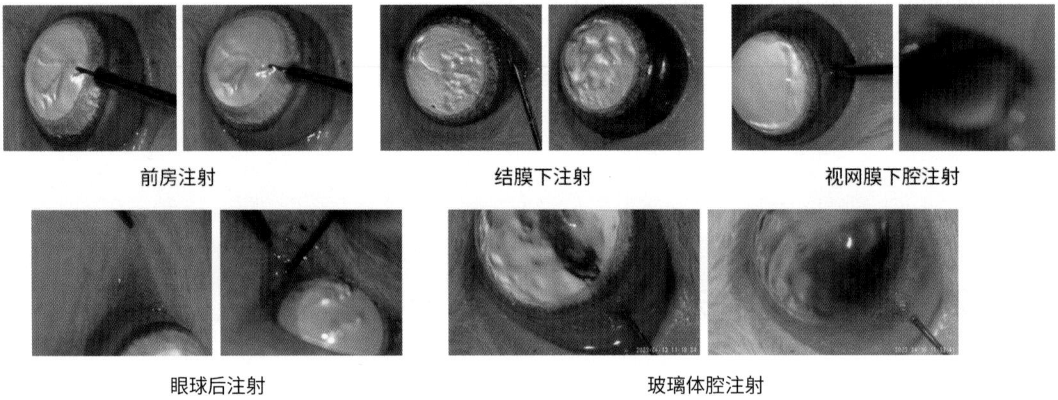

图 6.5　眼部多种注射给药途径

6.2.2　眼部组织采集

通过解剖分离可以采集的眼部组织包括泪腺、结膜、下眼睑、角膜、虹膜、睫状体、晶状体、视网膜、脉络膜、巩膜和视神经等；通过穿刺取样方法可以获得房水和玻璃体液。此外，还可以通过毛细管法或试纸法采集泪液。不同种属动物可采集眼部生物样品类型如表 6.4。

表 6.4　不同种属动物可采集眼部生物样品类型

组织名称	结膜	角膜	虹膜	视网膜	脉络膜	巩膜	晶状体	睫状体	玻璃体	泪腺	下眼睑	视神经	房水	泪液
小鼠	√	√	√	√	√	√	√	√	√	√	√	√	√	√
大鼠	√	√	√	√	√	√	√	√	√	√	√	√	√	√
兔	√	√	√	√	√	√	√	√	√	√	√	√	√	√
犬	√	√	√	√	√	√	√	√	√	√	√	√	√	√
猴	√	√	√	√	√	√	√	√	√	√	√	√	√	√

6.2.3　眼部样品处理

眼部组织大小不一、组织结构和特性有较大差异，组织的处理方法也有所不同，可选用剪切式匀浆机、球磨仪和多功能生物样品均质器等不同设备对眼部样品进行处理(图 6.6)。

(1) 剪切式匀浆机：原理为电机旋转驱动旋刀切碎组织，其优势为运转功率高，适合泪腺、晶状体等体积较大组织匀浆。缺点是样品需要逐个处理，样品处理过程中有交叉污染的风险。

(2) 球磨仪：其原理是依靠研磨珠的撞击和摩擦对样品进行粉碎处理。其优势在于样品间无交叉污染，可同时处理多个样品，样品匀浆效率高，适合虹膜、睫状体、视网膜、脉络膜和视神经等较小、易破碎组织样品的处理。缺点是对于韧性较强的角膜、巩膜、结膜等组织匀浆效果不理想。

(3) 多功能生物样品均质器（简称均质器)：其具有三维高速振动能力，具备更强的匀浆能力，对于角膜、巩膜、结膜等也有很好的匀浆效果。辅助 BR-Cryo 冷却系统，能够维持样品在低温环境下匀浆温度的稳定。

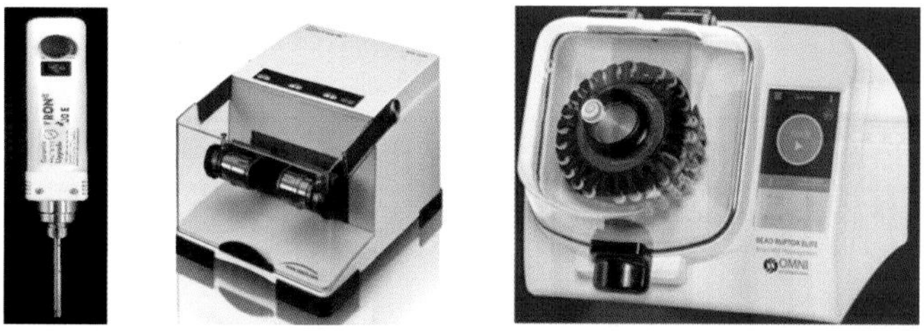

剪切式匀浆机　　球磨仪　　多功能生物样品均质器

图 6.6　眼部样品处理仪器

图 6.7 为剪切式匀浆机和均质器分别对角膜组织进行匀浆处理后效果对比，由图可见均质器处理后的组织碎片相较剪切式匀浆机组织碎片更小、更分散、匀浆效果更好。

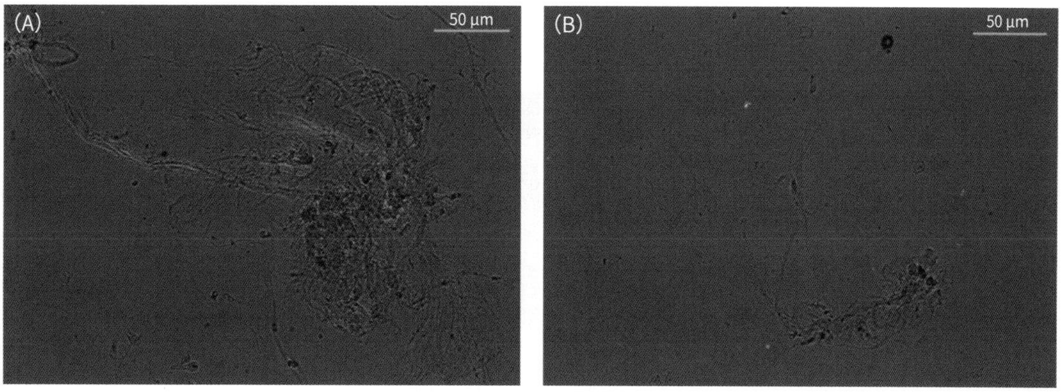

图 6.7　剪切式匀浆机和均质器匀浆效果对比图（200 倍）

A. 角膜使用剪切式匀浆机，30 000 r/min 匀浆 2 min；B. 角膜使用均质器，6 m/s 匀浆 2 min

6.2.4 眼科检查

眼部给药操作完成后，除了采集样本进行分析操作，往往还需要密切关注给药后眼部是否有异常，需要由有丰富经验的兽医借助眼科设备做详细检查和评估。

药明康德药性评价部非啮齿类动物药代动力学团队是具有丰富的眼部给药经验的兽医团队，同时配备了完备的眼科检查设备（图 6.8），已建立了完善的眼部评分标准（Draize 眼刺激反应评分和 McDonald-Shadduck 评分系统），可以完成眼部相关检查。

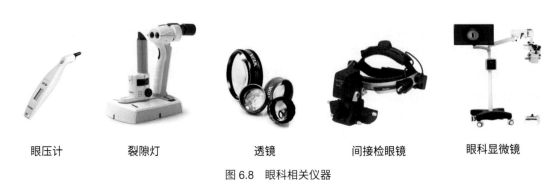

眼压计　裂隙灯　透镜　间接检眼镜　眼科显微镜

图 6.8　眼科相关仪器

眼科检查项

（1）眼内压检测，常用眼压计测量眼内压力。

（2）瞳孔反射检查，在正常光照条件或暗光条件下，对清醒、未散瞳的动物瞳孔反射进行检查。

（3）在暗光条件下使用双目间接检眼镜结合适当的屈光镜对眼睛总体状况和眼睛结构进行观察。如需要，可使用直接检眼镜对视网膜病变的细节进行进一步检查。而眼球的透明介质，如角膜、前房、晶状体、玻璃体前部可使用裂隙灯进行进一步检查，确定病变的位置、性质、大小及其深度。

（4）非常规眼科检查，如荧光素钠染色检查。

（5）眼底影像，直观展示眼底的情况，亦可追踪眼底变化情况。

（6）眼科显微镜，辅助给药，给药前和给药后对眼前后段组织完整性进行确认。

相关眼科检查示例如图 6.9 所示。

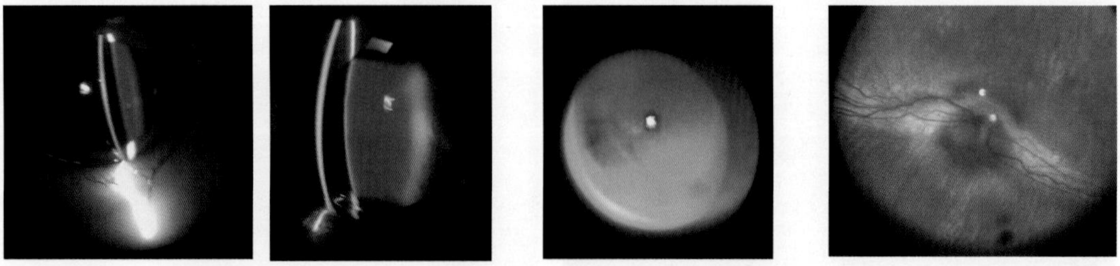

裂隙灯检查　荧光素钠染色检查　眼底影像

图 6.9　眼科检查示例

6.2.5 眼部评分

（1）Draize 眼刺激反应评分：若药物可能对眼部具有刺激性，可以进行 Draize 眼刺激反应评分。即通过角膜的混浊程度、混浊面积、虹膜状态、结膜的充血肿胀及分泌物情况综合打分，来得出受检动物的眼刺激评分[3]。

（2）McDonald-Shadduck 评分系统：为评估眼部相关组织是否正常，可以通过该评分系统进行判断。即通过结膜充血、结膜水肿、结膜分泌物、房水闪辉、虹膜受累、角膜混浊、角膜新生血管、荧光染色情况、晶体是否正常等进行评分[4]。

6.2.6 眼科临床前制剂

为提高眼科药物的生物利用度和安全性，不同的给药方式，对眼科制剂的要求上也不同，眼表面局部给药制剂需要考虑达到较高的角膜前停留时间及增强药物渗透能力，而眼科注射制剂则需要考虑等渗、无菌等因素。

（1）眼表面局部给药制剂：眼表面局部给药常见的制剂有溶液、混悬液、乳剂。

1）溶液：局部滴眼液是符合患者需求的、非侵入性的、立刻生效的一类制剂。通过滴眼途径给药的药物会被迅速吸收到角膜和结膜组织，因此可以通过提高药物渗透来增加到达药效靶位置的药物浓度。

常用的眼科制剂优化的两种方法：①环糊精包裹策略，解决化合物溶解度低的问题；②增加黏度或采用促渗透剂。

2）混悬液：是一种均一分散的、不溶性药物颗粒的制剂，通常含有分散剂和增溶剂。其药物颗粒大小决定药物分子被角膜组织吸收所需的时间，从而最终影响药物被泪液清除的比例。

混悬液的颗粒大小制备方法包括球磨法和超声法。

3）乳剂：是一种由水相（用 W 表示）、油相（用 O 表示）和乳化剂组成的均一制剂。

乳剂的优势如下：

A. 提高亲脂性药物溶解度。

B. 促进角膜渗透。

C. 延长制剂在角膜前腔的停留时间。

（2）眼科注射制剂：注射剂常用于眼球后段给药，如玻璃体腔给药，传统的小分子化合物和新型的生物制剂，均可以通过注射定向给到靶组织。制剂的质量是眼科注射给药的关键影响因素，常见质量参数有：

1）pH：眼耐受的 pH 范围为 6 ～ 8。

2）渗透压：等渗。

3）水溶液：无菌，不含抑菌剂和抗氧剂。

随着科学技术和材料学的高速发展，眼科制剂常用赋形剂也有很多可供选择，详见表 6.5，也产生了许多新颖的药物递送技术，比较前沿的如泪点递送系统（punctum pug delivery system，PPDS）。

表 6.5　滴眼剂常用赋形剂

类别	代表辅料
pH 调节剂	磷酸盐缓冲液、硼酸盐缓冲液等
渗透压调节剂	氯化钠、硼酸、葡萄糖等
抑菌剂	有机汞类（硫柳汞、硝酸汞） 季铵盐类（苯扎氯铵、苯扎溴铵） 醇类（三氯叔丁醇） 酯类（羟苯甲酯） 脒类（氯己定）
黏度调节剂	泊洛沙姆、聚乙烯醇、聚维酮、透明质酸、羧甲基纤维素钠、卡波姆等
增溶剂	表面活性剂（吐温）
抗氧剂	亚硫酸氢钠、亚硫酸钠
渗透促进剂	钙离子螯合剂（乙二胺四乙酸钠） 表面活性剂（胆酸盐） 抑菌剂（苯扎氯铵） 皂苷（皂角苷） 环糊精（羟丙基 -β- 环糊精）

6.2.7　结语

药明康德药性评价部体内团队具有丰富的眼科给药、样品采集与处理、检查及眼部制剂开发的经验，可以提供小鼠、大鼠、兔、犬、猴、猪等不同种属的眼科药代动力学实验开展和实验问题解决能力。团队配有各种高精尖设备仪器，可以提供高效、优质的实验结果，助力眼科药物管线的研究。

（张超，李杰，宁晨，李志海，董轩，刘守桃）

参考文献

[1] KOPPA RAGHU P, BANSAL K K, THAKOR P, et al. Evolution of nanotechnology in delivering drugs to eyes, skin and wounds via topical route. Pharmaceuticals, 2020, 13(8): 167.

[2] 宋硕，王若男，钱仪敏，等 . 眼科药物的药动学研究策略 . 中国新药杂志，2021, 30(18): 1668−1674.

[3] 王庆利，彭健 . Draize 眼刺激性试验的评价 . 中药新药与临床药理，2005(4): 301−304.

[4] 中华人民共和国国家质量监督检验检疫总局，中国国家标准化管理委员会 . 眼科光学接触镜和接触镜护理产品兔眼相容性研究试验 . GB/T 28538−2012, 2012.

6.3 眼科药物生物分析中的挑战及策略

眼的结构复杂特殊，具有多重生理屏障，因此眼科生物分析往往面临样本体积小、浓度低、真实空白样本难以获取等诸多挑战，本文将重点阐述眼科给药后的生物分析挑战及策略。

6.3.1 血浆暴露量低

眼部直接给药（如眼表、眼内及眼周给药）或系统给药后，药物可通过血液循环到达靶组织。无论何种给药途径，均需要通过检测血浆中药物浓度来评价由全身暴露导致的潜在药物毒性[1]。由于系统给药存在与“血脑屏障”类似的“血－眼屏障”，使外源药物难以进入眼内，所以眼部给药多采用局部给药方式。由于眼局部用药体积小，且存在各种屏障，导致循环至全身血液中的药物含量通常较低，故需要开发高灵敏度的分析方法来检测血浆样本的药物浓度。这是眼科给药后测定血浆中药物浓度最大的挑战。针对这一难题，基于液相色谱－质谱联用平台，药明康德药性评价部从样品前处理条件、液相条件和质谱条件 3 个方面综合考量（图 6.10），开发了高灵敏度的血浆药物浓度检测方法，为眼科局部给药后全身暴露量的评估提供了有效的解决方案。

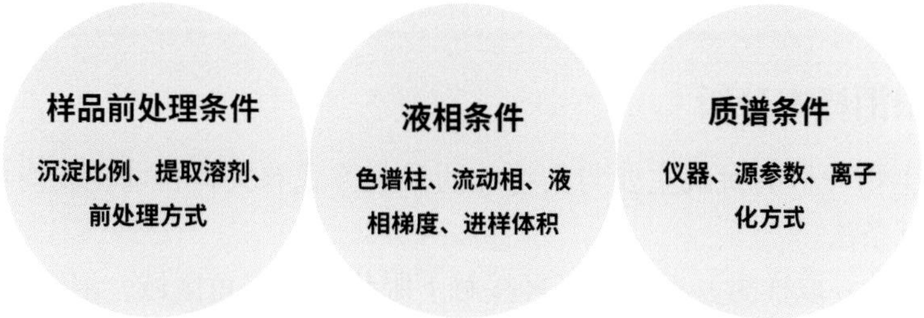

图 6.10　眼科给药血浆暴露量低的优化策略

6.3.2 非特异性吸附

眼科特有的流体样本（房水、玻璃体液、眼泪）存在潜在的非特异性吸附问题，主要与其组成成分有关。房水的主要成分为水，含有少量氯化物、维生素 C、尿素、无机盐和蛋白质，其中蛋白质含量约为血浆的 0.5%；玻璃体液的主要成分是水，其占比达到 99%，含有少量无机盐、糖，蛋白质含量不足血浆的 1%；眼泪中含有各种电解质、脂类和小分子代谢物，其中蛋白质含量约为血浆的 10% ～ 15%。因为这 3 种基质样本中蛋白质含量较低，所以药物容易在这些基质中出现非特异性吸附问题。针对这个挑战，在本书 14.7 非特异性吸附现象产生的要素和解决策略中会详细介绍，该解决策略对于眼科样本的非特异性吸附问题的解决同样适用。

6.3.3 空白基质难获取

眼科项目的基质类型复杂多样，主要是由于眼组织中的药物分布与系统暴露无直接关系，眼科药物不仅要研究药物在全身的 ADME 情况，更应该关注药物在眼组织中的分布。所以在进行眼组织药代动力学研究时，需要对各组织 / 液体进行精细分离。在对眼组织样本进行生物分析时，眼组织样本体积较少，且不能剖杀大量动物获取足够的空白基质，因此空白基质难获取也是眼科项目分析的一大挑战。

针对这一挑战，主要从两个方面进行考虑，一是选择合适的替代基质，即采用与眼组织高度相似的替代基质。若无法获得高度相似的替代基质，可采用相近的可获取的生物基质作为替代基质，也可使用适合的试剂作为替代基质。二是购买商品化基质（如人工泪液）。目前的研究表明，可采用人工泪液作为替代基质分析兔泪液中那他霉素浓度，图 6.11 为局部滴用那他霉素滴眼液（5%，*w*/*v*）后，兔泪液中那他霉素的时间 – 药物浓度曲线。

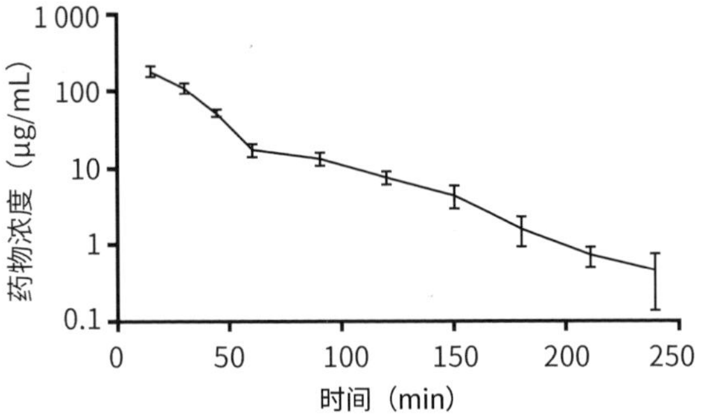

图 6.11　兔泪液中那他霉素的时间 – 药物浓度曲线，局部滴用那他霉素滴眼液（5%，*w*/*v*）[2]

6.3.4　眼泪样本分析

眼泪样本生物分析的挑战主要与其特殊的采集方式有关，目前主要有两种采集方式：毛细管法和滤纸条法。

（1）毛细管法：取样时，毛细管轻轻接触下眼睑缘泪三角区域，泪液即通过毛细作用进入管内。对于毛细管法采样，单次采集体积在 10 μL 左右。如图 6.12 所示，泪液样本体积小，而且样本常因留存于毛细管内而难以吸取。如何准确吸取样本及如何获得足够的空白基质进行样本分析是毛细管法采集方式带来的挑战。我们采用有机试剂对眼泪样本进行稀释处理，将样本充分润洗至样品管中，便于准确取样。同时，使用有机试剂作为替代基质制备标准曲线及质控样本完成样本分析。

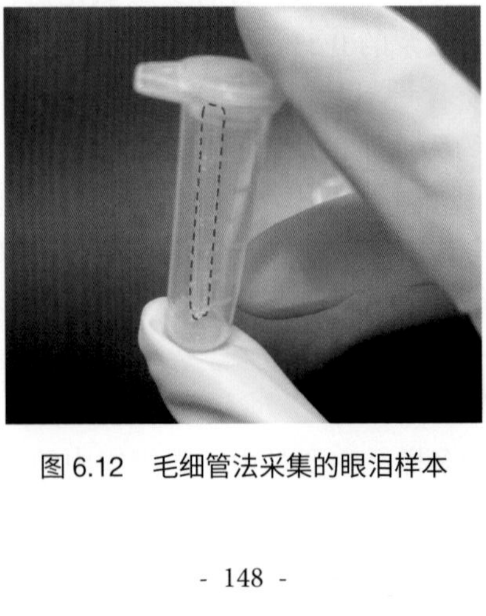

图 6.12　毛细管法采集的眼泪样本

（2）滤纸条法：取样时，将滤纸条一端插入动物眼部结膜囊下，放置一定时间使泪液渗入，对于滤纸条法采样来说（图 6.13），滤纸条是固体样本，且不能通过匀浆的方式获得可进样的液体状态。如何对滤纸条样本中的药物进行提取，获得可进样的液体状态，及如何用滤纸条作为空白基质进行标准曲线及质控样本的制备是这种采集方式带来的挑战。对于这两个挑战，我们首先设计了如下流程，使用有机溶剂将滤纸条浸泡，并静置一段时间，将药物从滤纸条中提取出来，解决了滤纸条从固体形式转变为可进样的液体形式；其次对于标曲与质控样本的制备，理论上应该完全按照样本流程操作，但是考虑到其烦琐的样本处理过程，我们选择了一种替代的方式，将标曲和质控样本的工作液直接加入含有空白滤纸条的上清溶液中进行后续分析，并对这种方法进行了数据验证。验证过程中标曲样本使用替代的方式获得，质控样本加在滤纸条上处理后提取做数据验证。如图 6.13 所示，验证结果表明，使用替代方式的实验准确度满足分析要求。

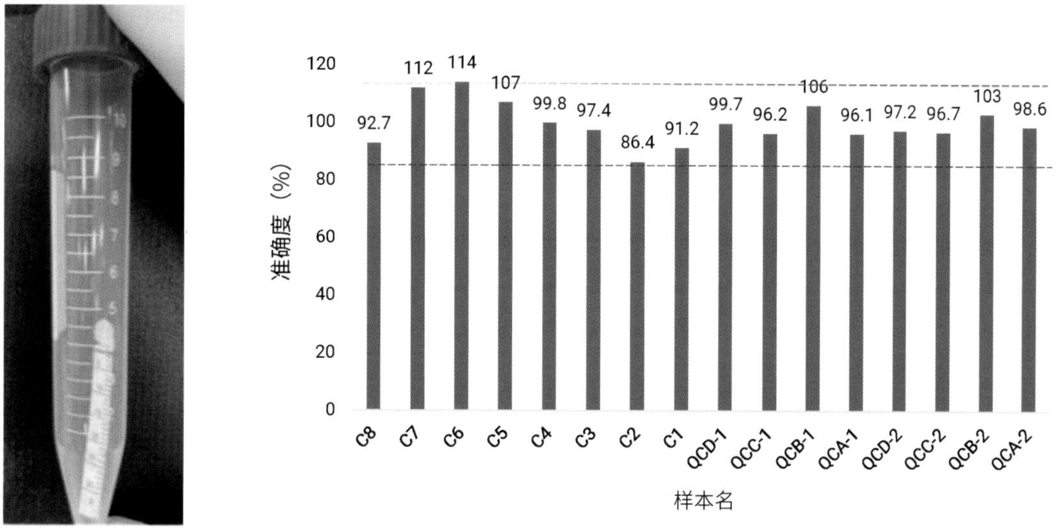

眼泪样本　　验证实验

图 6.13　滤纸条法采集的眼泪样本及验证实验

6.3.5　药物与黑色素结合

对于有色种属的眼组织来说，眼黑色素位于睫状体和虹膜的前部，脉络膜的后部和视网膜色素上皮细胞内 [3]。药物一旦与黑色素结合会形成一个药物储存库，药物将缓慢释放到周围组织中，进而影响药物的药代动力学、有效性和安全性 [1, 4]。若药物与黑色素结合，存在检测浓度不准的潜在风险及不稳定假象，对生物分析来说是一个较大的挑战。

其解决策略主要从以下 3 方面考虑。

（1）加入高浓度的盐如 NaCl、$MgCl_2$，其原理是利用金属阳离子与黑色素结合，与化合物竞争结合位点 [3]，从而将化合物释放出来。

（2）改变 pH，对于 pK_a 值大于 9 的弱碱性药物，pH 降至 7 以下不会影响药物的电离，但黑色素电离发生变化，从而降低药物与黑色素的结合率 [3]。

(3) 加入蛋白裂解液，破坏黑色素表面蛋白水合，进而破坏其结构，同时不影响小分子药物结构，降低结合率将化合物释放出来。

6.3.6 结语

由于眼科给药存在各种屏障，药物难以到达靶组织发挥药效且药物作用时间短。伴随着脂质体、纳米颗粒等前沿载药体系的发展，给药后药物的作用持续时间得到延长，且针对眼科药物的新兴药物类型如寡核苷酸和外泌体等不断被开发，给眼科患者带来新的光明。

（李婷婷，符新发，任彦甫，邢丽丽）

参考文献

[1] VELAGALETI P R, BUONARATI M H. Challenges and strategies in drug residue measurement (Bioanalysis) of ocular tissues// Gilger B. Ocular pharmacology and toxicology. Methods in Pharmacology and Toxicology. Totowa, NJ: Humana Press, 2014, 33−52.

[2] BHATTA R S, CHANDASANA H, RATHI C, et al. Bioanalytical method development and validation of natamycin in rabbit tears and its application to ocular pharmacokinetic studies. J Pharm Biomed Anal, 2011, 54(5): 1096−1100.

[3] RIMPELÄ A K, REINISALO M, HELLINEN L, et al. Implications of melanin binding in ocular drug delivery. Adv Drug Deliv Rev, 2018, 126: 23−43.

[4] NOVACK G D, MOYER E D. How much nonclinical safety data are required for a clinical study in ophthalmology. J Ocul Pharmacol Ther, 2016, 32(1): 5−10.

7 呼吸系统疾病治疗药物

7.1 已上市的慢性阻塞性肺疾病吸入给药药物的药代动力学特征解析

慢性阻塞性肺疾病（chronic obstructive pulmonary disease，COPD）是一种具有气流阻塞特征的慢性支气管炎和（或）肺气肿，可进一步发展为常见慢性疾病如肺心病和呼吸衰竭，且发病率随着年龄增加而增加。COPD 是气流受限不完全可逆的慢性疾病，且呈现进程性发展，影响全球大约 3.84 亿人口。WHO 在 2019 年的统计数据中显示约有 323 万人死于 COPD，占全球死亡人数约 6%，成为全球第三大死亡原因。

COPD 的致病因素为吸烟、空气污染、厨房烟雾、气道高反应性疾病及遗传因素等。COPD 疾病机制一般认为与氧化应激、蛋白酶 / 抗蛋白酶失衡、免疫机制、细胞衰老和细胞修复机制、细胞坏死和细胞自噬等方面相关[1]。

COPD 的诊断及治疗主要参考《慢性阻塞性肺疾病全球防治创议》[慢性阻塞性肺病全球倡议组织（Global Initiative for Chronic Obstructive Lung Disease，GOLD）指南]（后文简称 GOLD 指南），通过气流受限严重程度（FEV_1 值）、患者症状的性质和严重程度（呼吸困难评分 mMRC 及慢性阻塞性肺疾病评估测试 CAT），将 COPD 患者归类 A、B、C、D 四类[2]。COPD 稳定期常用药物为支气管扩张剂和抗炎类药物。支气管扩张剂主要有 β2 受体激动剂、抗胆碱能制剂、甲基黄嘌呤类药物等；而抗炎类药物主要有糖皮质激素、磷酸二酯酶 -4（PDE-4）抑制剂、抗生素、黏液溶解剂和抗氧化剂等。

7.1.1 COPD 稳定期治疗药物的现状概述

已批准的 COPD 稳定期的维持治疗药物有 9 类，分别为短效 β_2 受体激动剂（SABA）、长效 β_2 受体激动剂（LABA）、短效抗胆碱能制剂（SAMA）、长效抗胆碱能制剂（LAMA）、短效 β_2 受体激动剂联合短效抗胆碱能复合制剂（SABA+SAMA）、长效 β_2 受体激动剂联合长效抗胆碱能复合制剂（LABA+LAMA）、长效 β_2 受体激动剂联合糖皮质激素复合制剂（LABA+ICS）、三联制剂（LABA+LAMA+ICS）及 PDE-4 抑制剂。近 20 年以来，只有罗氟司特一种新靶点（PDE-4）COPD 药物被批准[3]。

根据 GOLD 指南，对于处于稳定期、症状较轻的患者，即 GOLD A 级或 B 级患者，可给予长效抗胆碱能制剂（LAMA）或长效 β_2 受体激动剂（LABA）。对于中重度患者，可使用长效抗胆碱能制剂联合长效 β_2 受体激动剂（LABA+LAMA）治疗，相比单药治疗，二联制剂（LABA+LAMA）可显著改善患者转归，减少 COPD 急性加重。对于中度到极重度 COPD 患者，可使用三联制剂（LABA+LAMA+ICS）。

噻托溴铵是第一款批准上市的长效抗胆碱能药物，至今仍作为一线治疗 COPD 的药物发挥着重要的作用，与盐酸奥达特罗二药联用疗效更为显著。本节将引用支气管扩张剂噻托溴铵及联用药物盐酸奥达特罗的相关数据，借以说明支气管扩张剂吸入性给药药物的药代动力学特征。

7.1.2 噻托溴铵介绍及其结构特点

根据 GOLD 指南，噻托溴铵是一种长效支气管扩张剂，当需要维持治疗时，应在疾病严重程度早期引入（GOLD Ⅱ期），并可以在 COPD 严重程度的所有后续阶段（GOLD Ⅲ期和Ⅳ期）持续使用。噻托溴铵是一种长效抗胆碱能药物，通过抑制乙酰胆碱与 M_3 毒蕈碱受体的结合，从而抑制平滑肌细胞收缩[4]。我们将以噻托溴铵的药代动力学数据，讨论吸入性 COPD 药物的特征。

噻托溴铵的结构特征使其在 COPD 治疗中效果显著。噻托溴铵是一种季铵盐化合物(图 7.1)。两个噻吩环增大了噻托溴铵与毒蕈碱受体的亲和力，并控制解离半衰期，与 M_3 受体较高的亲和力及较长的解离半衰期使得噻托溴铵成为一种长效抗胆碱能药物。噻托溴铵像它的前身异丙托溴铵一样，也有一个季铵基团，这部分限制了胃肠吸收，并阻止了血脑屏障的穿越，这些性质降低了全身抗胆碱能副作用和中枢神经毒性作用的风险[5]。

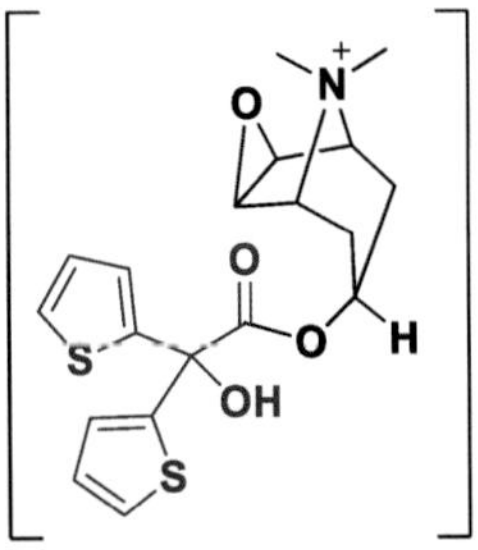

图 7.1 噻托溴铵的结构

7.1.3 噻托溴铵的药代动力学特征

（1）吸收

1）吸入给药装置：吸入是噻托溴铵重要的输送途径，可直接将药物输送到预期作用的支气管和肺部。噻托溴铵可使用气雾剂装置吸入给药。

噻托溴铵无论是在动物种属还是人体中，均表现为低口服生物利用度和高肺部沉积。噻托溴铵在健康人体内的绝对生物利用度仅为口服剂量的 2% ～ 3%，小鼠、大鼠、兔子和犬的口服生物利用度分别为 0.02%、0.5%、＜ 0.1% 和 6.3%，表明胃肠道吸收不佳[6]。当吸入噻托溴铵后，健康人体的绝对生物利用度为吸入剂量的 19.5%。吸入噻托溴铵剂量的 80% 被吞咽进入胃肠道，另外 17% 的吸入性剂量到达肺部（图 7.2）。考虑到几乎所有到达肺部的剂量都是生物可利用的，而总给药剂量的全身生物利用度较低，这在药理学上反映为相对较少的全身效应。

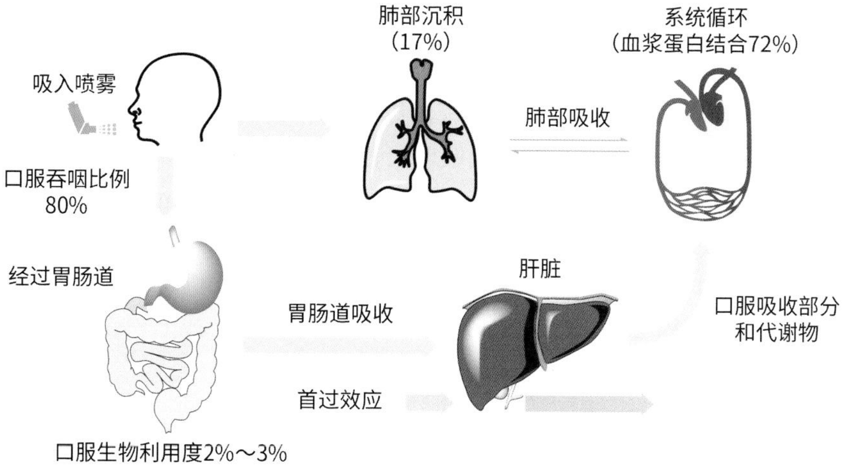

图 7.2　吸入噻托溴铵后的吸收过程

2）血药浓度：噻托溴铵在吸入给药后，会快速吸收并起效，因此能快速有效治疗 COPD 的气道阻塞症状。吸入后，少量的噻托溴铵进入体循环，进行分布和代谢。吸入后 5 min 内可观察到最大噻托溴铵血药浓度，COPD 患者连续服用若干剂量的噻托溴铵至稳态时最大血浆浓度为 15 ～ 19 pg/mL。连续每日 1 次给药后，药代动力学达到稳态需要 2 ～ 3 周。根据最大血浆浓度（C_{max}）、AUC_{0-t} 和尿排泄数据，多次给药至稳定状态可导致 2 ～ 3 倍积累，继续使用噻托溴铵不会导致进一步蓄积[5]（图 7.3）。

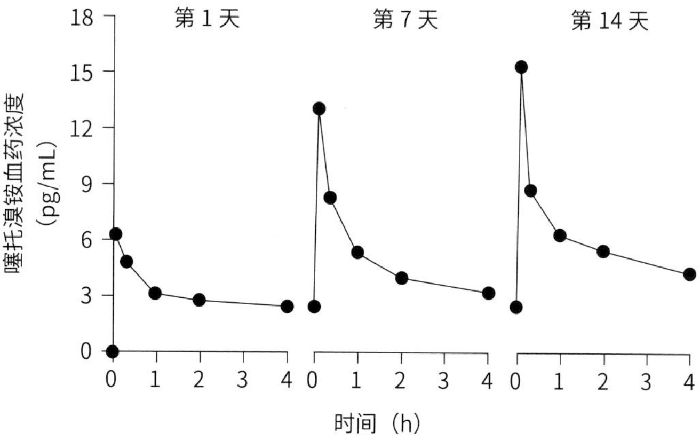

图 7.3　连续 14 天吸入给药后的血浆浓度[5]

（2）分布：噻托溴铵在人体中的分布体积（V_{ss}）为 32 L/kg，动物中的分布体积约为 26 L/kg，表明该药物结合的组织较多，且几乎没有中枢神经系统分布。72% 的噻托溴铵与人血浆蛋白结合，动物种属的血浆蛋白结合率为 15.5% ～ 21.7%，比人低 30% 左右。中高程度的血浆蛋白结合，降低了系统循环中游离药浓度，从而降低全身不良反应的可能性。

（3）代谢：体外研究表明，代谢的第一步是在不需要酯酶的情况下将酯键水解，得到的两个代谢产物是 *N*- 甲基莨菪碱和二噻吩基乙醇酸，这两个代谢产物在药理学上都是惰性的，不能提高噻托溴铵的药效或改变其安全性或耐受性。两个水解代谢产物继续通过 CYP2D6 和 CYP3A4 代谢生成 *N*- 甲基莨菪碱氧化代谢物，噻吩环氧化后进一步和谷胱甘肽结合。

（4）清除（排泄）：进入体循环的药物需要快速清除或排泄，进而减少药物在体内驻留的风险。静脉给药后，74% 的剂量通过尿液以药物原型形式被清除。干粉吸入后，14% 的剂量随尿液排出，剩余的剂量不被肠道吸收，通过粪便排出。健康男性受试者静脉滴注后，噻托溴铵的总清除率为 880 mL/min，肾脏清除率为 669 mL/min。噻托溴铵吸入给药的终末消除半衰期为 5 ～ 6 天。

（5）药物相互作用：噻托溴铵与其他药物的相互作用风险很小，对 CYP1A1、CYP1A2、CYP2B1、CYP2C9、CYP2C19、CYP2D6、CYP2E1 或 CYP3A4 无抑制作用，且极低的体内暴露量进一步降低了药物相互作用风险。

7.1.4 药物联用：噻托溴铵（LAMA）/ 盐酸奥达特罗（LABA）

盐酸奥达特罗是长效 β_2 受体激动剂，和噻托溴铵的二联药物，于 2015 年 FDA 获批 [7, 8]。噻托溴铵和盐酸奥达特罗分别作用于气道平滑肌上的毒蕈碱受体 M_3 和 β_2 受体，从两个靶点起到支气管扩张作用（图 7.4）。

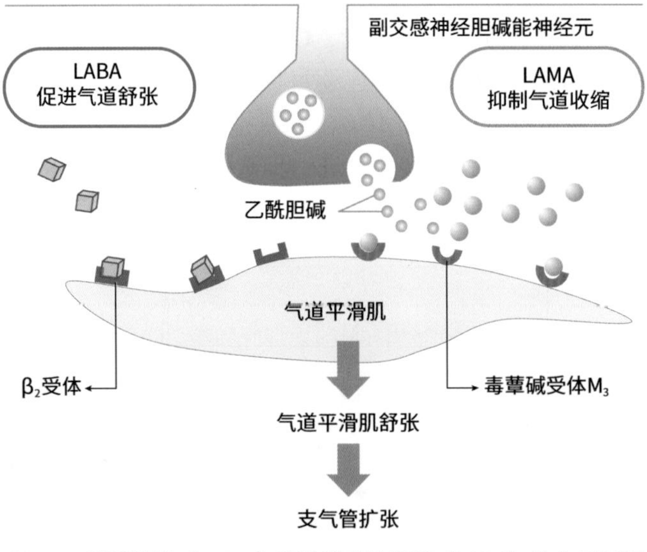

图 7.4 噻托溴铵（LAMA）和盐酸奥达特罗（LABA）的作用机制

LAMA，长效抗胆碱能制剂；LABA，长效 β_2 受体激动剂

盐酸奥达特罗和噻托溴铵的药代动力学性质有很多共同点，都具有口服吸收差、起效快、全身暴露量小、无中枢神经系统分布、清除快等特点。噻托溴铵和盐酸奥达特罗联合吸入给药时，各成分的药代动力学参数与单独给药时相似。噻托溴铵和盐酸奥达特罗的人体药代动力学数据见表 7.1。

盐酸奥达特罗和噻托溴铵的二联药物治疗效果比单药使用更为显著（图 7.5）。

表 7.1 噻托溴铵和盐酸奥达特罗的人体药代动力学数据总结

药物名称	口服给药生物利用度（%）	吸入给药生物利用度（%）	*C_{max} (pg/mL)	*T_{max} (min)	血浆蛋白结合率（%）	V_{ss} (L/kg)	CL (mL/min)
噻托溴铵（5 μg）	2 ~ 3	19.5	15 ~ 19	5	72	32	880
盐酸奥达特罗（5 μg）	< 1	30	2.82 ~ 3.35	10 ~ 20	60	18.5	872

* 吸入给药。

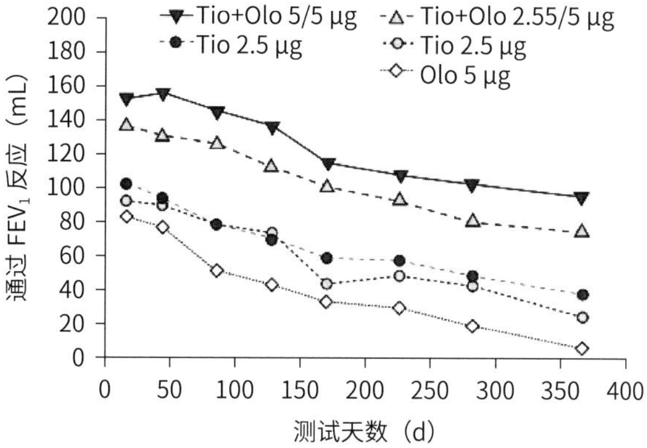

图 7.5 噻托溴铵和盐酸奥达特罗联用及单独使用的药效对比[9]

FEV_1，第 1 秒用力呼气量；Tio，噻托溴铵；Olo，盐酸奥达特罗

7.1.5 结语

本节以噻托溴铵吸入给药制剂及噻托溴铵 / 盐酸奥达特罗二联吸入给药制剂为例，总结了吸入性 COPD 药物的药代动力学特征。

（1）强效，满足吸入给药的小剂量。

（2）低胃肠道吸收，降低全身暴露引起的毒性风险。

（3）难穿过血脑屏障，减小对中枢神经的影响。

（4）血液循环系统清除快，减少非靶向组织和器官的药物暴露。

COPD 患者全球分布广泛，治疗 COPD 的吸入性给药药物的研发市场具有广阔前景，未来我们在 COPD 药物临床前药代动力学研发策略方面还有很长的路要走。

（李倩，侯丽娟，高立佳，金晶）

参考文献

[1] XU Y, LIU H, SONG L. Novel drug delivery systems targeting oxidative stress in chronic obstructive pulmonary disease: a review. J Nanobiotechnology, 2020, 18(1): 145.

[2] Global initiative for chronic obstructive lung disease. Global strategy for the diagnosis, management, and prevention of chronic obstructive pulmonary disease (2022). [2023−09−07]. https://goldcopd.org/digital-gold-report/.

[3] van HAARST A, MCGARVEY L, PAGLIALUNGA S. Review of drug development guidance to treat chronic obstructive pulmonary disease: US and EU Perspectives. Clin Pharmacol Ther, 2019, 106(6): 1222−1235.
[4] NARDINI S, CAMICIOTTOLI G, LOCICERO S, et al. COPD: maximization of bronchodilation. Multidiscip Respir Med, 2014, 9(1): 50.
[5] PRICE D, SHARMA A, CERASOLI F. Biochemical properties, pharmacokinetics and pharmacological response of tiotropium in chronic obstructive pulmonary disease patients. Expert Opin Drug Metab Toxicol, 2009, 5(4): 417−424.
[6] Food and Drug Administration Drug Approval Package. Pharmacology Review (s). [2023−09−08]. https://www.accessdata.fda.gov/drugsatfda_docs/nda/2009/021395Orig1s029.pdf.
[7] Deeks E D. Olodaterol: a review of its use in chronic obstructive pulmonary disease. Drugs, 2015, 75(6): 665−673.
[8] Food and Drug Administration Approved Drug Products. Tiotropium and Olodaterol Metered Inhalation Spray. [2023−09−08]. https://www.accessdata.fda.gov/drugsatfda_docs/label/2015/206756Orig1s000lbl.pdf.
[9] BUHL R, MALTAIS F, ABRAHARMS R, et al. Tiotropium and olodaterol fixed-dose combination versus mono-components in COPD (GOLD 2−4). Eur Respir, 2015, 45(4): 969−979.

7.2 吸入给药药物临床前体内药代动力学研究的挑战及策略

近年来，随着医学和制剂科学的发展，以及对肺功能和哮喘、COPD 等呼吸类疾病的深入了解，人们逐渐认识到吸入给药是治疗呼吸类疾病最为简单有效的给药途径 [1]。根据市场统计和预测，吸入性药物包括气溶胶制剂、干粉制剂、喷雾制剂等，其市场销售额在不断增加，2014 年约 93 亿美元，2026 年预计市场销售额达到约 184 亿美元，比 2014 年高近一倍（图 7.6）[2]。吸入给药正成为越来越受到医药界关注的领域之一。

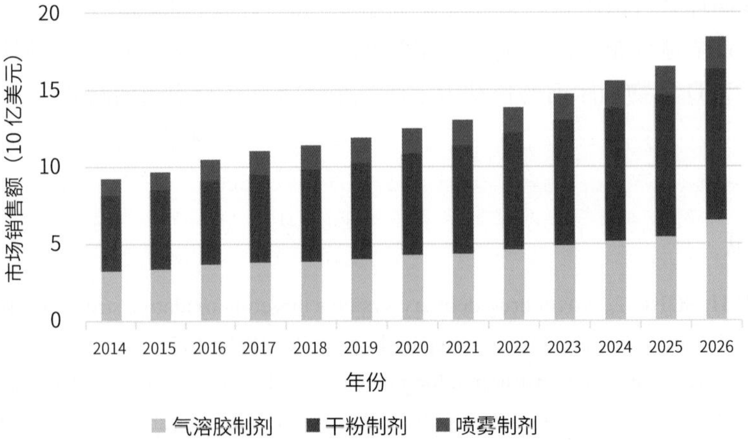

图 7.6　吸入药物市场规模 [2]

了解吸入给药首先需要先了解与其密切相关的呼吸系统构造。呼吸系统是由呼吸道和肺泡组成，其中呼吸道包括了鼻、咽、喉、气管和支气管。呼吸系统病变主要发生在气管、支气管、肺部和胸腔。对于呼吸系统疾病的治疗，吸入给药是一种直接到达病变部位的给药方式。吸入给药后药物在体内的吸收、分布、代谢 / 清除过程可以通过图 7.7 进行简单概括[3]。

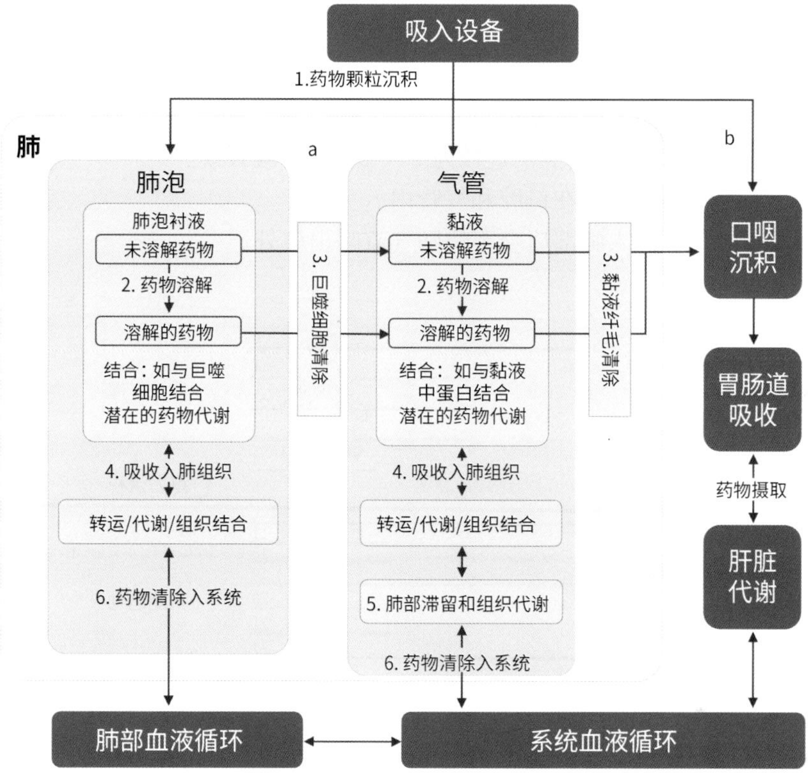

图 7.7 吸入给药后药物体内药代动力学过程[3]

a. 气道药物吸收、分布、代谢 / 清除过程；b. 非气道药物吸收、代谢 / 清除过程

从如上吸入给药的药物体内吸收、分布、代谢 / 清除过程，可明确看到吸入给药直接作用于肺部靶组织，起效快，可以降低给药剂量及系统药物暴露水平，进而降低药物潜在系统毒性的风险。另外，肺泡处细胞比较薄，并且肺泡表面有丰富的血管分布，对于通过吸入给药达到系统治疗作用的药物，在肺部有良好的吸收，可以避免肝脏的首过效应，提高肺部生物利用度。此外，呼吸系统疾病通常需要长期服药，吸入给药是无创给药，只需要随身携带一些简单装置，可以增加患者依从性。基于这些优势，吸入给药方式受到医药界的广泛关注，然而吸入给药研发中还尚存较多挑战，下文总结了一些吸入给药药物研发中的挑战及其相应的解决方案。

7.2.1 吸入给药药物的研发挑战

吸入给药后，药物并不会全部在肺部沉积，40% ～ 90% 的药物在口咽沉积[4]。吸入给药研发中一个主要的挑战就是提高肺部生物利用度，同时尽量减少全身暴露量。

提高肺部生物利用度可以从两方面考虑：一方面是增加肺部沉积率，另一方面是延长药物在肺部的滞留时间。

(1) 增加肺部沉积率：药物颗粒进入呼吸道后发生的运动方式主要有 3 种，即惯性碰撞、重力沉积和布朗运动（图 7.8）。在上呼吸道，颗粒因与气管壁的惯性碰撞，其粒径越大越容易在此处发生沉积；而从中部支气管到末端支气管，药物颗粒由于粒径大小不一，在不同重力作用下将沉积在不同部位；然而在肺泡处，药物颗粒若粒径过小，颗粒也会随着呼气被呼出体外。根据文献研究 [3]，粒径越大，药物一般在口咽部沉积的量越多；而粒径太小，药物在总的呼吸道沉积的量都比较少，所以肺部沉积率和药物颗粒粒径密切相关。因粒径大小的常规分布规律总结如下（图 7.9）：

1）气溶胶颗粒的空气动力学中直径为 1 ～ 5 μm 时最有效。

2）＞ 5 μm 的颗粒易沉积在口腔和气管内。

3）＜ 1 μm 的颗粒进入肺部后会很快随气流呼出体外。

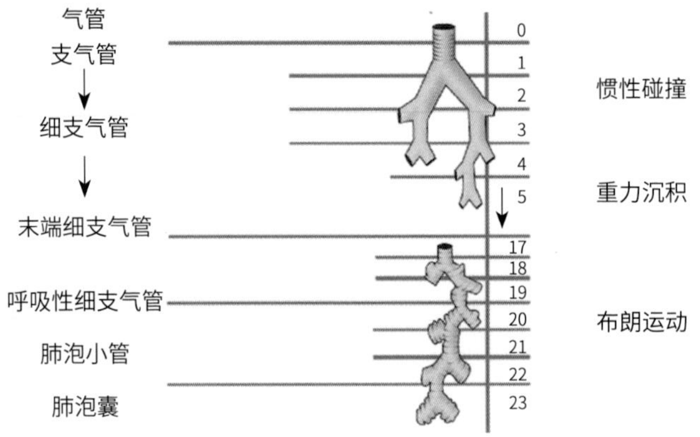

图 7.8　药物颗粒气道不同部位沉积示意图 [5]

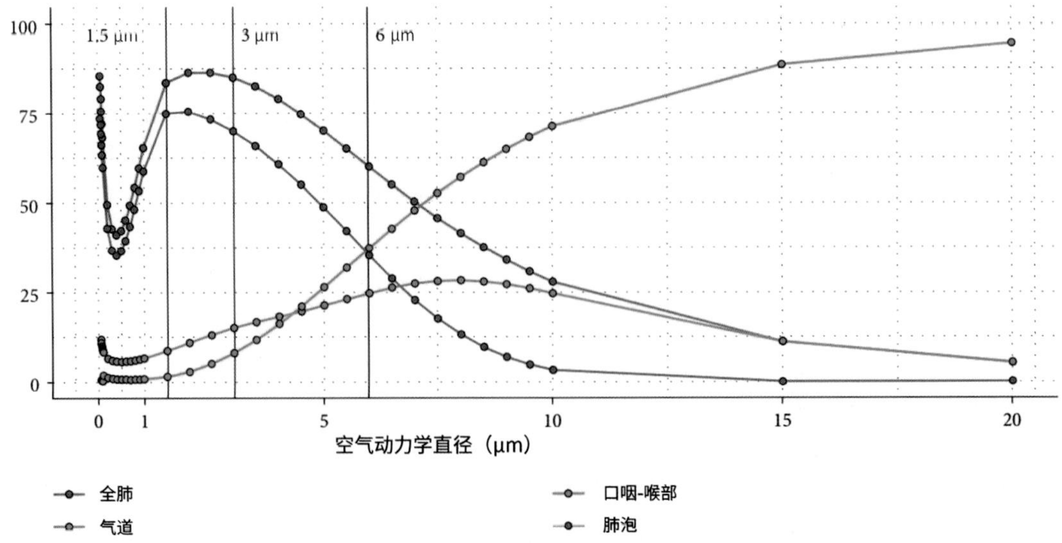

图 7.9　药物颗粒大小与气道沉积位置的关系图 [3]

（2）延长药物在肺部的滞留时间：药物在肺上皮细胞衬液的局部溶出速率决定了药物吸收速率，溶出速率快的容易吸收进入系统循环，溶出慢的则有利于在肺部滞留。因此，延长溶出时间可有效增加药物在肺部的滞留时间。

化合物本身的溶解性也是影响溶出速率的重要因素之一。科研人员可以通过结构修饰以降低化合物本身的溶解度、改变晶型等方面对药物进行优化。例如，治疗哮喘和 COPD 的氟替卡松，水溶性低（约为 100 ng/mL），其微晶体需要 8 h 以上才能在人的支气管液体中完全溶解，因此，该药物在肺部的平均吸收时间相当长，为 5 ～ 7 h。

另外，通过使用新型的制剂技术调节药物在肺部的释放速率。例如，使用脂质体或微球来调节最佳药物释放速率，也有使用药物涂层（例如，可生物降解聚合物的纳米薄膜涂层、海藻糖基涂层）保证药物在肺部缓慢释放。

除了通过增强肺部的分布和吸收外，还可通过优化靶点结合动力学，以及对药物结构的优化，使药物与靶点的解离速率变慢。依旧以氟替卡松为例，其作为新一代吸入糖皮质类固醇，是一种长效受体拮抗剂。与地塞米松相比，氟替卡松与糖皮质激素受体有更高的结合速率和结合百分比（结合常数 k_1），氟替卡松的 k_1 是 23.9×10^5 L/(mol · min)，地塞米松的 k_1 是 12.5×10^5 L/(mol · min)。氟替卡松的结合百分比是地塞米松的 2 倍，并且氟替卡松受体复合物的解离速率更慢（解离常数 k_{-1}，氟替卡松的 k_{-1} 为 13.2×10^{-4}/min，地塞米松是 11.7×10^{-3} /min）[6]。

在减少吸入性给药药物全身暴露方面，主要是从 3 个角度考虑：吸收、分布和代谢。详细内容可以阅读本节的前文相应内容。

1）吸收：降低口服生物利用度，降低渗透，降低溶解度，增加分子量。

2）分布：降低血浆中药物游离浓度，增加血浆蛋白结合率。

3）代谢：在肝脏快速代谢为非活性代谢产物。

吸入给药药物的成功递送，除了通过优化药物本身理化性质、制剂及靶点结合等增加肺部药物分布和效果外，亦可通过选择合适的吸入装置优化给药和肺部沉积。

7.2.2 吸入装置选择

临床上常用的吸入给药装置有 3 种：压力定量气雾剂（pMDI）、干粉吸入器（DPI）和雾化器（nebulizer），部分装置如图 7.10 所示，本节对临床吸入装置将不做详细介绍。与其相应的，在临床前研究中使用的吸入装置主要有 4 种：气溶胶雾化暴露箱、鼻腔给药装置、肺部给药雾化器、口鼻吸入暴露塔，将在下文的 7.2.4 临床前吸入给药平台部分做进一步介绍。

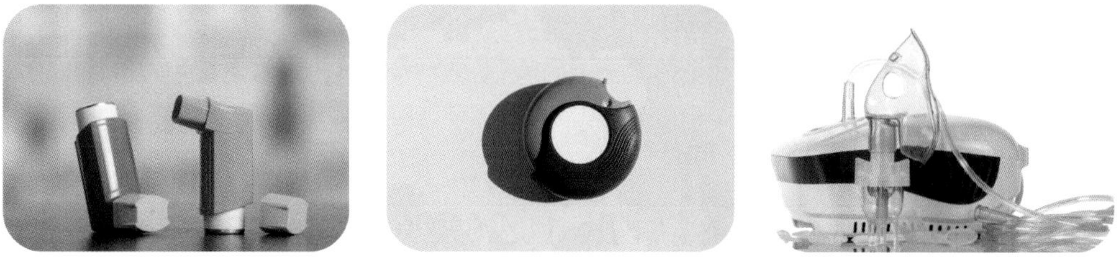

压力定量气雾剂（pMDI）　　干粉吸入器（DPI）　　雾化器（nebulizer）

图 7.10　临床使用的 3 种吸入给药装置

7.2.3 临床前研究中体内药代动力学吸入给药技术及试验设计

（1）临床前药代动力学研究吸入装置的选择：给药装置选择要根据药物研究阶段、制剂类型和化合物量等综合考虑。在药物研发早期，化合物多为小批量合成，可以提供的量有限，一般可选择滴鼻或气管给药方式，使用较少的化合物量研究药物吸入肺部的药代动力学性质。而当化合物充足时，可选择呼吸暴露塔进行给药研究。图 7.11 总结了临床前各阶段吸入装置选择、化合物量需求及化合物性质要求方面的策略。

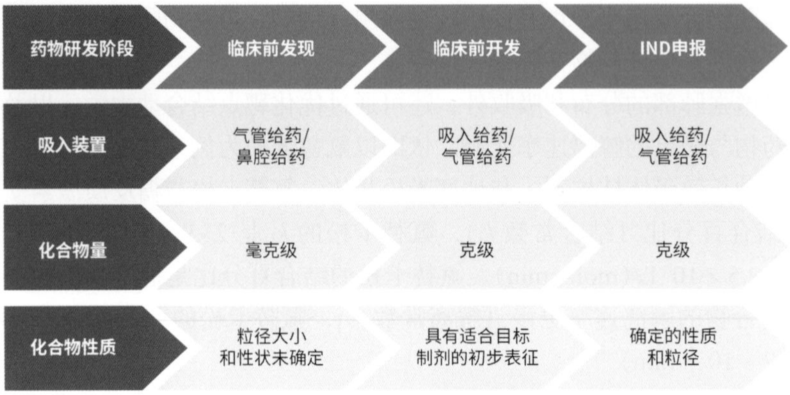
药物研发阶段
临床前发现
临床前开发
IND申报
吸入装置
气管给药/
鼻腔给药
吸入给药/
气管给药
吸入给药/
气管给药
化合物量
毫克级
克级
克级
化合物性质
粒径大小
和性状未确定
具有适合目标
制剂的初步表征
确定的性质
和粒径

图 7.11　临床前吸入给药试验设计

（2）临床前吸入给药试验设计：在临床前药代动力学研究中，不同的吸入给药装置一般对应有不同的试验设计。不同给药方式的制剂形式、给药剂量计算总结如表 7.2 所示。

表 7.2　不同给药方式的制剂形式、给药剂量计算

给药方式	制剂形式	给药剂量计算
滴鼻给药	溶液 干粉	溶液制剂：给药剂量（mg/kg）= 制剂浓度（mg/mL）× 给药体积（mL/kg）
气管给药	溶液 干粉	
口鼻暴露吸入给药	溶液 干粉	递送剂量 *（mg/kg）=（气溶胶浓度 [a]× 动物每分钟通气量 [b]× 吸入持续时间）/动物体重 [5]

* 递送的剂量并不能全部在肺部沉积，根据文献报道，一般啮齿类动物的肺部沉积率为递送剂量的 10%，非啮齿类为 25%。[7]

a. 气溶胶浓度需要经由特定的实验仪器进行检测，常用的检测仪器有 Photometer、Filter、U 型管、TSI 空气动力学粒度仪、Cascade、圆盘撞击器。

b. 每分钟通气量（L/min）= 0.608× 体重（kg）$^{0.852}$。

（3）样品采集设计：呼吸系统疾病药代动力学研究中除了常规的血浆采集外，需要特别关注药物在呼吸道各位置的药物分布及肺泡灌洗液中药物浓度。表 7.3 总结了不同样品的采集部位及对应的样品类型。

表 7.3　不同样品的采集部位及对应的样品类型

采集部位	样品类型
鼻腔	鼻内容物
	鼻腔灌洗液
肺部	支气管肺泡灌洗液（bronchoalveolar lavage fluid，BALF）（计算上皮细胞衬液（epithelial lining fluid，ELF）浓度 *）
	气管组织
	肺组织

* 肺的上皮细胞衬液对于理解急性肺损伤、炎症性肺病和药代动力学研究的机制很重要。肺泡灌洗是一种用于对呼吸道的上皮细胞衬液进行取样的技术，但也会导致上皮细胞衬液被稀释。为了量化通过肺泡灌洗获得的上皮细胞衬液表观体积，尿素被用作上皮细胞衬液稀释的内源性标志物。由于尿素很容易在体内扩散，血浆 / 血清和上皮细胞衬液中尿素浓度是相同的，因此可以使用简单的稀释原理计算上皮细胞衬液体积[8]，进而换算出上皮细胞衬液中药物浓度。

（4）数据解析：化合物溶液和干粉通过气管以 0.5 mg/kg 剂量给药到大鼠体内，在给药后 2 min、10 min、30 min、1 h、2 h、4 h 采集血浆、肺泡灌洗液、肺组织样品（图 7.12）。

化合物混悬液以 50 mg/kg 剂量口服给药到大鼠体内，在给药后 15 min、30 min、1 h、2 h、4 h、8 h 采集血浆、肺泡灌洗液、肺组织样品（图 7.12）。

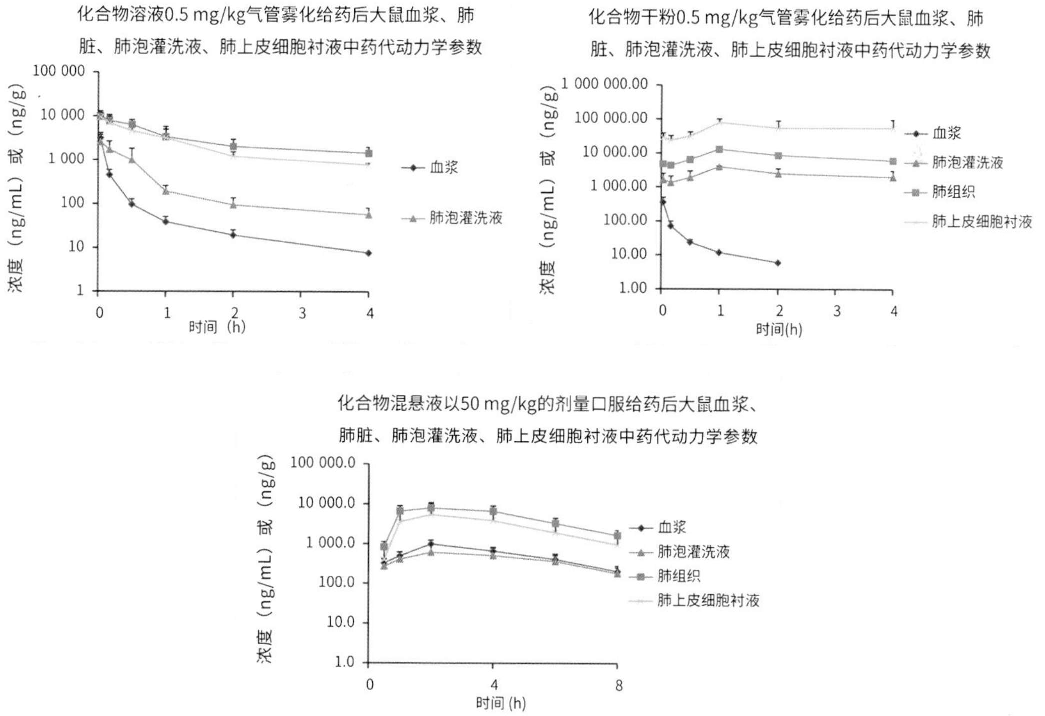

图 7.12　化合物气管给药和口服给药药代动力学

结果显示，通过比较单位给药剂量下的血浆 *AUC*，各给药组的系统暴露水平比较结果为：溶液制剂气管雾化给药＞干粉制剂气管给药＞混悬液口服给药；而通过比较单位给药剂量下的肺、肺泡灌洗液、肺上皮细胞衬液的 *AUC*，各给药组的肺部组织暴露水平比较结果为：干粉制剂气管给药＞溶液制剂气管雾化给药＞混悬液口服给药。气管给药后，药物在肺部的沉积显著高于口服给药，且具有更好的体内吸收。干粉制剂与溶液制剂相比，显示出较高的肺 / 血比，这与干粉制剂在肺部有较长的溶出时间有关，延长了药物在肺部滞留时间，提高了肺部生物利用度（表 7.4）。

表 7.4　溶液制剂气管雾化给药、干粉制剂气管给药及混悬液口服给药的药代动力学参数比较

PK 参数	溶液制剂气管雾化给药				干粉制剂气管给药				混悬液口服给药			
	血浆	肺	肺泡灌洗液	肺上皮细胞衬液	血浆	肺	肺泡灌洗液	肺上皮细胞衬液	血浆	肺	肺泡灌洗液	肺上皮细胞衬液
C_{max}（ng/mL 或 ng/g）	3 164	9 792	2 594	9 254	355	12 940	3 865	80 007	992	7 949	611	5 384
AUC_{0-last}（ng·h/mL 或 ng·h/g）	423	12 137	1 324	9 006	62	32 826	9 719	218 012	4 298	38 626	3 218	23 365
AUC 比值（肺部组织 / 血浆）	–	28.7	3.13	21.5	–	529	157	3 513	–	8.99	0.749	5.44
AUC/ 给药剂量	846	24 274	2 628	18 012	124	65 652	19 438	436 024	86.0	772	64.3	467

7.2.4　临床前吸入给药平台

药明康德的 DMPK 部门现有的吸入给药平台涵盖鼻腔给药、气管给药和口鼻吸入给药，可以满足临床前吸入给药研究各阶段的需求。详细的临床前吸入给药装置及其特点和适用范围如表 7.5 所示。

表 7.5　临床前吸入给药装置及其特点和适用范围

给药装置	特点	适用范围
鼻腔给药装置	直接给药 操作方便，可以精确定量 药物易入脑	大鼠、小鼠、猴、犬等动物实验
气管给药雾化器	直接给药 可以精确定量，避免口咽或鼻咽沉积，给药快速，药物损失少 动物给药在轻度镇静或麻醉下进行的，适合单次给药或间隔多天给药，多次给药可能会引起局部刺激	大鼠、小鼠、猴、犬等动物实验
口鼻吸入暴露塔	动物自主呼吸吸入药物 动物清醒状态下给药，可多次重复给药 药物在肺部沉积与动物呼吸相关，在口咽部发生沉积，药物消耗量大	大鼠、小鼠等动物实验

（1）鼻腔给药（图 7.13，图 7.14）。
（2）气管给药（图 7.15，图 7.16）。
（3）口鼻吸入给药（图 7.17）。

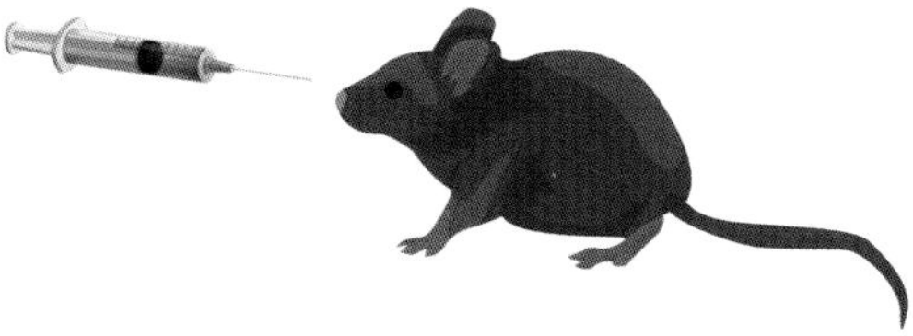
图 7.13　鼻腔滴注

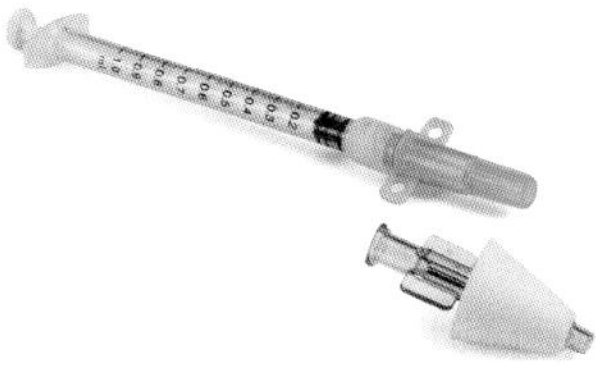
图 7.14　鼻腔雾化器

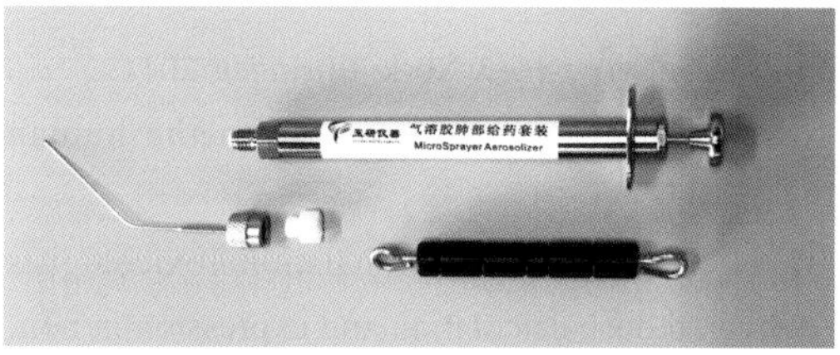

图 7.15　肺部液体定量雾化器

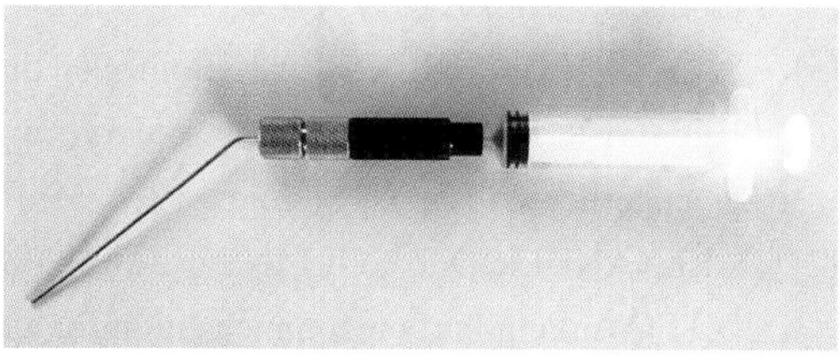
图 7.16　肺部微型粉尘雾化器

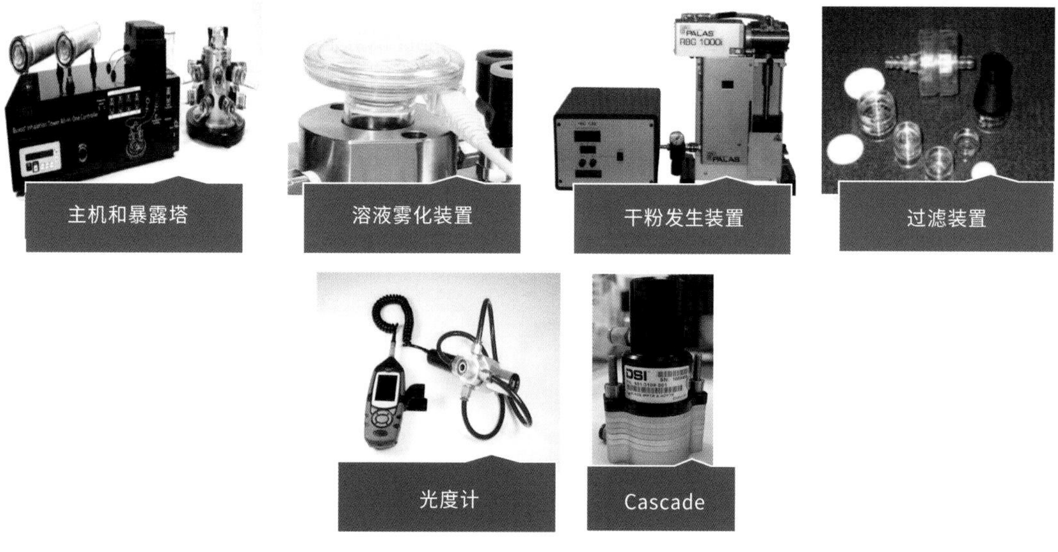

图 7.17　呼吸暴露塔给药

7.2.5　结语

全球约有 3 亿人患有哮喘等慢性肺疾病，承受着呼吸困难的痛苦，临床需要有更多的疗效更好、副作用更小的吸入型药物。本文总结了吸入给药药物临床前体内药代动力学研究的挑战及其应对策略，期待助力越来越多的呼吸道疾病药物的开发研究，为患者带来更多治疗的希望。

（李莹莹，侯丽娟，董轩，金晶，汤城）

参考文献

[1] 雷婷婷，赵荣生．雾化吸入给药的临床应用现状及研究进展．临床药学治疗杂志，2016, 14(3): 1−5.

[2] Inhalable Drugs Market Size, Share & Trends Analysis Report By Product (Aerosol, Dry Powder Formulation, Spray), By Application (Respiratory & Non-Respiratory Diseases), And Segment Forecasts, 2019–2026. [2023−08−23]. https://www.grandviewresearch.com/industryaralysis/inhalable-drug-market.

[3] BORGHARDT J M, KLOFT C, SHARMA A. Inhaled therapy in respiratory disease: the complex interplay of pulmonary kinetic processes. Can Respir J, 2018, 2018: 2732017.

[4] HOCHHAUS G, HORHOTA S, HENDELES L, et al. Pharmacokinetics of orally inhaled drug products. AAPS J, 2015, 17(3): 769−775.

[5] SMYTH H D C, HICKEY A J. Controlled pulmonary drug delivery. New York: Springer, 2011.

[6] HÖGGER P, ROHDEWALD P. Binding kinetics of fluticasone propionate to the human glucocorticoid receptor. Steroids, 1994, 59(10): 597−602.

[7] ALEXANDER D J, COLLINS C J, COOMBS D W, et al. Association of Inhalation Toxicologists (AIT) Working Party recommendation for standard delivered dose calculation and expression in non-clinical aerosol inhalation toxicology studies with pharmaceuticals. Inhal Toxicol, 2008, 20(13): 1179–1189.

[8] RENNARD S I, BASSET G, LECOSSIER D, et al. Estimation of volume of epithelial lining fluid recovered by lavage using urea as marker of dilution. J Appl Physiol (1985), 1986, 60(2): 532−538.

8 皮肤给药类药物

8.1 透皮给药制剂研究及其体内药代动力学研究策略

皮肤是人体最大的器官，成年人的皮肤面积大约 2 m^2，经皮肤给药后，药物会渗入皮肤各层或进入体循环产生局部或全身治疗作用。产生全身治疗作用的经皮给药称为透皮给药系统（transdermal drug delivery systems，TDDS）[1]，TDDS 是仅次于口服和注射的第三大给药系统。透皮给药与临床常见口服、静脉等常规给药方式相比，具有以下优势[2–5]。

（1）避免肝脏的首过效应和药物在胃肠道的降解，减少用药的个体差异。

（2）维持恒定的有效血药浓度，避免了口服给药等引起的血药浓度峰谷现象，降低了毒副反应。

（3）给药途径既方便又具有缓释作用（适用于生物半衰期短、需要频繁口服或非肠道给药的药物），可减少给药次数、延长给药时间，可灵活给药（可随时中止），特别是对于不易服药的患者，提高了患者的依从性。

TDDS 是采用不同给药途径的新型制剂，发展迅速，应用市场前景广阔。本节将介绍透皮给药制剂研究及相关指导原则，透皮给药的局限和透皮药物的促渗方法，以及评估透皮给药制剂在临床前体内药代动力学实验中，具备的 DMPK 相关研发能力。

8.1.1 透皮给药制剂研究

（1）透皮药物研究进展：透皮给药制剂除了发挥局部治疗作用的膏剂、喷雾剂、凝胶剂等外，还有发挥全身治疗作用的 TDDS（通常指透皮贴片）。据爱尔兰市场研究机构预计，到 2024 年底全球透皮给药市场将达到 73.58 亿美元。在 2018 年 11 月，中国国家统计局公布了《战略性新兴产业分类（2018）》，在生物医学工程产业领域，透皮和黏膜给药制剂新剂型工艺技术基础研究被列入重点产品和服务[6]。

1979 年东莨菪碱透皮贴（Transderm Scop）经 FDA 获批上市，开启了现代化 TDDS 的篇章。迄今，部分 TDDS 类产品已经获批上市（表 8.1），适应证主要集中在神经、抗炎、镇痛等领域。随着技术的发展创新，临床用药的需求增加，透皮贴剂在帕金森病、老年痴呆、抑郁症、精神分裂症、抗炎镇痛等领域获得更加广泛的发展。为了给 TDDS 产品申报上市提供法规支持，FDA及欧盟均有TDDS类指导原则发布，表8.2罗列了历年来FDA和EMA发布的关于TDDS的指导原则，从透皮给药制剂的研究生产到制剂质量评价、安全性评价、产品包装及TDDS新药和仿制药的研发生产等方面逐步完善了监管要求。中国TDDS可参考的指导原则少，随着中国透皮给药制剂研发产品的递增，关于TDDS的相关指导原则相信也会逐渐完善。

表8.1　全球获批上市的TDDS产品[7]

NMPA批准上市	FDA批准上市	EMA批准上市
利斯的明、格拉司琼、罗替高汀、奥昔布宁、可乐定、丁丙诺菲、芬太尼、雌二醇	利斯的明、雌二醇、丁丙诺菲、芬太尼、东莨菪碱、可乐定、硝酸甘油、尼古丁、格拉司琼、罗替高汀、哌甲酯、司来吉兰、睾酮	丁丙诺菲、芬太尼、雌二醇、利斯的明

表8.2　FDA及EMA的TDDS指导原则[8]

FDA	EMA
2011年，《透皮和相关的药物传递系统残留药物的行业指南》	1999年，《缓控释类产品质量控制指导原则(A口服制剂；B透皮贴剂)》
2018年，《ANDA透皮和局部递药系统黏附力评估》和《ANDA透皮和局部递药系统刺激性和致敏性潜力的评估》	2010年，《关于修订释药口服剂型和透皮给药剂型质量指南的概念文件》
2019年，《透皮和局部递药系统——药品研发和质量考量》	2014年，《透皮给药系统质量指导原则》

(2) 透皮药物的促渗方法：透皮给药制剂是当今一大研究热点，未来市场潜力巨大，但是透皮给药制剂在研究中也存在诸多困难。皮肤天然的屏障，使大部分药物难以渗入皮肤内部，导致药物起效慢，传统皮肤制剂也受到分子量、脂溶性的限制，如亲水性药物和大分子药物等很难渗透穿过皮肤起效[8, 9]。为了促进药物的皮肤渗透性，通常采用加入化学促渗剂的方法和物理促渗方法，两种方法能够很好促进小分子的转运[10]。

大分子药物分子量大、构象灵活，稳定性和递送方式是研发过程的两个难题，现在开发的剂型主要是注射剂，临床患者依从性低。大分子药物是否可以开发成透皮给药制剂，实现皮肤递送呢?

随着新材料、新技术、新设备的不断迭代，新的科学技术赋能物理促渗方法发展迅速，可以有效克服透皮给药制剂开发过程存在的障碍。例如，物理促渗方法中新一代的微针技术借助微针刺穿皮肤最外层，递送药物到真皮层，可以克服皮肤屏障并产生可逆的微通道以实现有效的大分子渗透，尤其是多肽、蛋白等大分子类药物的透皮传递，可以解决生物大分子药物给药难的现状。微针技术已广泛应用于寡核苷酸输送、疫苗输送、胰岛素输送和化妆品等领域的研究[11-13]。

中山大学研究团队和广州市妇女儿童医疗中心研究团队联合开发出的一种载生长激素（growth hormone，GH）的微针贴片，可用于生长激素缺乏治疗[14]，在这项研究中，研究人员使用切除垂体的大鼠作为动物模型，通过微针贴片和皮下注射给予重组生长激素，使用微针贴片6 h，大鼠血浆中重组生长激素的浓度达到峰值（57.70±6.92）ng/mL，随后浓度逐渐下降，在 7 天中始终高于对照组水平，且血浆 *AUC* 为（148.90 ± 18.23）ng·d/mL；皮下注射组在注射后 0.5 h，大鼠血浆中重组生长激素的浓度达到峰值（70.35 ± 8.87）ng/mL，随后浓度逐渐下降，在 11 h 后浓度降至对照组水平，*AUC* 为（6.58 ± 0.88）ng·d/mL；胰岛素生长因子 -1（insulin-like growth factor，IGF-1）是由肝脏产生的内分泌素，是生长激素生理作用所必需的一种活性蛋白多肽物质，生长激素可诱导 IGF-1 的产生，IGF-1 可以作为生长激素活性的生物标志物，研究人员也比较了微针贴片和皮下注射重组生长激素后大鼠血浆中 IGF-1 的浓度，结果发现微针贴片和皮下注射组的 IGF-1 水平显著高于对照组，且微针贴片组可以在 15 天内保持高水平的 IGF-1，以上结果表明微针贴片确实能够较好地递送重组生长激素，且能够实现重组生长激素的持续释放，减少注射给药频率，保持重组生长激素的生物活性，对于肽类等大分子药物来说，是一种较好的给药途径。

8.1.2　透皮给药制剂药代动力学研究

体内吸收研究是透皮给药制剂处方设计和后期产品评价中的重要环节[15]，通过借用动物模型来评估药物的皮肤渗透性和药代动力学参数，为透皮给药制剂的开发提供研究与优化的方向。

（1）临床前体外透皮实验：体外透皮实验（*in vitro* permeation testing，IVPT）是使用离体皮肤或人工膜模拟制剂在生理条件下的透皮过程，通过研究外用制剂中有效成分的释放、透过量和速率，能在一定程度上反映制剂的临床有效性[16]，有益于考查药物透皮吸收的特定影响因素，体外透皮实验行业金标准是扩散池法。关于体外透皮实验测试平台请参考下一节的内容。

（2）临床前体内实验：体内实验（*in vivo* testing）是选用不同动物种属经皮肤用药后，在设定时间点收集某种体液（血、尿等）或组织（真皮、皮下脂肪和皮下肌肉组织等），通过测定样品中的药物含量，可直接反映某种药物剂型的有效性和生物利用度，同时也能获取药物透皮吸收后的药代动力学参数和生理效应。体外透皮实验与体内实验之间存在良好的相关性[17]，通过体外透皮实验快速筛选，待筛选化合物可以获取透皮渗透参数，也可以考察不同透皮给药制剂透皮吸收的特定影响因素。优选透皮给药制剂需要采用体内实验，获取候选化合物经皮给药后的剂量、药效、制剂处方及对皮肤的刺激，来推算临床用药剂量。药明康德的 DMPK 至今已开展了几十个透皮给药制剂的体内药代动力学评估实验，具备动物选择与评估、不同皮肤给药策略、实验样本采集及处理等能力，下面我们将重点介绍这些内容。

1）实验动物选择与评估：在透皮给药制剂开发的早期阶段，模拟人体皮肤组织，最普遍被采用的是猪皮。有文献报道，猪皮在组织学和生物学的构造与人的皮肤相近，表 8.3 为不同种属动物皮肤结构比较，主要评估参数为皮肤附属结构疏密程度、表皮及真皮厚度、被毛的稀疏性等，实验猪是最佳的实验动物透皮评估模型[18，19]。

我们多维度评估巴马香猪的皮肤组织，评估方向包括皮肤外观评估、光镜及免疫组织化学检测。图 8.1 为所使用巴马香猪皮肤 HE 染色结果和各层皮肤厚度，表 8.4 为文献提供的巴马香猪与成人皮肤比较情况，数据表明巴马香猪的皮肤各层厚度与文献基本一致，进一步佐证巴马香猪是透皮给药制剂评估的最佳动物模型。巴马香猪皮肤与人体皮肤各层厚度比较见表 8.4。

表 8.3　不同种属动物皮肤结构比较 [19]

评估参数	豚鼠	人类	小鼠	巴马香猪	大鼠
皮肤附属结构疏密程度	疏松	紧密	疏松	紧密	疏松
被毛稀疏性	稀疏或密集	稀疏	密集（除一些种属外）	稀疏	密集（除一些种属外）
表皮厚度	厚	厚	薄	厚	薄
真皮厚度	厚	厚	薄	厚	薄
肉膜存在与否	存在	缺失	存在	缺失	存在
愈合机制	收缩	再上皮化	收缩	再上皮化	收缩

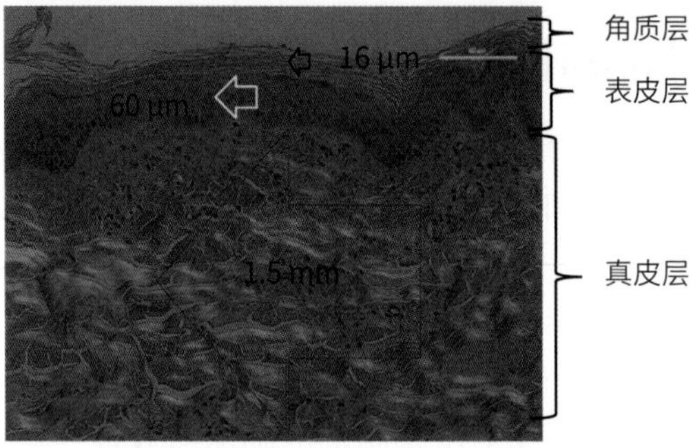

图 8.1　巴马香猪皮肤 HE 染色结果和各层皮肤厚度

表 8.4　巴马香猪皮肤与人体皮肤各层厚度比较 [20]

皮肤分类	角质层（μm）	表皮层（μm）	真皮层（mm）
4 月龄巴马香猪皮肤	14.900 ± 1.370	84.800 ± 3.360	1.271 ± 0.068
6 月龄巴马香猪皮肤	15.600 ± 1.506	97.100 ± 4.532	1.933 ± 0.066
成人皮肤	15.100 ± 1.663	86.200 ± 6.579	1.315 ± 0.069

2）不同皮肤给药策略：实验动物巴马香猪的生活习性是喜欢拱、蹭，给实验动物保定和给药等操作带来多项挑战。经过多年技术测试和不断优化，我们自制了多种实验工具，制定了完善的操作流程和评估指标，满足不同实验的给药设计，从而保证给药操作的一致性，以及实验数据的可靠性。

根据实验设计需求，进行皮肤状态的评估。正常完整皮肤模型的实验，依据制定的评估标准，进行动物皮肤的评估；损伤皮肤模型的实验，在保证动物福利的基础上，用专业的、验证过的工具造模；并根据已有的评估标准和依据评估皮肤损伤的程度，保证实验的可靠性。

针对损伤皮肤建立模型，通过实验验证造模方法的可靠性。图 8.2 为巴马香猪皮肤 HE 染色图片，图 8.2（A）为去除角质层和表皮层皮肤，图 8.2（B）为正常皮肤，对比两种皮肤模型真皮层和血浆中药物 a 的浓度，具体见图 8.3，正常皮肤组的真皮层和血浆中药物 a 的浓度是显著低于损伤皮肤组，以上结果表明，在损伤皮肤模型中，去除了角质层和表皮层，皮肤的屏障作用减弱，药物 a 的透皮吸收增加，证明该造模方法是可行的。

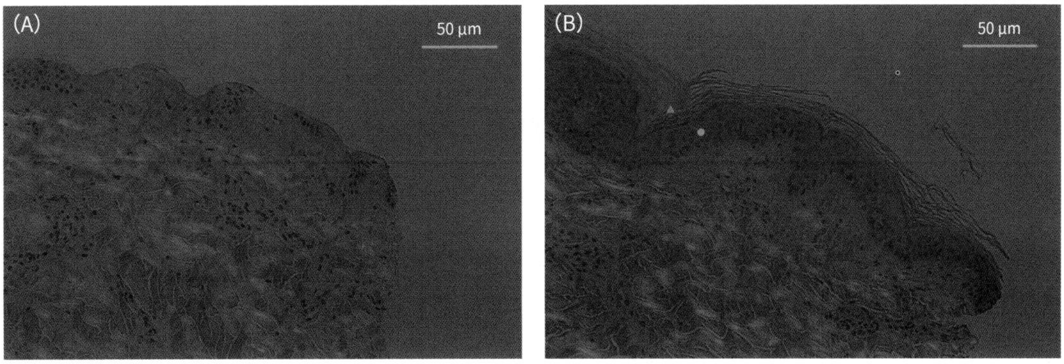

图 8.2　巴马香猪皮肤 HE 染色结果

（A）为损伤皮肤 HE 染色结果；（B）为正常皮肤 HE 染色结果

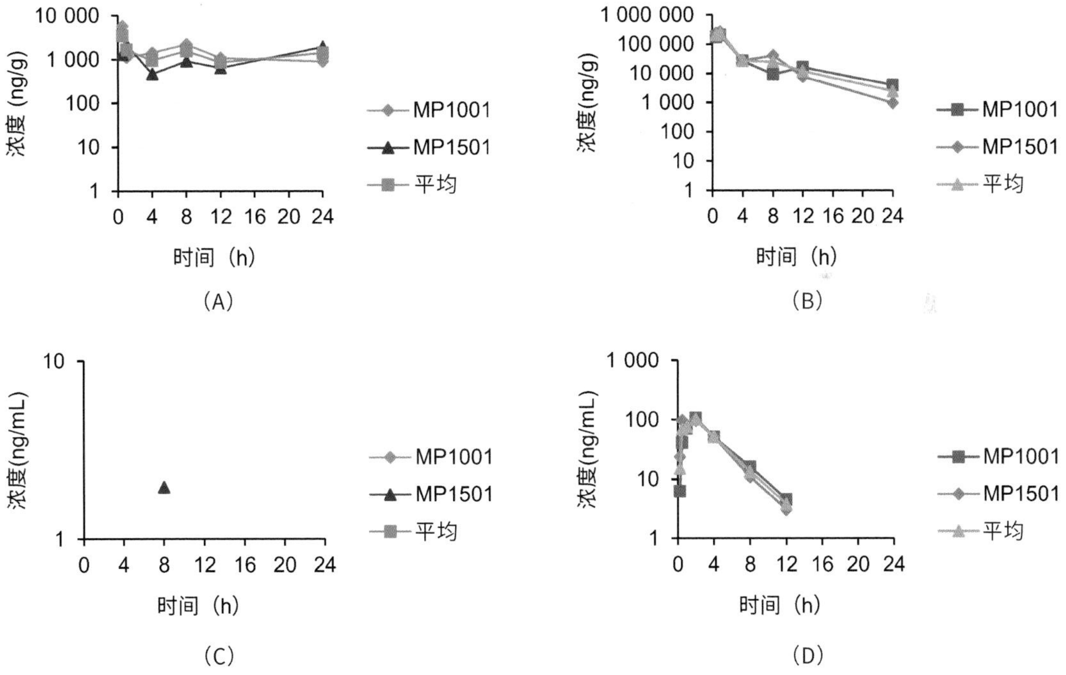

图 8.3　不同皮肤模型真皮层及血浆中药物 a 的浓度 - 时间曲线图

（A）正常皮肤真皮层药物 a 浓度；（B）损伤皮肤真皮层药物 a 浓度；（C）正常皮肤血浆药物 a 浓度；（D）损伤皮肤血浆药物 a 浓度

3）实验样本的采集及处理：主要依据实验设计进行，如血样采集，针对发挥局部作用的制剂，较为关键的是皮肤样品的采集及分层操作，例如，同一只动物在不同时间点连续采集系列皮肤，可以采用相同规格的皮肤采集器最大限度地减少对动物的损伤，同时保持样本采集均一性。皮肤分层处理，采用冷冻切片机按照皮肤各层（角质层、表皮层、真皮层和皮下组织）厚度不同分层切片。根据实际需要可分离出角质层、表皮层、真皮层和皮下组织。样品匀浆处理过程，通过较为稳定的低温珠磨法，可以获得颗粒度小，粒径相对均一的匀浆液，与传统匀浆法优劣势比较见表 8.5 和图 8.4。

表 8.5 不同匀浆方法的优劣比较

匀浆方法	优势	劣势
传统匀浆法	均质效果好 适用范围广，可以处理大体积 处理单个样品速度快	不好处理微量体积 容易造成交叉污染 容易造成小体积样本损失 样品出料粒度较大
珠磨法	通量高，不会造成交叉污染 可以处理微量体积 具备低温操作环境 样品出料粒度小	仪器设备投入高 组织样品需要前处理

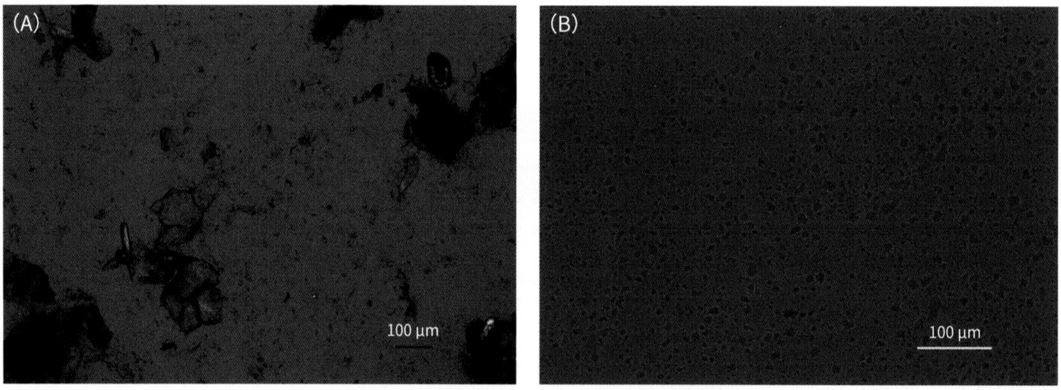

图 8.4 匀浆后的组织显微镜观察结果

(A) 传统匀浆法处理后的组织；(B) 珠磨法处理后的组织

8.1.3 结语

透皮给药对比口服或注射等给药途径，应用更便利和灵活，可以大大提高安全性和受试人群的依从性。因此，TDDS 将成为药物研发中的一个重要领域。伴随着新技术和新材料的迭代，TDDS 应用场景，从单一的小分子药物递送，延伸到生物类药物的递送，尤其像胰岛素、疫苗、DNA 这样典型的大分子药物将有望通过透皮给药系统在各类疾病的治疗和预防中发挥重要作用。

（裴琳琳，何欢，张超，李志海，刘守桃）

参考文献

[1] 包玉胜 . 透皮给药系统的研究进展 . 山东化工 , 2014, 43(6): 58−61.

[2] 崔福德 . 药剂学 . 北京：人民卫生出版社 , 2004.

[3] ZHANG Y T, HAN M Q, SHEN L N, et al. Solid lipid nanoparticles formulated for transdermal aconitine administration and evaluated *in vitro* and *in vivo*. J Biomed Nanotechnol, 2015, 11(6): 351−361.

[4] AHMED T A, EL-SAY K M, ALJAEID B M, et al. Transdermal glimepiride delivery system based on optimized ethosomal nano-vesicles: preparation, characterization, *in vitro*, *ex vivo* and clinical evaluation. Int J Pharm, 2016, 500(1−2): 245−254.

[5] MENG S, ZHANG C, SHI W, et al. Preparation of osthole-loaded nano-vesicles for skin delivery: characterization, *in vitro* skin permeation and preliminary *in vivo* pharmacokinetic studies. Eur J Pharm Sci, 2016, 92: 49−54.

[6] 王君平 . 透皮给药产品未来市场空间大 . 人民日报 . [2020−05−03(6)]. https://m.gmw.cn/baijia/2020−05/03/1301197466.html.

[7] 刘孟斯 , 姜典卓 , 岳志华 , 等 . 国内外透皮贴剂申报上市进展及药学研究探讨 . 沈阳药科大学学报 , 2021, 38(8): 866−869.

[8] 王秀杰 . 透皮给药（TDDS）产品及法规概述 . 海峡药学 , 2021, 33(6): 210−212.

[9] 万展 , 周剑 , 韩美娜 , 等 . 微针透皮给药系统应用研究进展 . 药学实践杂志 , 2012, 30(2): 86−88, 142.

[10] 韩璐 , 胡晋红 , 朱全刚 . 经皮给药系统促渗方法研究的新进展 . 中国新药杂志 , 2007, 16(4): 274−248.

[11] LIU T, CHEN M, FU J, et al. Recent advances in microneedles-mediated transdermal delivery of protein and peptide drugs. Acta Pharm Sin B, 2021, 11(8): 2326−2343.

[12] DING Z, VAN RIET E, ROMEIJN S, et al. Immune modulation by adjuvants combined with diphtheria toxoid administered topically in BALB/c mice after microneedle array pretreatment. Pharm Res, 2009, 26(7): 1635−1643.

[13] SULLIVAN S P, KOUTSONANOS D G, DEL PILAR MARTIN M, et al. Dissolving polymer microneedle patches for influenza vaccination. Nat Med, 2010, 16(8): 915−920.

[14] YANG L, LIU Q, WANG X, et al. Actively separated microneedle patch for sustained-release of growth hormone to treat growth hormone deficiency. Acta Pharm Sin B, 2022, 13(1): 344−358.

[15] 马迅 , 左宁 , 陈华 , 等 . 透皮贴剂质量控制与评价研究进展 . 中国新药杂志 , 2019, 28(5): 551−557.

[16] 李郭帅 . 复方南星止痛膏体外透皮吸收及质量标准提升研究 . 南京：南京中医药大学 , 2019.

[17] 杜建平 , 陈济民 . 药物透皮吸收研究的实验方法 . 中国药学杂志 , 1988, 23(6): 323−327.

[18] JACOBI U, KAISER M, TOLL R, et al. Porcineear skin: an *in vitro* model for human skin. Skin Res Technol, 2010, 13(1): 19−24.

[19] SUMMERFIELD A, MEURENS F, RICKLIN M E. The immunology of the porcine skin and its value as a model for human skin. Mol Immunol, 2015, 66(1): 14–21.

[20] 陈俊颖 , 胡俊西 , 魏泓 . 人与巴马香猪皮肤的比较生物学研究 . 中国比较医学杂志 , 2006, 16(5): 288−290, 319.

8.2 体外透皮实验在皮肤外用制剂开发中的应用

早在公元前3000年，古埃及人和古巴比伦人就常将动物、矿物或植物提取物涂抹在皮肤上以达到治疗作用[1]。随着现代药物的变革发展，直至1979年，FDA批准了首款作用于全身TDDS制剂——东莨菪碱贴片，成为TDDS的标志性事件，并由此开启了TDDS发展的新篇章[2]。

与传统的给药模式相比，TDDS表现出显著的优势。TDDS可避免肝首过效应；通过非侵入性的给药方式，增加患者用药依从性；可长期维持稳定的血药浓度，以达到长效治疗的目的[3]。目前，评估药物经皮给药的方法分为两类：体内法和体外法。已有较多的试验数据表明模拟体内条件进行体外试验研究，即体外透皮实验，获取的数据与常规体内实验具有同等重要的参考价值[4]。本节将从体外透皮实验的应用、相关指导原则要求、皮肤模型的选择和构建及实验常用装置及参数设置等4个方面介绍体外透皮实验，并通过一个验证试验展示了体外透皮实验在制剂筛选方面的应用。

8.2.1 体外透皮实验的应用

相对于传统的体内实验，体外透皮实验可以通过精确测量化合物在各皮肤层（图8.5）的分布、渗透量和渗透速率，来探索早期吸收阶段的皮肤渗透性差异。该方法可以避免使用活体动物，并且对多个相同或不同的化合物进行多次重复测试，特别适用于比较化合物不同制剂的经皮给药筛选实验。另外，体外透皮实验研究对于评估外用产品的生物等效性（bioequivalence，BE）也至关重要。结合体外释放试验（*in vitro* release testing，IVRT）结果，可以为皮肤局部外用药物处方等同性评价中的微观结构特性（Q3）的评价提供重要的证据。

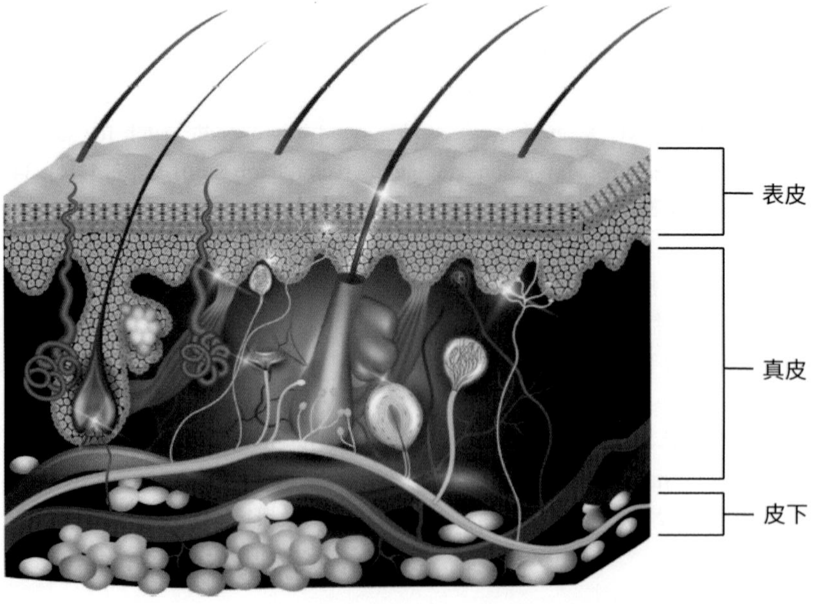

图8.5 人体皮肤结构示意图

体外透皮实验常见的应用范围包括以下 4 个。

（1）辅助早期化合物的筛选。

（2）皮肤外用制剂的配方开发和优化。

（3）药物生物等效性和生物利用度评估。

（4）药品或化妆品的安全性评估。

8.2.2 相关指导原则要求

2021 年 3 月，国家药品监督管理局药品审评中心发布了《皮肤外用化学仿制药研究技术指导原则（试行）》，明确了体外透皮实验的设计目的是模拟外用药物在生理条件下的透皮过程，以反映外用制剂的质量。在实验设计方面，相比于 2018 年发布的《新注册分类的皮肤外用仿制药的技术评价要求（征求意见稿）》，《皮肤外用化学仿制药研究技术指导原则（试行）》删除了原附件的内容，并提出“体外透皮实验建议参考全球相关指导原则开展相关研究工作”[5]。

以下是目前全球对于体外透皮实验相关指导原则（表 8.6）的主要的关注点[6−8]：

（1）皮肤类型：在 FDA 和 EMA 的指导原则中，仅规定了人离体皮肤作为体外透皮实验的实验模型，而日本医药品医疗器械综合机构（Pharmaceuticals and Medical Devices Agency，PMDA）则允许使用动物的离体皮肤进行实验。

表 8.6 体外透皮实验相关指导原则

机构	实验设计	评价指标	判断标准
FDA[8]	扩散池法 人离体皮肤 皮肤温度：(32 ± 1) ℃ 试验时间：有完整的渗透曲线，以确定透过率的最大值及随后多个时间点透过率的降低 采样频率：整个研究期间（如 48 h）建议至少 8 个非零的采样时间点 皮肤厚度：(500 ± 250) μm 漏槽条件：3 倍药物在接收液中的最高浓度＜饱和溶解度，理想情况下为一个数量级	最大通量（J_{max}） 累积渗透量 回收率	制剂个体内标准差（S_{WR}）≤ 0.294 时，(1-2α) *100%，置信区间（*CI*）在 80.00% ~ 125.00% 范围内 S_{WR} ＞ 0.294 时，应满足（1-2α）*100% *CI* 上限 ≤ 0，点估计落在预先指定的 80.00% ~ 125.00% 范围内
EMA[9]	扩散池法 人离体皮肤 皮肤温度：(32 ± 1) ℃ 试验时间：不超过 24 h/ 有完整的渗透速率曲线 采样频率：至少 6 个时间点 对照制剂、受试制剂、阴性制剂最少试验次数为 24 次 供体数量 ≥ 12，每个供体至少进行 2 组平行试验 漏槽条件：药物在接收液中达到的最大浓度＜最大溶解度的 30%（3 ~ 10 倍）	最大通量（J_{max}） 总渗透量（*A*） 回收率	受试制剂与参比制剂的几何平均值的 90% *CI* 应在 80.00% ~ 125.00% 的验收区间内 低强度和有限扩散的药物产品观察到高变异性的情况下，若有临床证明，可接受更宽范围，最大为 90%，90% CI 限制在 68.84% ~ 143.19% 回收率在 90% ~ 110% 之间

(续表)

机构	实验设计	评价指标	判断标准
PMDA[10]	扩散池法 动物离体皮肤 皮肤温度：(32±0.5) ℃ 试验时间：不超过 24 h/ 透过速率达到一定值 6 h 以上 / 标准制剂的透过曲线达到平稳期 采样频率：终点在内共计 5 个以上的取样点 每个制剂进行 6 次以上实验 选择与装置对应的接收液介质用量	规定的实验时间或渗透率达到平稳后的 1 个时间点和同一时间点渗透一半速率的时间点，实验制剂与参比制剂的平均渗透率之比	实验制剂与参比制剂的平均渗透率之比应在 0.7 ~ 1.3 范围 实验制剂渗透率的变动应等于或小于参比制剂渗透率的变动

(2) 实验时间：在 EMA 和 PMDA 的指导原则中均推荐实验时间不超过 24 h，而在 FDA 的文件中该实验进行了 48 h。

(3) 采样频率：FDA 推荐至少 8 个非零的采样时间点；EMA 推荐至少 6 个采样时间点；而 PMDA 推荐包括终点在内共计 5 个以上的取样点。

(4) 在实验装置选择、皮肤温度控制等参数方面，各指导原则的差异不大。

各指导原则的实验设计在实际应用时，还应综合考虑实际的实验目的和条件。在中国申报中，由于皮肤来源的限制，通常参考 PMDA 的相关设计。

8.2.3 皮肤模型的选择和构建

在皮肤材料的准备中，种属的选择是首先要面对的问题。虽然人离体皮肤是体外透皮实验的金标准，但由于伦理及获取困难等原因，通常选取动物皮肤替代人离体皮肤来进行体外透皮实验。

目前的文献报道中，猪皮是和人类皮肤最为相似，有相似的角质层、表皮厚度及毛囊密度等[9, 10]。不同种属动物皮肤的特点对比见表 8.7。

表 8.7 不同种属动物皮肤的特点对比[9, 10]

种属，解剖部位皮肤	毛囊密度（个 / 厘米²）	角质层（μm）	表皮（μm）	完整皮肤（μm）
人类	29±8	16.8	46.9	2 970
猪	27±4	26.4	65.8	3 430
猪，耳	22±3	10	50	1 300
大鼠	1 598±179	18	32	2 090
小鼠，背部	5 045±921	5	13	800

啮齿动物的皮肤是最容易获取的材料之一。然而，由于脂肪比例、毛囊密度等结构上的差异，药物在啮齿动物离体皮肤中的渗透参数高于人离体皮肤，从而导致对药物吸收的高估[11]。因此，在体外透皮实验中首选的皮肤是和人类皮肤相似的巴马香猪的离体皮肤。目前体外透皮实验常用的皮肤模型及其特点见表 8.8。

表 8.8 体外透皮实验常用的皮肤模型及其特点

模型		特点
模拟皮肤模型	Strat-M®	Strat-M® 膜以模拟人类皮肤分层结构和脂质化学结构来设计 成本相对较低 可用于测试和优化药物配方，具有良好的重现性，进行早期药物 / 配方开发
皮肤模型	啮齿动物	体积小且成本相对较低 常常高估药物的渗透性能
	巴马香猪	皮肤组织学类似于人的皮肤 获取成本较高
	猪耳	皮肤组织学类似于人的皮肤 常取自食品工业废料 动物年龄、种属不可控

8.2.4 实验常用装置及参数设置

体外透皮实验常用的设备如图 8.6 所示，包括垂直式静态扩散池（static cell，SC）和流通式扩散池（continuous flow cell，CFC）[12]。流通式扩散池具有连续流动的接收液，以模拟体内血液的流动情况，但由于新参数的引入，需要进行更多的预实验来确定相关实验参数。垂直式静态扩散池具有固定体积的接收室，实验过程中持续搅拌接收液，是目前最常用的扩散池装置。

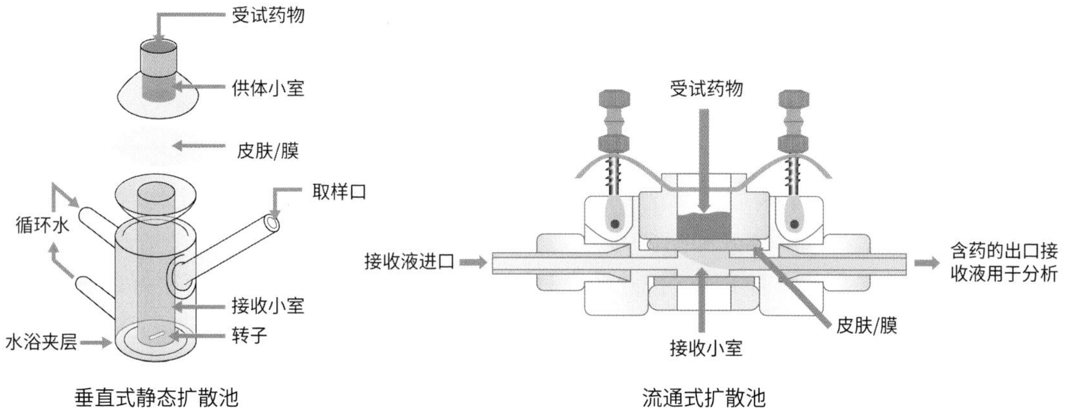

图 8.6 常用扩散池示意图

使用扩散池进行实验需要一个合适的参数设置，图 8.7 描述了在垂直式静态扩散池中进行体外透皮实验的一个典型的实验参数设置[13]。该实验设计基本符合 FDA 发布的 Draft Guidance on Acyclovir 中的要求。例如，每组供体数量大于 4 个、每个供体重复数大于 4 个、实验期间需要设置至少 8 个采样时间点、单次给药且给药量在 5 ～ 15 mg/cm^2 等。对于生物等效性实验参数的选择，需要在关键实验前对实验方法进行开发和验证。

		参数设置			
根据渗透速率是否下降来决定	研究持续时间	自由调整	单剂量	给药方案	
经表皮失水（TEWL）	屏障完整性测试	可接受标准	5~15 mg/cm^2	给药剂量	
	皮肤表面温度	(32±1) ℃	不闭塞	剂量闭塞	
初步研究显示应尽可能增加供体数量和样本处理重复的次数	每个治疗组的皮肤供体数量	≥4（最小）	≥1 cm^2	剂量面积	<1 cm^{2}可能可用
	单个供体处理的重复次数	≥4（最小）	是	剂量损耗	
取决于实验长度	采样频率	≥8个时间点	不适用于生物等效性	组织分布	视研究需要决定

图 8.7　体外透皮实验试验设计中的参数设置 [13]

8.2.5　验证试验

化合物 A 是一种应用广泛的非甾体类抗炎药，系统给药后吸收和清除非常迅速，半衰期短。以化合物 A 为模型药物，通过使用巴马香猪背部皮肤在垂直 Franz 扩散系统上评估 6 种不同制剂条件下药物的体外透皮过程，为进一步的处方优化提供依据。试验中，第 1 组为澄清溶液制剂，第 2 组为商品化的凝胶制剂，第 3、4、5、6 组为自主筛选的泊洛沙姆相关制剂。

试验前，选取巴马香猪背部皮肤，并将皮肤厚度定量至 750 μm。将处理好的皮肤角质层朝上置于供体室和受体室之间，并筛选经表皮水分丢失量（transepidermal water loss，TEWL）合格的皮肤用于试验。单次给药 1.16% *w/w* 的商品化化合物 A 制剂。在试验期间，模拟正常皮肤温度条件，皮肤温度保持在（32±1）℃。在预定的时间点从接收室采集接收液（200 μL）。试验结束后，清洗并剥离角质层，收集表皮和真皮以测定化合物在皮肤中的分布。试验结果如图 8.8 和图 8.9 所示。

图 8.8 的结果显示垂直 Franz 扩散系统对不同制剂的经皮渗透特点具有很好的区分度。例如，相比于组 1 的澄清溶液制剂，组 2 商品化的凝胶制剂显著降低了药物的渗透速率和渗透量。对于 4 种泊洛沙姆相关制剂，不同溶媒的配比均改变了药物的透皮能力，为后续制剂筛选优化打下了坚实的基础。图 8.9 显示了给药后 24 h，各组制剂中化合物 A 在表皮和真皮内的滞留量。含有泊洛沙姆的制剂组（组 3 ～组 6）中，化合物 A 的表皮和真皮内滞留量显著降低。

8.2.6　结语

TDDS 一直广受研究人员和制药企业的关注，然而开发高质量的药物透皮剂型仍然颇具挑战性。药物的经皮吸收是一个多因素多步骤的过程，体外经皮渗透的结果也受多种因素影响，包括动物来源、皮肤类型、皮肤预处理步骤、待测化合物的理化性质和递送系统等。近年来，全球各国药物监管机构陆续发布了一些法规和指导原则以规范皮肤外用药

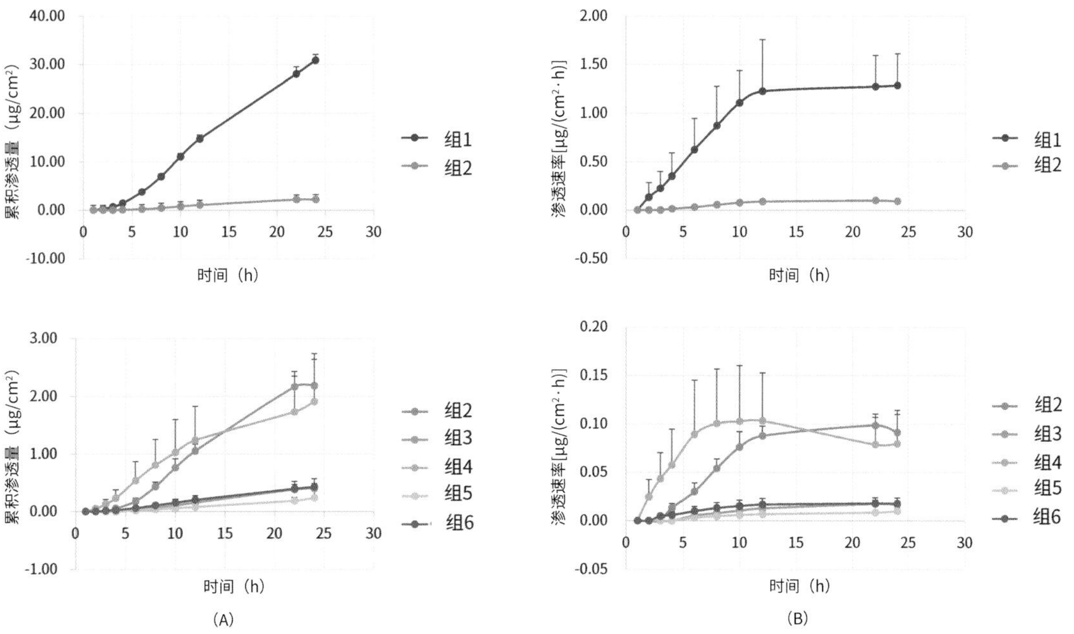

图 8.8　各组制剂的累积渗透量（A）及渗透速率（B）随时间变化图

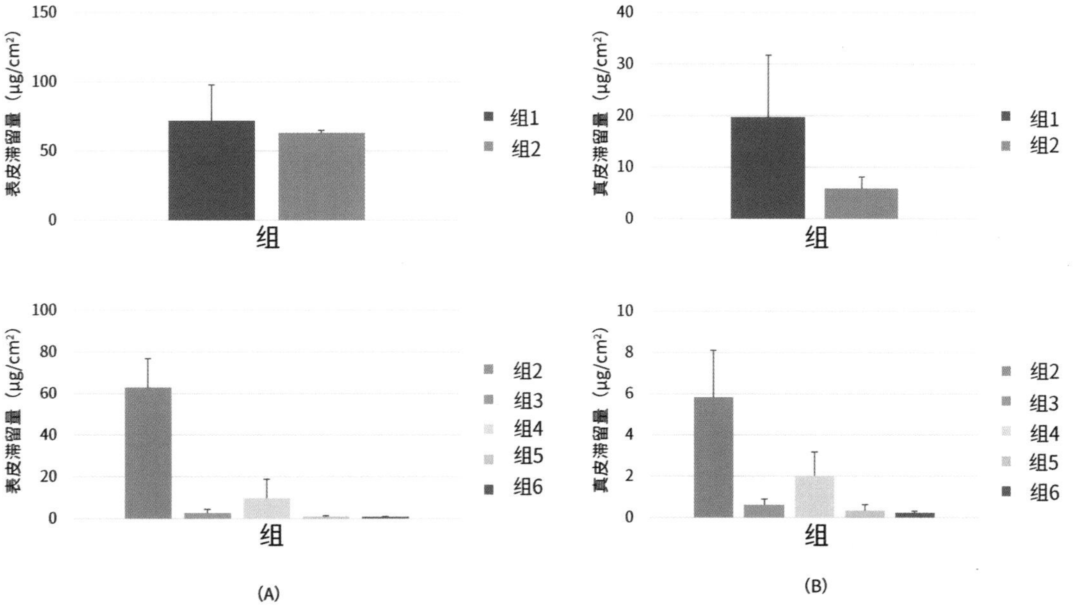

图 8.9　给药后 24 h，化合物 A 在表皮（A）和真皮（B）中的滞留量

物制剂的开发。作为一个研究工具，体外透皮实验不但能在外用制剂的仿制药评价中提供 Q3 的有力支持，而且在化合物筛选及溶媒配方优化中提供一定的参考价值。随着未来更多渗透模型的不断完善，这一宝贵的工具必将更好地助力外用复杂制剂的快速发展和优化。

（徐椿云，董轩，汤城）

参考文献

[1] BENSON H A E, GRICE J E, MOHAMMED Y, et al. Topical and transdermal drug delivery: From simple potions to smart technologies. Curr Drug Deliv, 2019, 16(5): 444−460.

[2] PRAUSNITZ M R, LANGER R. Transdermal drug delivery. Nat Biotechnol, 2008, 26(11): 1261−1268.

[3] LIONEL T. Dermal drug selection and development. Berlin: Springer, 2017.

[4] Organization for Economic Cooperation and Development. 428-Guideline for the Testing of Chemicals-Skin Absorption: *in vitro* Method, 2004.

[5] 国家药品监督管理局 . 皮肤外用化学仿制药研究技术指导原则（试行）, 2021.

[6] Food and Drug Administration. Draft Guidance on Acyclovir, 2016.

[7] European Medicines Agency. CHMP: Draft guideline on quality and equivalence of topical products, 2018.

[8] Pharmaceuticals and Medical Devices Agency. 局所皮膚適用製剤（半固形製剤及び貼付剤）の処方変更のための生物学的同等性試験ｶﾞｲﾄﾞﾗｲﾝについて , 2010.

[9] TODO H. Transdermal permeation of drugs in various animal species. Pharmaceutics, 2017, 9(3): 33.

[10] MANGELSDORF S, VERGOU T, STERRY W, et al. Comparative study of hair follicle morphology in eight mammalian species and humans. Skin Res Technol, 2014, 20(2): 147−154.

[11] BRONAUGH R L, STEWART R F, CONGDON E R. Methods for *in vitro* percutaneous absorption studies Ⅱ. Animal models for human skin. Toxicol Appl Pharmacol, 1982, 62(3): 481−488.

[12] HEATHER A E. Transdermal and topical drug delivery: principles and practice. Hoboken: Wiley, 2011.

[13] SANTOS L L, SWOFFORD N J, SANTIAGO B G. *In vitro* permeation test (IVPT) for pharmacokinetic assessment of topical dermatological formulations. Curr Prot Pharmacol, 2020, 91(1): e79.

9 新型冠状病毒感染治疗药物

已上市抗新冠病毒感染口服药物研发中的药代动力学研究策略

自 2019 年新型冠状病毒（以下简称新冠病毒）感染疫情暴发以来，全球累计超过 5 亿人确诊新冠病毒感染[1]。2021 年底，新型变异毒株 Omicron 肆虐全球。

2021 年 12 月下旬，有两款抗新冠病毒感染口服药获 FDA 紧急使用授权（emergency use authorization，EUA），分别是 Pfizer 公司的奈玛特韦（Paxlovid）及由 MSD 和 Ridgeback Biotherapeutics 公司合作开发的莫诺拉韦（Molnupiravir）。值得一提的是，目前已有文章在体外人支气管细胞中验证了 Molnupiravir 及 Paxlovid 对 Omicron 变异株具有抗病毒活性[2]。这些令人振奋的结果在全球受到广泛关注。2022 年 2 月 11 日，中国国家药品监督管理局应急附条件批准 Pfizer 公司 Paxlovid 进口注册。2022 年 3 月 17 日，Pfizer 公司 Paxlovid 从上海外高桥保税区进关，被火速分配到全国抗击新冠病毒感染疫情一线。

全球抗新冠病毒感染口服药的研发仍在如火如荼地进行（表 9.1）。抗新冠病毒感染口服药大部分为小分子化合物，作用机制主要分为两种。

表 9.1　全球抗新冠病毒感染口服药研发进展（截至 2022 年 4 月 20 日）

产品名称	公司	机制	当前进展
奈玛特韦（Paxlovid）	Pfizer	3CL 蛋白酶抑制剂	已获 FDA EUA 批准
莫诺拉韦（Molnupiravir）	MSD 和 Ridgeback Biotherapeutics	核苷类似物，引入碱基错误，合成致死	已获 FDA EUA 批准，英国上市
VV116	上海君实生物医药科技股份有限公司和苏州旺山旺水生物医药有限公司	干扰 RNA 依赖 RNA 聚合酶（RdRp），影响病毒 RNA 合成	已获乌兹别克斯坦 EUA 批准
AT-527	ATEA Pharmaceuticals, Inc.	干扰 RdRp，影响病毒 RNA 合成	临床Ⅲ期
布西拉明	Revive	免疫调节剂	临床Ⅲ期
阿兹夫定	河南真实生物科技有限公司	干扰 RdRp，影响病毒 RNA 合成	临床Ⅲ期
普克鲁胺	苏州开拓药业股份有限公司	雄激素受体拮抗剂	临床Ⅲ期

（续表）

产品名称	公司	机制	当前进展
s-217622	Shionogi & Co., Ltd.	3CL 蛋白酶抑制剂	临床Ⅱ/Ⅲ期
SIM0417	江苏先声药业有限公司	3CL 蛋白酶抑制剂	临床研究申报前期
ASC10	歌礼制药有限公司	干扰 RdRp，影响病毒 RNA 合成	临床研究申报前期
ASC11	歌礼制药有限公司	3CL 蛋白酶抑制剂	临床研究申报前期
RAY003	广东众生睿创生物科技有限公司	3CL 蛋白酶抑制剂	临床研究申报前期
SHEN26	科兴生物制药股份有限公司与深圳安泰维生物医药有限公司	干扰 RdRp，影响病毒 RNA 合成	临床研究申报前期

（1）通过干扰病毒 RNA 依赖 RNA 聚合酶（RdRp）或在病毒 RNA 中掺入核苷酸类似物，干扰病毒 RNA 的复制。

（2）抑制病毒 3CL 蛋白酶的功能，阻止病毒功能性蛋白的加工过程，来实现抗病毒的效果（图 9.1）。

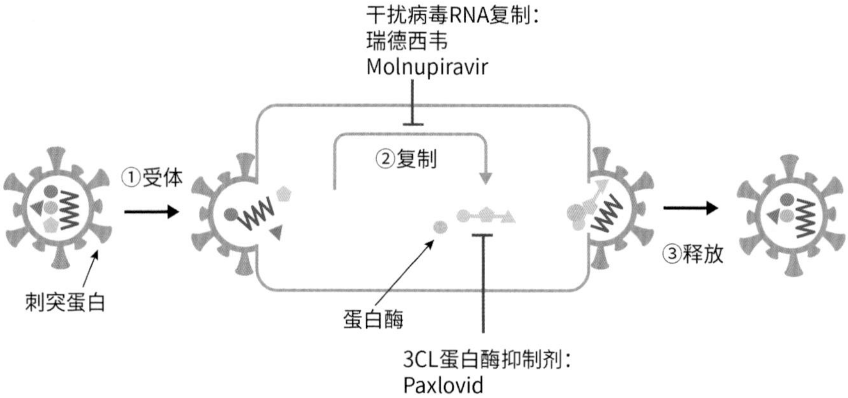

图 9.1　新冠药物作用机制 [3]

本节从 Paxlovid 和 Molnupiravir 的抗病毒机制出发，结合两个药物的药代动力学特点，以探究抗新冠病毒感染口服药 DMPK 评价注意点。

9.1.1　Paxlovid 的抗病毒机制及药代动力学研究

（1）Paxlovid 的抗病毒机制：Paxlovid 是 Nirmatrelvir（PF-07321332）与利托那韦（Ritonavir）的组合药物，其中发挥抗病毒活性的化合物是 Nirmatrelvir。Nirmatrelvir 是小分子共价抑制剂，通过可逆的共价结合抑制病毒 3CL 蛋白酶功能。Nirmatrelvir 具有强效的抗新冠病毒活性，其对 SARS-CoV-2 M^{pro} 的抑制常数 K_i 为 3.11 nmol/L，在 Vero E6 细胞中显示出对 SARS-CoV-2 的抗病毒活性 EC_{50} 为 74.5 nmol/L（表 9.2）。

值得注意的是，Nirmatrelvir 为外排转运体 P- 糖蛋白（P-glycoprotein，P-gp）底物，而药效细胞模型 Vero E6 高表达 P-gp，所以在研究体外药效时研究人员加入了 P-gp 外排抑制剂 CP-100356。表达 ACE2 的人腺癌肺泡基底上皮细胞 A549 和分化的人支气管上皮细胞的药效细胞模型不存在表达外排转运体的问题，这点在选择体外药效模型时需要考虑 [4]。

表 9.2 Nirmatrelvir（PF-07321332）体外药效参数及药代动力学参数 [4]

参数 / 结构	SARS-CoV-2 M^{pro} K_i (nmol/L)	VeroE6-enACE2 CPE EC_{50} (nmol/L)	MDCK-LE P_{app} ($\times 10^{-6}$ cm/sec)	HLM CL_{int} [μL/(min·mg)]	Rat CL_p [mL/(min·mg)]	Oral F (%)	$F_a \times F_g$ (%)
6 (PF-07321332) 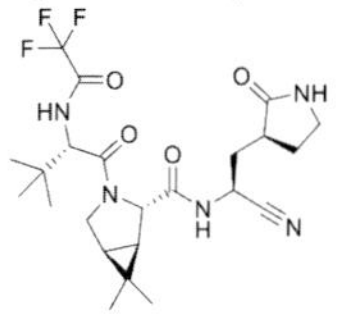	3.11 (1.47–6.59, *n*=6)	74.5 (66.5–83.4, *n*=20)	1.71 ± 0.28 (*n*=4)	24.5 ± 0.2	27.2 (22.5, 31.9)	50 (30, 71), 34 ± 19	95, 65

K_i，抑制常数；EC_{50}，半数效应浓度；HLM CL_{int}，人肝微粒体固有清除率；Rat CL_p，大鼠清除率；Oral F，大鼠口服生物利用度；F_a，肠吸收；F_g，小肠首过效应。

（2）Paxlovid 药代动力学研究：Nirmatrelvir 为什么要与 Ritonavir 联合给药呢？从 Nirmatrelvir的药代动力学特点来说，Nirmatrelvir在人肝微粒体中CL_{int}为24.5 μL/(min·mg)，具有中度肝固有清除率（表 9.2）。在人体内的药代动力学研究中，单次口服给药 150 mg Nirmatrelvir 后，Nirmatrelvir 血浆浓度快速降低，2 h 左右血浆浓度已低于 EC_{90}（图 9.2，黑色虚线为 Nirmatrelvir 对 SARS-CoV-2 的 EC_{90}，为 292 ng/mL）。对于小分子抑制剂类抗病毒药物，EC_{90} 以上的浓度可以有效实现抗病毒的效果，因此如何提高 Nirmatrelvir 的 C_{max} 并维持血药浓度大于 EC_{90} 是关键。有研究发现，Nirmatrelvir 主要通过 CYP3A4 酶进行代谢，通过减缓药物代谢，可以达到提升药物药代动力学性质的效果。Ritonavir 是一个经典的强效 CYP3A4 酶抑制剂。Nirmatrelvir 与 Ritonavir 联合给药后，Nirmatrelvir 代谢变慢，C_{max} 显著提高，半衰期延长，12 h 血浆浓度仍能达到 EC_{90}（图 9.2）[4]，这也为临床用药能够实现每日两次的用药频率打下了基础。另外，Ritonavir 本身也是一个抗病毒药物，对新冠病毒也有一定的抗病毒效果。

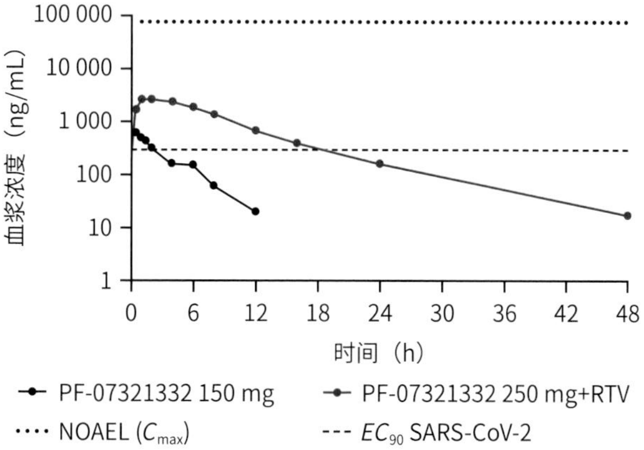

图 9.2 健康成年人口服给药 Nirmatrelvir（PF-07321332）后的药代动力学曲线 [4]

RTV，Ritonavir

药物与代谢酶抑制剂联用以提高药代动力学性质，是药代动力学的经典策略。FDA 网站上根据抑制程度强弱对各种临床上使用的代谢酶抑制剂进行了分类 [5]。由于 Ritonavir

属于强效CYP3A4酶抑制剂，而CYP3A酶是大多数药物的代谢酶，因此Paxlovid（Nirmatrelvir和 Ritonavir）与许多药物可能存在药物相互作用，研究人员对临床上的药物共服进行非常广泛的评估。首先，Paxlovid 不能再与通过 CYP3A 代谢的药物进行联用，否则会导致被联用药物血药浓度升高，产生严重副作用，这类药物包括洛伐他汀、辛伐他汀（降血脂药）、阿夫唑嗪（抗高血压药）、哌替啶（镇痛药）、秋水仙碱（抗痛风药）等。其次，Paxlovid 不能与诱导表达 CYP3A 的药物进行联用，否则会抵消 Ritonavir 的作用，降低 Paxlovid 药效，这类药物包括阿帕鲁胺（抗前列腺癌药物）、苯巴比妥（镇静催眠药）等[6]。总之，对于代谢酶抑制剂参与的药物联用，应全面仔细地考察药物相互作用。

药物代谢被抑制之后，药物清除方式也发生改变。经研究，联合给药后 Nirmatrelvir 主要是通过尿液和粪便清除，尿液清除占 35.3%，这也涉及肾损伤人群是否能使用 Paxlovid。研究表明，联合给药后，肾中度及重度损伤人群无法正常清除 Nirmatrelvir，肾损伤患者中 Nirmatrelvir 全身暴露量随着肾损伤严重程度的增加而增加，中度肾损伤患者需要降低剂量，重度肾损伤患者暂不建议使用 Paxlovid[6]。可见，需要谨慎评估药物排泄器官功能受损的特殊人群的合理用药。

9.1.2 Molnupiravir 的抗病毒机制及药代动力学研究

（1）Molnupiravir 的抗病毒机制：Molnupiravir 是核苷类似物，其碱基部分和天然胞嘧啶相似，通过参与病毒 RNA 的复制，导致病毒基因组积累错误，超过病毒耐受阈值后病毒会死亡。由于母药NHC（β-D-N4-hydroxycytidine，又称EIDD-1931）的羟基容易被代谢，在非人灵长类动物中口服生物利用度低，所以研究人员合成了前药形式的 Molnupiravir，用酯基修饰保护代谢软点，实现了口服生物利用度从 5.7% 到 32.5% 的显著提升[7, 8]。核苷类药物是抗病毒药物的常见类型，前药修饰是这类药物提高口服生物利用度的常用方法。Molnupiravir 经口服给药吸收后，在血浆中羧酸酯酶的水解下快速生成母药 NHC，NHC 再进一步磷酸化得到三磷酸核苷 NHC-TP（β-D-N4-hydroxycytidine-triphosphate）（图 9.3）[7]。

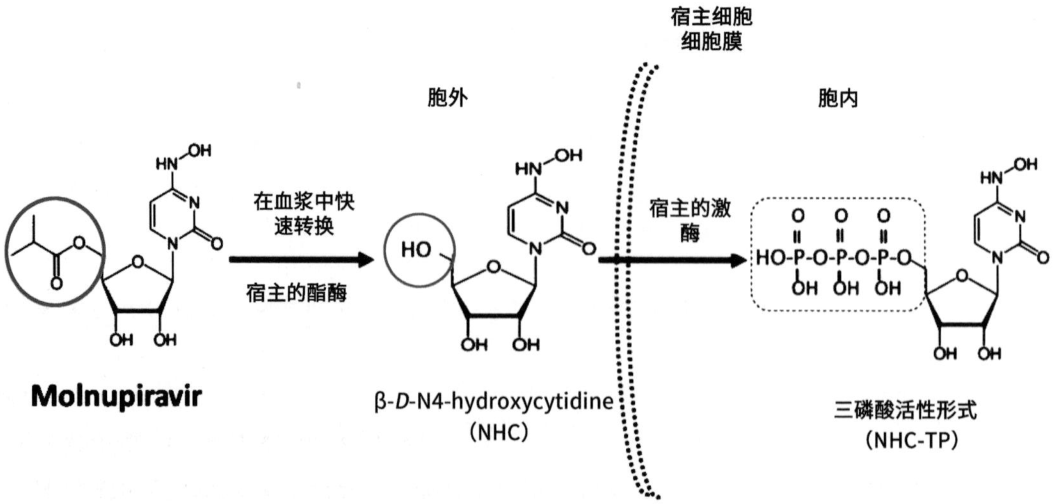

图 9.3 Molnupiravir 体内转换过程[7]

（2）Molnupiravir 药代动力学研究：对于前药形式的核苷类药物，代谢产物鉴定工作尤为重要。清晰准确的药物转换过程能够帮助药物研发人员明确关键的研究对象。简单来说，前药形式的核苷类药物通常先转化为母药，母药在细胞内经过磷酸激酶的作用形成最终具有药效活性的三磷酸核苷，但实际过程可能更复杂一些。且由于中间产物的不稳定性、磷酸化产物极性较大等问题，代谢产物的分析具有一定的难度和挑战性。

在药代动力学性质考察时，需要对前药和母药都进行评估。在药物相互作用方面，molnupiravir 和 NHC 都不是主要 CYP450 酶和转运体的底物和抑制剂。药物代谢方面，molnupiravir 在血浆中很快就被代谢为母药，NHC 的代谢途径则和内源性嘧啶一样，代谢成尿苷或胞嘧啶 [9]。

另外，要重点关注转化生成的三磷酸核苷的药效动力学与药代动力学情况，如三磷酸核苷的抗病毒有效浓度、转换生成速率、肺部浓度、肺组织结合率等。例如，在研究 NHC 体内、外药代动力学 / 药效动力学时，在原代支气管上皮细胞中和小鼠肺组织中都监测了 NHC 和 NHC-TP 的浓度变化。在原代支气管上皮细胞中，NHC 能够快速转化成单磷酸 NHC（NHC-MP，β-D-N4-hydroxycytidine-monophosphate），并进一步快速转化为 NHC-TP，4 h 左右 NHC-TP 浓度达到稳定。在小鼠药代动力学实验中，NHC 系统暴露量及肺部暴露量呈剂量依赖，肺部 NHC-TP C_{max} 在剂量为 150 mg/kg 时达到饱和浓度，反映出体内存在合成代谢瓶颈（图 9.4）[10]。

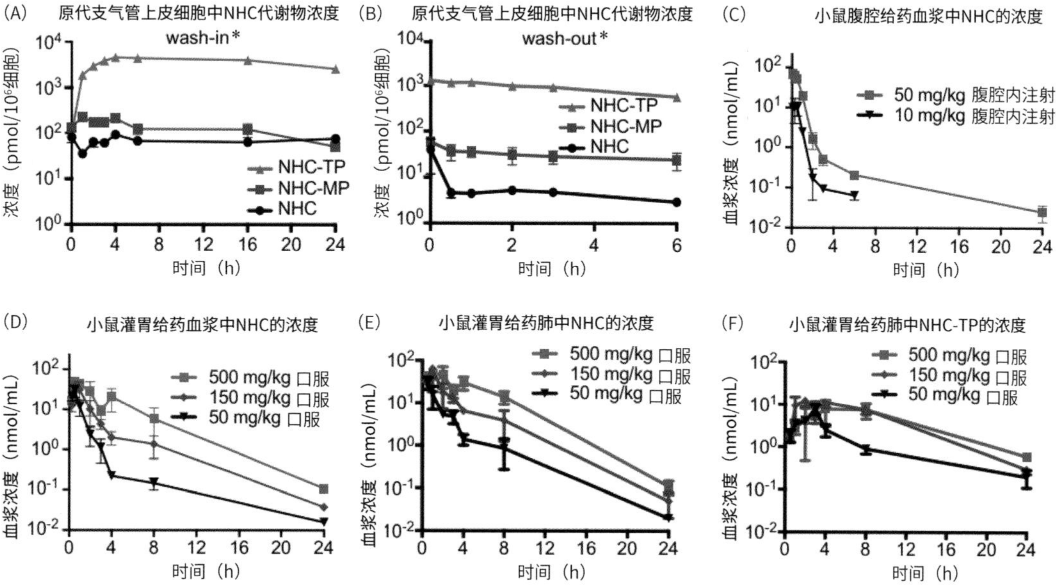

图 9.4 NHC 体内、外药代动力学 / 药效动力学情况 [10]

* wash-in：细胞在 20 μmol/L NHC 中孵育至指定时间；wash-out：在 20 μmol/L NHC 中培养 24 h 的细胞切换到无药培养基中

9.1.3 新冠药物药代动力学性质总结及其研究策略

虽然抗病毒药物发展到今天已经有一定积累，但目前针对 SARS-CoV-2 M^{pro} 和 SARS-CoV-2 RdRp 靶点的药物可参考的信息还是较为有限。这里总结了 Paxlovid 和 Molnupiravir

的药代动力学性质（表9.3）[4, 6, 8, 9, 11, 12]，并归纳了一些抗新冠病毒感染口服药研发过程中药代动力学评估的注意点。

表9.3 Paxlovid和Molnupiravir的药代动力学性质[4, 6, 8, 9, 11, 12]

对比项		Paxlovid（Nirmatrelvir与Ritonavir）	Molnupiravir
	作用机制	3CL蛋白酶抑制剂	核苷类似物，病毒基因组大量错误，合成致死
吸收	表观渗透系数（MDCK-LE）	1.7×10^{-6} cm/s，低渗	–
	生物利用度	8.5% (C)[a]，50% (R)[b]	Molnupiravir：32.5%（C）[d]，37% (M)[e] NHC：5.7%（C）[f]，48% (M)[g]
分布	血浆蛋白结合率（游离率）	31% (H)，43.4 (C)，47.8 (R)	NHC：100% (H)
	全血血浆比	0.6 (H)，0.68 (C)，0.83 (R)	–
	表观分布容积（L）	104.7 (H)[c]	142 (H)[h]
	组织分布	–	NHC和NHC-TP分布于各组织中，NHC-TP在肺和脾脏中暴露最多
代谢	肝微粒体稳定性	CL_{int}：24.5（H），161（C），6.08（R）(μL/(min·mg))	Molnupiravir：半衰期小于0.1 h (M，R，D，C)，半衰期为1.22 h (H) NHC：半衰期大于24 h (M，R，C，H)
	血浆稳定性	血浆稳定 (H，C，R)	Molnupiravir血浆不稳定 NHC稳定
	代谢途径	一相：CYP3A4氧化代谢（主）；水解产物(次) 二相：水解产物经UGT2B4和UGT2B7生成酰基葡萄糖醛酸化产物 临床上Paxlovid给药，Nirmatrelvir代谢被Ritonavir抑制	Molnupiravir：羧酸酯酶1 (80%)，组织蛋白酶A (10%)，CYP3A（10%） NHC：与内源性胞嘧啶代谢类似，代谢为尿苷或嘧啶
排泄		Paxlovid给药，Nirmatrelvir原药排泄清除，尿液回收35.3%，粪便回收49.6%	大部分代谢为尿苷或嘧啶被机体再利用，3% NHC经尿排泄
	转运体	Nirmatrelvir：P-gp底物，不是其他转运体的底物 Ritonavir：P-gp，OAT1底物；P-gp，OATP2B1，OATP1A2抑制剂；诱导表达P-gp	Molnupiravir和NHC不是主要转运体的底物或抑制剂

（续表）

对比项	Paxlovid（Nirmatrelvir 与 Ritonavir）	Molnupiravir
代谢酶	Nirmatrelvir：CYP3A4 底物；临床浓度不抑制 CYP1A2、CYP2B6、CYP2C9、CYP2C8、CYP2C19 和 CYP2D6；不诱导表达各种 CYP 酶 Ritonavir：CYP3A 底物（主），CYP2D6 底物；CYP3A 抑制剂；诱导表达 CYP3A、CYP1A2、CYP2C9、CYP2C19 和 CYP2B6	Molnupiravir 和 NHC 不是主要 CYP 酶的底物或诱导剂或抑制剂
临床药物相互作用	临床上 Paxlovid 与很多药物存在药物相互作用，详见参考文献 6	—
药代动力学评估策略	体外： • 稳定性（血浆、肝微粒体、肝细胞） • 代谢产物鉴定、酶表型鉴定 • 药物相互作用（转运体、代谢酶） • 血浆、组织匀浆结合率 • 体外吸收模型评价 • 核苷类药物可考虑检测孵育体系中母药代谢及三磷酸核苷生成 体内： • 生物利用度、线性与种属差异 • 代谢产物鉴定 • 组织分布，靶组织药物游离浓度（核苷类药物重点关注三磷酸核苷） • 药物相互作用 • 清除途径、涉及的排泄器官	

H，健康人；C，食蟹猴；D，犬；R，大鼠；M，小鼠。

a，食蟹猴：静脉注射 1 mg/kg Nirmatrelvir；口服 10 mg/kg Nirmatrelvir。b，大鼠：静脉注射 1 mg/kg Nirmatrelvir；口服 10 mg/kg Nirmatrelvir。c，健康人：口服 300 mg Nirmatrelvir+100 mg Ritonavir，每日 2 次，连续 3 天。d，食蟹猴：静脉注射 10 mg/kg NHC；口服 130 mg/kg Molnupiravir。e，小鼠：口服 190 mg/kg Molnupiravir。f，食蟹猴：静脉注射 10 mg/kg NHC；口服 100 mg/kg NHC。g，小鼠：口服 150 mg/kg NHC。h，健康人：口服 800 mg Molnupiravir。

9.1.4　结语

抗新冠病毒感染口服小分子药具有给药便利、依从性好、生产容易放大、储存和运输方便等优势，被称为“终结疫情的一把利刃”。药代动力学评价是抗新冠病毒感染口服药研发中非常重要的一部分工作，本节通过总结 Paxlovid 和 Molnupiravir 的药代动力学特点和策略，希望能够助力抗新冠病毒感染口服药的研发。

（王宇，潘岩，金晶）

参考文献

[1] World Health Organization. WHO Coronavirus (COVID-19) Dashboard. [2022−4−20]. https://covid19.who.int/.

[2] LI P, WANG Y N, LAVRIJSEN M, et al. SARS-CoV-2 Omicron variant is highly sensitive to molnupiravir, nirmatrelvir, and the combination. Cell Research, 2022, 32(3): 322−324.

[3] OHASHI H, WANG F, STAPPENBECK, et al. Identification of anti-severe acute respiratory syndrome-related coronavirus 2 (SARS-CoV-2) oxysterol derivatives in vitro. Int J Mol Sci, 2021, 22(6): 3163.

[4] OWEN D R, ALLERTON C M N, ANDERSON A S, et al. An oral SARS-CoV-2 Mpro inhibitor clinical candidate for the treatment of COVID-19. Science, 2021, 374(6575): 1586–1593.

[5] Drug Development and Drug Interactions. Table of Substrates, Inhibitors and Inducers. [2022–04–20]. https://www.fda.gov/drugs/drug-interactions-labeling/drug-development-and-drug-interactions-table-substrates-inhibitors-and-inducers.

[6] Food and Drug Administration. Fact Sheet for Healthcare Providers: Emergency Use Authorization for Paxlovid. [2022–04–20]. https://www.fda.gov/media/155050/download.

[7] LEE C C, HSIEH C C, KO W C. Molnupiravir-a oral anti-SARS-CoV-2 agent. Antibiotics, 2021, 10(11): 1294.

[8] TOOTS M, YOON JJ, COX RM, et al. Characterization of orally efficacious influenza drug with high resistance barrier in ferrets and human airway epithelia. Sci Transl Med, 2019, 11(515): eaax5866.

[9] Food and Drug Administration. Fact Sheet for Healthcare Providers: Emergency Use Authorization for Lagevrio (molnupiravir) capsules. [2022–04–20]. https://www.fda.gov/media/155054/download.

[10] YOON JJ, TOOTS M, LEE S, et al. Orally efficacious broad-spectrum ribonucleoside analog inhibitor of influenza and respiratory syncytial viruses. Antimicrob Agents Chemother, 2018, 62(8): e00766–e00818.

[11] ENG H, DANTONIO AL, KADAR EP, et al. Disposition of nirmatrelvir, an orally bioavailable inhibitor of SARS-CoV-2 3C-like protease, across animals and humans. Drug Metab Dispos, 2022, 50(5): 576–590.

[12] A Randomized, Double-blind, Placebo-controlled, First-in-human Study Designed to Evaluate the Safety, Tolerability, and Pharmacokinetics of EIDD-2801 Following Oral Administration to Healthy Volunteers, NCT04392219. [2022–04–20]. https://clinicaltrials.gov/ProvidedDocs/19/NCT04392219/Prot_000.pdf.

第三部分

前沿药代动力学研究技术及应用策略

10 体外药代动力学研究

10.1 快速检测亲脂性：反相液相色谱法的建立和应用

亲脂性又称脂溶性（lipophilicity）是化合物在非极性溶剂中的溶解能力，通常通过化合物在液 - 液或液 - 固两相系统的分配行为来测定其亲脂性。药物的亲脂性在药理学、药代动力学和毒理学中都具有非常重要的作用[1, 2]，因此，研究受试化合物的亲脂性有助于建立药物构效关系。化合物吸收、分布、代谢、排泄和毒性（ADMET）性质的研究对于其成药性至关重要，预测受试化合物亲脂性有助于化合物 ADMET 性质的研究，帮助科研人员在早期发现其成药性的问题，可以降低临床研究阶段候选药物的淘汰率。药物筛选早期化合物检测量非常大，因此，药物研发人员迫切希望找到快速准确地测定药物亲脂性的方法，助力药物筛选研究。

本节主要总结了化合物亲脂性的检测方法，并详细介绍了针对高亲脂性化合物的检测方法反相液相色谱法及其与经典摇瓶法的不同适用场景，以期加速药物研发。

10.1.1 Log *P* 表征亲脂性

19 世纪末 20 世纪初，Meyer 和 Overton 第一次用分配系数来解释有效物质的生物学活性效能[3]，到 1964 年后，Hansch 的辛醇 - 水系统描述了摇瓶测定方法作为实验及理论上的研究标准[4]。化合物的亲脂性被公认为定量构效关系（quantitative structure activity relationship，QSAR）研究中一种极为重要的参数之一，而 Log *P* 和 Log *D* 是测定亲脂性的两种表征参数。Log *P* 是指在某一特定 pH 下，化合物在两相中全部以分子形式存在，测得化合物在有机相和水相中分配系数的对数。Log *D* 是指在某一 pH 环境下，化合物以分子和离子形态在有机相和水相中分配系数的对数[5]。一般来说，Log *P* 及 Log D_{pHx} 的值越大表示化合物亲脂性越强。Log *P* 的大小只与化合物基本属性如分子体积、偶极矩、氢键酸碱度有关，而 Log *D* 除了与化合物的这些基本属性相关外，还与其所处环境的 pH 有关，Log *P* 的大小能更直接反映化合物亲脂性的总体趋势，本节将重点介绍 Log *P* 的检测方法。

10.1.2 Log *P* 的检测方法

目前检测 Log *P* 的方法主要有计算机模拟法、摇瓶法和反相高效液相色谱法（reversed phase high performance liquid chromatography，RP-HPLC）等。对 3 种检测方法进行比较（表 10.1），计算机模拟法比起实验方法更经济且快速，但它的预测性需要依靠所选软件是否将化合物所有亚结构的贡献值全部算进去，所以预测值相对实验检测值准确性会差一些；摇瓶法作为一种直接检测 Log *P* 的实验方法，是亲脂性检测方法的金标准，这种方法具有实验结果准确和样品用量少的优点，但摇瓶法有一定的局限性。例如，它相对耗时，需要纯度较高的化合物，不适用于不稳定的化合物，且检测范围通常为 $-2 < \text{Log}\ P < 4$。随着药物研发管线的日益增多，现阶段高脂溶性的化合物比例日益增多[6]，对于高亲脂性（$\text{Log}\ P > 5$）的化合物，其在水相中的溶解度极低，很难通过检测仪器获得精准的数值，而是用一个区间范围来表示。与摇瓶法相比，反相液相色谱法具有速度较快、较温和、化合物需求量少且纯度要求较低、检测范围也更广（在一些特殊情况下也可以扩展到 $\text{Log}\ P > 6$ 的化合物亲脂性的检测）等优点，所以反相高效液相色谱法被业界广泛关注和应用。

表 10.1　3 种不同 Log *P* 检测方法对比

Log *P* 的检测方法	预测范围（Log *P* 值）	干扰	检测速度	样品用量	可重复性	预测性
计算机模拟法	广泛	–	快速	–	–	★
摇瓶法	−2 ~ 4	不适用于会降解的化合物；对化合物纯度有要求	费时	少	★★	★★★
反相高效液相色谱法	0 ~ 6	温和，对杂质不敏感	快速	少	★★★	★★

★ 表示程度。

《经济合作与发展组织化学品测试准则》［经济合作与发展组织（Organization for Economic Co-operation and Development，OECD）2004 年］的分配系数（正辛醇－水）：高效液相色谱法指明了高效液相色谱法检测 Log *P* 适用范围与要求[7]，阐述了反相高效液相色谱法对高亲脂性化合物 Log *P* 检测上有明显的优势。相关文献[8]也报道了此方法也适用于高亲脂性的新分子实体如 PROTAC 类化合物的亲脂性检测。

10.1.3 如何建立 RP-HPLC 检测亲脂性的方法

RP-HPLC 方法检测化合物 Log *P* 的基本步骤：

（1）将选取的参照化合物打入色谱系统，获得参照化合物的保留时间 t_R，计算其容量因子 k。

（2）用容量因子的对数与参照化合物已知 Log *P* 做线性回归方程，此方程称作标准方程。

（3）根据待测化合物在相同的色谱条件下获得的保留时间，计算容量因子，代入标准方程，计算出待测化合物的 Log *P*。

该方法最重要的是标准方程的建立。

10.1.4 反相液相色谱法检测亲脂性方法一

根据上述步骤，基于 OECD 的要求，建立了反相液相色谱方法检测亲脂性（下文称方法一）。在参照化合物的选择上，选择了覆盖低亲脂性到高亲脂性的 6 个化合物（表 10.2）。确定参照化合物后，接下来优化色谱参数方法包括流动相、梯度、色谱柱等，最终确定合适的色谱参数。以 Log k 为横坐标，Log P 为纵坐标，绘制标准方程如式（10.1），其中容量因子 k 计算见式（10.2），t_0 为空隙时间。获得的方程线性相关性 R^2 为 0.970（图 10.1），符合法规要求。参照化合物中 Log P 值最大的化合物三苯胺保留时间为 27.1 min，故采用此方法可以检测 Log P 值在 6 以内的化合物，并基本在 30 min 内完成检测。在药物早期筛选阶段，方法一的高效率非常有利，此阶段研究人员需要在短期内检测大量的化合物，并快速获得化合物的性质参数，对被筛选的系列化合物进行排名，进而做出是否进行下一步研究的决定。

$$\text{Log } P = a \times \text{Log } k + b \qquad \text{式（10.1）}$$

式中，a 为斜率，b 为截距，k 为

$$k = (t_R - t_0)/t_0 \qquad \text{式（10.2）}$$

表 10.2 参照化合物列表

化合物名称	Log P
4-乙酰吡啶（4-acetylpyridine）	0.5
苯乙酮（acetophenone）	1.7
氯苯（chlorobenzene）	2.8
乙苯（ethylbenzene）	3.2
菲（phenanthrene）	4.5
三苯胺（triphenylamine）	5.7

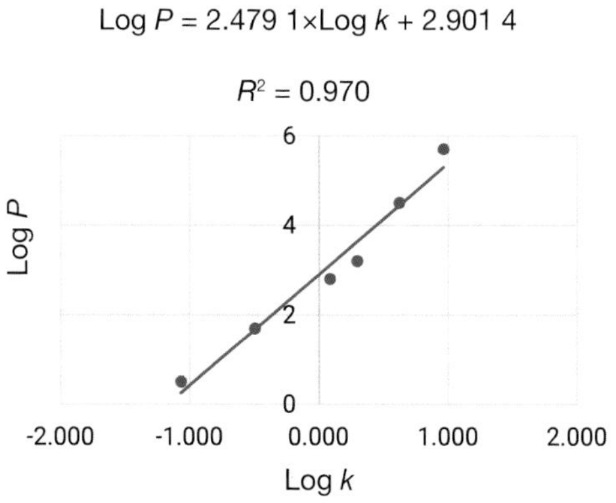

图 10.1 方法一标准方程线性拟合

10.1.5 反相液相色谱法检测亲脂性方法二

随着药物研发的不断推进，到了研发后期，需要更加准确的 Log *P* 数值来指导后续实验设计，这对 Log *P* 的准确性有更高的要求，因此，团队在方法一的基础上优化建立了第二种方法。

有研究表明[9]，反相液相色谱法检测亲脂性的方法在流动相的选择上，一般选用水或缓冲液，添加一些修饰剂，如甲醇、乙腈或四氢呋喃。其中，甲醇不会影响水中氢键的形成，且可与色谱柱固定相相互作用形成单层膜，这能提供与正辛醇相类似的氢键作用力，因此，甲醇也成为最优修饰剂。值得注意的是，有机修饰剂会影响离子型化合物的 pK_a，会干扰保留时间，继而影响测得 Log *P* 值的准确性。为了消除此影响，使用与方法一相同的参照化合物，建立反相液相色谱法检测亲脂性（下文称方法二）。方法二使用 Log k_w（没有有机修饰剂时化合物容量因子）代替式（10.1）中的 Log *k*，标准曲线方程如式（10.3）。对于每一个参照化合物，可通过在 3 个流动梯度条件下，建立 Log *k* 和甲醇含量φ的方程，即式（10.4），式（10.4）的截距即为 Log k_w。图 10.2 显示式（10.3）R^2 为 0.996，预测性较方法一更好。在药物研发后期，方法二可提供一个更准确的化合物亲脂性的检测结果。

$$\text{Log } P = a \times \text{Log } k_w + b \qquad \text{式（10.3）}$$

式中，*a* 为斜率，*b* 为截距。

$$\text{Log } k = S\varphi + \text{Log } k_w \qquad \text{式（10.4）}$$

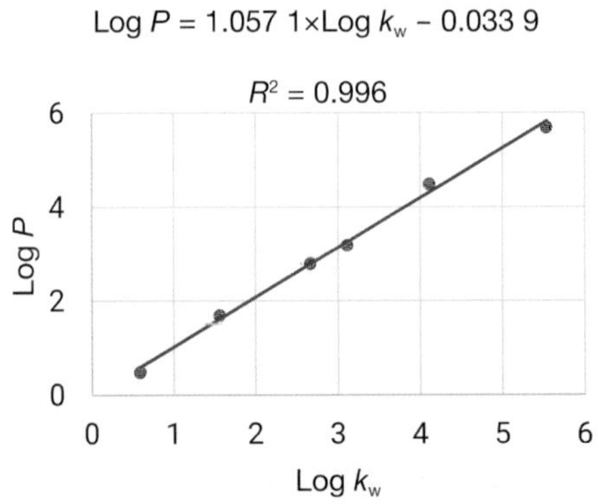

图 10.2 方法二标准方程线性拟合

10.1.6 两种反相液相色谱法数据验证与对比

实验选择亲脂性从低到高的 21 个化合物，测得其 Log *P* 值，结果显示 85% 的化合物在使用方法一测定时，可获得与文献[7, 10]报道一致的数值，差值在 0.5 Log 内。对于差值超出 0.5 Log 的 3 个化合物使用方法二重新检测，方法二获得的结果与文献值保持一致。可见，方法一和方法二都适用于亲脂性化合物的检测，且方法二有更高的准确性。

相比于摇瓶法，建立的两种检测化合物 Log *P* 的反相液相色谱法（方法一和方法二）各有优势。方法一快速而经济，方法二预测性更好（表 10.3）。

表 10.3 方法一、方法二和摇瓶法在应用上的对比

方法	标准方程	方程相关系数	运行时间 / 化合物	费用 / 速度	应用场景
方法一	$\text{Log}\,P = a \times \text{Log}\,k + b$	0.970	0.5 h 内	低 / 快	早期药物筛选 > 30 化合物 时间有限
方法二	$\text{Log}\,P = a \times \text{Log}\,k_w + b$	0.996	2 ~ 2.5 h	高 / 慢	后期药物筛选 时间充裕
摇瓶法	–	–	4 h	高 / 慢	时间充裕

10.1.7 结语

亲脂性作为化合物重要的理化性质之一，在药物早期筛选就开始被研究，以期获得一个合适的 Log *P*，提高药物研发的成功率。目前，检测 Log *P* 的经典方法摇瓶法受限于化合物溶解度和仪器检测，在高亲脂性化合物的检测上有一定局限性。反相液相色谱法检测 Log *P* 的方法，可实现高通量快速检测，并可检测高亲脂性的化合物的 Log *P*，可以解决摇瓶法的局限性。将已建立的两种反相液相色谱法（方法一和方法二）与摇瓶法相结合，可根据需求，在不同药物研发阶段提供更为准确、高效的化合物 Log *P* 检测方法。例如，在药物前期筛选阶段，化合物数量多，时间紧促，可以选择方法一，快速检测获得化合物 Log *P* 值，帮助研究人员做快速决策；在药物研发后期，可根据项目需求不同，选择方法二或摇瓶法检测 Log *P*。

（成立炜，郑丽襟，冯全利，汤城）

参考文献

[1] SMITH D A, JONES B C, WALKER D K. Design of drugs involving the concepts and theories of drug metabolism and pharmacokinetics. Med Res Rev, 1996, 16(3): 243−266.

[2] WARING M J. Lipophilicity in drug discovery. Expert Opin Drug Discov, 2010, 5(3): 235−248.

[3] LEO A, HANSCH C, ELKINS D. Partition coefficients and their uses-chemical reviews (ACS publications). Chem Rev, 1971, 71: 525−616.

[4] FLYNN G L. Substituent constants for correlation analysis in chemistry and biology. J Pharm Sci, 1980, 69(9): 1109.

[5] AVDEEF, ALEX. Absorption and drug development: solubility, permeability, and charge state. Hoboken, NJ: John Wiley & Sons, Ins., 2003: 42−66.

[6] LEESON P D, BENTO A P, GAULTON A, et al. Target-based evaluation of "Drug-Like" properties and ligand efficiencies. J Med Chem, 2021, 64(11): 7210−7230.

[7] GENERAL C. Test No. 117: Partition Coefficient (n-octanol/water), HPLC Method. OECD Guidelines for the Testing of Chemicals, 2006.

[8] PIKE A, WILLIAMSON B, HARLFINGER S, et al. Optimising proteolysis-targeting chimeras (PROTACs) for oral drug delivery: a drug metabolism and pharmacokinetics perspective. Drug Discov Today, 2020, 25(10): 1793−1800.

[9] COSTAS G, TSANTILI-KAKOULIDOU A. Current state of the art in HPLC methodology for lipophilicity assessment of basic drugs. A Review. J Liq Chrom Relat Tech, 2008, 31(1): 79–96.

[10] BHARATE S S, KUMAR V, VISHWAKARMA R A. Determining partition coefficient (Log P), distribution coefficient (Log D) and ionization constant (pKa) in early drug discovery. Comb Chem High Throughput Screen, 2016, 19(6): 461−469.

10.2 体外－体内外推代谢预测模型：利用体外药物代谢数据推导其体内的代谢清除特征

新药研发所面临的主要挑战是研发周期长和研发成本高，若我们能尽早获得候选化合物与临床相关的实验数据，并尽早确定其开发价值，将有助于改进这两个问题。基于这样的需求，近年来，利用体外试验的数据预测体内数据这种方法逐渐被重视和应用，响应了创新药物开发“早期评价、早期淘汰”的研发策略。体外－体内外推可以帮助研究人员预测化合物在人体肝脏内代谢消除的速率，即体外－体内外推是用体外肝脏代谢稳定性数据来预测体内的代谢清除率的一种方法。

10.2.1 体外药物代谢数据应用于体内药物代谢预测的方法简介

（1）关于药物代谢研究：代谢是指药物被代谢酶等多种因素催化而发生结构转化的过程，也称为生物转化。药物代谢是影响药物在体内的暴露量和生物利用度的主要因素之一。所以，对药物代谢的研究已经贯穿在药物研发的各个阶段（图 10.3）。在药物发现过程中，在较早时期进行代谢稳定性的研究，将会降低后期临床前实验的淘汰率，节省药物开发经费，是化合物结构优化过程的重要组成部分。另外，药物代谢的研究对临床前的药效评价，指导临床安全合理用药等也都发挥了非常重要的作用。

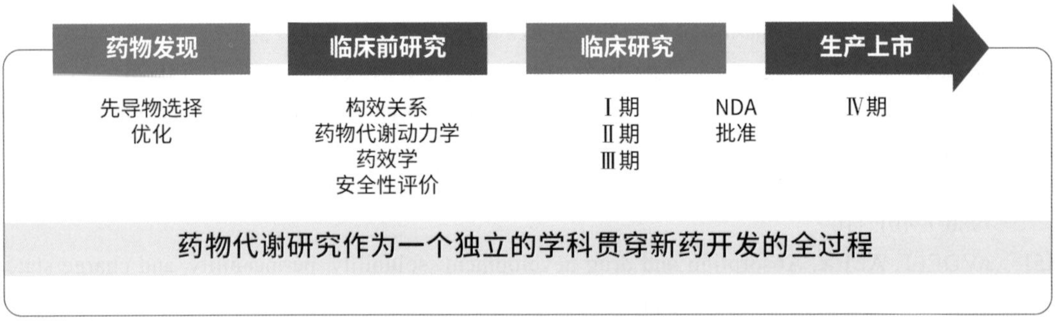

图 10.3　药物代谢研究贯穿药物研发的各个阶段

NDA，新药上市申请（new drug application）

体外研究主要通过多种体外代谢模型对候选化合物的代谢特性进行筛选和研究。通过建立构效关系，化学家可以快速进行结构修饰。此外，体外研究可以排除体内一些因素的干扰。体外方法的两大特点是快速和高通量，因此在药物发现阶段，以体外研究为主。

体内研究是体内给药后，在不同时间点取样品进行分析，该研究能够全面、真实地反映化合物的相关特性。

体外研究和体内研究各具有自己的特点，相较于体内试验，体外试验成本低、周期短、能够为新药筛选阶段节省时间，通过体外试验筛选好的化合物进入动物体内药代动力学试验（图 10.4）。所以体外试验是为体内试验服务，其数据需要与体内数据相互结合来使用。

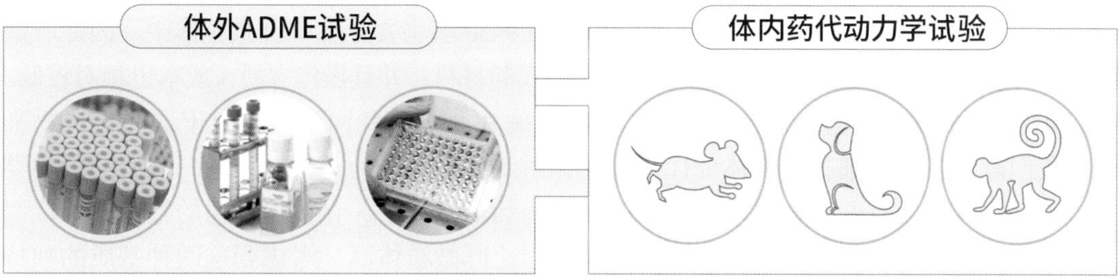

图 10.4　体外体内试验

（2）体外－体内外推的挑战：随着体外－体内外推技术的发展，其应用也越来越广泛，从最开始的动物物种拓展到人物种，但是体外预测体内的水平通常是被低估的，即体外推导出来的体内清除率通常低于体内实测值，并且处于 3 ～ 10 倍的误差范围内[1，2]。针对这种现象，研究人员做了大量的改进，这些改进虽然在一定程度上提高了其推导的可靠性，但是其低估机制依然不明确。所以，目前需要解决的问题是如何进一步优化体外代谢反应体系提高实验结果的准确度和可靠性，从而提高体外预测体内的准确度。

针对这个问题，我们实验室开展了一系列体外－体内外推相关的工作，建立了我们实验室体外代谢数据推导体内代谢的体外－体内外推方法，该模型适用于在本实验室的条件下得到的体外数据，可以实现更准确地预测体内的代谢清除率。

10.2.2　如何建立体外药物代谢推导体内药物代谢清除率的模型

体外－体内外推方法的建立主要分为两个步骤，第一，通过体外试验数据获得肝固有清除率，第二，建立体外试验肝固有清除率的校正方程，以准确预测体内清除率（图 10.5）。

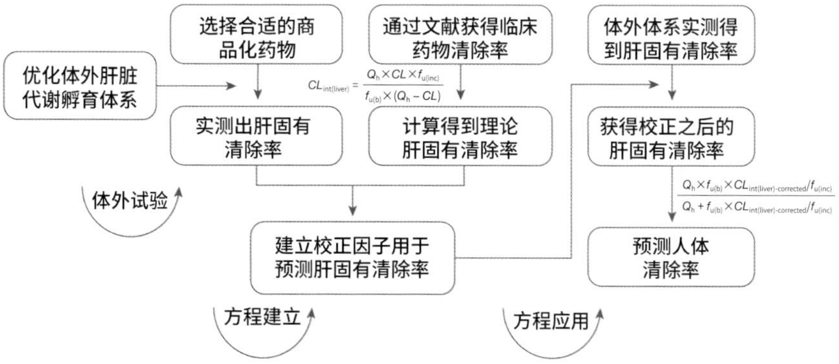

图 10.5　肝固有清除率的校正方程建立流程

$CL_{int(liver)}$，肝固有清除率；CL，体内清除率；$f_{u(inc)}$，人肝微粒体和肝细胞游离分数值；$f_{u(b)}$，全血蛋白结合的游离分数值；$CL_{int(liver)\text{-}corrected}$，校正之后的肝固有清除率；$Q_h$，肝血流量

第一步：通过体外代谢试验获得肝固有清除率。

肝脏代谢是药物在体内主要的清除途径。据统计，销售量靠前的 200 种药物，有 75% 是通过代谢途径清除的 [3]，肝脏又是发生药物代谢的主要部位，所以我们选择肝代谢作为体外预测体内的途径。

肝脏含有很多药物代谢酶，含量最多的是 CYP450 酶。在所有通过代谢途径清除的药物中，有 75% 以上的药物是由 CYP450 酶代谢，CYP450 酶主要存在于肝微粒体中。因此肝微粒体是药物发现阶段代谢稳定性实验中最常用的实验材料，并且操作方便，成本也相对较低。

此外，约 96% 的化合物的代谢由 CYP450 酶和Ⅱ相酶共同参与。对于这些化合物来说，我们需要选择肝细胞作为体外代谢研究体系。肝细胞作为完整的体系，含有的酶种类非常丰富，并且含有肝微粒体中不存在的许多酶和辅酶因子，在候选药物的整体体外代谢特征评估方面比肝微粒体更有优势，但是成本会比肝微粒体高。考虑到这两种基质的独特性，我们同时选择了肝微粒体和肝细胞两种反应体系来分别作为体外 − 体内外推的体外试验体系，并通过一系列体外方法的优化，筛选得到最佳的体外代谢孵育体系。

第二步：建立体外代谢试验肝固有清除率的校正方程。

首先要挑选合适的商品化化合物，主要从以下 3 个方面进行考虑。

第一，因为选择的是人肝脏代谢模型，所以假设这些化合物都是通过肝代谢清除，胆汁分泌和非肝脏清除机制均未考虑。

第二，为了提高所建立的方法的应用范围，在挑选化合物的时候，包含酸性、碱性和中性的化合物。

第三，所挑选的这些化合物已经有文献报道的人体实测清除率数据，从而可以用于反推理论肝固有清除率。

综合以上几个因素，最终选择了 15 个商品化化合物进行体外肝微粒体和肝细胞代谢稳定性实验、肝微粒体和肝细胞的蛋白结合实验、血浆的蛋白结合和药物的分配比实验，得到这些化合物在人肝微粒体、人肝细胞实测肝脏固有清除率 [$CL_{\text{int(liver)}}$]，人肝微粒体和肝细胞游离分数值 [$f_{\text{u(inc)}}$] 和全血蛋白结合的游离分数值 [$f_{\text{u(b)}}$]，进一步利用充分搅拌模型（well stirred model）推算出理论体内清除率（CL）（式 10.5）。这个模型是目前最简单和最为广泛应用的一个模型，尤其适用于新化学实体的早期筛选，假定药物进入肝脏的扩散速度不受任何屏障的限制，只有游离的药物参与代谢，代谢酶在肝脏中均匀分布。

$$CL = \frac{Q_{\text{h}} \times f_{\text{u(b)}} \times CL_{\text{int(liver)}}/f_{\text{u(inc)}}}{Q_{\text{h}} + f_{\text{u(b)}} \times CL_{\text{int(liver)}}/f_{\text{u(inc)}}} \qquad 式（10.5）$$

结果见图 10.6：图中横坐标代表化合物的实测肝固有清除率的对数；纵坐标代表的所选化合物通过人体药代动力学得到实测体内清除率，结合各化合物的血浆蛋白游离分数反推出来的体外理论肝固有清除率的对数。正如业界所提到的低估现象，实测值低于理论值。通过对两者做线性回归，得到肝固有清除率的校正方程（图形左上方字体部分的公式）。图 10.6 中，分别用不同的颜色的线来代表化合物的理论和实测的肝固有清除率对数值的误差倍数范围。根据文献中通用的两倍判断范围为标准 [4]，在所选化合物的理论和实测肝固有清除率的相关性图中，肝细胞代谢体系中的两者差值在两倍范围之内的占比为 67%，肝微粒体代谢体系中的两者差值在两倍范围之内的占比为 69%。

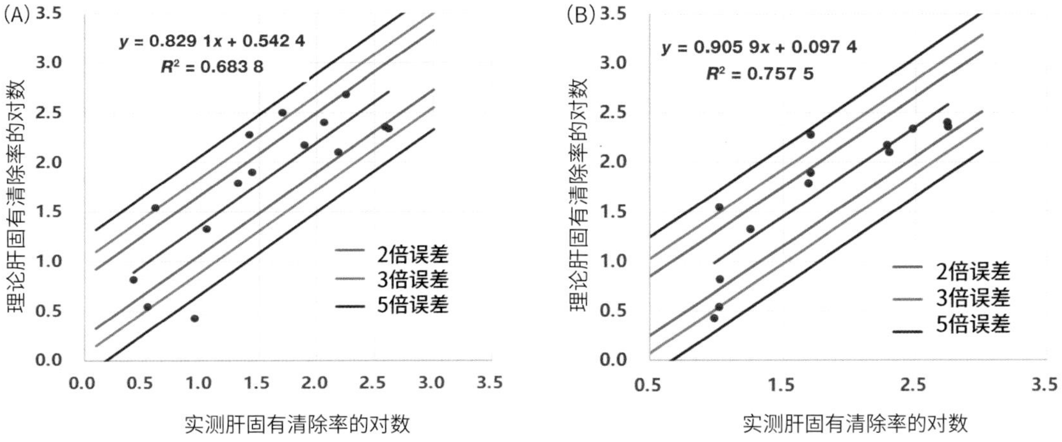

图 10.6 人肝细胞（A）和人肝微粒体（B）体外代谢实验中实测肝固有清除率和理论肝固有清除率的相关性

第三步：体外－体内外推方法的实例验证。

我们选取了两个商品化化合物，对这两个化合物进行体外代谢和蛋白结合实验，利用所建立的校正方程校正肝固有清除率，然后采用校正后的肝固有清除率结合充分搅拌模型来推导人体内清除率，从而与文献中报道的其体内实测清除率相比，来判断我们模型的准确性。

案例解析 1：Ganetespib（STA-9090），一种热休克蛋白 90（HSP90）抑制剂。首先对该化合物进行了人肝微粒体和肝细胞代谢稳定性实验，发现肝微粒体里该化合物虽然有代谢，但是其肝细胞的肝固有清除率远高于肝微粒体，所以判断该化合物为Ⅰ相和Ⅱ相酶均参与代谢，我们应该将人肝细胞的体外代谢数据用于体内清除率的推导，采用相应的校正方程对肝固有清除率进行校正。同时测定该化合物在人肝细胞里的游离分数，以及经过血浆蛋白结合实验结合血液分配比，得到该化合物在全血里的游离分数，最后采用充分搅拌模型进行推导，得到体内清除率数值为 10.32 mL/(min·kg)，该药物文献中报道的实测人体清除率为 10.50 mL/(min·kg)。实测值是预测值的 1.02 倍，两者高度一致，证明了我们所建立的肝代谢清除为主的体外－体内外推代谢预测模型的准确性。

案例解析 2：地佐辛，一种起镇痛作用 κ 受体激动剂。经过体外人肝微粒体和肝细胞的代谢实验数据比较，发现该化合物的体外代谢和实例 1 中的化合物情况相似，同时被Ⅰ相和Ⅱ相代谢酶代谢，所以我们选用了人肝细胞代谢的数据来推导其体内清除率，推测得到其体内代谢清除率参数为 19.02 mL/(min·kg)。实测人体内的清除率为 49.3 mL/(min·kg)，实测值是预测值的 2.59 倍，经过文献中对该化合物的相关报道，该化合物的Ⅱ相结合产物存在肾清除途径，因此其预测的肝代谢清除率小于体内实测的总清除率，是合理的。经过两个实例的验证，可以看出我们体外预测体内的误差倍数远低于目前业界存在的 3 ～ 10 倍误差的范围。

通过肝固有清除率校正方程，我们建立了更加准确的用人肝微粒体和肝细胞的体外代谢推导人体内清除率的方法，获得了本实验室的体外－体内外推代谢预测模型。

10.2.3 结语

体外－体内外推代谢预测模型可以预测药物在体内的代谢清除特征，帮助提前判断药物开发价值，为体内实验提供指导依据，节省研发时间和成本。

（王翔凌，刘海娟，陈根富）

参考文献

[1] POULIN P, HADDAD S. Toward a new paradigm for the efficient *in vitro-in vivo* extrapolation of metabolic clearance in humans from hepatocyte data. J Pharm Sci, 2013, 102(9): 3239−3251.

[2] SOHLENIUS-STERNBECK A K, JONES C, FERGUSON D, et al. Practical use of the regression offset approach for the prediction of *in vivo* intrinsic clearance from hepatocytes. Xenobiotica, 2012, 42(9): 841−853.

[3] DI L. The role of drug metabolizing enzymes in clearance. Expert Opin Drug Metab Toxicol, 2014, 10(3): 379−393.

[4] SODHI J K, BENET L Z. Successful and unsuccessful prediction of human hepatic clearance for lead optimization. J Med Chem, 2021, 64(7): 3546−3559.

10.3 NTCP 转运体在药物研发中的应用

2012 年，中国科学家李文辉博士的团队发现 Na^+- 牛磺胆酸共转运多肽（Na^+-taurocholate cotransporting polypeptide，NTCP）为乙肝病毒（hepatitis B virus，HBV）和丁肝病毒（hepatitis D virus，HDV）的共同受体，揭开了乙肝和丁肝药物开发的新纪元。因其在推动乙肝科研和治疗方面做出的杰出贡献，李文辉博士于 2020 年 11 月获得了全球乙肝领域最高荣誉奖——“巴鲁克・布隆伯格奖”，2022 年 8 月 21 日又获得未来科学大奖的“生命科学奖”。近年来，以 NTCP 为靶点的病毒进入抑制剂的开发已成为肝病药物研发的主流。2020 年 8 月，Gilead Sciences 公司研发的全球首款以 NTCP 为靶点、用于治疗丁肝的新药布列维肽（Bulevirtide）经 EMA 获批上市。2021 年 11 月，Gilead Sciences 公司也向 FDA 提交了该药用于治疗丁肝的上市申请。本节将介绍 NTCP 对肝炎病毒的作用及其在胆汁酸（盐）循环中的功能，阐述其在药物研发中的应用。

10.3.1 NTCP 的结构

NTCP 是第十个溶质转运蛋白家族（solute carrier family 10，SLC10）中第一个被发现的转运体蛋白（SLC10A1）[1]，主要位于肝细胞的基底外侧膜上。人的 *NTCP* 基因长度为 21.4 kb，定位于染色体 6q24 和 14q24，编码 349 个氨基酸[2]。NTCP 是一种多重跨膜蛋白，具有 9 个跨膜结构域（图 10.7）[3，4]。

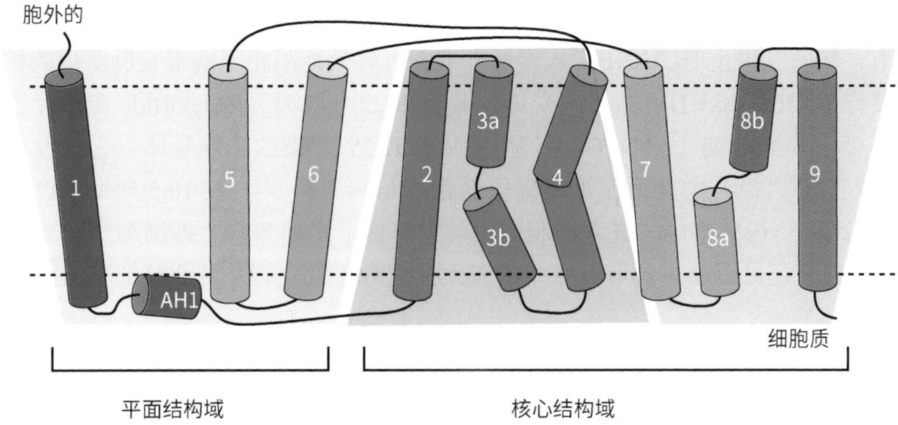

图 10.7 NTCP 跨膜拓扑图

10.3.2 NTCP 的功能及其在药物研发中的应用

NTCP 是 HBV 和 HDV 的共同受体，介导病毒入侵肝细胞；其对胆汁酸（盐）在体内的调控发挥着重要的作用，主要转运胆盐和硫酸化化合物，同时也能够介导其他底物如甲状腺激素、药物和毒素等的转运 [5]。

（1）NTCP 与肝炎病毒

1）肝炎药物的研发进展：据统计，病毒性肝炎每年导致全球约 130 万人死亡，主要是由于发展为慢性肝病和肝细胞癌（hepatocellular carcinoma，HCC）。其中，大约 95% 的患者死亡是由 HBV 和丙肝病毒（hepatitis C virus，HCV）引起的 [6]。目前，全球约有 2.5 亿人感染慢性肝炎病毒 [7]，主要为 HBV、HCV 和 HDV，其中约 5% 的 HBV 患者同时感染了 HDV。HDV 是一种缺陷病毒，必须在 HBV 或其他嗜肝 DNA 病毒的辅助下才能复制并组装成具有感染性的病毒颗粒。HDV 合并感染加快了 HBV 感染进程，且目前对 HBV-HDV 合并感染的治疗效果较差 [8]。针对慢性 HBV 感染，临床上主要有两类治疗药物：干扰素（IFN-α）和核苷类似物（表 10.4），用于调节免疫或抑制病毒复制。虽然这些治疗方法可以一定程度减缓肝炎恶化，但无法实现临床治愈，且在大多数情况下，患者需要终身服药 [9]。对于慢性 HBV-HDV 合并感染的患者，此前的治疗方案仅限于干扰素及其 PEG 化衍生物。

表 10.4 临床治疗乙肝的主要药物类型、作用机制及其优缺点

药物类型	作用机制	优点	缺点
干扰素	调节免疫	药效持久 疗效好可以停药	乙肝表面抗原阴转率低 耐受性较差
核苷类似物	抑制病毒 聚合酶	不良反应少	终身服药 停药后病毒反弹

慢性 HBV 和 HDV 感染是世界范围内导致肝脏疾病和癌症的主要原因，NTCP 作为 HBV 和 HDV 的共同受体，在病毒进入肝细胞中起着关键作用。2020 年 8 月，Gilead

Sciences 公司研发的全球首款以 NTCP 为靶点、用于治疗丁肝的新药 Bulevirtide 经 EMA 获批上市，其通过阻止 HDV/HBV 入侵肝脏细胞，有效地阻止了病毒在肝脏内的扩散。基于 NTCP 作为 HBV 和 HDV 的共同受体，截至 2022 年 7 月，Bulevirtide 在治疗乙肝方面的研究正处于临床Ⅱ期[10]。NTCP 作为 HBV 和 HDV 感染的功能受体，它的发现为开发 HBV/HDV 感染治疗药物及治疗策略提供新靶点与新思路[11]。表 10.5 列举了已获批或正在开发中的治疗 HBV 感染的进入抑制剂，其中包含了多种 NTCP 抑制剂[12]。最近也有研究表明，NTCP 还可以通过调节肝脏中的先天抗病毒免疫应答来调节肝细胞的 HCV 感染。

表 10.5　已获批或正在开发中的治疗 HBV 感染的进入抑制剂

抑制剂名称	作用靶点	研究进程
肝素钠（heparin）	小表面蛋白（S），中表面蛋白（M），大表面蛋白（L）	已获 FDA 批准
苏拉明（suramin）	小表面蛋白（S），中表面蛋白（M），大表面蛋白（L）	已获 FDA 批准
花青素原（proanthocyanidin）	乙肝病毒前 S1 蛋白（pre-S1）	临床前
碱性磷酸酶（SALP）	硫酸肝素蛋白多糖（HSPG）	临床前
牛磺胆酸（taurocholic acid），熊去氧胆酸（UDCA），牛磺熊去氧胆酸（TUDCA），氧胆酸（GUDCA）	NTCP	–
依泽替米贝（ezetimibe）	NTCP/NTC1L1	已获 FDA 批准
厄贝沙坦（irbesartan）	NTCP	已获 FDA 批准
布列维肽（bulevirtide）	NTCP/ 轻微干扰胆汁酸摄取	临床Ⅱ期
环孢素（cyclosporin）	NTCP/ 强烈干扰胆汁酸摄取	已获 FDA 批准
SCY450	NTCP/ 不干扰胆汁酸摄取	临床前
SCY995	NTCP/ 不干扰胆汁酸摄取	临床前
香醋酸素 A（vanitaracin A）	NTCP/ 强烈干扰胆汁酸摄取	临床前
Robert1-5253	NTCP/ 维 A 酸受体拮抗剂，调节 NTCP 表达	临床前
伊文思蓝（evans blue）	NTCP	已获 FDA 批准
贺普拉肽（hepalatide）	NTCP	临床Ⅱ期
hzVSF（IgG4）	NTCP	临床Ⅱ期
A2342	NTCP	临床前
HH-003	NTCP	临床Ⅱ期
HH-006	NTCP	临床Ⅰ期

2）NTCP 对肝炎病毒的作用：HBV 通过 *L*- 乙肝表面抗原（*L*-HBsAg）的 pre-S1 结构域与肝细胞质膜上的 NTCP 结合，之后病毒颗粒被包裹，核衣壳被运输到受感染细胞的细胞核，在那里释放部分双链松弛环状 DNA（图 10.8）。然后，宿主的 DNA 修复机制将

进入的 DNA 转化为共价闭环 DNA（cccDNA），cccDNA 被组蛋白和非组蛋白包装成染色质，形成病毒的微染色质。该微染色体是 HBV 的转录模板，是 HBV 生命周期中关键的病毒基因组中间体，也是肝细胞核中病毒基因组的储备库，它通过核衣壳的细胞内循环和持续感染新的肝细胞来补充。因此，NTCP 对 HBV 入侵肝细胞起着关键作用。

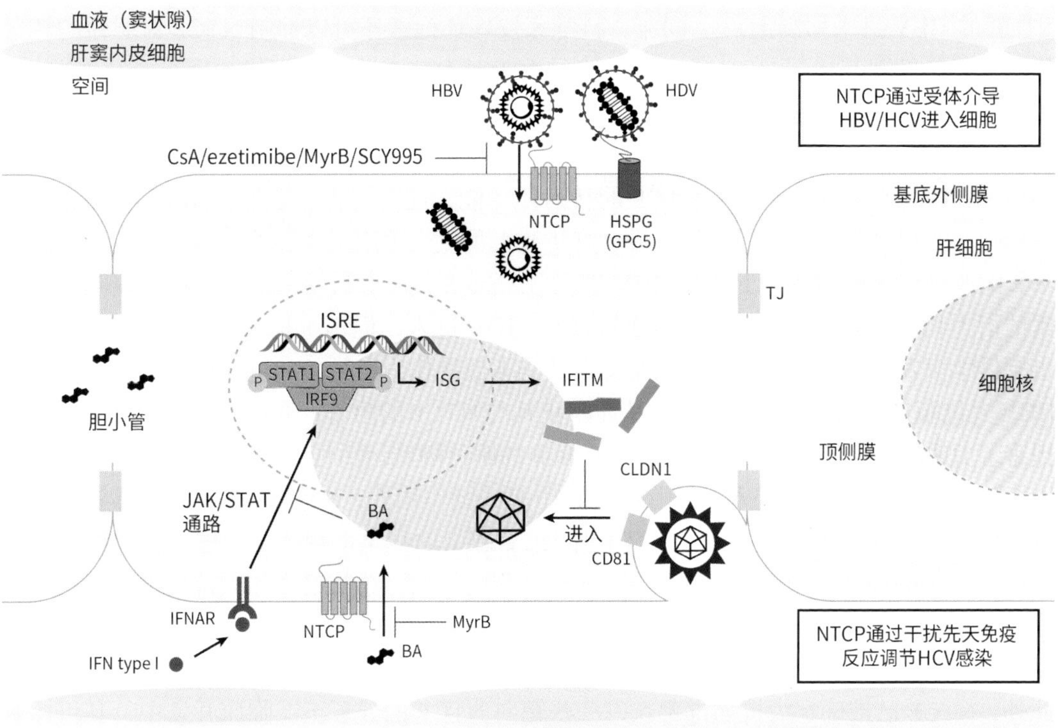

图 10.8　NTCP 与 HBV、HDV、HCV 的相互作用模型

CsA，环孢素；ISRE，干扰素激活反应元件；IRF，干扰素调节因子；JAK，非受体酪氨酸激酶家族；STAT，信号传导及转录激活蛋白；IFNAR，干扰素受体；IFN type Ⅰ，Ⅰ型干扰素；BA，胆汁酸；IFITM，抗病毒免疫分子；CLDN1，封闭蛋白 1

NTCP 被鉴定为长期寻找的 pre-S1 特异性 HBV 受体，推动了 HBV 的向肝性和物种特异性研究[13]。靶向 HBV pre-S1 结构域与 HBV/HDV 进入所需受体 NTCP 之间的相互作用是一种很有前途的阻断两种病毒入侵的策略。在 NTCP 被鉴定为 HBV/HDV 受体之前，HBV pre-S1 的进入抑制剂就被证明在体外和体内能有效地抑制 HBV 感染[14, 15]。Bulevirtide（也称为肌蛋白 B 或 MyrB）也是一种肉豆蔻酰化的 pre-S1 衍生肽，能够有效阻止 HBV 在体内传播及其在感染的人肝细胞 cccDNA 池中扩增[16]；它是第一个靶向 NTCP 的 HBV/HDV 进入抑制剂，具有较高的安全性，对胆汁酸的摄取仅有轻微的干扰作用[17, 18]。

NTCP 作为 HBV/HDV 进入受体的鉴定加速了几种新的潜在进入抑制剂的开发和发现。肉豆蔻酰化的 pre-S1 衍生肽可以干扰 NTCP 的生理胆汁酸转运功能，因此，NTCP 抑制药物也可能会阻断 HBV 感染[9]。NTCP 作为唯一被发现的 HBV/HDV 受体是这些病毒生命周期研究中的一个里程碑。这一发现使研究 HBV/HDV 进入宿主细胞及病毒 - 宿主相互作用方面进展显著。此外，基于这一发现，采用稳定表达 NTCP 的转染细胞系的新型感染模型系统，可以详细研究病毒生命周期的早期过程。通过对细胞系中真实感染的研究，这些模型系统将有助于理解 HBV cccDNA 的形成和降解，这是实现 HBV 治愈最终目标的关键靶点。一项评估 FDA 批准治疗肝病药物的研究表明[19]，NTCP 的抑制剂对 HDV 进入有抑制作用，其中 3 个化合物 [厄贝沙坦（irbesartan）、依折麦布（ezetimibe）和 ritonavir] 在体外可抑制 HDV 感染[19]。ezetimibe 对 HBV 感染的抑制作用已经被报道过，但之前并不了解其与 NTCP 的相互作用。2014 年，Watashi 等确定环孢素是一种靶向 NTCP 的 HBV 进入抑制剂[20]。同年，科学家发现环孢素还可以抑制 NTCP 对胆盐的转运作用，同时发现其抑制 HBV 进入肝细胞是由于对 NTCP 受体的干扰。另有研究报道[11]，HBV 与 NTCP 的结合和普通配体与 NTCP 的结合产生相互竞争现象，因此，筛选得到对 NTCP 抑制强度较高的抑制剂可以为抗 HBV 药物的研发提供物质基础。靶向 NTCP 的 HBV/HDV 进入抑制剂抑制了 NTCP 的转运体功能，同时也损害了肝细胞对胆盐的摄取，增加胆汁淤积等不良反应的风险。最近有研究人员提出采用选择性抑制 NTCP 的方法，在不影响胆汁酸摄取的情况下抑制 HBV 进入。Anna S Lok 等科学家的研究结果表明，环孢素的衍生物 SCY450 和 SCY995 可抑制 HBV/HDV 进入，但不干扰 NTCP 转运体活性[21]。也有科学家发现了一种低聚黄酮原花青素及其类似物作为一种新的进入抑制剂，直接靶向 HBV 大包膜蛋白的 pre-S1 结构域，从而阻止其与 NTCP 的附着。通过直接靶向 HBV 颗粒，损害了 HBV 的感染性，而不影响 NTCP 介导的胆汁酸转运活性[22]。

除在 HBV 和 HDV 进入肝细胞的过程中起关键作用外，NTCP 还在 HCV 感染中发挥着重要的作用[23]。有研究发现，NTCP 为 HCV 感染的宿主依赖因子，进一步强调了其在病毒 − 肝细胞相互作用中的重要作用。NTCP 靶向抗病毒药物增强先天抗病毒应答和参与宿主免疫系统清除感染的潜力可能是治疗所有嗜肝病毒，包括 HBV、HCV 和 HDV 的有用特性。表达人 NTCP 的动物模型系统将使病毒 − 宿主相互作用和抗病毒治疗成为可能。此外，NTCP 已被确定为抗病毒靶点，一些靶向 NTCP 的分子正在临床开发中，其目标是在未来改进目前的治疗方法。

（2）NTCP 与胆汁酸（盐）循环：胆汁生成是肝脏的另一项重要功能。胆汁的主要成分是胆盐、磷脂和有机阴离子[24]。在小肠中，胆盐几乎被定量回收并通过门静脉循环运回肝脏（图 10.9）。在肝脏中，肝细胞重吸收胆盐并将其再次分泌到胆汁中，以进行持续的肝肠循环。胆盐分子可作为载体，清除胆汁中水溶性差的物质（如胆固醇）。若胆盐在肝细胞内过度积聚，则会损害线粒体功能，因而产生细胞毒性[25]。NTCP 通过钠离子依赖的方式将结合型和游离型胆盐从血液向肝细胞中转运，将两个钠离子和一个胆盐分子一起转运[26]，使其成为一个电生成转运体[27]。值得注意的是，NTCP 的表达不仅在各种病理生理情况下受到调节，而且也通过磷酸化 / 去磷酸化受到翻译后修饰的调控[28]。在胆汁分泌受损的情况下，NTCP 的表达通常会下调，以保护肝细胞免受细胞毒性胆盐积累的伤害。若 NTCP 被抑制，影响了胆盐的重吸收，也会影响胆汁的清除，增加血液中胆酸盐的含量，产生毒副作用。Pfizer 公司的降糖药曲格列酮（troglitazone）及其主要代谢产物为参与胆汁排泄与胆酸盐转运的胆酸盐外排泵（bile salt export pump，BSEP）的抑制剂，会抑制胆酸盐排出。同时，曲格列酮也是 NTCP 的抑制剂，可减少胆酸盐被重吸收回肝脏。这样就同时增加了肝脏及血液中胆酸盐的含量，导致胆汁淤积型肝病（药物性肝损伤的临床表现之一）的发生。曲格列酮也因此被英国药物与保健品管理局（medicines and healthcare products regulatory agency，MHRA）、美国 FDA 等监管机构要求撤销。

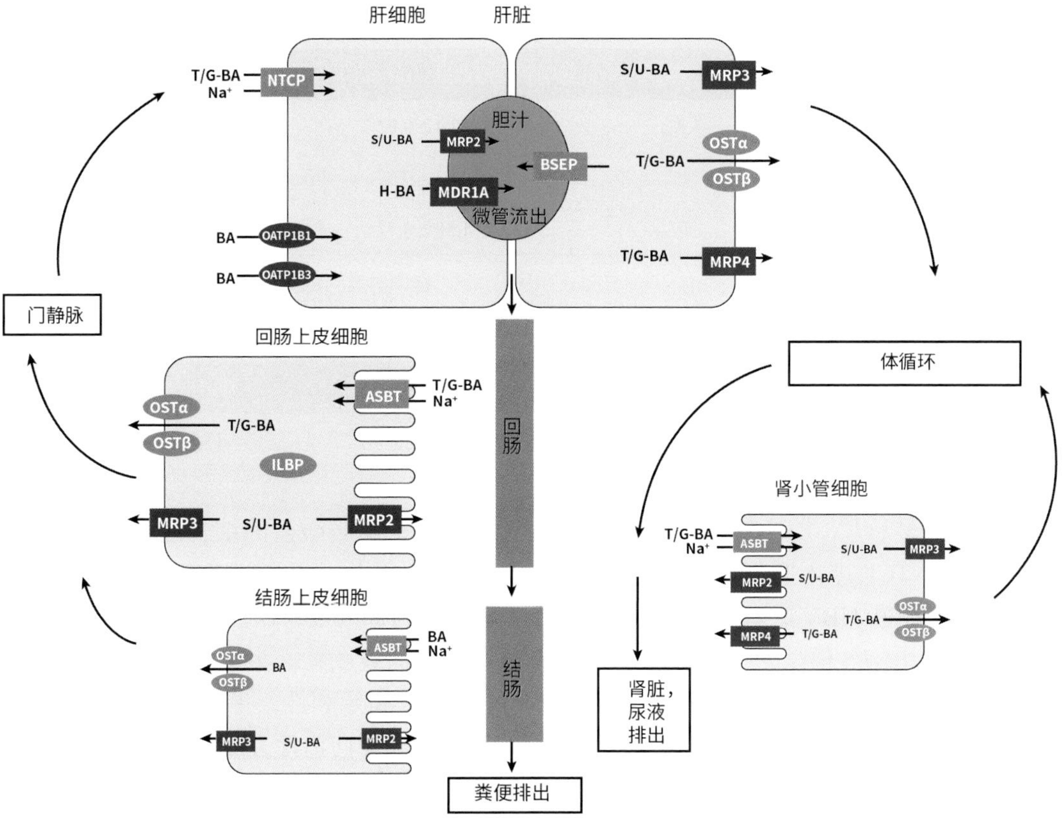

图 10.9 转运体介导的胆汁酸循环

T-BA，牛磺胆汁酸；G-BA，甘氨胆汁酸；S-BA，硫酸盐化胆汁酸；U-BA，葡糖苷酸化胆汁酸；H-BA，具有额外羟基胆汁酸；MRP，肝细胞膜转运蛋白；MDR1A，多药耐药蛋白；OATP1B，有机阴离子转运多肽；OST，有机溶质转运蛋白；ILBP，细胞内脂质结合蛋白；ASBT，顶端膜钠依赖性胆汁酸转运蛋白

10.3.3 体外 NTCP 模型及其主要应用

药明康德的 DMPK 体外 ADME 渗透性与转运体团队引进了高表达人 NTCP 的 HEK293 细胞，成功建立了体外 NTCP 底物和抑制评估的模型。实验中采用的底物及抑制剂的相关验证数据与文献报道值高度一致[29, 30]（表 10.6，表 10.7）。牛磺胆酸是经典的 NTCP 底物，为减少内源性干扰，提高实验灵敏度，我们选取了氘代的牛磺胆酸盐 -D4（taurocholate D4）来作为 NTCP 的已知底物。经测试，taurocholate D4 的 K_m 值（转运反应达最大速度一半时的底物浓度）为（12.4±0.82）μmol/L。抑制剂环孢素（cyclosporin）及利托那韦（ritonavir）对 NTCP 抑制的 IC_{50} 值（半抑制浓度，指某一种物质对某些生物程序抑制达到 50% 抑制效果时的浓度）分别为（0.93±0.07）μmol/L 和（1.58±0.77）μmol/L。我们选取了抑制效果更佳的 cyclosporin 作为 NTCP 底物评估实验的抑制剂。HEK293-NTCP 及 HEK293 MOCK 细胞对 taurocholate D4 的摄取比值（HEK293 NTCP 及 HEK293 MOCK 细胞转运化合物的转运活力的比值）为 30.9±6.07，Rs/Ri 值（不含和含有阳性抑制剂时，HEK293-NTCP 细胞转运化合物的转运活力的比值）为 13.9±3.79；摄取比值及 Rs/Ri 值均大于 2，HEK293-NTCP 细胞展现出良好的摄取底物的能力，抑制剂在测试条件下能够有效地抑制 NTCP 对底物的摄取。

表 10.6　NTCP 模型验证数据与文献值对比

化合物名称	参数	药明康德的数据（μmol/L）（*n*=3）	文献值（μmol/L）
taurocholate D4（已知底物）	K_m	12.4 ± 0.82	10.1 ± 0.60
cyclosporin（抑制剂）	IC_{50}	0.93 ± 0.07	1.00 ± 0.68
ritonavir（抑制剂）	IC_{50}	1.58 ± 0.77	2.10 ± 1.30

表 10.7　NTCP 摄取已知底物的实验数据

化合物名称	摄取比值（*n*=3）	Rs/Ri（*n*=3）
taurocholate D4	30.9 ± 6.07	13.9 ± 3.79

有研究显示[31，32]，NTCP 作为转运体，与底物如牛磺胆酸盐的结合区域与 HBV 及 HDV 通过 NTCP 进入肝细胞的区域重叠（图 10.10）。因此，可通过 NTCP 转运体的抑制剂或底物阻断 HBV 或 HDV 与 NTCP 结合，来阻止病毒入侵，以控制疾病的发展及治疗疾病。利用体外模型，快速筛选 NTCP 的潜在抑制剂或底物，为研发治愈 HBV/HDV 新药开辟了新思路。此外，NTCP 对结合型胆酸盐具有高亲和性，牛磺胆酸结合物能被 NTCP 特异性地摄取入肝细胞，成为一种可能的肝细胞癌靶向治疗方法，由此，稳定表达 NTCP 的细胞模型也可为研究肝脏靶向药物提供研究工具。再则，NTCP 作为特异性表达于肝脏的摄取类转运体，对于药物在机体内的处置也发挥着重要的作用。外源性物质进入肝脏后进行代谢失活或代谢激活，研究药物对 NTCP 转运体的底物和抑制作用也能对药物性肝损伤进行预判，因此，研究药物与 NTCP 的相互作用还可以为临床合理用药提供一定的依据。借助于 NTCP 的细胞模型，还可以更深入地研究乙肝和丁肝的感染机制。

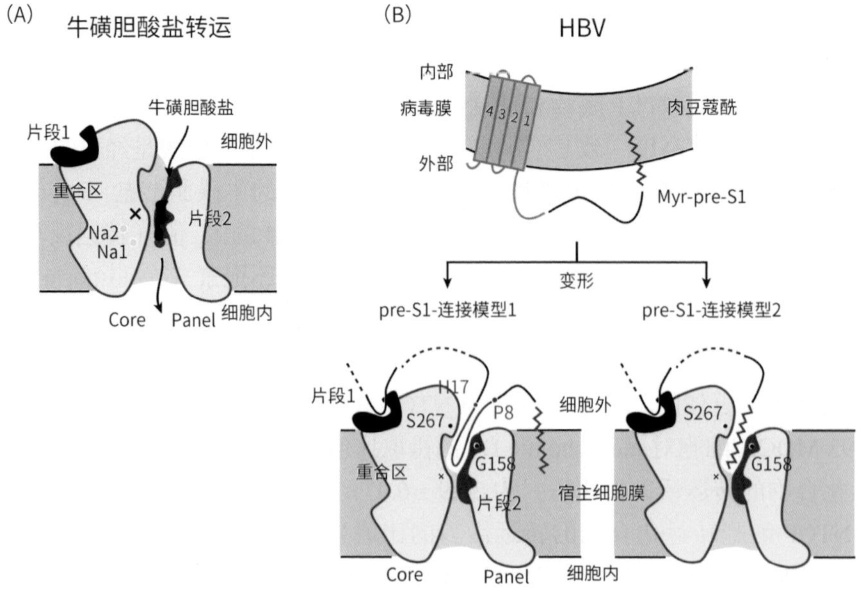

图 10.10　NTCP 转运体底物结合方式（A）及 NTCP 受体结合方式（B）

10.3.4　结语

NTCP 既是胆盐吸收入肝的重要转运体，又是 HBV、HDV 的功能性受体。NTCP 体外模型的建立，为快速筛选潜在抑制剂或底物，研发治愈 HBV、HDV 新药提供了崭新的研发工具，对药物安全性评估也具有十分重要的意义。

（王羽茜，张璇，熊涛，陈根富）

参考文献

[1] HAGENBUCH B, DAWSON P. The sodium bile salt cotransport family SLC11. Pflugers Arch, 2004, 447(5): 566–570.

[2] HAGENBUCH B, STIEGER B, FOGUET M, et al. Functional expression cloning and characterization of the hepatocyte Naþ/bile acid cotransport system. Proc Natl Acad Sci USA, 1991, 88(23): 10629–10633.

[3] HALLÉN S, MARENINOVA O, BRÄNDÉN M, ct al. Organization of the membrane domain of the human liver sodium/bile acid cotransporter. Biochemistry, 2002, 41: 7253–7266.

[4] MARENINOVA O, SHIN J M, VAGIN O, et al. Topography of the membrane domain of the liver Na^+-dependent bile acid transporter. Biochemistry, 2005, 44(42): 13702–13712.

[5] NI Y, LEMPP F A, MEHRLE S, et al. Hepatitis B and D viruses exploit sodium taurocholate co-transporting polypeptide for species-specific entry into hepatocytes. Gastroenterology, 2014, 146(4): 1070–1083.

[6] World Health Organization. Global health sector strategy on viral hepatitis 2016–2021. Towards ending viral hepatitis. [2016—06—30]. http://www.who.int/iris/handle/10665/246177.

[7] SCHWEITZER A, HORN J, MIKOLAJCZYK R T, et al. Estimations of worldwide prevalence of chronic hepatitis B virus infection: a systematic review of data published between 1965 and 2013. Lancet, 2013, 386(10003): 1546–1555.

[8] World Health Organization. Global hepatitis report 2017. License: CC BY-NC-SA 3.0 IGO, 2017.

[9] URBAN S, BARTENSCHLAGER R, KUBITZ R, et al. Strategies to inhibit entry of HBV and HDV into hepatocytes. Gastroenterology, 2014, 147(1): 48–64.

[10] WERLE-LAPOSTOLLE B, BOWDEN S, LOCARNINI S, et al. Persistence of cccDNA during the natural history of chronic hepatitis B and decline during adefovir dipivoxil therapy. Gas troenterology, 2004, 126(7): 1750–1758.

[11] YAN H, ZHONG G, XU G, et al. Sodium taurocholate cotransporting polypeptide is a functional receptor for human hepatitis B and D virus. Elife, 2012, 1: e000049.

[12] HERRSCHER C, ROINGEARD P, BLANCHARD E. Hepatitis B virus entry into cells. Cells, 2020, 9(6): 1486.

[13] PICCINI, L E, CASTILLA V, DAMONTE E B. Dengue-3 virus entry into vero cells: role of clathrin-mediated endocytosis in the outcome of infection. PLoS ONE, 2015, 10(10): e0140824.

[14] YOSHIMORI T, YAMAMOTO A, MORIYAMA Y, et al. Bafilomycin A1, a specific inhibitor of vacuolar-type H(+) -ATPase, inhibits acidification and protein degradation in lysosomes of cultured cells. J Biol Chem, 1991, 266(26): 17707–17712.

[15] CHOJNACKI J, ANDERSON D A, GRGACIC E V L. A hydrophobic domain in the large envelope

protein is essential for fusion of duck hepatitis B virus at the late endosome. J Virol, 2005, 79(23): 14945–14955.

[16] MATLIN K S, REGGIO H, HELENIUS A, et al. Pathway of vesicular stomatitis virus entry leading to infection. J Mol Biol, 1982, 156(3): 609–631.

[17] WATASHI K, SLUDER A, DAITO T, et al. Cyclosporin A and its analogs inhibit hepatitis B virus entry into cultured hepatocytes through targeting a membrane transporter, sodium taurocholate cotransporting polypeptide(NTCP). Hepatology, 2014, 59(5): 1726–1737.

[18] MACOVEI A, PETRAREANU C, LAZAR C, et al. Regulation of hepatitis B virus infection by Rab5, Rab7, and the endolysosomal compartment. J Virol, 2013, 87(11): 6415–6427.

[19] HONG H J, RYU C J, HUR H, et al. *In vivo* neutralization of hepatitis B virus infection by an anti-preS1 humanized antibody in chimpanzees. Virology, 2004, 318(1): 134–141.

[20] JOHANNSDOTTIR H K, MANCINI R, KARTENBECK J, et al. Host cell factors and functions involved in vesicular stomatitis virus entry. J Virol, 2009, 83(1): 440–453.

[21] LOK A S, ZOULIM F, DUSHEIKO G, et al. Hepatitis B cure: from discovery to regulatory approval. J Hepatol, 2017, 67(4): 847−861.

[22] LOK A S, ZOULIM F, DUSHEIKO G, et al. Hepatitis B cure: from discovery to regulatory approval. Hepatology, 2017, 66(4): 1296−1313.

[23] HERRSCHER C, ROINGEARD P, BLANCHARD E. Hepatitis B virus entry into cells. Cells, 2020, 9(6): 1486.

[24] ESTELLER A. Physiology of bile secretion. World J Gastroenterol, 2008, 14(37): 5641–5649.

[25] SOKOL R J, DEVEREAUX M, DAHL R, et al. “Let there be bile” — understanding hepatic injury in cholestasis. J Pediatr Gastroenterol Nutr, 2006, 43(Suppl 1): S4–S9.

[26] HAGENBUCH B, MEIER P J. Sinusoidal (basolateral) bile salt uptake systems of hepatocytes. Semin Liver Dis, 1996, 16(2): 129–136.

[27] WEINMAN S A. Electrogenicity of Na(þ)-coupled bile acid transporters. Yale J Biol Med, 1997, 70(4): 331–340.

[28] ANWER M S. Cellular regulation of hepatic bile acid transport in health and cholestasis. Hepatology, 2004, 39(3): 581–590.

[29] KIM R B, LEAKE B, CVETKOVIC M, et al. Modulation by drugs of human hepatic sodium-dependent bile acid transporter (sodium taurochlate cotranporting polypeptide) acitivity. J Pharmacol Exp Ther, 1999, 291(3): 1204−1209.

[30] MCRAE M P, LOWE C M, TIAN X, et al. Ritonavir, saquinavir, and efavirenz, but nt nevirapin, inhibit blie acid transport in human and rat hepatocytes. J Pharmacol Exp Ther, 2006, 319(3): 1068−1075.

[31] PARK J H, IWAMOTO M, YUN J H. Structural insights into the HBV receptor and bile acid transporter NTCP. Nature, 2022, 606(7916): 1027−1031.

[32] ASAMI J, KIMURA K T, FUJITA-FUJIHARU Y, et al. Structural of the bile acid transporter and HBV receptor NTCP. Nature, 2022, 606(7916): 1021−1026.

10.4 体外评估时间依赖性抑制：AUC shift 法

多数药物在体内主要以代谢的形式清除，介导体内药物代谢的酶以 CYP450 酶为主，因而检测化合物对 CYP450 酶的作用就显得尤为重要。其中，一些药物对 CYP450 酶活性呈现一定的抑制作用，抑制自身或其他药物代谢。当它们与其他药物合用时，可能因为药物代谢酶被抑制从而引发严重的药物相互作用。根据抑制的机制不同，药物对于 CYP450 酶的抑制作用可分为可逆性抑制（reversible inhibition）和不可逆性抑制（irreversible inhibition）（图 10.11）。时间依赖性抑制（time-dependent inhibition，TDI）造成的酶失活就是不可逆的，停药后仍然会有一段时间的抑制作用，对人体可能造成更大的影响，因此逐年受到监管机构及药物研发者的重视。美国药品研究与制造企业协会（The Pharmaceutical Research and Manufacturers of America，PhRMA）、FDA、欧洲 EMA 和中国 NMPA 均先后发布了工业白皮书或指导原则，明确表示在标准的体外实验中应进行药物对常规 7 个 CYP450 酶的 TDI 研究。本节将介绍一种体外评估 TDI 的新研究方法，即 *AUC* shift 法，可以解决常规方法（IC_{50} shift 法）无法获取 IC_{50} 偏移倍数（IC_{50} shift fold）的问题，希望可以帮助药物研发者获得更准确的数据，推动药物研发进程。

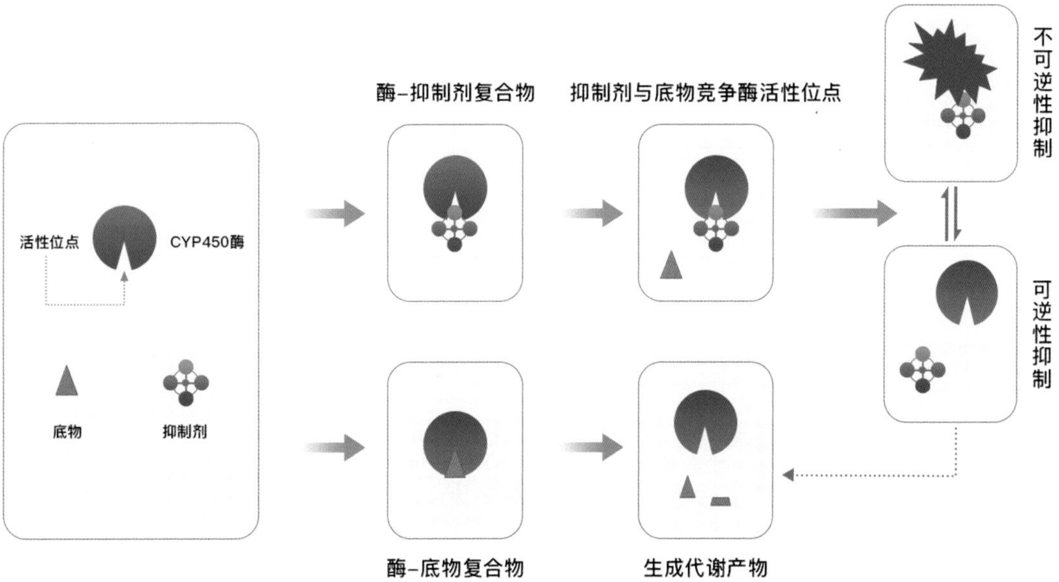

图 10.11 药物对 CYP450 酶的抑制作用

本节主要从以下 4 个方面来介绍 TDI *AUC* shift 法建立的全过程。

（1）TDI 常规评估方法 IC_{50} shift 法及其限制。

（2）如何建立 *AUC* shift 法。

（3）*AUC* shift 法建立的结果及展示。

（4）*AUC* shift 法的应用场景。

10.4.1 TDI 常规评估方法（IC_{50} shift 法）及其限制

目前，使用比较广泛的判断 TDI 效应的方法为 IC_{50} shift 法，即通过测定化合物在预孵育过程中加和不加 NADPH 情况下，对 CYP450 酶的 IC_{50} shift fold 并采用 IC_{50} shift fold ≥ 1.50 来判断化合物是否具有 TDI 效应（即机制性抑制作用）。然而在实际应用过程中会发现在不少情况下，IC_{50} shift fold 无法获取，从而无法对化合物的 TDI 效应做出准确判断。

在多年的经验中我们总结了如下 3 种经典场景，均无法获取 IC_{50} shift fold，因而难以准确判断化合物是否具有 TDI 效应。

（1）测试化合物的 IC_{50} shift fold 为范围值 { > [0，1.50)，图 10.12a}。

（2）化合物溶解度受限（原定最高测试浓度为 50.0 μmol/L），因溶解度受限，实验最高浓度为 30.0 μmol/L，难以获取测试化合物的 IC_{50} 值（图 10.12b）。

（3）化合物为弱机制性抑制剂，在测试条件下，难以获取 IC_{50} 值（图 10.12c）。

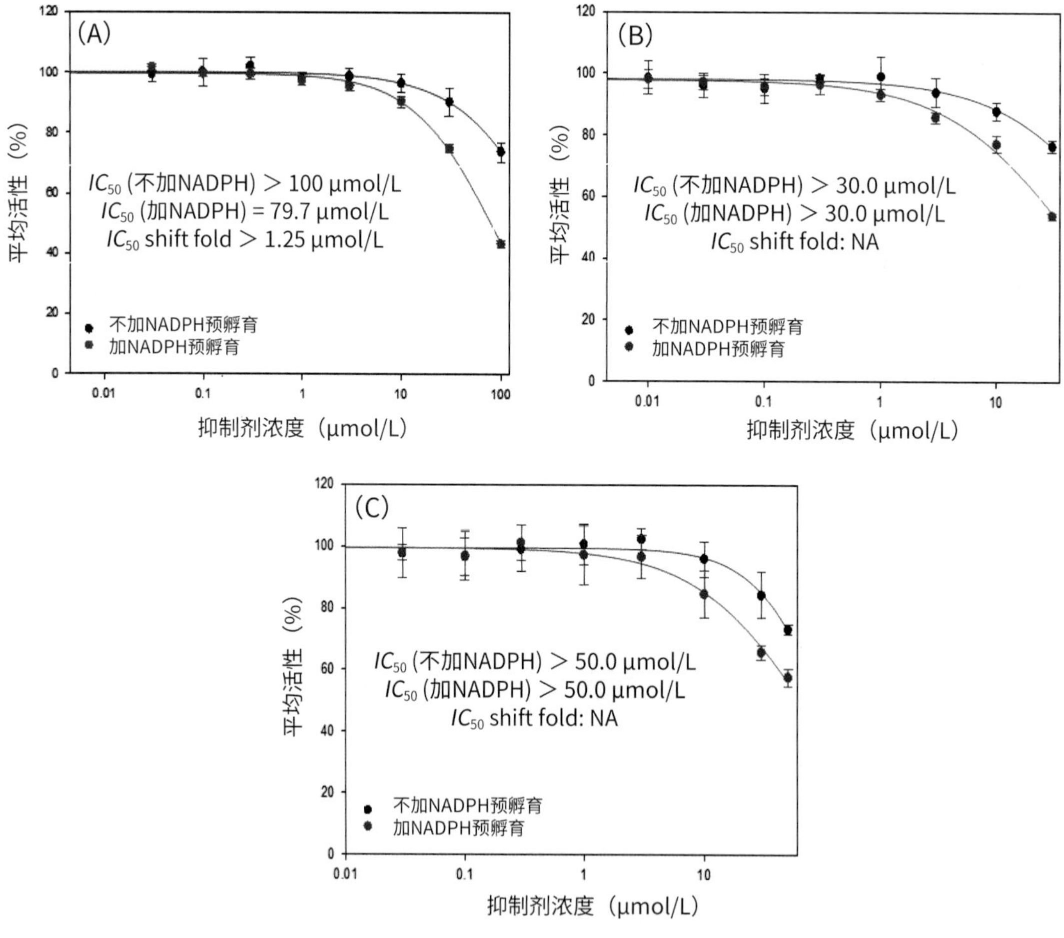

图 10.12　3 种无法获取准确 IC_{50} shift fold 的场景举例

测定化合物的 TDI 效应在药物研发过程中的重要性与日俱增，因而若不能对化合物的 TDI 效应做一个准确的判断将是药物发现中的重要问题。例如，药物化学专家不能对其所开发的化合物的 TDI 效应进行排名或比较，在下一步决策上会缺乏判断依据。因此，在药物研发过程中需要引入一种新的且可量化的方法进行化合物的 TDI 判断，通过文献查阅，*AUC* shift 法走入我们的视线。即通过测定化合物在预孵育过程中，在加和不加 NADPH 情况下，对 CYP450 酶抑制的曲线下面积的偏移（*AUC* shift）来判断化合物是否具有 TDI 作用，从而完善体外 CYP450 酶 TDI 研究，并为进一步预测临床药物相互作用风险提供依据。

10.4.2　如何建立 *AUC* shift 法

无论是 IC_{50} shift 法还是 *AUC* shift 法，其实验设计均相同，即测试化合物的实验条件和过程是一致的，唯有后续数据处理方式不同。因而，建立 *AUC* shift 法的关键是确定其判断化合物具有 TDI 效应的临界值。因此，本方法的建立过程分为两步。

第一步：调研文献[1]，选择 7 个 CYP450 酶亚型各自的强、中、弱和无 TDI 抑制剂共 27 个商业化标准品，并采用 IC_{50} shift 法的实验设计进行实验。

第二步：将所选商业化标准品的实验数据分别进行 IC_{50} shift fold 及 *AUC* shift 值计算，根据化合物是否具有 TDI 效应及对应的计算值确认 *AUC* shift 法的临界值，以 IC_{50} shift fold 值佐证建立稳定、可靠、可重复的 *AUC* shift 平台。

10.4.3　*AUC* shift 法建立的结果及展示

我们采用新方法（*AUC* shift 法）测定了 27 个商业化标准品（强、中、弱和无 TDI 抑制剂）对人肝微粒体 CYP450 酶（CYP1A2、CYP2B6、CYP2C8、CYP2C9、CYP2C19、CYP2D6 和 CYP3A）的 TDI 效应，且与文献报道值进行了比较。依据化合物是否具有 TDI 效应及计算得到的 *AUC* shift 值，我们最终采用 *AUC* shift 值 15.0% 作为临界值。

下面以 CYP3A（以咪达唑仑为底物）、CYP2C9 和 CYP2C19 分别为例展示实验结果（具体见表 10.8 ～表 10.10）。

例 1：酮康唑和竹桃霉素分别为 FDA 和 NMPA 推荐的用于判断 CYP3A 的可逆性和 TDI 的阳性对照，即分别为无 TDI 和强 TDI 的抑制剂，我们所测的 IC_{50} shift fold 和 *AUC* shift（%）均接近于文献报道值，其结果也与 FDA 和 NMPA 推荐一致（表 10.8）。

表 10.8　IC_{50} shift fold 和 *AUC* shift 法检测酮康唑和竹桃霉素的 TDI

酶	抑制剂	IC_{50} shift fold 及 *AUC* shift（%）	*AUC* shift（%）药明康德测得的值与文献值[1]
CYP3A	酮康唑	< 1.50 及 < 15.0	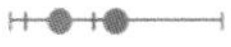
	竹桃霉素	> 1.50 及 > 15.0	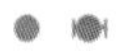

蓝色点和蓝色线分别代表药明康德测得的平均值和标准偏差（*n*=3），橙色点和橙色线分别代表文献平均值和标准偏差（*n*=10）。

例 2：磺胺苯吡唑和替宁酸分别为 FDA 和 NMPA 推荐的用于判断 CYP2C9 的可逆性和 TDI 的阳性对照，即分别为无 TDI 和强 TDI 的抑制剂，我们所测其 IC_{50} shift fold 和 *AUC* shift（%）均接近于文献报道值，其结果也与 FDA 和 NMPA 推荐一致（表 10.9）。

表 10.9　IC_{50} shift fold 和 *AUC* shift 法检测磺胺苯吡唑和替宁酸的 TDI

酶	抑制剂	IC_{50} shift fold 及 *AUC* shift（%）	*AUC* shift（%）药明康德测得的值与文献值[1]
CYP2C9	磺胺苯吡唑	＜1.50 及＜15.0	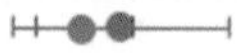
	替宁酸	＞1.50 及＞15.0	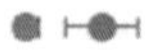

蓝色点和蓝色线分别代表药明康德测得的平均值和标准偏差（n=3），橙色点和橙色线分别代表文献平均值和标准偏差（n=10）。

例 3：(*S*)-(+)-*N*-3- 苄基苯乙基内酰脲和噻氯匹定分别为 FDA 和 NMPA 推荐的用于判断 CYP2C19 的可逆性和 TDI 的阳性对照，即分别为无 TDI 和强 TDI 的抑制剂，我们所测其 IC_{50} shift fold 和 *AUC* shift（%）均接近于文献报道值，其结果也与 FDA 和 NMPA 推荐一致（表 10.10）。

表 10.10　IC_{50} shift fold 和 *AUC* shift 法检测（*S*）-(+)-*N*-3- 苄基苯乙基内酰脲和噻氯匹定的 TDI

酶	抑制剂	IC_{50} shift fold 及 *AUC* shift（%）	*AUC* shift（%）药明康德测得的值与文献值[1]
CYP2C19	(*S*)-(+)-*N*-3- 苄基苯乙基内酰脲	＜1.50 及＜15.0	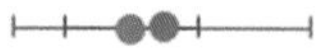
	噻氯匹定	＞1.50 及＞15.0	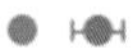

蓝色点和蓝色线分别代表药明康德测得的平均值和标准偏差（n=3），橙色点和橙色线分别代表文献平均值和标准偏差（n=10）。

以文献中通用的两倍判断范围为标准，我们所测标准品的检测值接近于文献报道值。与此同时，我们也将如上抑制剂的数据进行了 IC_{50} shift fold 计算并与 *AUC* shift（%）进行了对比，两种方法所得结果完全一致。由此可知，我们建立了体外研究 CYP450 酶 TDI 的新方法：*AUC* shift 法。

10.4.4　*AUC* shift 法的应用场景

例 1：对于化合物 A，传统的 IC_{50} shift 法可得 IC_{50} shift fold ＞ 1.33，无法肯定判断化合物是否具有 TDI 效应，而用 *AUC* shift 法即可获取具体的数值，并肯定判断化合物 TDI 效应的情况（图 10.13）。

例 2：对于化合物 B，因溶解度受限（原定最高测试浓度为 100 μmol/L，因溶解度受限，实验最高浓度为 10.0 μmol/L）而难以获取 IC_{50} 值，因此传统 IC_{50} shift 法无法计算 IC_{50} shift fold，从而难以判断化合物是否具有 TDI 效应，而用 *AUC* shift 法可获取具体的数值，并判断化合物 TDI 效应情况（图 10.14），这与化合物的实际情况（加 NADPH 组最高测试浓度下较低的活性百分比；不加 NADPH 和加 NADPH 组两条曲线偏离较远）相吻合。

例 3：对于化合物 C（弱 TDI 效应），在较高测试浓度下，传统 IC_{50} shift 法无法计算 IC_{50} shift fold，从而难以判断化合物是否具有 TDI 效应，而用 *AUC* shift 法可获取具体的数值，并能判断化合物 TDI 效应的情况（图 10.15），这与化合物的实际情况（加 NADPH 组随测试浓度升高而降低的活性百分比；不加 NADPH 和加 NADPH 组两条曲线偏离较远）相吻合。

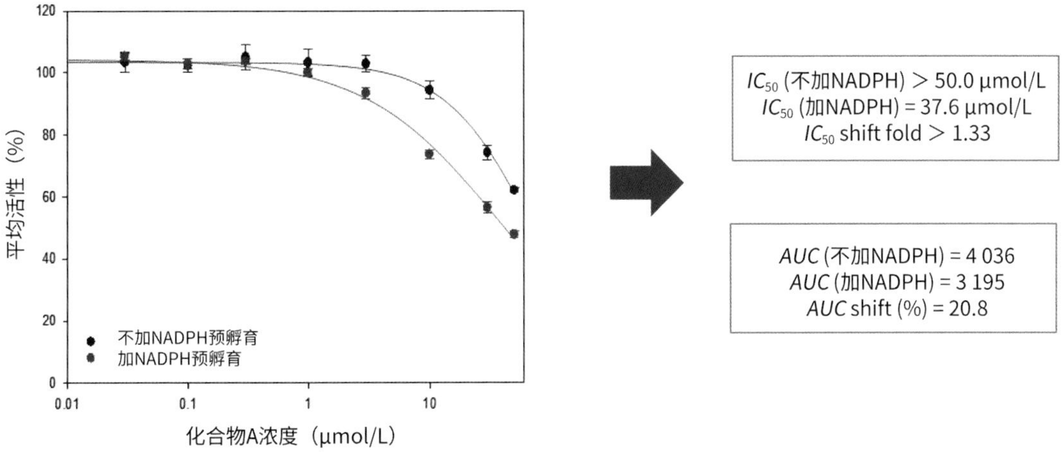

图 10.13 使用 *AUC* shift 法与 IC_{50} 法评估 IC_{50} shift fold 为范围值> [0，1.50）的化合物

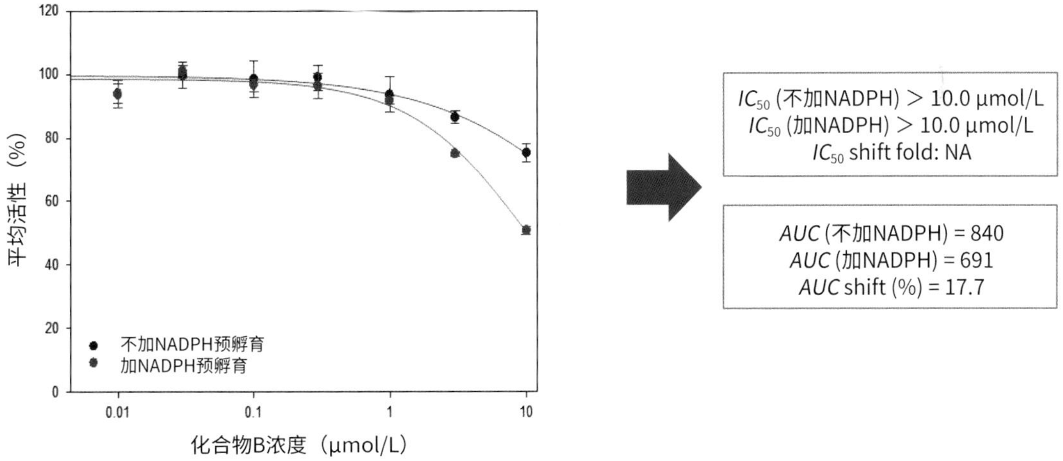

图 10.14 使用 *AUC* shift 法与 IC_{50} 法评估溶解度受限的化合物

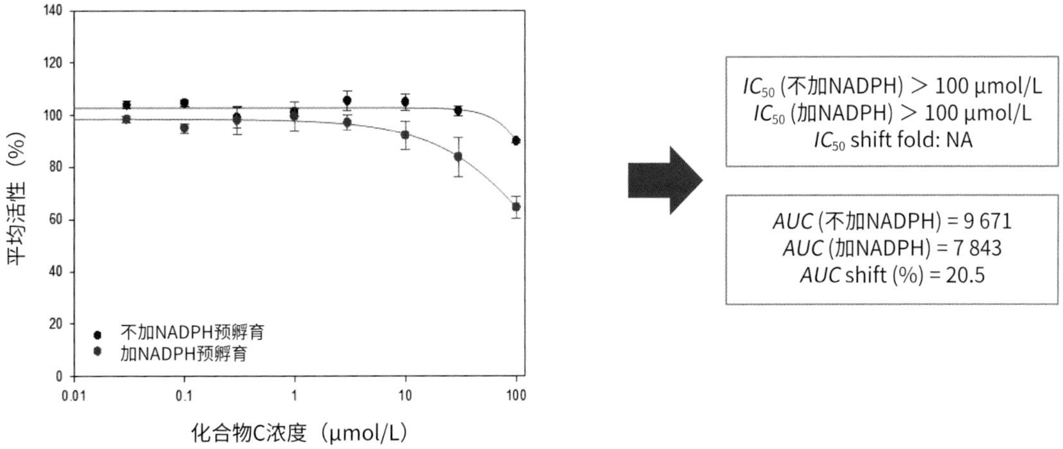

图 10.15 使用 *AUC* shift 法与 IC_{50} 法评估弱 TDI 效应化合物

以上 3 个案例表明：*AUC* shift 法可解决 IC_{50} shift 法难以解决的问题，从而更为准确地判断待测化合物是否具有 TDI 效应，为受试药物临床试验设计提供依据。

10.4.5 结语

本节主要介绍了成功搭建的体外评估 TDI 的新方法：*AUC* shift 法。结合前期积累的丰富经验，伴随着新工具的加入，我们将结合 IC_{50} shift 和 *AUC* shift 两种方法，判定化合物 TDI 效应，为先导化合物的结构优化、候选化合物的临床试验设计提供重要的依据。建立完善的决策树机制，完善 TDI 研究，从而为进一步预测临床药物相互作用风险提供依据。

（李建兰，姜利芳，陈根富）

参考文献

[1] MUKADAM S, TAY S, TRAN D, et al. Evaluation of time-dependent cytochrome P450 inhibition in a high-throughput, automated assay: introducing a novel area under the curve shift approach. Drug Metab Lett, 2012, 6(1): 43−53.

10.5 肝脏转运体在药物性肝损伤研究中的作用及评估建议

药物性肝损伤（drug-induced liver injury，DILI）是指由各类处方或非处方的化学药物、生物制剂、传统中药（traditional Chinese medicine，TCM）、天然药物（natural medicine，NM）、保健品（health product，HP）、膳食补充剂（dietary supplement，DS）及其代谢产物乃至辅料等所诱发的肝损伤[1]。中国 HepaTox 和美国 LiverTox 网络平台共计收录了 1 100 多种常见药物的肝损伤信息。近年来，DILI 的发病率逐年升高，已排在肝病的第 4 位，由药物引起的肝病占非病毒性肝病中的 20% ~ 50%，占暴发性肝衰竭的 15% ~ 30%。因此，DILI 已成为一个不容忽视的严重公共卫生问题。肝毒性也是药物退市、被限制使用及不能被获批上市的重要原因之一。表 10.11 列出了部分上市后因肝毒性而导致退市药物的概况。

表 10.11 部分上市后因肝毒性而导致退市药物的概况

药物名称	治疗类别	退市时间
异丙肼	抗结核、抗抑郁	1964 年
异丁芬酸（欧洲）	抗炎镇痛	1975 年
替尼酸	利尿、降压	1982 年
苯噁洛芬	抗炎镇痛	1982 年

（续表）

药物名称	治疗类别	退市时间
哌克昔林（法国）	心绞痛	1985 年
地来洛尔（葡萄牙、爱尔兰）	降压	1990 年
溴芬酸	抗炎、镇痛	1998 年
曲伐沙星	抗生素	1999 年
曲格列酮	降糖	2000 年
奈法唑酮	抗抑郁	2004 年
希美加群	抗凝血	2006 年
鲁米考昔	抗炎、镇痛	2007 年
西他生坦	降压	2010 年
酮康唑（中国）	抗真菌	2015 年

DILI 已成为过去 60 多年来与安全性相关的药物退出市场最常见的原因之一，给制药行业带来了巨大的损失。本节将从 DILI 的分类、发病机制及肝脏转运体的表达和功能方面阐述肝脏转运体在 DILI 发生中的作用。

10.5.1 DILI 的分类

（1）根据发病机制，DILI 可分为直接型（direct hepatotoxicity）、特异质型（idiosyncratic hepatotoxicity）和间接型（indirect hepatotoxicity）3 类[2]，其主要特点见表 10.12。

表 10.12 DILI 的 3 种类型及其特点

对比项类型	直接型 DILI	特异质型 DILI	间接型 DILI
可预测性	是	否	部分可预测
发生率	常见	少见	居中
动物模型可重复性	是	否	部分可重复
剂量相关	是	否	否
潜伏期	短（1 ~ 5 天）	可变（数天至数年）	延后发生（数月）

直接型 DILI 较为常见，是指摄入体内的药物和（或）其代谢产物对肝脏产生的直接损伤，往往呈剂量依赖性，通常可预测，也称固有型 DILI。

特异质型 DILI 比较少见，其发生机制是近年的研究热点，特异质型 DILI 的发生与药物剂量常无相关性，具有不可预测性且不可在动物模型中重复，潜伏期不定，可为几天到几年。

间接型 DILI 是由药物作用引起的，而不是由药物的固有肝毒性或免疫原性引起，它是对一整类药物产生的共同反应，而不是针对某一特定药物，间接型 DILI 与药物剂量常无相关性，且部分可预测并可在动物模型中重复。

（2）根据病程分类，DILI 可分为急性 DILI 和慢性 DILI，大部分 DILI 患者在停药后，肝功能可自行恢复正常，但也有少部分患者久治不愈逐渐发展为慢性 DILI（发病时长＞6 个月）。

（3）根据临床表现特征，DILI 可分为肝细胞损伤型、胆汁淤积型、混合型和肝血管损伤型。患者血清中的丙氨酸氨基转移酶（ALT）、碱性磷酸酶（ALP）、γ- 谷氨酰转肽酶（GGT）和总胆红素（TBIL）等的改变是目前判断是否有肝损伤和诊断 DILI 的主要实验室指标（表 10.13）。国际医学科学组织理事会（Council for International Organizations of Medical Sciences，CIOMS）建立的前 3 种 DILI 的判断标准见表 10.13 所示[1]。当肝细胞受到损伤时，膜通透性会发生改变，存在于细胞内的 ALT 可释放到血液中，使血液中 ALT 增多；ALP 和 GGT 随胆汁进行排泄，胆汁排泄受阻淤积时，GGT 和 ALP 会显著增多；TBIL 在排出不尽及胆汁流动受阻时，易在血液中聚积，从而引起高胆红素血症。在这些过程中，肝脏转运体均发挥着重要作用。

DILI 的临床表现分型及其判断标准见表 10.13。

表 10.13　DILI 的临床表现分型及其判断标准

DILI 临床表现分型	判断标准
肝细胞损伤型 DILI	ALT ⩾ 3 ULN，且 $R \geqslant 5$
胆汁淤积型 DILI	ALP ⩾ 2 ULN，且 $R \leqslant 2$；
混合型 DILI	ALT ⩾ 3 ULN，ALP ⩾ 2 ULN，且 $2 < R < 5$

ULN，正常上限值；ALT，丙氨酸转氨酶；ALP，碱性磷酸酶。
R =（ALT 实测值 /ALT ULN）/（ALP 实测值 /ALP ULN）。

10.5.2　DILI 的发病机制

DILI 的发病机制复杂，涉及多种因素，且临床表现多样化。2019 年发表在 *Nature Reviews Drug Discovery* 的一篇综述[3]，总结了 DILI 的六大发病机制：①线粒体损伤；②胆汁外排的抑制；③溶酶体损伤；④反应性代谢产物引起的反应；⑤内质网应激反应；⑥免疫反应（图 10.16）。

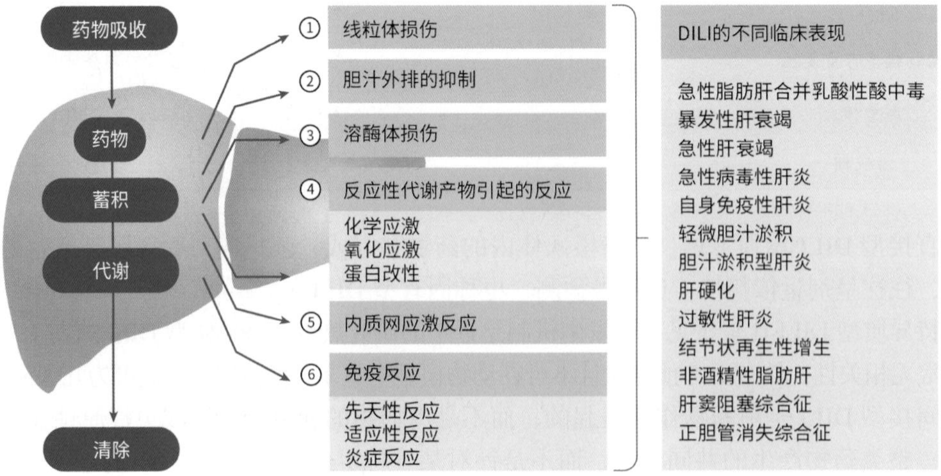

图 10.16　DILI 的发病机制及临床表现

从 DILI 的发病机制中我们可以看出，药物对肝细胞的直接损伤及胆汁外排被抑制被认为是引起 DILI 发生的重要原因，而这些过程的发生与肝脏转运体功能的变化密切相关。

10.5.3 肝脏转运体的表达及其功能

肝脏是人体重要的代谢和清除器官。除了表达丰富的代谢酶，肝脏的肝细胞膜表面还存在很多功能性的蛋白。用于转运药物相关的蛋白称为药物转运体，其在药物的吸收、分布和消除过程中发挥着重要作用。近年来，约 1/4 的由于各种毒副作用而退市的药品与药物转运体有关。因此，了解药物转运体对于研究 DILI 的发生机制具有重要意义。

肝脏转运体分布如图 10.17 所示。与内源性和外源性物质转运相关的转运体位于肝细胞的血窦面和胆管侧膜面上。其中，ATP- 结合盒式转运体（ATP-binding cassette transporter，ABC）和可溶性载体（solute carrier，SLC）家族的跨膜转运蛋白介导着内源性和外源性物质进入肝细胞及它们从细胞外排。

肝细胞对外源性物质的吸收可通过有机阴离子转运多肽（organic anion-transporting polypeptide，OATP）、有机阴离子转运体（organic anion transporter，OAT）和有机阳离子转运体（organic cation transporter，OCT）介导。NTCP 表达于肝细胞的窦膜侧，介导 Na^+ 依赖性胆汁酸的摄取。NTCP 在胆汁酸的肠肝循环中发挥着重要作用，胆汁酸被排入小肠后，约 95% 可通过顶端 Na^+/ 胆汁酸转运体（ABST）被重吸收，其中的 80% 可通过 NTCP 被摄入肝细胞内，并再次被分泌到胆汁中。

药物及其代谢产物从肝细胞返回血液主要通过多药耐药蛋白 3（multidrug resistance protein3，MRP3）和 MRP4 完成，而面向胆管的消除则是通过几种不同的转运体，如 MRP2、BCRP、P-gp 和多药及毒物外排转运蛋白 1（multidrug and toxic compound extrusion protein 1，MATE1）介导。由于胆汁酸及其盐对肝细胞具有一定的毒性，必须将其有效地清除，该任务主要由 BSEP 完成。

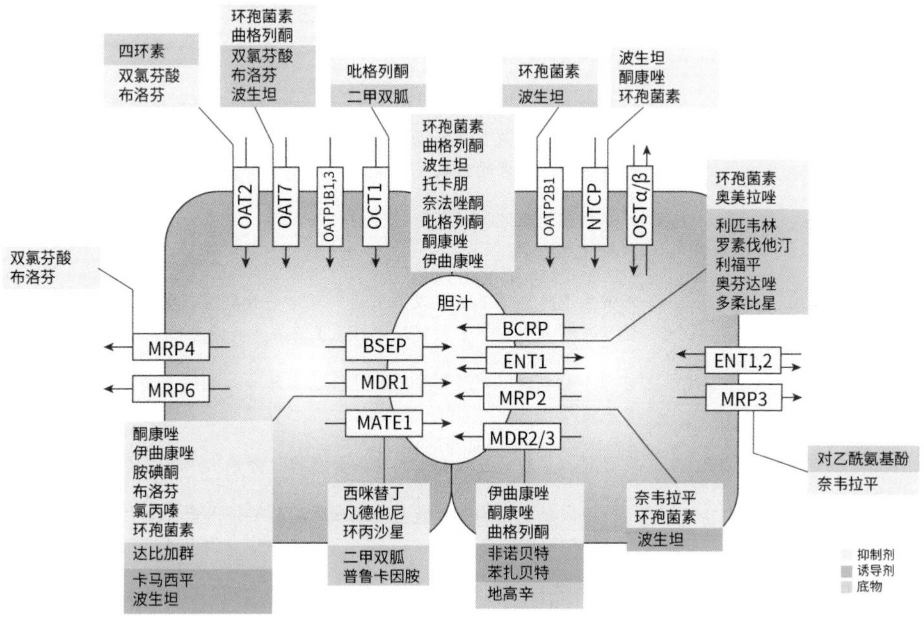

图 10.17 肝脏转运体的分布

10.5.4 转运体介导的 DILI

转运体功能的变化与直接型 DILI 的发生密切相关，药物一般可通过以下两种作用机制影响转运体的功能导致 DILI。

（1）转运体介导的药物相互作用

药物对肝脏中几乎所有转运体功能的影响均可能会导致 DILI 的发生。以 P-gp 为例，近期的研究发现，一名新冠病毒感染患者在使用瑞德西韦治疗期间，同时服用了氯喹和胺碘酮，出现了严重的肝毒性。因瑞德西韦是 P-gp 的底物，氯喹和胺碘酮是 P-gp 的抑制剂，这两种药物与瑞德西韦联合使用，降低了瑞德西韦的清除，导致肝细胞内瑞德西韦的浓度高于毒性阈值，从而引起肝细胞毒性 [4]。

（2）药物或其代谢产物对胆汁形成、分泌及排泄相关转运体的影响

胆汁酸在人体内具有重要的生理功能，但其具有潜在的毒性。当胆汁形成、分泌及排泄受阻时，高浓度的胆汁酸将聚集于肝细胞和血液内，肝细胞内高浓度的胆汁酸会损伤肝细胞膜并破坏正常肝脏的生理功能。胆汁的排泄受阻同样也会导致肝细胞和血液中胆红素的升高。因此，胆汁酸形成、分泌及排泄的动态平衡，是维持肝细胞正常生理功能的基础。在肝细胞中，表达于胆管侧膜面及肝血窦面的多种肝脏转运体均参与了胆汁酸及胆红素的形成、分泌及排泄过程。肝脏转运体的表达部位及其在胆汁酸和胆红素转运中的作用见表 10.14。

表 10.14　肝脏转运体的表达部位及其在胆汁酸和胆红素转运中的作用

表达部位	转运体	作用
胆管侧膜面	BSEP	胆汁酸肠肝循环的主要驱动力，主要介导一价胆汁酸盐向胆管分泌
	MRP2	可介导葡萄糖醛酸或硫酸化结合的胆汁酸盐从肝细胞向胆管排泄，同时也是唯一将结合型胆红素从肝细胞内转运至毛细胆管内的转运蛋白
	P-gp	参与胆固醇的摄取和转运
	MDR2/MDR3	磷脂输出泵，将磷脂酰胆碱从肝细胞转运到胆管，降低游离胆汁酸盐的浓度，进而减轻胆汁酸盐蓄积而引起的胆管黏膜损伤，并可与 BSEP 协同介导含胆汁酸的胆汁胶束的形成
肝血窦面	NTCP	只在肝脏中表达，参与胆汁酸的肝肠循环，可将血液中结合型的胆汁酸盐摄取到肝细胞中
	MRP3	正常生理状态下不表达或低表达。可介导甘氨酸、硫酸和牛磺酸结合的胆汁酸盐及结合型胆红素由肝细胞转运至血液中
	MRP4	可介导甘氨酸、硫酸和牛磺酸结合的胆汁酸盐及结合型胆红素由肝细胞转运至血液中
	OATP1B1/OATP1B3	可介导胆汁酸盐、结合型和非结合型胆红素等从血液中摄取进入肝细胞
	OSTα/OSTβ	可介导肝细胞内的胆汁酸盐如牛磺胆酸盐等排出至血液中

以曲格列酮为例，FDA 于 1997 年 1 月批准曲格列酮用于 2 型糖尿病的治疗，但其当年就因肝毒性而被英国 MHRA 要求撤销 [5]。2000 年 3 月，由于 90 例肝衰竭及 63 例死亡

病例的报道，美国 FDA 通知撤销该品种，随后曲格列酮也退出了日本市场。引起 DILI 的原因主要是曲格列酮及其代谢产物对与胆汁形成、分泌及排泄相关转运体的抑制作用。曲格列酮及其主要代谢产物为 BSEP 的抑制剂，会抑制胆酸盐排出。同时，曲格列酮也是 NTCP 的抑制剂，可以减少胆酸盐被重吸收回肝脏。这样就同时增加了肝脏及血液中胆酸盐的含量，导致胆汁淤积型肝病的发生（图 10.18）。

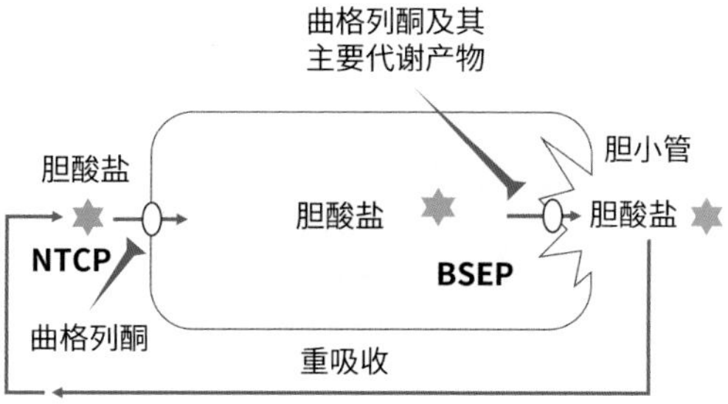

图 10.18 曲格列酮引起 DILI 的机制

胆汁酸及胆红素排泄至胆管主要由 BSEP 及 MRP2 介导，这两种转运体的功能异常是导致胆汁淤积及高胆红素血症发生的主要原因。

BSEP 是一种表达在肝细胞胆管侧膜上的跨膜蛋白。BSEP 不仅在肝脏功能的正常运转中发挥着重要作用，同时参与了胆汁的排泄和胆酸盐的转运，是胆汁肝肠循环的主要驱动力，若 BSEP 的功能被抑制，会导致胆汁淤积型肝损伤，胆汁淤积进一步发展会导致肝纤维化和肝硬化，最终出现肝衰竭而死亡。有研究表明，BSEP 在 DILI 中扮演着重要角色[6]。此外，BSEP 也是重要的胆红素转运体，抑制 BSEP 的表达会导致高胆红素血症的发生。因此，药物相关的 BSEP 抑制被认为是胆汁淤积、混合性肝损伤及高胆红素血症发生的主要原因。

MRP2 主要分布于肝脏、肾脏和小肠，在肝脏中，MRP2 与 BSEP 相同，也表达于肝细胞的胆管侧膜上，并介导肝脏中的代谢产物及外源性化合物向胆汁中排泄，是非常重要的维持胆汁酸代谢平衡的跨膜转运蛋白。MRP2 的底物多为亲脂性的有机阴离子化合物，因此，MRP2 可通过调节机体酸碱物质的分泌、增加胆汁酸盐的脂溶性、促进胆汁的分泌来调节阻塞性黄疸的肝损伤。MRP2 不仅参与胆汁的外排过程，也是结合型胆红素的主要转运体，MRP2 的表达异常会导致外排胆红素入胆汁的功能受到影响，胆红素排泄出现障碍，造成血中胆红素含量升高，临床患者出现明显的高胆红素血症和黄疸症状。

10.5.5 监管机构对肝脏转运体的评估建议

表 10.15 汇总了三大监管机构（NMPA[7]、FDA[8] 及 EMA[9]）建议评估的转运体种类。NMPA 和 FDA 的建议一致，主要从胃肠道吸收、肝摄取、肾清除几方面考虑。EMA 在 FDA 建议的基础上增加了 BSEP 和 OCT1。

药明康德的 DMPK 转运体团队已成功建立了与 DILI 相关的主要转运体的体外评估模型（表 10.16），采用这些模型评估候选药物与肝转运体的相互作用，可用于早期预防 DILI，助力新药研发。

表 10.15　FDA、NMPA 和 EMA 对肝脏转运体的评估建议

转运体		FDA	NMPA	EMA
ABC	P-gp	√	√	√
	BCRP	√	√	√
	BSEP	–	–	最好研究
SLC	OATP1B1	√	√	√
	OATP1B3	√	√	√
	OAT1	√	√	√
	OAT3	√	√	√
	OCT1	–	–	考虑研究
	OCT2	√	√	√
	MATE1	√	√	考虑研究
	MATE2-K	√	√	考虑研究

√表示需要；– 表示不需要。

表 10.16　与 DILI 相关的主要转运体的体外评估模型

转运体		评估模型
ABC	P-gp	细胞模型
	BCRP	细胞模型 / 囊泡模型
	BSEP	囊泡模型
	MRP2	囊泡模型
	MRP3	囊泡模型
	MRP4	囊泡模型
SLC	OATP1B1	细胞模型
	OATP1B3	细胞模型
	OATP2B1	细胞模型
	OCT1	细胞模型
	MATE1	细胞模型
	NTCP	细胞模型

10.5.6　结语

候选药物能否成功上市取决于疗效和安全性之间的平衡，多数候选药物通关失败的一个重要原因是不具有良好的安全性 [10]。因此，在药物研发早期阶段及早识别安全性风险，

可较大程度节约新药研发的时间及资金成本。DILI 是与安全性相关的药物退市最常见的原因之一，在药物研发早期阶段评估候选药物与肝相关转运体的相互作用，对于推进新药研发进程和促进合理用药具有重要意义。

（刘青，熊涛，陈根富）

参考文献

[1] 于乐成，茅益民，陈成伟．药物性肝损伤诊治指南．肝脏，2015, 20(10): 750−767.

[2] HOOFNAGLE J H, BJÖRNSSON E S. Drug-induced liver injury — types and phenotypes. N Engl J Med, 2019, 381(3): 264−273.

[3] WEAVER R J, BLOMME E A, CHADWICK A E, et al. Managing the challenge of drug induced liver injury: a roadmap for the development and deployment of preclinical predictive models. Nat Rev Drug Discov, 2020, 19(2): 131−148.

[4] DIVIDIS G P, PAPADOPOULOS G E, KARAGEORGIOU I, et al. Remdesivir-induced liver injury in a patient with coronavirus disease 2019 and history of congestive hepatopathy. Cureus, 2022, 14(12): e32353.

[5] Food and Drug Administration. Guidance for industry: drug-induced liver injury: premarketing clinical evaluation, 2009.

[6] KENNA J G, UETRECHT J. Do *in vitro* assays predict drug candidate idiosyncratic drug-induced liver injury risk? Drug Metab Dispos, 2018, 46(11): 1658−1669.

[7] 国家药品监督管理局药品评审中心．药物相互作用研究技术指导原则（试行），2021.

[8] Food and Drug Administration. Guidance for industry: *in vitro* drug interaction studies — cytochrome P450 enzyme-and transporter-mediated drug interactions, 2020.

[9] European Medicines Agency. Guideline on the investigation of drug interactions, 2013.

[10] WARING M J, ARROWSMITH J, LEACH A R, et al. An analysis of the attrition of drug candidates from four major pharmaceutical companies. Nat Rev Drug Discov, 2015, 14(7): 475−486.

10.6 酶表型鉴定中“罕见”CYP450 酶鉴定体系的建立与应用

药物相互作用指的是同时使用多种药物时，药物之间产生的药代动力学和药效动力学改变。在药物相互作用中，存在着“施害药”与“受害药”，本节主要结合指导原则的变更，描述如何更完善地评估参与作为“受害药”的候选化合物代谢的主要代谢酶。据报道，约 75% 的上市药物主要通过代谢途径从体内清除[1]，其中约 48% 的药物经 CYP450 酶代谢，各 CYP450 酶贡献占比为 1% ～ 40%，CYP3A 占比最大；约 24% 的药物经非 CYP450 酶代谢。因而本节着重讨论如何建立“罕见”CYP450 酶鉴定体系，以完善 CYP450 酶表型研究的方法。

本节主要从以下几个方面来介绍如何完善候选化合物的代谢酶表型鉴定。

（1）为何需要建立更完善的评估体系。

（2）何时需要开展“罕见”CYP450 酶鉴定。

（3）如何建立“罕见”CYP450 酶的鉴定体系。

（4）“罕见”CYP450 酶鉴定体系建立的结果展示。

（5）“罕见”CYP450 酶鉴定体系的应用。

10.6.1　为何需要建立更完善的评估体系

一个化合物若以代谢作为体内主要的清除途径，且参与代谢的酶种类越单一，那么发生显著药物相互作用的概率就会越大。因此，药物代谢酶表型鉴定研究是临床前药物代谢研究中的重要内容之一。

（1）从指导原则的迭代看 CYP450 酶研究范围：2006 年，美国 FDA 将 CYP1A2、CYP2C8、CYP2C9、CYP2C19、CYP2D6 和 CYP3A 纳入表型的考察对象；2012 年，表型的考察对象分为两个梯度：①梯度 1，常规的 7 个 CYP450 酶（即 CYP1A2、CYP2B6、CYP2C8、CYP2C9、CYP2C19、CYP2D6 和 CYP3A）；②梯度 2，“罕见”CYP450 酶（未明确指出哪些酶）和 Non-CYP450 酶的 I 相代谢酶（如 FMO、AO、XO 等）。2020 年，FDA 终稿文件中提出，体外表型实验先对 CYP1A2、CYP2B6、CYP2C8、CYP2C9、CYP2C19、CYP2D6 和 CYP3A 进行常规评估，以确定哪些酶参与了受试化合物的代谢。若以上的酶没有显著催化受试化合物的代谢，则建议进一步确定哪些额外的酶参与了代谢，这些额外的酶包括但不限于：

1）“罕见”CYP450 酶，包括 CYP2A6、CYP2J2、CYP4F2 和 CYP2E1。

2）其他的 I 相代谢酶。

3）II 相代谢酶。

（2）“罕见”酶也可以是主代谢酶：FDA《体外药物相互作用研究——细胞色素 P450 酶和转运体介导的药物相互作用指导原则》中指出，根据体外药物代谢酶表型研究和人体药代动力学数据，若某一特定的代谢酶对受试药物的清除占 25% 以上的比例，那么认为该酶对受试药物的清除具有显著贡献。在这种情况下，应该使用该酶的强抑制剂和诱导剂进行临床药物相互作用的研究。故鉴定受试药物的主要代谢酶在药物相互作用的研究中尤为关键。

随着小分子药物种类的越来越多，除了常规的 7 个 CYP450 酶，一些“罕见”CYP450 酶（如 CYP2A6、CYP2J2、CYP4F2、CYP2E1 和 CYP3A5）也在药物代谢中扮演主要代谢酶的角色。例如，上市药物盐酸芬戈莫德（fingolimod hydrochloride）或在研药物吉西他滨的前药（compound-3）的代谢酶均有涉及“罕见”酶 CYP4F2 和 CYP2J2。

结合 FDA《体外药物相互作用研究——细胞色素 P450 酶和转运体介导的药物相互作用指导原则》、上市药物及在研药物的研发趋势、各 CYP450 酶在肝脏中表达丰度和参与药物代谢的概率，我们确定本节“罕见”CYP450 酶考察范围为 CYP2A6、CYP2J2、CYP4F2、CYP2E1 和 CYP3A5。

10.6.2　何时需要开展“罕见”CYP450 酶鉴定

用于 CYP450 酶表型鉴定的方法主要有化学抑制法、重组人源 CYP450 同工酶法、抗药物代谢酶抗体法和相关性分析，现阶段主要以前两种实验手段为准。

（1）化学抑制法

该法通常在加入与不加入一系列 CYP450 酶亚型选择性化学抑制剂的情况下，分别测定人肝微粒体对药物的代谢活性。考察人肝微粒体中 CYP450 酶亚型被选择性抑制后，药物代谢的受影响情况，常以相对抑制百分率表示。

(2) 重组人源 CYP450 同工酶法

该法分别测定药物被一系列 CYP450 同工酶代谢的速率，并比较不同 CYP450 同工酶（酶亚型）对药物的代谢活性。通过代入相应 CYP450 酶亚型在微粒体中的含量进行计算，评价每一种 CYP450 酶亚型对药物代谢的相对贡献率。

一般情况下，需要同时结合化学抑制法及重组人源 CYP450 同工酶法的实验结果以表征受试化合物或其代谢产物的主要代谢酶。但在实际研究中，化学抑制法及重组人源 CYP450 同工酶法实验结果可能会存在相互矛盾的现象，不能明确得出药物代谢的主要酶。在这种情况下，我们需要开展“罕见”CYP450 酶表型鉴定研究。

10.6.3 如何建立“罕见”CYP450 酶的鉴定体系

本次研究从酶生物学特性出发，选择酶相应的特异性底物，测定底物的相关参数，建立稳定、可靠、可重复的“罕见”CYP450 酶表型检测体系。下面主要以 CYP3A5 及 CYP2J2 为例，介绍“罕见”CYP450 酶表型体系搭建的相关考量。

例 1：CYP3A5 属于 CYP3A 家族，与 CYP3A4 共同参与大部分药物的代谢，并在其中起主要作用（图 10.19）。CYP3A5 也是肝脏中表达丰度最高的 CYP450 酶之一（图 10.20），故 CYP3A5 需要单独研究。

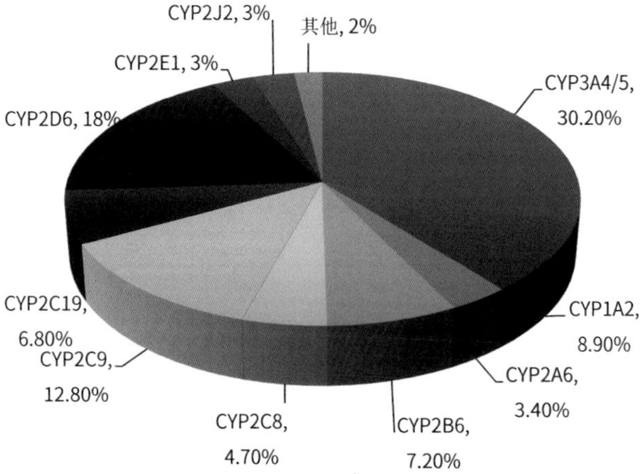

图 10.19 参与临床药物代谢的 CYP450 酶的比例

相关文献对 CYP3A5 的研究路径（图 10.21）已进行报道，当体外表型实验结果表明，受试化合物或其主要初始代谢产物的代谢酶为 CYP3A 时，受试化合物或其主要初始代谢产物建议开展关于 CYP3A4/CYP3A5 的表型鉴定实验。首先在重组酶 CYP3A5 体系中进行考察，其次采用某些抑制剂（如 CYP3cide）佐证这一实验结果，详细见下方流程图。因 CYP3A4 与 CYP3A5 的氨基酸同源性高达 84.1%，底物具有高度的重合性。故我们从底物的敏感性出发，发现咪达唑仑对 CYP3A5 的亲和力较强，故选择咪达唑仑作为 CYP3A5 的底物，测定咪达唑仑的代谢产物 1-hydroxymidazolam 的酶促动力学参数（K_m），从而建立 CYP3A5 重组酶检测体系。

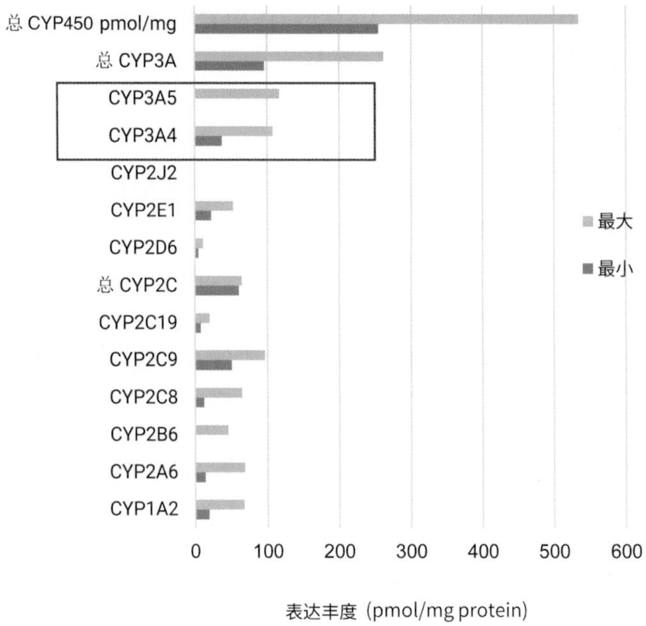

图 10.20　CYP450 表达丰度

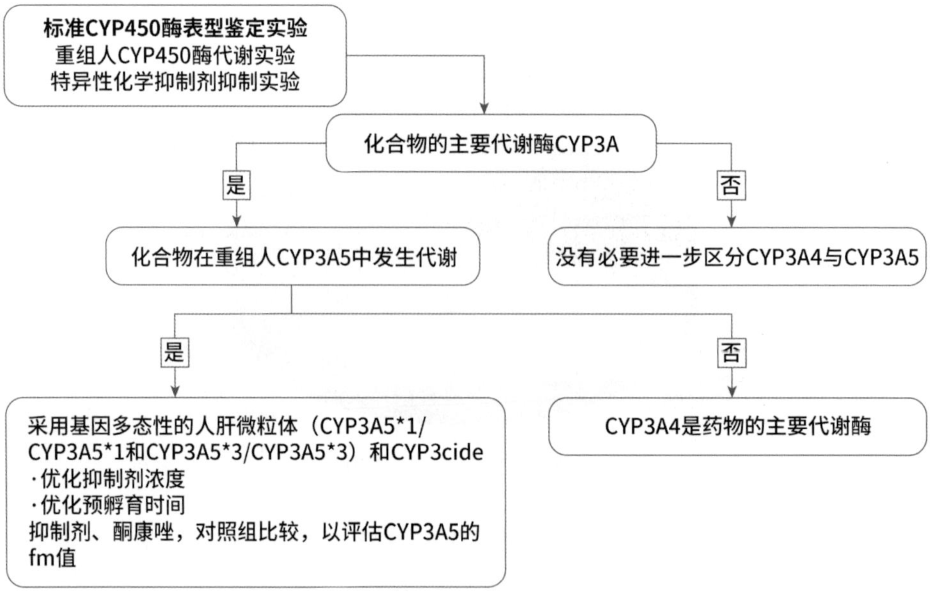

图 10.21　CYP3A5 表型研究流程图

例 2：CYP2J2 mRNA 在小肠、心脏中的表达水平最高，在肝脏中表达水平相对较低。CYP2J2 与 CYP3A4 的活性空腔存在部分的重合，底物具有一定的相似性；另外，酮康唑作为 CYP3A 的阳性抑制剂，在一定条件下，酮康唑也会抑制 CYP2J2 的活性，以上两点给体外酶表型鉴定实验带来挑战。本研究以文献提供的阿司咪唑（astemizole）作为 CYP2J2 的表征性底物，测定其固有清除率（CL_{int}），建立 CYP2J2 特有的重组酶检测体系，以获得更准确的体外酶表型鉴定实验结果。

其余“罕见”CYP450 酶（CYP2A6、CYP4F2 和 CYP2E1）均是测定其特异性底物代谢产物的酶促动力学参数（K_m），建立对应的重组酶检测体系，相关实验设计过程不再做详细描述。

10.6.4 “罕见”CYP450 酶鉴定体系建立的结果展示

在优化的线性条件下，我们测定 CYP2A6、CYP4F2、CYP2E1 和 CYP3A5 特异性底物代谢产物酶促动力学参数（K_m）及 CYP2J2 特异性底物固有清除率（CL_{int}），具体实验结果如表 10.17、表 10.18 所示。以通用的两倍判断范围为标准，CYP2A6、CYP4F2、CYP2E1、CYP3A5 和 CYP2J2 的检测值接近文献报道值或在文献报道值范围内。由此，建立了我们实验室的“罕见”CYP450 酶检测体系。

表 10.17　“罕见”CYP450 酶检测 K_m 值与文献对比

CYP450 酶	K_m 值 药明康德的 DMPK 与文献报道 [2-7]
CYP3A5	
CYP2E1	
CYP2A6	
CYP4F2	

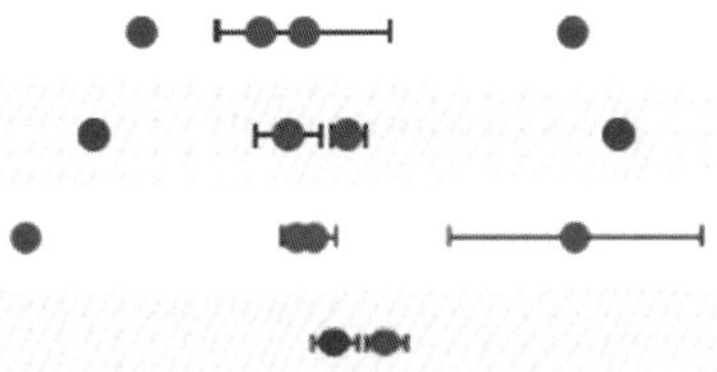

蓝点代表药明康德的 DMPK 的实验室检测值，红点代表文献值。

表 10.18　CYP2J2 检测 CL_{int} 与文献对比

酶	CL_{int} [μL/(min · pmol)] 药明康德的 DMPK 与文献报道 [8]
CYP2J2	

蓝点代表药明康德的 DMPK 的实验室检测值，红点代表文献值。

CYP2J2 文献中重组酶浓度为 100 pmol/mL，我们实验室采用此条件，对药物（阿司咪唑）清除率进行研究，发现在 5 min 内，该药物的剩余量已小于 10%，可能存在固有清除率低估的情况。我们实验室调整了酶浓度，测得的药物（阿司咪唑）固有清除率高于文献值。

10.6.5 “罕见”CYP450 酶鉴定体系的应用

例 1：对于化合物 A 的初始代谢产物 M1 的生成，特异性化学抑制法及重组人 CYP450 酶代谢法实验结果存在相互矛盾的现象。特异性化学抑制法实验结果表明，CYP3A 是代谢产物 M1 的主要代谢酶；但是，重组人 CYP450 酶代谢法实验结果表明，CYP2C8 是代谢产物 M1 的主要代谢酶。后期加入了“罕见”酶（CYP3A5）的考察，重组人 CYP450 酶实验结果表明：Compound A 的代谢产物 M1 的主要代谢酶是 CYP3A5，CYP2C8 仅作为代谢产物 M1 的次要代谢酶，此结果与特异性化学抑制法完全一致，图 10.22 主要展示以重组酶为基质，考察每个 CYP450 酶对代谢产物生成的贡献率。

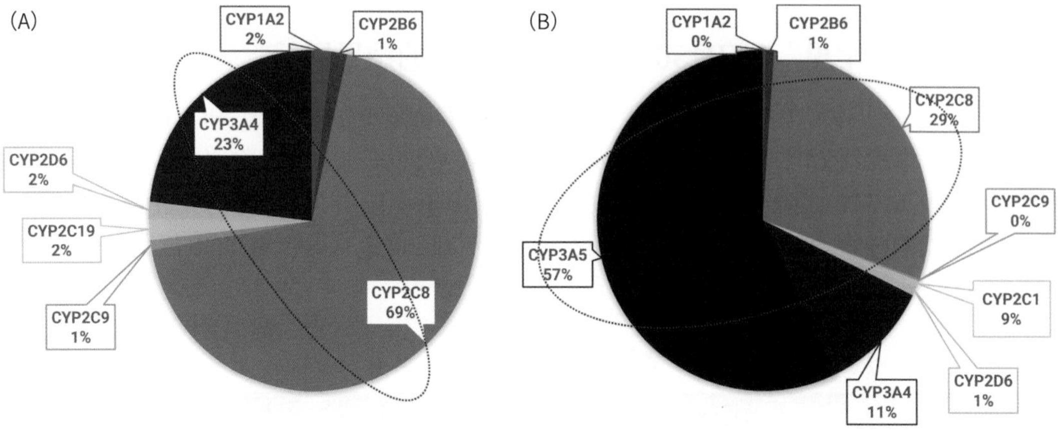

图 10.22　7 个 CYP450 酶（A）及 8 个 CYP450 酶（B）对代谢产物 M1 生成的贡献率

例 2：对于 Compound B 的主要代谢产物 M1 的生成，特异性化学抑制法及重组人 CYP450 酶代谢法实验结果存在相互矛盾的现象。特异性化学抑制法实验结果表明，CYP3A 是代谢产物 M1 的主要代谢酶；但是，重组人 CYP450 酶代谢法实验结果表明，CYP2C9 是代谢产物 M1 的主要代谢酶。结合“罕见”CYP 酶的生物学特性，加入“罕见”CYP450 酶（CYP3A5、CYP4F2 和 CYP2J2）的考察发现，CYP2J2 才是代谢产物 M1 的主要代谢酶。图 10.23 主要展示以重组酶为基质，考察每个 CYP450 酶对代谢产物生成的贡献率。图 10.24 主要展示以重组酶为基质，代谢产物 M1 在 CYP2J2 与 CYP2C9 中的相对生成速率的比值。

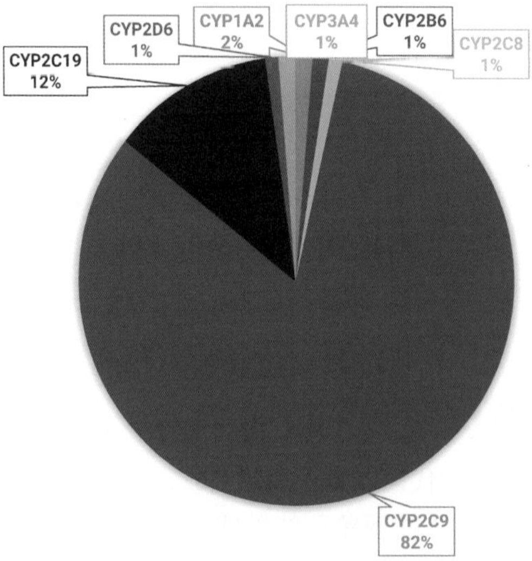

图 10.23　7 个 CYP450 酶对代谢产物 M1 生成的贡献率

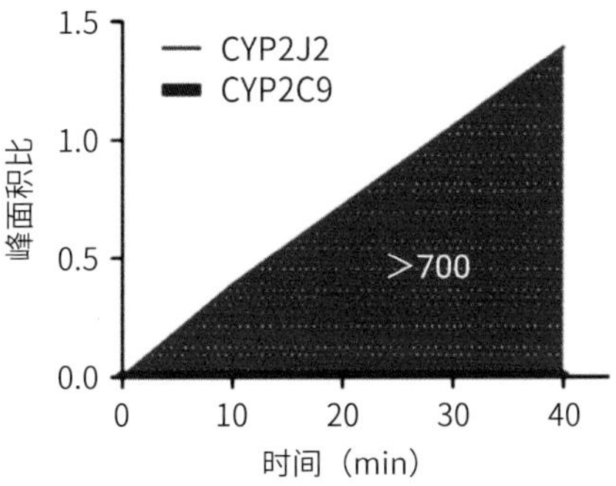

图 10.24 代谢产物 M1 在重组酶 CYP2J2 与 CYP2C9 中相对生成速率的比值

以上两个案例表明，“罕见”CYP450 酶体系的加入进一步挖掘表型研究中隐藏的一些重要信息，为受试药物临床试验设计提供更可靠的依据。

10.6.6 结语

药物代谢酶表型鉴定研究，结合化学抑制法和重组人源 CYP450 同工酶法，鉴定出参与药物代谢的相关酶表型，为先导化合物的结构优化、候选化合物的临床试验设计提供重要的依据，是临床前药物代谢研究中的重要考察内容之一。通过以上的研究，我们成功地搭建了“罕见”CYP450 酶鉴定体系，优化了药物代谢酶表型研究，更准确地找到参与药物代谢的 CYP450 酶。

（刘欢，姜利芳，陈根富）

参考文献

[1] ZHANG D L, SURAPANENI S. ADME-enabling technologies in drug design and development, Hoboken: WILEY, 2012.

[2] CHRISTENSEN H, HESTAD A L, MOLDEN E. CYP3A5-mediated metabolism of midazolam in recombinant systems is highly sensitive to NADPH cytochrome P450 reductase activity. Xenobiotica, 2011, 41(1): 1–5.

[3] YAMAMURA Y, KOYAMA N, UMEHARA K. Comprehensive kinetic analysis and influence of reaction components for chlorzoxazone 6-hydroxylation in human liver microsomes with CYP antibodies. Xenobiotica, 2015, 45(4): 353–360.

[4] WANG M Z, SAULTER J Y, USUKI E. CYP4F enzymes are the major enzymes in human liver microsomes that catalyze the O-demethylation of the antiparasitic prodrug DB289 [2,5-Bis (4-amidinophenyl)furan-bis-*O*-methylamidoxime]. Drug Metab Dispos, 2006, 34(12): 1985–1994.

[5] WALSKY R L, OBACH R S. Scott Obach. Validated assays for human cytochrome P450 activities. Drug Metab Dispos, 2004, 32(6): 647–660.

[6] VON WEYMARN L B, MURPHY S E. CYP2A13-catalysed coumarin metabolism: comparison with CYP2A5 and CYP2A6. Xenobiotica, 2003, 33(1): 73–81.

[7] ZHUO X, GU J, ZHANG Q Y. Biotransformation of coumarin by rodent and human cytochromes P-450: metabolic basis of tissue-selective toxicity in olfactory mucosa of rats and mice. J Pharmacol Exp Ther, 1999, 288(2): 463−471.

[8] LEE C A, NEUL D, CLOUSER-ROCHE A. Identification of novel substrates for human cytochrome P450 2J2. Drug Metab Dispos, 2010, 38(2): 347–356.

10.7 Non-CYP450 酶介导的代谢研究和体外评估策略

药物代谢是指药物分子被机体吸收后，在酶的作用下发生化学结构转化的过程。药物代谢对药物的药效、毒性及临床合并用药时的药物相互作用等具有重要影响。药物代谢中起重要催化作用的物质为药物代谢酶，其主要存在于肝脏、肠道和血液中，可以把亲脂性药物转化为更亲水的药物代谢物，以促进其从体内排出。药物代谢酶分为 I 相代谢酶和 II 相代谢酶。I 相代谢酶是参与氧化、还原和水解反应的代谢酶；II 相代谢酶主要是参与结合反应的代谢酶[1]。

表 10.19 和表 10.20 总结了部分 I、II 相代谢酶、代谢途径及其组织或亚细胞位置[1]。

表 10.19　部分 I 相代谢酶及其组织 / 亚细胞位置

代谢途径	I 相代谢酶	其组织 / 亚细胞位置
氧化	CYP450 酶	内质网
	醛氧化酶	细胞质
	黄素单胺氧化酶	内质网
	单胺氧化酶	线粒体
	黄嘌呤氧化酶 / 黄嘌呤脱氢酶	细胞质
	乙醇脱氢酶	细胞质、血管
	乙醛脱氢酶	线粒体、细胞质
	二胺氧化酶	细胞质
	前列腺素 H 合成酶	内质网
水解	羧酸酯酶	内质网、细胞质、溶酶体
	环氧化物水解酶	内质网、细胞质
	β- 葡萄糖醛酸酶	溶酶体、内质网、血液、肠道细菌
	芳基酯酶 / 对氧磷酶	细胞质
	拟胆碱酯酶 / 丁酰胆碱酯酶	细胞质
	肽酶	血液、溶酶体

（续表）

代谢途径	Ⅰ相代谢酶	其组织 / 亚细胞位置
还原	醛－酮还原酶	细胞质
	偶氮和硝基还原酶	线粒体、内质网和细胞质
	羰基还原酶	细胞质、血液、内质网
	醌氧化还原酶（NADPH）	细胞质、内质网
	亚砜还原酶	细胞质

表 10.20 部分Ⅱ相代谢酶及其组织 / 亚细胞位置

部分Ⅱ相代谢酶	其组织 / 亚细胞位置
尿苷二磷酸葡萄糖醛基转移酶	内质网
磺基转移酶	细胞质
谷胱甘肽 -*S*- 转移酶	细胞质、内质网
氨基酸结合系统	线粒体、内质网
N- 乙酰基转移酶	细胞质
甲基转移酶	细胞质、内质网、血液

作为体内最重要的Ⅰ相代谢酶，CYP450 酶参与约 75% 的药物代谢反应，因此这类酶及相关氧化代谢反应一直是新药研发关注的焦点，相应的研究技术和评价策略也比较成熟。近年来，随着组合化学、高通量筛选等技术的发展，结构新颖的药物层出不穷，Non-CYP450 酶催化的代谢途径逐渐被大家所关注。然而，由于对 Non-CYP450 酶催化的特殊代谢途径认识不足，导致临床前实验动物种属选择失误，最终导致药物在临床试验阶段被终止开发，这样的案例越来越多。因此在本节中，我们主要介绍 Non-CYP450 酶的代谢及体外研究评估策略，为新药开发提供参考。

10.7.1 Non-CYP450 酶的重要性

介导药物代谢或生物转化的药物代谢酶在决定药物的吸收、分布、代谢和排泄特性方面起着至关重要的作用。CYP450 酶家族的药物代谢酶在这方面的整体作用不能被低估，但近年来 Non-CYP450 酶介导的代谢领域的研究得到了越来越多的关注 [2]。这可能是药物化学研发人员为了减少 CYP450 酶代谢，在药物设计时较多地引入对 CYP450 酶不敏感的化学基团，从而增加了被 Non-CYP450 酶代谢的比例。此外，Non-CYP450 酶代谢对药物治疗作用位点的影响也受到越来越多的关注。

图 10.25 列举 2006 ～ 2015 年 FDA 批准的静脉注射和口服小分子药物中，主要代谢产物分别由 CYP450 酶或 Non-CYP450 酶单独或两者共同介导及非主要代谢产物的各类情况占比 [3, 4]。

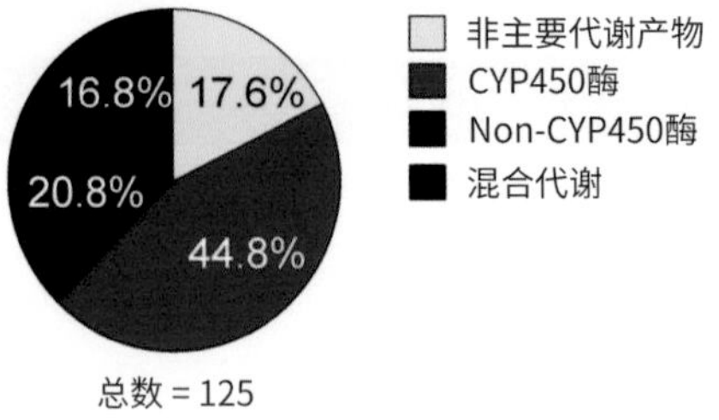

图 10.25　2006 ～ 2015 年 FDA 批准静脉注射和口服小分子药物的代谢酶参与情况

从图 10.25 中可以看出，在获得 FDA 批准的 125 款药物中，主要代谢过程由 Non-CYP450 酶介导的药物占比 20.8%，由 CYP450 酶和 Non-CYP450 酶共同介导的药物占比为 16.8%，因此 Non-CYP450 酶代谢占据了非常重要的位置。

图 10.26 中，图（A）展示了 2006 ～ 2015 年各年度药物中主要代谢产物由 CYP450 酶或 Non-CYP450 酶介导和非主要代谢产物的 3 种情况的占比，同样的数据也在图（B）中以每年药物的数量表示。可以看出，除 2010 年外，2006 ～ 2015 年每年的药物占比中，Non-CYP450 酶占比均不低于 25%，其中 2008 年高达 64.6%。以上数据表明 Non-CYP450 酶参与的药物代谢在新药研发中占据越来越重要的地位。

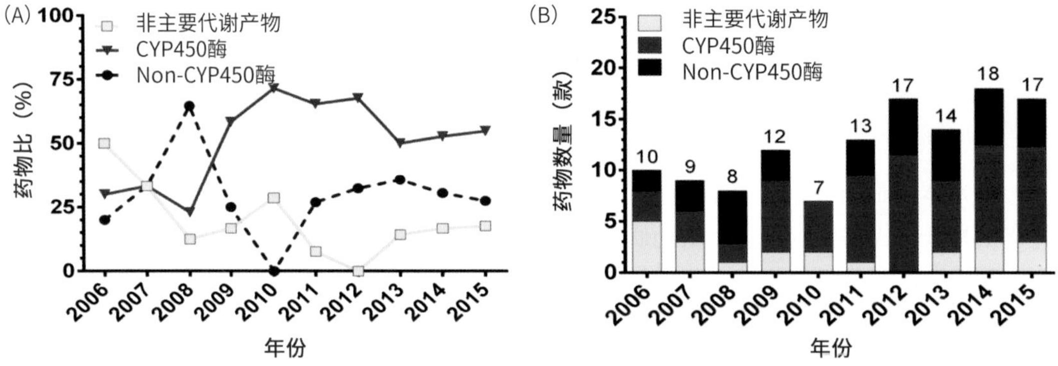

图 10.26　FDA 批准静脉注射和口服小分子药物的代谢酶参与占比（A）及数量（B）

Non-CYP450 酶包含Ⅰ相反应中的水解酶、氧化酶等和Ⅱ相反应中的结合酶等。本节主要讨论的是Ⅰ相代谢中主要的 Non-CYP450 酶：醛氧化酶（aldehyde oxidase，AOX）、黄嘌呤氧化酶（xanthine oxidase，XO）、醛酮还原酶（aldo-keto reductase，AKR）、黄素单加氧酶（flavin-containing monooxygenase，FMO）和单胺氧化酶（monoamine oxidase，MAO）。这 5 种酶在 2005 ～ 2016 年 FDA 批准的销售额前 200 的药物中代谢参与率占比约 5%，也被越来越多的化学家所重视，成为药物代谢研究的重要内容之一[3, 5]。若临床前研究阶段没有发现这些酶介导的代谢，可能造成不可预见的后果，导致研发终止。

10.7.2　醛氧化酶（AOX）和黄嘌呤氧化酶（XO）

AOX 和 XO 两者具有高度同源性，其在氨基酸序列上具有显著的相似性。AOX 和 XO 结构一致，是由两个相同的约 150 kDa 亚基组成的同型二聚体。每个亚基被细分为 3

个不同的结构域：一个 20 kDa 的 N 端结构域与两个含铁的簇结合，一个 40 kDa 的结构域包含黄素腺嘌呤二核苷酸（flavin adenine dinucleotide，FAD）结合位点，以及一个容纳辅助因子钼（Mo）原子的 C 端结构域。钼和黄素腺嘌呤二核苷酸一起作为酶催化所必需的成分 [6, 7]。AOX 有明显的种属差异，在人体中有且仅有一种活性的 AOX1 亚型，大鼠和小鼠的肝内同时存在 AOX1 和 AOX3 两种亚型，食蟹猴和豚鼠肝内只有 AOX1 一种亚型，犬肝中不表达任何 *AOX* 基因。

（1）催化反应特征：AOX 和 XO 是含钼、不依赖 NADPH 的胞质酶，催化含 N 杂环化合物的氧化和还原 [1]。

亚细胞分布：细胞质。

器官分布：含量最高的组织是肝脏，其次是肺、肾脏和小肠，脑中几乎没有。

辅助因子：不需要辅助因子。

反应式：$RH+H_2O$——$ROH+2e^-+2H^+$，氧原子的来源是水而不是氧气。

AOX 典型底物：卡巴折伦、酞嗪。

AOX 典型抑制剂：雷洛昔芬、雌二醇。

XO 典型底物：蝶呤、黄嘌呤。

XO 典型抑制剂：叶酸、别嘌呤醇、别黄嘌呤。

结构式举例如图 10.27 所示。

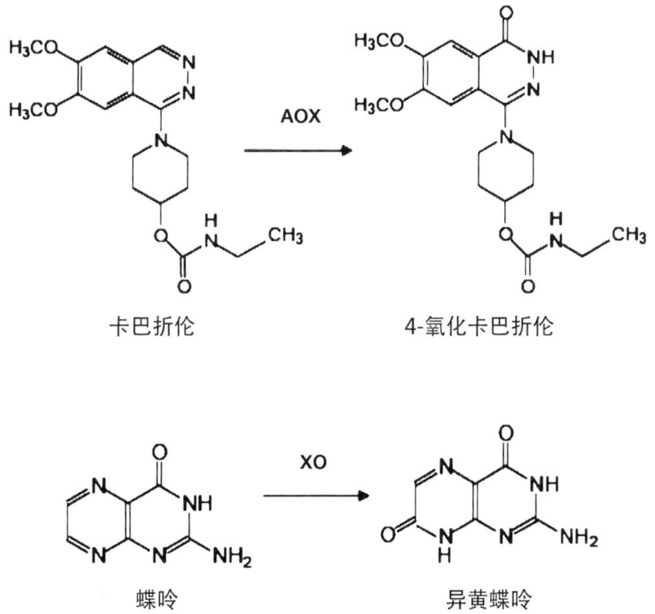

图 10.27　AOX 及 XO 反应式

（2）评估策略：我们在评估 AOX 和 XO 的体系中，以肝细胞质作为孵育基质，分别选择卡巴折伦 / 蝶呤和雷洛昔芬 / 别嘌呤醇作为底物和抑制剂，经过一系列时间的孵育，比较在含与不含抑制剂的条件下化合物的代谢差异从而判断化合物是否是 AOX 或 XO 的底物。

(3) 体系验证结果：评估在含与不含 AOX 抑制剂雷洛昔芬条件下，卡巴折伦在人肝细胞质中代谢数据和文献数据对比，数据和文献一致。

评估在含和不含 XO 抑制剂别嘌呤醇条件下，蝶呤在人肝细胞质中代谢数据和文献一致。

AOX 及 XO 验证数据如表 10.21 所示。

表 10.21　AOX 及 XO 验证数据

酶	底物	含和不含抑制剂的清除率 [μL/（min·mg）蛋白]			
		(−) 抑制剂	(+) 别嘌呤醇	(+) 雷洛昔芬	来源
醛氧化酶	卡巴折伦	117.6	105.7	< 3.2	药明康德的 DMPK
		98.8/125	71.6	1.83	文献
黄嘌呤氧化酶	嘌呤	2.6	1.6	–	药明康德的 DMPK
		1.83/1.10	0.7	–	文献

通过以上验证实验，可以在肝细胞质中添加 AOX 或 XO 的抑制剂，评估化合物是否是 AOX 或 XO 的底物。

10.7.3　醛酮还原酶（AKR）

AKR 是结构上相关的一组蛋白，它们有共同起源。这些蛋白形成 $(\beta/\alpha)_8$ 或三磷酸异构酶－基序，这是一种紧凑、适应性强的结构，这种结构变异可以满足羰基底物化学结构上的多样性结合的需求。AKR 的活性位点位于结构的 C 端，在没有典型的罗斯曼（Rossman）折叠的情况下，可与吡啶核苷酸进行高亲和力的相互作用[8]。

(1) 亚型：迄今，已在人类中鉴定出 13 种 AKR 蛋白，包括 AKR1A1、AKR1B1 和 AKR1B10、AKR1C1、AKR1C2、AKR1C3、AKR1C4、AKR1D1、AKR6A3、AKR6A5、AKR6A9、AKR7A2 和 AKR7A3。其中，AKR1C3 是研究的热门。有文献[9]提到，PR-104 是氮芥前药 PR-104A 的一种磷酸酯，已在成人白血病临床试验中显示出疗效。PR-104A 最初被设计为针对缺氧细胞，可被 AKR1C3 激活。另有文献[10, 11]提到，OBI-3424 是一种高度选择性的前药，可被 AKR1C3 转化为一种有效的 DNA 烷基化剂。OBI-3424 获得美国 FDA 颁发的孤儿药资格，用于治疗肝细胞癌，它是一种潜在的急性淋巴细胞白血病的新治疗方法。其结构式及被 AKR1C3 激活的过程如图 10.28 所示[10]。

(2) 催化反应特征：AKR 是一类依赖辅助因子的超家族，催化酮类和醛类还原，使其还原为对应的醇（图 10.29）[1]。

亚细胞位置：细胞质。

器官分布：肝脏、乳腺和脑。

辅助因子：NAD^+ 和 $NADP^+$。

典型底物：甲萘醌、甘油醛、对硝基苯甲醛和黄体酮。一些内源性底物有类固醇、前列腺素和胆汁酸类。

(3) 评估策略：我们在评估 AKR 的体系中，选择以肝细胞质作为孵育基质，选择以黄体酮作为阳性对照，通过一系列不同时间点的孵育，验证其在 5 个主要种属中的代谢情况。

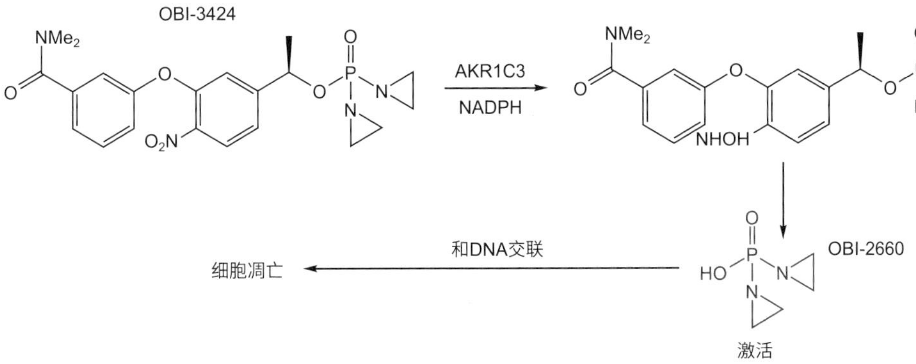

图 10.28 OBI-3424 结构式及被 AKR1C3 激活的过程

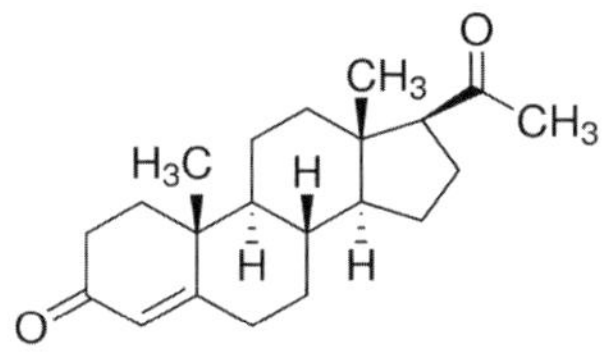

图 10.29 AKR 典型底物之——黄体酮的结构

(4) 体系验证结果：黄体酮在不同种属的肝细胞质中有很好的代谢趋势，经团队内部实验验证，黄体酮在人种属的代谢和文献中该化合物在其人亚型 AKR1C3 和 AKR1C1 重组酶中的代谢趋势一致（图 10.30）。

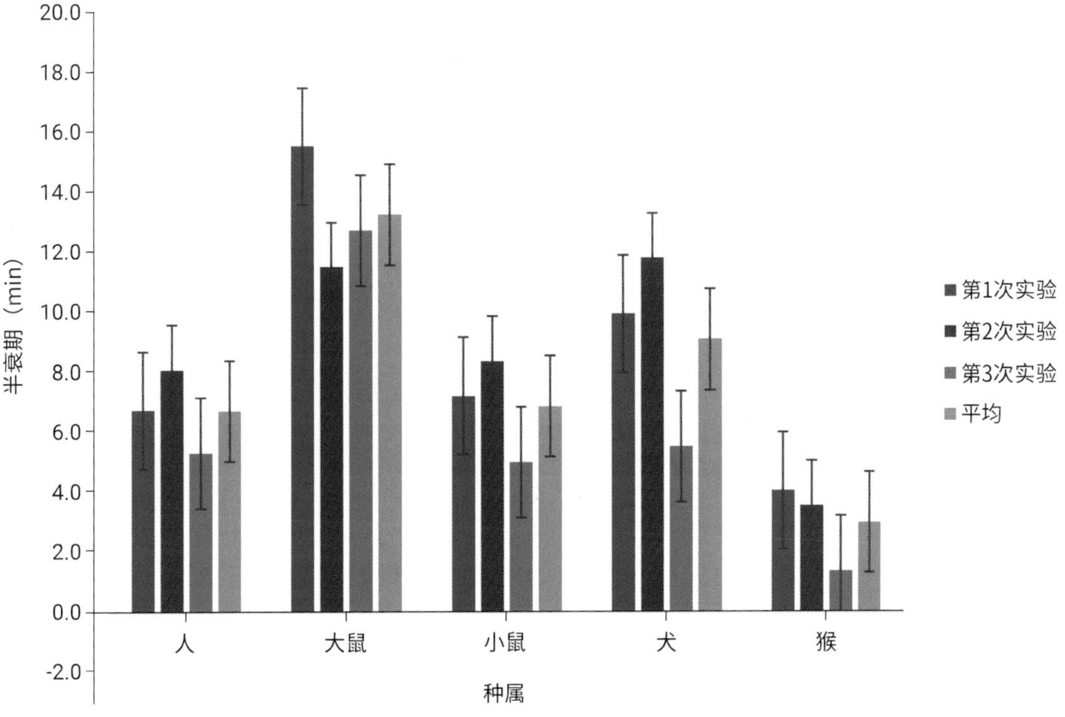

图 10.30 各种属中黄体酮被 AKR 代谢的半衰期

通过以上验证实验，黄体酮在 3 次实验中有很好的平行性。对于未知化合物，若有明显的醛或酮结构，可以利用该体系初步验证是否由 AKR 进行代谢，同时我们也将继续探索 AKR 的特异性抑制剂。

10.7.4 黄素单加氧酶（FMO）

FMO 是一种存在于肝微粒体和肝细胞中主要的 Non-P450 酶，在机体参与治疗药物或外源物生物转化中的作用仅次于 P450 酶。FMO 属于 B 类黄素蛋白单加氧酶家族，即依赖 NADPH 和分子氧且不含亚铁血红素的单加氧酶。FMO 蛋白的分子量约为 60 kDa，其 532～558 个氨基酸残基中包含高度保守的黄素腺嘌呤二核苷酸和 NADPH 结合结构域[12-15]。

（1）亚型

1）FMO 的表达水平存在明显的组织、年龄、性别及种属差异[1，14]。

2）组织特异性：以人为例，成人肝脏中以 FMO3 和 FMO5 为主，肾和肠中以 FMO1 为主，肺中以 FMO2 为主（图 10.31）。

3）发育因素：人胎肝中以 FMO1 为主，出生后 FMO1 的表达被抑制，逐渐以 FMO3 为主。

4）性别差异：雄性小鼠肝脏以 FMO1 为主，雌性小鼠肝脏以 FMO3 为主，而人 FMO 无明显性别差异。

5）种属差异：与成人肝脏中 FMO1 低表达不同，大鼠、小鼠、犬肝中 FMO1 是主要表达形式，但雌性小鼠主要表达 FMO3。

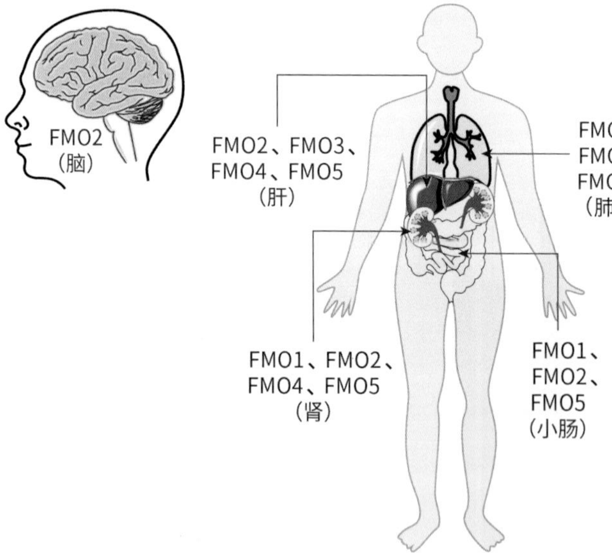

图 10.31　成人组织中 FMO 不同亚型分布

（2）催化反应特征[1]

1）亚细胞结构：内质网膜。

2）器官分布：肝脏、肾脏、肠、肺、大脑、皮肤、胰腺和分泌组织。

3）辅助因子：NADPH。

4）底物：丙米嗪（FMO1）、环苯扎林（FMO3）、苄达明（FMO1 和 FMO3）。

5）抑制剂：甲巯咪唑、硫脲类药物。

(3) 评估策略：以肝微粒体作为反应基质，以苄达明作为阳性对照，通过加与不加 FMO 抑制剂甲巯咪唑，比较化合物在两种条件下的代谢差异。

采用 FMO 主要重组酶（FMO1、FMO3、FMO5）评估代谢化合物的 FMO 的亚型。

(4) 体系验证结果：肝微粒体中含和不含抑制剂条件下，苄达明的代谢有明显差异（图 10.32）。

以 FMO3 重组酶代谢为例，苄达明有明显的代谢趋势（图 10.33）。

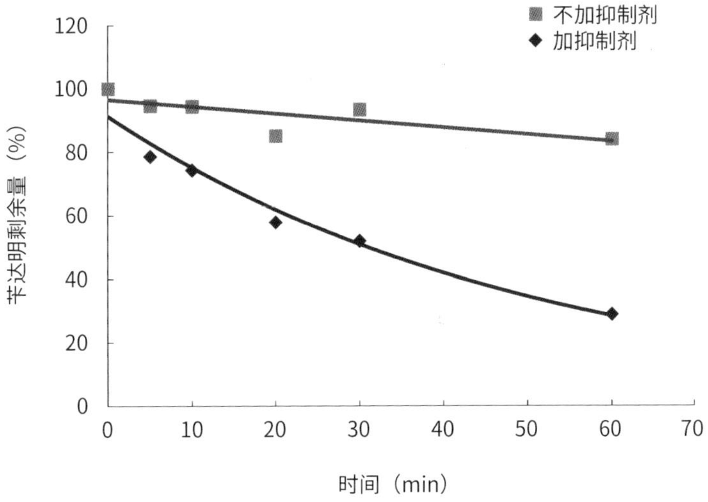

图 10.32 苄达明在加和不加抑制剂条件下代谢有明显差异

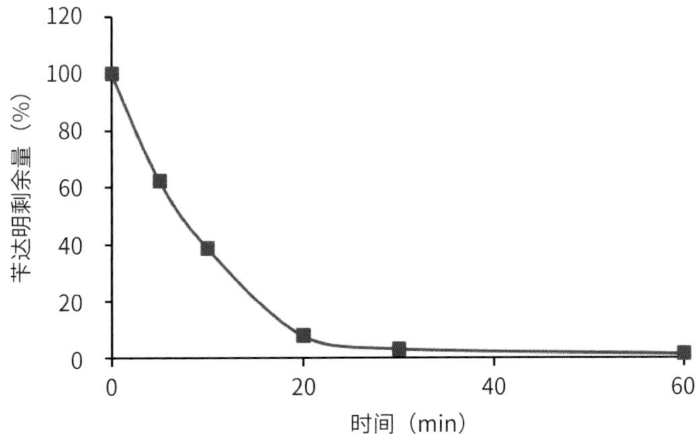

图 10.33 FMO3 重组酶对苄达明代谢有主要贡献

通过以上验证数据，可以采用肝微粒体，在含和不含抑制剂甲巯咪唑的体系中初步判断未知化合物是否由 FMO 进行代谢，如需要进一步判断是哪种亚型进行代谢的，可采用重组酶方式进行实验验证。

10.7.5 单胺氧化酶（MAO）

（1）简介、亚型和反应特征 [1，16−18]

MAO 属于黄素蛋白酶，该类酶存在于体内大多数组织细胞的线粒体外膜中。

主要的反应：RCH_2NH_2（底物）+ O_2 —— RCH = NH + H_2O_2

RCH = NH + H_2O —— RCH = O + NH_3

亚型：MAO-A 和 MAO-B，其具有 70% 的同源性。

底物：5- 羟色胺和去甲肾上腺素可作为 MAO-A 的底物；2- 苯乙胺和苄基可作为 MAO-B 的底物。

抑制剂：氯吉灵（clorgyline）（MAO-A）、司来吉兰 [(R)-deprenyl](MAO-B)、帕吉林（MAO-A 和 MAO-B）。

（2）评估策略：我们以人肝线粒体作为反应基质，以 5- 羟色胺作为底物，通过一系列不同时间点孵育，研究 5- 羟色胺的代谢情况。

（3）体系验证结果：5- 羟色胺代谢情况如图 10.34 所示，具有很好的代谢趋势。

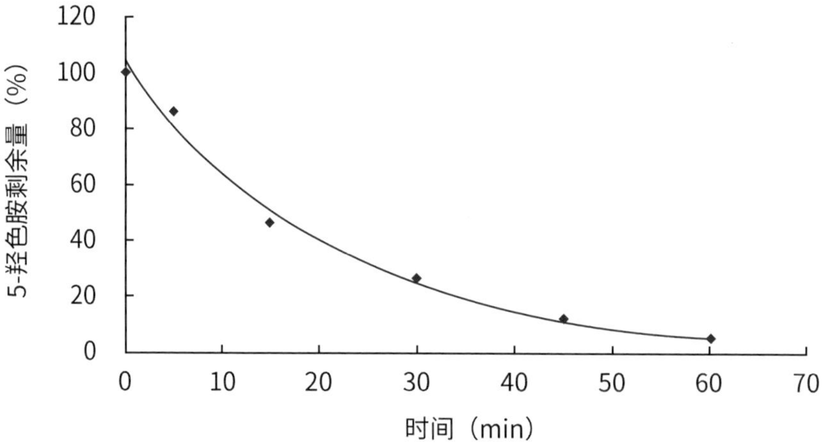

图 10.34 5- 羟色胺被 MAO 代谢情况

通过以上数据，可以以肝线粒体为基质，以 5- 羟色胺作为阳性对照，判断未知化合物是否可能被 MAO 进行代谢。

10.7.6 Non-CYP450 酶介导药物代谢的识别与决策树

（1）底物类型：由于不同 Non-CYP450 酶催化的底物结构不同，在进行 Non-CYP450 酶的代谢研究时，可以根据化合物的结构进行初步判断。FMO 具有广泛的底物特异性，能够催化含氮、硫、硒、磷化合物的氧化，也可参与酮或醛的插氧反应（Baeyer-Villiger 反应）生成内酯；而 AOX 主要催化醛类生成羧酸及 *O*/*N* 杂环邻位 C 氧化。其他的 Non-P450 酶底物也具有各自的结构特点。当化合物结构中涉及相关特征结构时，需要给予额外的关注。

（2）不同体系的化合物代谢产物区别：除了化合物结构特征外，对于化合物在不同体系中代谢产物不一致的结果也应当引起关注。若肝细胞和肝微粒体中稳定性结果及相关氧化产物的生成情况存在较大差异，通常提示有 Non-CYP450 酶参与代谢。此外，由于特定体外试验（如肝微粒体）不能完全模拟体内环境，当化合物体外、体内代谢产物鉴定结果不一致时，也可能是由 Non-CYP450 酶参与催化导致。

（3）Non-CYP450 酶表型鉴定实验决策树：若推测化合物为 Non-CYP450 酶的底物，需要进行酶表型鉴定研究。如图 10.35 所示，可根据每种酶的特点、反应类型及产物氧化位点，初步判断是由哪种酶参与。通过使用不同的实验孵育体系及辅酶、添加抑制剂或诱导剂等，进行重组酶孵育实验进一步确认是哪一种酶亚型。

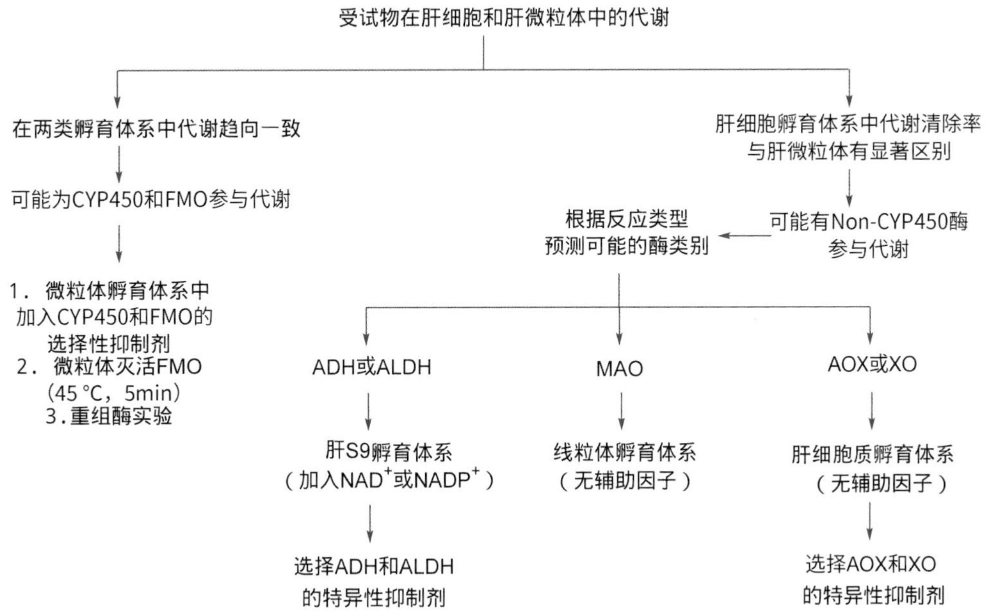

图 10.35　Non-CYP450 酶介导药物代谢的识别和验证决策树[19]

10.7.7　结语

在早期临床前实验中，发现候选药物由 Non-CYP450 酶催化具有重要意义，若 Non-CYP450 酶在药物代谢中占据特殊贡献，会影响该候选药物开展后续研究的决策，能够在新药研发阶段为化学家对化合物的结构优化提供参考。本节阐述了以 AOX、XO、FMO、MAO、AKR 为主的 Non-CYP450 酶介导的代谢途径和体外研究策略，可以帮助识别和鉴定是否存在 Non-CYP450 酶参与代谢，为选择合适的毒理种属提供依据，规避临床试验风险。避免出现“临床试验失败无法继续推进，一切归零”的后果，同时指导临床试验阶段中对药物相互作用的研究内容。

（刘海娟，周欣芸，王翔凌，陈根富，蔡婷婷，张玲玲，曹卫群）

参考文献

[1] KHOJASTEH S C, WONG H. Drug metabolism and pharmacokinetics quick guide. Berlin: Springer, 2011.

[2] CERNY M A. Prevalence of non-cytochrome P450-mediated metabolism in Food and Drug Administration-approved oral and intravenous drugs: 2006–2015. Drug Metab Dispos, 2016, 44(8): 1246–1252.

[3] FOTI R S, DALVIE D K. Cytochrome P450 and non-cytochrome P450 oxidative metabolism: contributions to the pharmacokinetics, safety, and efficacy of xenobiotics. Drug Metab Dispos, 2016, 44(8): 1229–1245.

[4] BOHNERT T, PATEL A, TEMPLETON I, et al. Evaluation of a new molecular entity as a victim of metabolic drug-drug interactions — an industry perspective. Drug Metab Dispos, 2016, 44(8): 1399–1423.

[5] BRIAN OGILVIE, PH. D. An Overview of Non CYP-Mediated Metabolism Pathways and In Vitro Evaluation Strategies. XENOTECH. [2021–03–20]. https://www.xenotech.com/access-adme-research-resources/resources/webinar-an-overnew-of-non-cyp-mediated-metabolism-pathways-and-in-vitro-evaluation-strategies/.

[6] BARR J T, CHOUGHULE K V, NEPAL S, et al. Why do most human liver cytosol preparations lack xanthine oxidase activity? Drug Metab Dispos, 2014, 42(4): 695–699.

[7] DIDIER BRESSAC. Inhibition of two NADPH-independent enzymatic activities: Aldehyde oxidase and Xanthine oxidase inhibition. Inventiva. [2023–08–23]. https://inven tivapharma.com/wp-content/uploads/2020/03/inhibition.pdf.

[8] BARSKI O A, TIPPARAJU S M, BHATNAGAR A. The aldo-keto reductase superfamily and its role in drug metabolism and detoxification. Drug Metab Rev, 2008, 40(4): 553–624.

[9] MORADI MANESH D, EL-HOSS J, EVANS K, et al. AKR1C3 is a biomarker of sensitivity to PR-104 in preclinical models of T-cell acute lymphoblastic leukemia. Blood, 2015, 126(10): 1193−1202.

[10] EVANS K, DUAN J, PRITCHARD T, et al. OBI-3424, a novel AKR1C3-activated prodrug, exhibits potent efficacy against preclinical models of T-all. Clin Cancer Res, 2019, 25(14): 4493−4503.

[11] JIANXIN DUAN. Broad *In Vitro* and *In Vivo* Antitumor Activity of TH-3424: Preclinical Rationale for a Highly Selective AKR1C3 Prodrug for Treating Cancer. AACR Annual Meeting 2016, Abstract #1369. [2023−08−23]. https://www.ascentawits.com/mwg-internal/de5fs23hu73ds/grogress?id=Yitubs_u7AN59krOWwaeLvbsae_8IRqXVaFqSz5ww7M.

[12] LANG D H, RETTIE A E. RETTIE. *In vitro* evaluation of potential in vivo probes for human-avincontaining monooxygenase (FMO): metabolism of benzydamine and caffeine by FMO and P450 isoforms. Br J Clin Pharmacol, 2000, 50(4): 311−314.

[13] LANG D H, YEUNG C K, PETER R M, et al. Isoform Specificity of Trimethylamine N-Oxygenation by Human Flavin-Containing Monooxygenase (FMO) and P450 Enzymes: selective catalysis by FMO3. Biochem Pharmacol, 1998, 56(8): 1005−1012.

[14] HAINING R L, HUNTER A P, SADEQUE A J, et al. Baculovirus-mediated expression and purification of human FMO3. Drug Metab Dispos, 1997, 25(7): 790–797.

[15] FISHER M B, YOON K, VAUGHN M L, et al. Flavin-containing monooxygenase activity in hepatocytes and microsomes: *in vitro* characterization and *in vivo* scaling of benzydamine clearance. Drug Metab Dispos, 2002, 30(10): 1087–1093.

[16] 张万萍，郭红梅，李文军，等．单胺氧化酶抑制药物体外筛选模型的建立．重庆医科大学学报，2013, 38(6): 570−574.

[17] 刘子修，刘梅，李文军，等．单胺氧化酶抑制剂体外筛选模型的建立．中国临床药学杂志，2016, 25(1): 570−574.

[18] SARAVANAKUMAR A, SADIGHI A, RYU R, et al. Physicochemical properties, biotransformation, and transport pathways of established and newly approved medications: a systematic review of

the top 200 most prescribed drugs *vs*. the FDA-approved drugs between 2005 and 2016. Clin Pharmacokin, 2019, 58(10): 1281−1294.
[19] PRYDE D C, DALVIE D, HU Q, et al. Aldehyde oxidase: an enzyme of emerging importance in drug discovery. J Med Chem, 2010, 53(24): 8441−8460.

10.8 醛氧化酶在药物代谢中的早期预测及应对策略

醛氧化酶（AOX）是一类含钼的黄素蛋白酶，属于药物代谢酶中的 I 相代谢酶。传统药物大部分是由 CYP450 酶代谢，然而药物化学家们设计新化合物时为了减少化合物被 CYP450 酶代谢提高其稳定性，经常加入含氮芳香杂环的结构，这一改变却有可能导致化合物被 AOX 代谢。在过去的十几年里，随着研发新药中 AOX 潜在底物比例的上升，和早期忽视 AOX 代谢导致的新药临床试验失败报道的增多，AOX 在制药行业的关注度逐渐上升。因为 AOX 有显著的种属性差异，目前仍然没有非常合适的模拟人体内代谢的临床前动物模型，通过体外 - 体内外推的方式去预测化合物在人体内被 AOX 代谢的结果准确性不高。若能够在药物研发早期预测化合物是否被 AOX 代谢，通过合理的结构优化避免或降低 AOX 代谢的速率，能大大减少药物在研发后期临床阶段面临的麻烦。本节将针对 AOX 在药物代谢中的作用和重要性，底物的分类，代谢识别和鉴定，以及研发中遇到 AOX 代谢的应对策略进行一个概述，为新药研发中提高药物成药性提供思路。

10.8.1 AOX 在药物代谢中的作用和重要性

Pryde 等的研究表明，虽然在 Drug Bank 罗列的小分子上市药物中可能是 AOX 的底物药物只占了 13%，但在收录了研发中新药的 Prous Integrity 数据库中，这一比例上升到了 45%，远高于在上市药物中的占比 [1]。甚至在一些特定的药物类型中（如以激酶为靶向的药），化合物是 AOX 的潜在底物的比例更是高达 56%[1]。除了传统的小分子药物，现在有研究表明 PROTAC 分子也可能被 AOX 代谢 [2]。

由于目前市面上大于 50% 的药物仍然主要由 CYP450 酶代谢，一般药物在临床前的研究会更注重 CYP450 酶的代谢和表型鉴定。药物常规筛选时针对 CYP450 酶的代谢研究有可能会导致对 Non-CYP450 酶尤其是 AOX 参与代谢的忽略。CYP450 酶和 AOX 代谢研究的差异，体现在孵育体系的选择和实验条件的不同上。CYP450 酶存在于肝微粒体，AOX 存在于细胞质中；CYP450 酶需要 NADPH 作为辅酶，AOX 的催化反应则不需要添加额外的辅酶。

AOX 还有着明显的种属差异性，在人体内有且仅有一种有活性的 AOX1 亚型，主要分布在肝、肾脏及肠道系统中。在常用的临床前动物模型中，大、小鼠的肝内同时存在 AOX1 和 AOX3 两种亚型，食蟹猴和豚鼠肝内只有 AOX1 一种亚型。值得注意的是，犬肝内不表达任何 *AOX* 基因（即没有 AOX 的代谢），其他组织内也没有和人同源的 AOX1 亚型 [3]，表达的 AOX4 和 AOX2 亚型集中存在于泪腺和鼻黏膜处（表 10.22）。对于被

AOX 代谢的药物，若体内实验选择了不合适的动物模型，比如犬，有很大的概率忽视其被 AOX 代谢的可能性。

表 10.22　AOX 在人和常用的临床前动物模型中的亚型表达[3]

动物种属	肝内亚型表达	其他组织亚型表达
人	AOX1	–
小鼠	AOX3、AOX1	AOX4、AOX2
大鼠	AOX3、AOX1	AOX4、AOX2
豚鼠	AOX1	AOX4、AOX2
犬	–	AOX4、AOX2
兔	AOX3、AOX1	AOX4、AOX2
食蟹猴	AOX1	AOX2
恒河猴	AOX1	AOX2
黑猩猩	AOX1	–

当临床前研究忽略了 AOX 的作用，使得 AOX 底物药物进入临床试验时，往往会面临一系列无法预测的风险。例如，药物被 AOX 快速清除导致其生物利用度过低，AOX 的代谢产物有毒性，AOX 代谢产物有可能会产生药物间相互作用，或人体和动物体内代谢产物比例的不一致需要补充代谢产物的安全性测试等（表 10.23）[4]。所以，若能够尽早识别药物是否能被 AOX 代谢，将减少其在研发后期面临的困难。

表 10.23　药物研发中由于 AOX 参与代谢带来的挑战[4]

化合物	AOX 参与的反应类型	药物研发面临的挑战
卡巴折伦（carbazeran） BIBX1382 FK3453 Lu AF09535 RO-1	氧化反应	人体内被 AOX 快速代谢
JNJ-38877605	氧化反应	AOX 的代谢产物蓄积导致肾毒性
莫洛替尼（momelotinib） BILR 355	氧化反应	人体和动物体内代谢产物比例不一致（代谢产物的安全性问题）
含咪唑喹啉的 COT 激酶抑制剂	氧化反应	啮齿类动物体内被 AOX 快速代谢无法进行药效研究
含吡啶的 Toll 样受体亚型 7 激动剂	氧化反应	啮齿类动物体内被 AOX 快速代谢无法进行毒理研究
VX-509 德塞替尼（decernotinib）	氧化反应	AOX 的代谢产物对 CYP3A4 有时间依赖抑制，引发药物相互作用
丹曲林（dantrolene）	还原反应	AOX 的代谢产物进一步被转化产生肝毒性
GDC-0834	水解反应	人体内被 AOX 快速代谢

10.8.2 AOX 的底物类型及结构特征

AOX 的底物非常广泛，主要催化的反应有 3 种：氧化反应、还原反应和水解反应。

（1）氧化反应：在氧化反应中，AOX 可以将醛氧化成相应的羧酸（醛氧化酶因此而得名）。虽然在常见的药物结构中很少出现醛官能团，但醛常常产生于其他药物代谢酶如 CYP450 酶或单胺氧化酶的中间代谢产物中。

此外，芳香族的含氮杂环是最常见同时也是最受重视的被 AOX 氧化的底物类型，因为它通常被用作药物开发和设计过程中的结构支架。氧化反应的位点大多数在邻氮的杂化碳上，但是也有个别例子是发生在远处的碳上（喹啉和吡嗪等）。一些特性会使得化合物更容易被 AOX 氧化。例如，首先，氮的数量，杂环含氮越多被氧化的可能性越大，嘧啶氧化比吡啶氧化更常见；其次，含氮芳香杂环的大小，在单杂环情况下，六元环比五元环更容易被 AOX 氧化；再次，环内的电子基团类型，一般情况下吸电子基团和给电子基团能分别增加和降低化合物被 AOX 催化的可能性，但是一些给电子基团也能够促进化合物与 AOX 结合，反而增加了化合物被 AOX 催化的可能性。经 Manevski 总结，含有嘧啶、喹啉和嘌呤 3 种结构的化合物是 AOX 底物的可能性很高，在对这类化合物的药物代谢研究中应当优先考虑到其被 AOX 代谢的潜在情况[4]。

（2）还原反应：AOX 可以催化硝基化合物、氮氧化物、亚砜、异噁唑、异噻唑、亚硝酸盐和羟肟酸的还原反应。其中，硝基化合物的还原反应会形成羟胺和伯胺，在经过生物活化以后有可能带来一系列的药物不良反应。例如，尼美舒利被 AOX 还原后，能进一步被 CYP 酶氧化和与谷胱甘肽结合，产生肝毒性。

（3）水解反应：GDC-0834（一款布鲁顿酪氨酸激酶抑制剂候选化合物）的临床失败案例首次揭示了 AOX 能催化化合物的水解反应。通过对 AOX 催化酰胺水解的药物构效关系的研究，推断经 AOX 催化的水解反应不是孤例，而且芳香族酰胺更容易被 AOX 水解。

10.8.3 AOX 代谢的识别与鉴定

对 AOX 底物的分类和常见结构的总结，能帮助我们基于化合物的结构初步判断和预测化合物是否会被 AOX 代谢，同时我们也应当关注特定体外试验中不一致的结果和动物药代动力学实验结果中的种属性差异（图 10.36），三者结合在一起能够帮助我们确定是否是 AOX 参与了药物代谢。

体外试验主要是指化合物在肝微粒体和肝细胞里的稳定性测试，若在肝细胞里的消除速率远高于在肝微粒体里的消除速率，或在不添加 NADPH 辅酶孵育的肝微粒体里化合物仍然被代谢，应当怀疑是否有 Non-CYP450 酶（包含 AOX）参与了代谢。

由于 AOX 有很显著的种属差异性，在不同动物中的亚型种类和活性有差异，比较不同临床前动物体内实验的结果（代谢产物鉴定）也能帮助我们判断 AOX 是否可能参与了代谢。例如，AOX1 亚型在犬体内是缺失的，若化合物的某一个代谢产物在其他动物（大小鼠或猴）体内被检测到，唯独在犬体内是缺少的，应当考虑这个化合物被 AOX 代谢的可能性。

进一步验证化合物是否被 AOX 代谢，可以选择肝 S9（不添加辅酶）或肝细胞质体系进行孵育。通过比较加入 AOX 抑制剂和不加抑制剂情况下化合物的代谢速率可以鉴定

AOX 是否参与了代谢，常用的抑制剂有选择性强的肼屈嗪和抑制能力强的雷洛昔芬，或也可以通过 AOX 重组酶的孵育直接观测是否有氧化产物的生成。

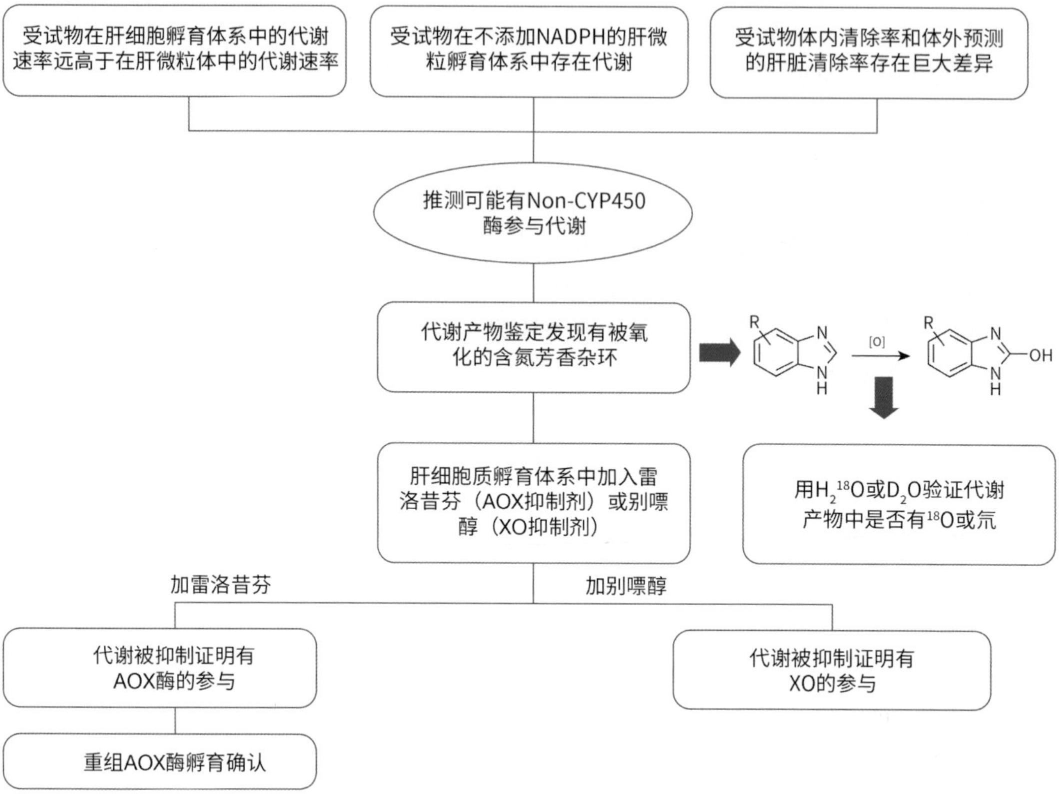

图 10.36　药物被 AOX 代谢的识别及验证流程图 [5]

10.8.4　药物研发中涉及 AOX 代谢的应对策略

鉴于 AOX 参与代谢的新药候选化合物经常会在临床试验中表现出快速清除、生物利用度过低、引发毒性问题和代谢产物安全性评价的问题，目前药物化学界主流的策略仍然是通过对化合物结构的调整来最大可能地减少 AOX 的代谢占比。那么，如何判断在何种情况下需要重视 AOX 代谢对药物进行优化呢？

Deepak 等提出了一个初步的决策树（图 10.37）[5]。

（1）在化合物被包含 AOX 在内的多种代谢酶代谢的情况下，需要通过酶表型鉴定来判断 AOX 的代谢占比，若 AOX 不是主要的代谢酶，可以继续推进研发。

（2）在 AOX 是化合物唯一或最主要的代谢酶的情况下，应该考虑替换掉化学结构中的 AOX 代谢位点。若受影响的代谢位点是一个不能被取代的药效基团，可以先参照 Zientek 等的半定量对标已知 AOX 底物的衡量方法 [6]，将化合物划分成能被 AOX 代谢的低、中、高清除类型。

1）对于中高清除层级的化合物来说，仍然需要考虑修改它的化合物结构来终止 AOX 的代谢或降低代谢速率。

2）低清除层级的化合物则可以采取降低 AOX 代谢速率的方法或继续推进研发。

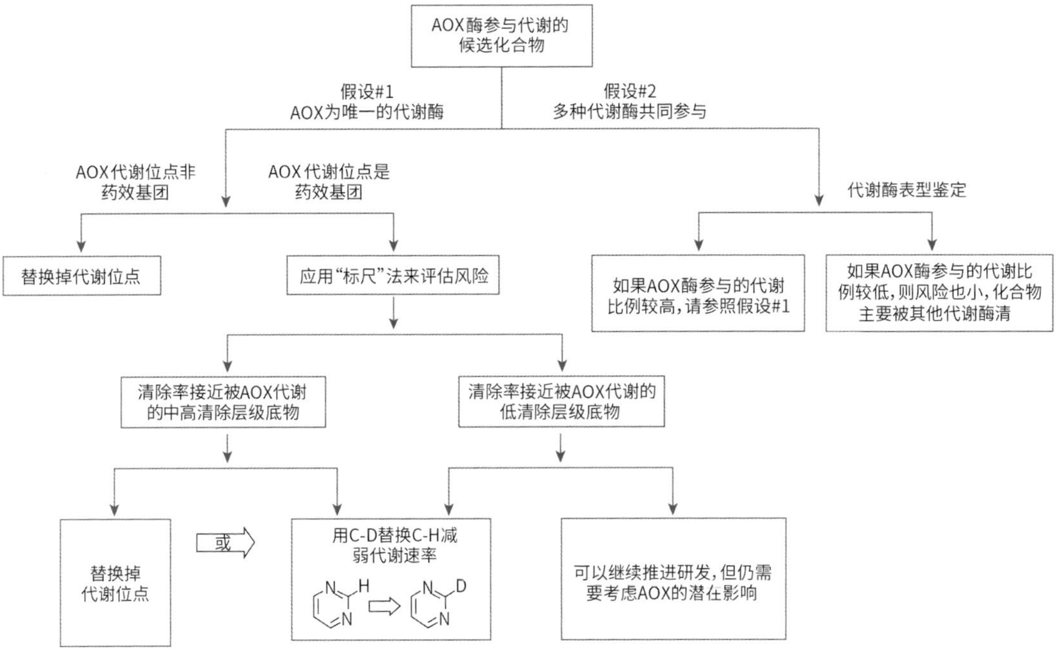

图 10.37　减少 AOX 参与新药代谢带来风险的决策树[5]

那么，如何通过对药物结构调整来达到终止 AOX 代谢或降低 AOX 代谢速率的目的呢？有研究通过总结成功的例子表明可以从以下几个方面进行结构修改[4]。

（1）终止 AOX 代谢

1）封闭氧化位点：通过引入甲氧基、二氟甲基和氟原子等取代，对易被 AOX 氧化代谢的位点进行封闭。氨基的引入也有成功的例子，但是引入后的芳基胺结构会增加药物不良反应的风险，应该谨慎选用。

2）将被氧化的碳原子替换成杂原子：吡啶→哒嗪，异喹啉→噌啉是两个成功的例子，但是新的杂原子的加入也有可能导致 AOX 代谢位点发生迁移而不是终止其代谢。

3）移除苯环或杂环内的氮原子：不含氮的杂环几乎不会成为 AOX 的底物，这种改变方式能有效地终止 AOX 代谢，但是会增加化合物的亲脂性，导致其被 CYP450 酶代谢的可能性增加。

4）改变环的大小：AOX 的氧化大多发生在六元环，在单环结构中，将六元环改成五元环可以终止 AOX 的代谢。稠环的情况比较复杂，AOX 的氧化可以在两个六元环稠并的多环或一个五元环一个六元环稠并的多环中发生，但几乎不会出现在两个五元环稠并的多环里。

5）芳香族杂环的饱和：将芳香族杂环变成脂肪族杂环通常可以终止 AOX 的代谢，但是若脂肪族杂环能够被 CYP450 酶代谢后生成亚胺离子，AOX 仍然可以继续氧化亚胺离子。

（2）降低 AOX 代谢速率

1）调整含氮杂环的电子属性：通过重新排列环内杂原子或取代基团的位置、引入新的吸电子基团或给电子基团，但并不直接通过封闭代谢位点的方式来降低代谢反应速率。

2）增加代谢位点的位阻：在被氧化的位点附近引入更大的取代基，增加代谢位点的空间位阻，降低 AOX 的代谢速率。

3）引入氘的动力学同位素效应：氘是氢的同位素，因为 C—D 键远比 C—H 键更难断裂，而 C—H 键的断裂是 AOX 氧化反应里的限速步骤，所以利用氘的同位素效应可以减弱 AOX 的代谢。

4）改变远端的取代基来减弱与 AOX 酶的结合：改变位于代谢位点远端的取代基来干扰化合物和 AOX 酶的结合或和钼蝶呤辅酶的相互作用。

除了极力避免 AOX 代谢的策略以外，我们还可以从另一个角度来助力药物研发的推进——利用 AOX 的快速代谢。若 AOX 的代谢产物保留了理想的药效，则或许可以使用前药设计的策略来将原化合物的劣势转化为优势。图 10.38 给出了一个通过 AOX 代谢的前药例子，口服喷昔洛韦的生物利用率只有 5%，但得益于前药泛昔洛韦能很快被吸收并被酯酶和 AOX 快速代谢，转化后的喷昔洛韦拥有约 77% 的生物利用率。

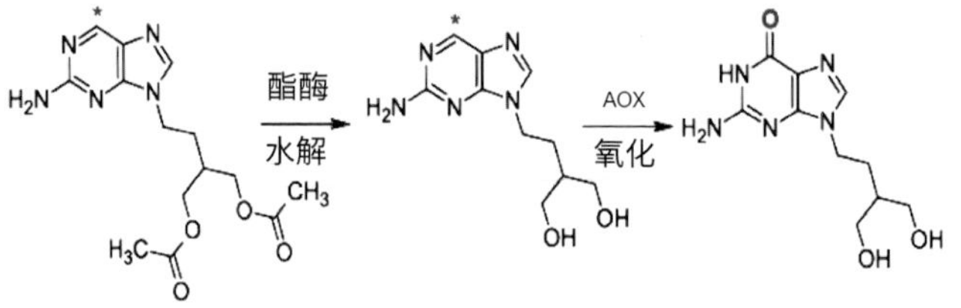

图 10.38　作为 AOX 底物应用前药修饰策略的代表性药物[4]

药明康德的 DMPK 有完善的药物代谢酶表型鉴定平台，通过化学抑制法和重组 AOX 孵育法，结合对代谢产物的鉴定结果，可以判断 AOX 是否参与药物代谢并识别代谢位点，为化合物的结构优化修饰提供依据。

10.8.5　结语

过去几十年间，忽视 AOX 参与代谢导致药物临床试验失败的众多例子，一度让研发中谈 AOX 色变，同时它还有很显著的种属差异性，使得选择合适的能模拟人体内情况的动物模型更加困难，但是所有失败或成功的例子都为我们总结 AOX 的代谢预测和应对策略提供了经验。在药物筛选中，建议通过早期对药物结构的判断，对肝微粒体、肝细胞实验和动物实验中出现的异常结论引入是否有 AOX 参与代谢的考量，进行识别和验证。即使确定了药物被 AOX 代谢，也可以通过优化药物结构、前药策略等一系列的方法有针对性地终止、降低甚至是利用 AOX 的代谢来助力药物研发的继续推进。

（陈诗妍，李瑞兴，金晶）

参考文献

[1]　PRYDE D C, DALVIE D, HU Q, et al. Aldehyde oxidase: an enzyme of emerging importance in drug discovery. J Med Chem, 2010, 53(24): 8441−8460.

[2] GORACCI L, DESANTIS J, VALERI A, et al. Understanding the metabolism of proteolysis targeting chimeras (PROTACs): the next step toward pharmaceutical applications. J Med Chem, 2020, 63(20): 11615−11638.
[3] GARATTINI E, TERAO M. The role of aldehyde oxidase in drug metabolism. Expert Opin Drug Metab Toxicol, 2012, 8(4): 487−503.
[4] MANEVSKI N, KING L, PITT W R, et al. Metabolism by aldehyde oxidase: drug design and complementary approaches to challenges in drug discovery. J Med Chem, 2019, 62(24): 10955−10994.
[5] DALVIE D, DI L. Aldehyde oxidase and its role as a drug metabolizing enzyme. Pharmacol Ther, 2019, 201: 137−180.
[6] ZIENTEK M, JIANG Y, YOUDIM K, et al. *In vitro-in vivo* correlation for intrinsic clearance for drugs metabolized by human aldehyde oxidase. Drug Metab Dispos, 2010, 38(8): 1322−1327.

10.9 体外谷胱甘肽结合模型的建立及在共价抑制剂研发中的应用

在种类繁多的药物作用机制中，基于共价抑制这种作用机制的药物设计理念逐渐得到了重视和利用，并且在抗癌、抗病毒、糖尿病等多个领域内显现出了非共价结合药物难以企及的优势[1]，如疗效更持久、治疗剂量更低、不易产生耐药性等。

药物靶点大多数都是蛋白质，具有亲核性，因此可以作为一个优良的亲核体，与具有亲电活性的基团发生作用，共价抑制剂作为具有亲电基团的小分子化合物，能与这些靶点结合从而发挥作用。共价抑制剂的蛋白靶点主要集中在半胱氨酸簇上，而广泛存在于人体各组织器官中的谷胱甘肽（glutathione，GSH），因结构中含有半胱氨酸及其巯基结构引起了研究人员的注意，常被用于评估共价抑制剂的“弹头”活性。因此，建立 GSH 化学结合评估模型有助于化合物精准靶向远端的半胱氨酸；另外，一旦体内药物与靶蛋白作用达到饱和后，药效更多的是依赖于靶蛋白的代谢周期，多余的游离药物需要快速地从体内被酶清除掉以避免和其他靶点蛋白结合，从而避免“脱靶效应”，减少毒副作用发生。因此在共价抑制剂药物研发中，评估游离的共价抑制剂在体内是否能被代谢酶清除也非常重要。本节将介绍 GSH 的两种反应模型，即化学结合模型与酶促结合模型，通过阐述其性质、评估策略及应用方向，为共价抑制剂的开发提供参考。

10.9.1 GSH 的结构、功能及其在研发中的重要性

（1）GSH 的结构：GSH 是一种含 γ- 酰胺键和巯基的三肽化合物，由谷氨酸、半胱氨酸及甘氨酸组成。GSH 有还原型（G-SH）和氧化型（G-S-S-G）两种形式，在生理条件下，还原型 GSH 占绝大多数。还原型 GSH 的分子式为 $C_{10}H_{17}O_6SN_3$，其化学结构式见图 10.39[1]。GSH 几乎存在于身体的每一种细胞组织中，尤其在动物的肾脏、肝脏、红细胞中含量丰富，浓度为 0.5 ～ 10 mmol/L[2]。

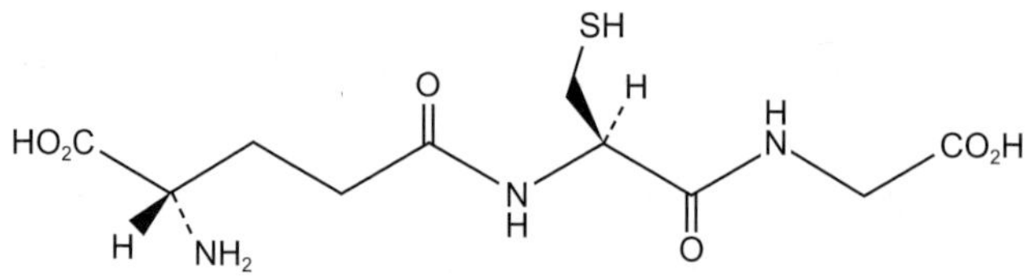

图 10.39　还原型 GSH 的化学结构式

（2）GSH 的功能及其在研发中的重要性：GSH 在大多数的生命活动中发挥着重要的作用，不但可以维持机体的氧化还原平衡、参与细胞的抗氧化反应、整合解毒作用，而且在调节细胞增生、机体免疫应答中发挥重要的功能，也在神经系统中充当神经调质和神经递质 [3-6]。

在共价抑制剂研发中，通常利用 GSH 的巯基活性基团，模拟靶蛋白巯基，研究其与共价抑制剂的亲和性，即非酶作用下的化学结合能力，从而用于活性化合物的筛选。除此之外，关于 GSH 的研究，最常见的集中在 GSH 的解毒功能上，其主要原理是还原型 GSH 与体内的自由基结合可以使自由基转化为可代谢的酸类物质，同时也可以加速自由基的排泄，保护器官避免受到损伤，从而达到解毒的功能。另外，还原型 GSH 还可以参与羧甲基和转丙氨基反应，从而起到保护肝功能的生理作用 [4, 5]。因此，为了减轻肿瘤药物造成的肝损伤，常将化疗药物与 GSH 进行联用，联用后能够有效降低化疗药物的毒副作用，保护患者的肝脏。这种解毒功能的基础主要是 GSH 中半胱氨酸的侧链基团上具有一个活性巯基。该特点也常被用于评估体内未与靶蛋白结合的游离共价抑制剂是否具备被体内谷胱甘肽 *S*- 转移酶清除的能力，从而作为该类化合物的安全性评价的重要依据之一。

10.9.2　GSH 的化学结合模型的建立及应用

（1）GSH 化学结合模型的建立：我们建立了体外评估 GSH 与化合物的非酶结合（化学结合）的研究模型。其方法为在缓冲液中加入 GSH 工作液配制成一定浓度的反应体系，在 37 ℃条件下，经过一系列不同时间点的孵育，检测化合物的剩余量，通过各时间点的化合物的剩余率，计算化合物被 GSH 结合后的消除半衰期；在检测中，通过以“M+307”作为结合产物可能的检测通道来辅助判断化合物与 GSH 的结合能力。

为了验证方法的可行性，选择已上市共价抑制剂阿法替尼（afatinib，用于肺癌）和依鲁替尼（ibrutinib，用于淋巴瘤）作为测试化合物，采用该方法评估其与 GSH 的结合能力。结果如图 10.40 所示。阿法替尼与 GSH 的结合速率较高，半衰期为 22.5 min，而依鲁替尼的结合速率相对较低，半衰期为 331 min。据文献报道 [7]，阿法替尼在与 GSH 反应的 60 min 内浓度就已经下降到初始浓度的 29% 左右，而依鲁替尼与 GSH 的结合要在长时间点中才能观察到浓度的降低，这与我们图 10.40 的实验结果是完全一致的。通过两者结果的对比，充分证明了我们所建立的 GSH 化学结合反应实验体系的可行性。

（2）GSH 化学结合模型的应用

1）筛选共价抑制剂的活性“弹头”：共价抑制剂作为一种具有亲电基团的小分子化合物，其亲电基团能与靶点蛋白结合，从而抑制其生物功能或使其靶向降解 [8]。

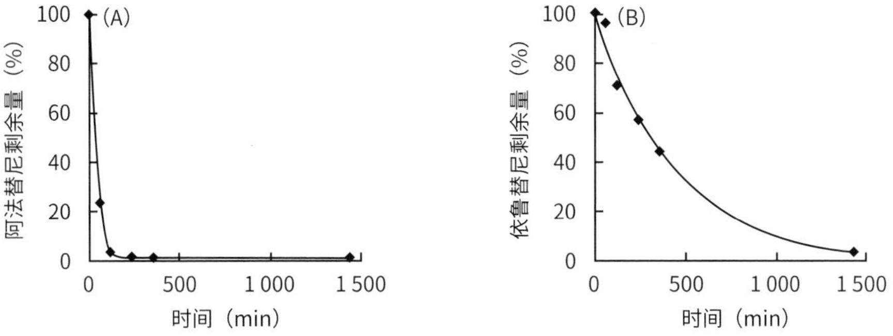

图 10.40　阿法替尼（A）和依鲁替尼（B）分别与 GSH 的化学结合

共价抑制剂往往都含有丙烯酰胺、*β*- 内酰胺等亲电官能团，能与靶蛋白中特定的氨基酸残基发生化学反应，形成共价键。丙烯酰胺能够与靶蛋白上的半胱氨酸簇共价结合，所以常作为亲电基团引入共价抑制剂的结构设计中。如表 10.24 所示，来那替尼（neratinib）、达可替尼（dacomitinib）和泽布替尼（zanubrutinib）都是近年来 FDA 批准的含有丙烯酰胺的共价抑制剂。

表 10.24　3 种含有丙烯酰胺的共价抑制剂

化合物	结构式	用途	上市日期
来那替尼	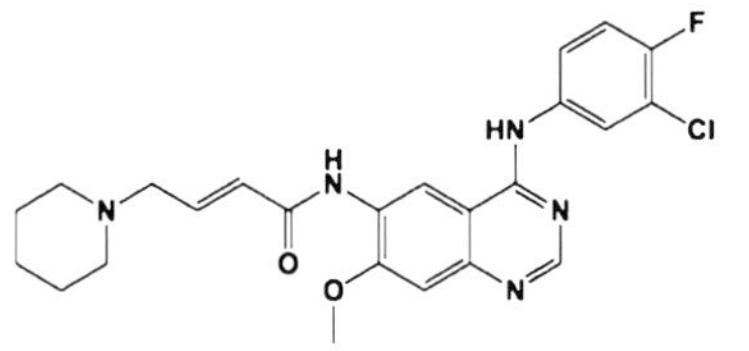	乳腺癌	2017 年
达可替尼	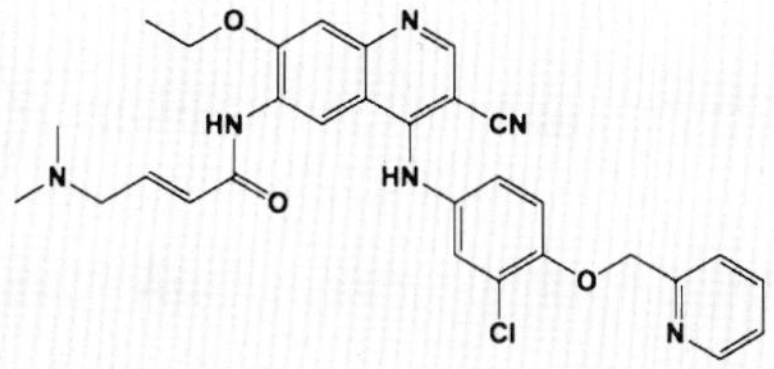	非小细胞肺癌	2018 年
泽布替尼	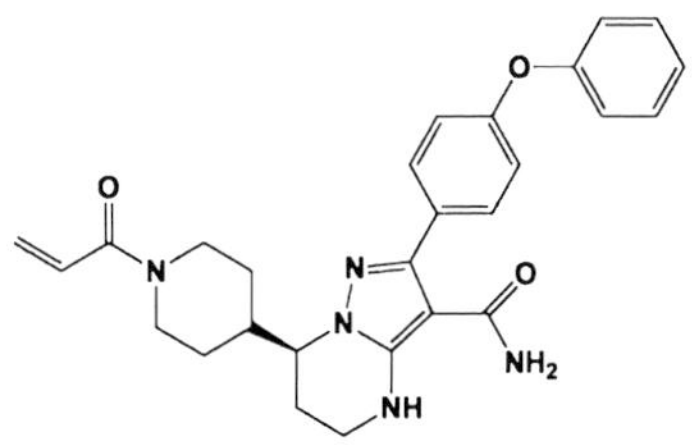	细胞淋巴瘤	2019 年

由于共价抑制剂的活性是治疗成功与否的关键，既不能因活性太强而导致脱靶也不能因活性太弱而无法结合。为了合理地筛选共价抑制剂的活性，可以利用 GSH 上含有半胱氨酸巯基的小分子来模拟体内靶蛋白上的巯基，通过我们建立的 GSH 结合实验模型来评估丙烯酰胺等这类共价抑制剂的“弹头”活性。

2）指导同一系列化合物亲和力的比较：根据 GSH 的化学结合模型能够获得化合物与 GSH 结合的半衰期，该数据可用于结构类似化合物间的亲电能力比较，从而能够指导先导化合物的结构修饰及优化。如图 10.41 所示，化合物 E、F、G、H 是 4 个结构类似物，通过我们实验结果证明该系列 4 个化合物与 GSH 的结合情况有明显的差异，该结果能够为化学家在筛选活性化合物阶段提供科学依据。

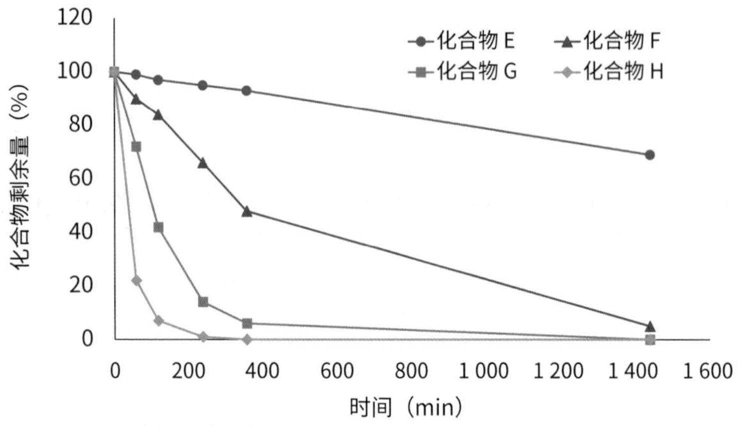

图 10.41 结构类似化合物与 GSH 的化学结合比较

3）指导非酶结合调控下的解毒途径研究：非酶结合能够协同机体解毒，如氨基偶氮染料 MAB 能够氧化脱水与 GSH 化学结合形成偶联物实现解毒作用，见图 10.42[9]。虽然这种完全非酶结合的解毒途径在生物体内并不是主流，但是在本案例中的结合产物高达总胆道偶联物的 20%，说明研究化合物的非酶结合对探究化合物的代谢途径不可或缺。

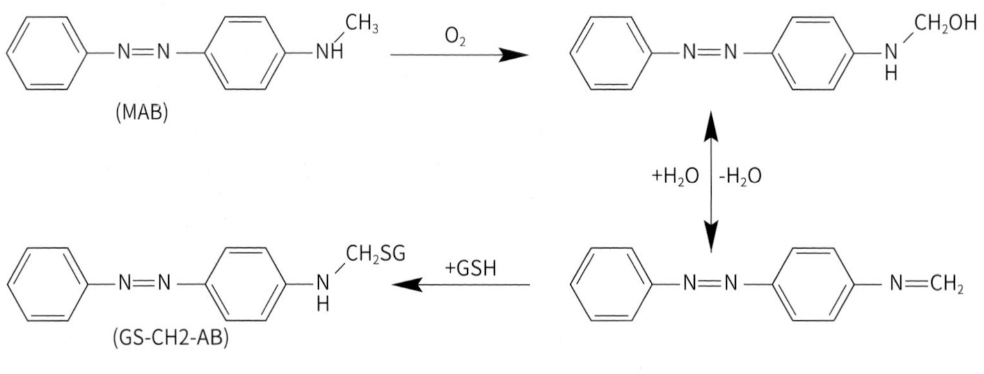

图 10.42 MAB 的体内非酶代谢途径

以上阐述了我们所建立的 GSH 化学结合模型及其应用，该模型有助于筛选与靶蛋白具备一定亲和力的共价抑制剂。当化合物在体内与靶蛋白结合后，其游离的化合物需要被快速清除，从而避免脱靶效应，因此需要建立这类化合物被代谢酶清除的能力的研究模型来评估化合物。下面我们再具体阐述 GSH 酶促结合模型的评估策略及如何与 GSH 化学结合模型共同指导新药的研发。

10.9.3 GSH 的酶促结合模型及其应用

（1）谷胱甘肽 S- 转移酶的结构：谷胱甘肽 S- 转移酶（glutathione S-transferase，GST）是广泛存在于人类细胞中的蛋白酶超家族，以主要亚型酶 GSTA1 为例[10]。GST 主要分成 3 类：胞质 GST、线粒体 GST 和微粒体 GST。胞质 GST 是目前最常用的研究体系，胞质 GST 是由两个亚基构成的同源或异源二聚体，每个亚基分子量为 23～30 kDa，由 199～244 个氨基酸组成，亚基的不同组合形成多种 GST 亚型，主要亚型有 Alpha、Mu 和 Pi，详细亚型分类见表 10.25[11，12]。

表 10.25 主要 GST 的亚型分类

超家族	种类	酶	亚基结构
胞质 GST	Alpha	GST A1-1，GST A2-2，GST A3-3，GST A4-4，GST A5-5	二聚体
胞质 GST	Mu	GST M1-1，GST M2-2，GST M3-3，GST M4-4，GST M5-5	二聚体
胞质 GST	Pi	GST P1-1	二聚体
胞质 GST	Sigma	GST S1-1	二聚体
胞质 GST	Theta	GST T1-1，GST T2-2	二聚体
胞质 GST	Zeta	GST Z1-1	二聚体
胞质 GST	Omega	GST O1-1，GST O2-2	二聚体
线粒体 GST	Kappa	GST K1-1	二聚体

（2）GST 的功能及在研发中的重要性：GST 能通过不同方式在机体内参与调节，对药物代谢和疾病治疗产生影响。具体体现在如下几个方面。首先，GST 能催化内外源物质与 GSH 进行结合，达到代谢和解毒的功效，见图 10.43[13]。其次，GST 能够参与细胞通路的调控，与受体结合抑制 JNK 信号通路，调控细胞的凋亡，如图 10.44 所示[14，15]。除此之外，GST 能协同多药耐药蛋白[4]的作用将 GSH 共轭物排出体外，GST 还参与如类固醇和前列腺素的生物合成[15，16]及酪氨酸分解代谢等生物过程中[17]。

由于很多化疗药物，如顺铂、共价抑制剂等都是 GST 的底物，我们希望这些药物能够在保证药效的情况下，对健康细胞的损伤降到最低。所以，针对 GST 的研究主要分成两个方向，一方面就是筛选出能够被 GST 代谢的化合物，利用 GST 的解毒功效降低化疗药物的毒副作用，但另一方面 GST 在很多肿瘤细胞中会高表达[14，15]，我们希望筛选出代谢适中的化合物，保证药效得以发挥。因此，GSH 的酶促结合反应的建立，将会为化合物在体内的安全性及药效方面的评估提供指导与帮助。

（3）GSH 酶促结合模型的建立及评估策略：我们经过一系列验证成功建立了体外评估 GSH 酶促结合模型。在评估 GST 代谢稳定性实验中，以肝细胞质作为孵育体系，分别选择 4- 硝基苄氯（p-nitrobenzoyl chloride，PNBC）和依他尼酸（ethacrynic acid，EA）作为 GST 的底物和抑制剂[18]。

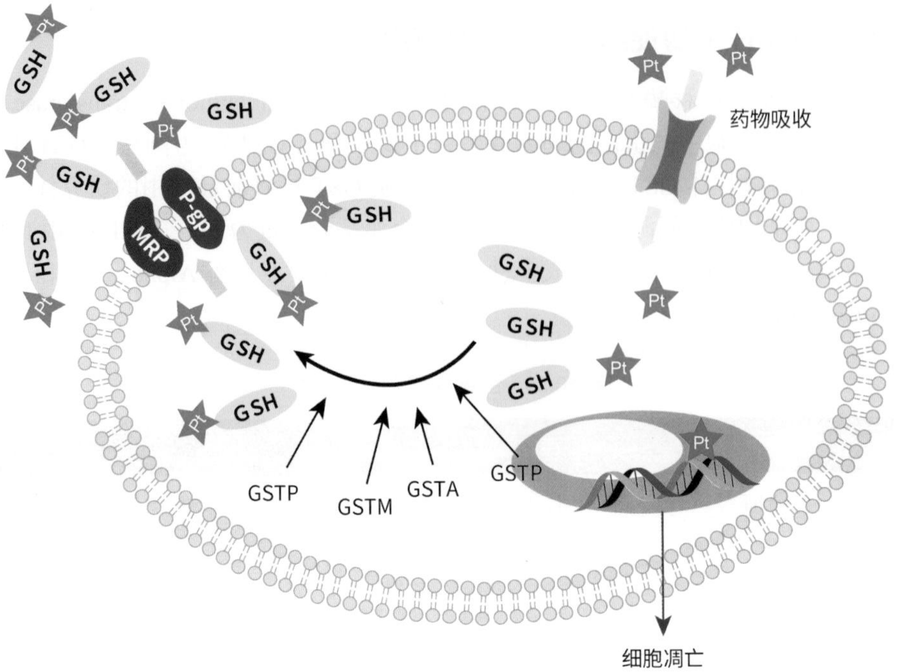

图 10.43　GST 催化作用原理

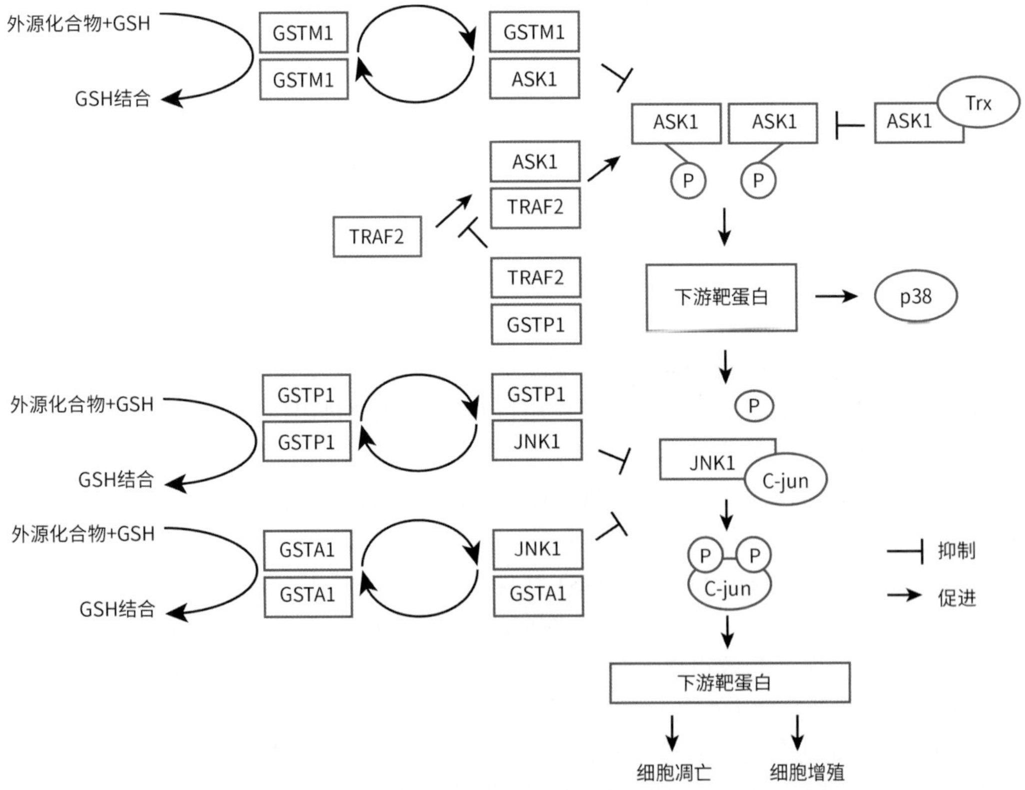

图 10.44　GST 调控细胞通路原理

JNK1，编码 JNK（C-Jun 氨基端蛋白激酶）的基因之一；ASK1，凋亡信号调节激酶 1；TRAF2，肿瘤坏死因子受体相关因子 2；Trx，硫氧还蛋白；p38，丝裂原活化蛋白激酶

肝细胞质中，4- 硝基苄氯的代谢在含不同浓度抑制剂的条件下有明显的差异，如图 10.45 所示。

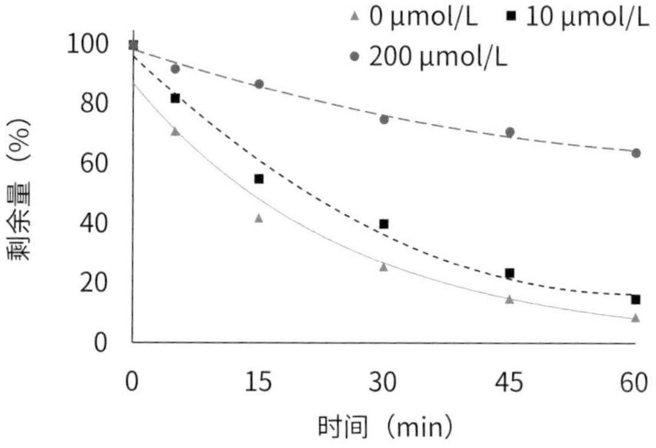

图 10.45 人肝细胞胞质中的依他尼酸浓度筛选

化合物在肝细胞质中经过不同时间的孵育，通过比较在含和不含抑制剂条件下的化合物的代谢趋势从而判断化合物是否是 GST 的底物。在该验证条件下，底物 4- 硝基苄氯的半衰期为 17.4 min，而文献中的半衰期为 15 min，可见相关验证数据与文献中的数据 [19] 高度一致，说明我们所建立的 GST 代谢稳定性实验方案是可行的。

以化合物 A 为例，如图 10.46 所示，在不含有依他尼酸的孵育体系中，化合物的半衰期为 18.7 min，在加入依他尼酸的孵育体系中半衰期大于 145 min，清除速度有明显的降低，说明化合物 A 是 GST 的底物。

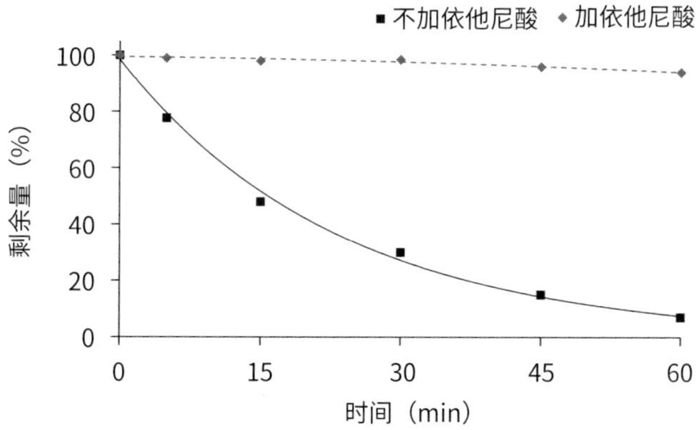

图 10.46 人肝细胞胞质中化合物的代谢

尽管 GST 家族成员起源于同一祖先，但随着基因复制、重组和突变的累积，不同类别的 GST 亚型在催化活性发挥上又表现出底物特异性和功能多样性 [20]。因此，药物代谢在不同个体中可能表现出差异，若需要进一步判断是哪一种亚型进行代谢的，可以采用重组酶的方式进行验证。我们能够提供包括 GSTA1、GSTM1 和 GSTP1 在内的 3 种主要重组酶亚型的代谢稳定性评估策略。

10.9.4 GSH 化学结合及酶促结合模型在新药研发中的综合应用

GSH 化学结合及酶促结合模型统称为 GSH 结合模型，该模型能让我们更精确地解读共价抑制剂研发中的相关数据，我们已经成功建立了高通量、自动化的 GSH 结合模型，快速、高效地为化学家提供数据支持。

案例解析：哌嗪类似物因能够抑制 *KRAS* 致癌基因编码的蛋白质常被人们用于共价抑制剂的开发。由于哌嗪类似物上也含有丙烯酰胺，能够与 GSH 结合，所以研究人员将多个不同结构的哌嗪类似物进行 GSH 化学结合和酶促结合能力的评估，如图 10.47 所示[21]，横坐标代表化合物化学结合的半衰期，纵坐标代表化合物的酶促反应半衰期。研究的目标经我们推测应该聚焦在左上角高亮标出的这部分化合物，因为这部分化合物不仅具有和 GSH 结合的化学活性，同时也能在发挥 GST 解毒能力时不会太快被代谢。目前，研究人员在该筛选方法的帮助下，结合其他实验筛选出全新的 KRAS 抑制剂 MRTX849，其结构式见图 10.48[21]，抑制效果能够高达 94%，有望上市成为第二款 KRAS 抑制剂。之后我们采用商品化合物 MRTX849 进行了一系列验证，其测试结果在图 10.47 的推测范围内。

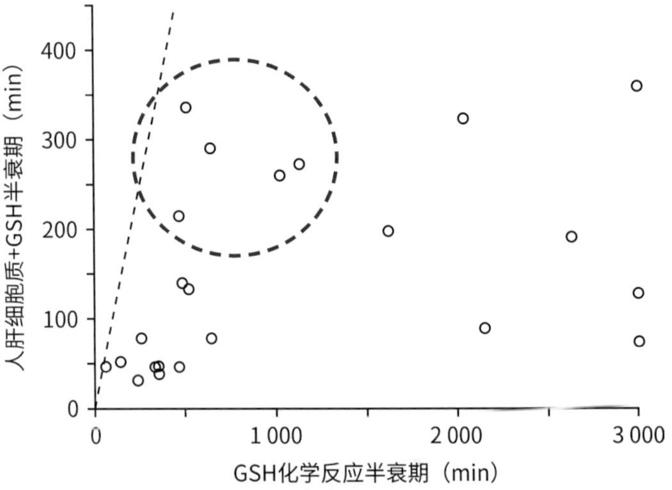

图 10.47　多种哌嗪类似物的酶促与化学结合能力的综合评估

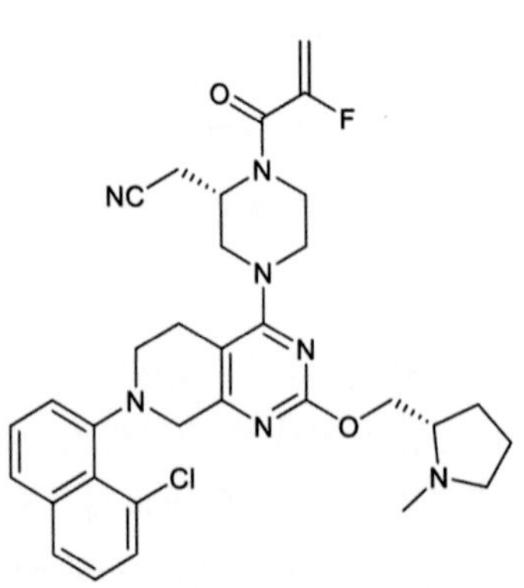

图 10.48　MRTX849 结构式

10.9.5 结语

综上所述，化合物与 GSH 的非酶结合与酶促结合的综合评估能够同时考察共价抑制剂的亲电性及代谢情况，可以更好地解读化合物的性质，为化学家提供指导。目前越来越多研究共价抑制剂的化学家们会选择同时进行 GSH 结合实验及 GST 的代谢稳定性实验，在评估化合物“弹头”活性的同时评估化合物在体内的清除能力以筛选具备合适的反应性和选择性及安全有效的化合物。所以，GSH 结合模型的建立可以评估化合物的活性和安全性，对共价抑制剂的研发具有非常重要的指导意义。

迄今，共价抑制剂研究的靶向氨基酸代表结构如表 10.26 所示 [22]，主要研究的结合位点还集中在半胱氨酸簇上。

表 10.26　共价抑制剂研究的靶向氨基酸代表结构

靶向氨基酸	共价抑制剂
半胱氨酸	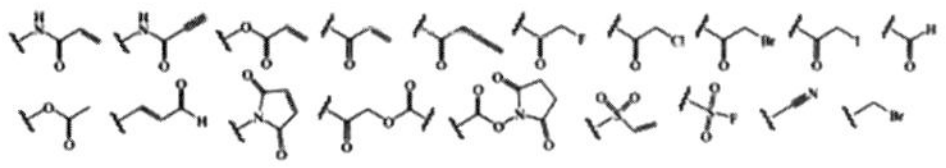
甲硫氨酸	
赖氨酸	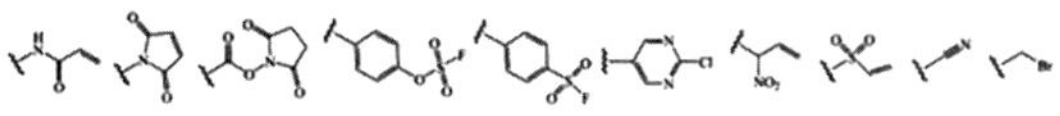
组氨酸	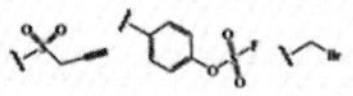
丝氨酸	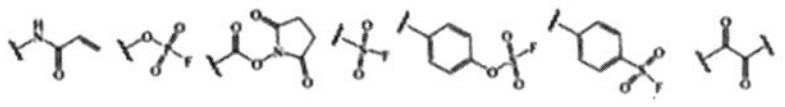
苏氨酸	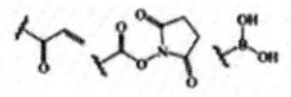
酪氨酸	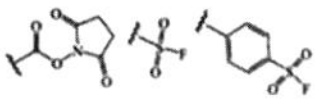

我们也在不断探索新的结合位点结合能力评估模型，其中赖氨酸由于其蛋白质结合位点更多且细胞外也有位点存在，很有可能成为下一靶向氨基酸的研究热点，但赖氨酸的亲电性较低，建立赖氨酸结合实验更具有挑战，我们实验室目前正在建立该方法。

相信随着众多开发与评价共价抑制剂的策略的提出与改进，共价抑制剂必将迎来蓬勃发展并为人类疾病的治疗带来新的希望。

（罗亦歆，秦雷磊，王翔凌，陈根富）

参考文献

[1] 王小巍 , 张红艳 , 刘锐 . 谷胱甘肽的研究进展 . 中国药剂学杂志 , 2019, 17(4): 141−148.

[2] WATANABE T, SAGISAKA H, ARAKAWA S, et al. A novel model of continuous depletion of glutathione in mice treated with L-buthionine(S,R)-sulfoximine. J Toxicol Sci, 2003, 28(5): 455−469.

[3] 代涛，尹志峰，王良友．还原型谷胱甘肽临床应用研究进展．承德医学院学报，2014, 31(5): 432−435.

[4] 樊跃平，于健春，余跃，等．谷胱甘肽的生理意义及其各种测定方法比较、评价．中国临床营养杂志，2003, 11(2): 58−61.

[5] WINTERBOURN C C. Regulation of intracellular glutathione. Redox Biology, 2019, 22: 101086.

[6] 刘爱华．还原型谷胱甘肽的作用机制及其临床应用．中国医药指南，2013, 11(9): 391−393.

[7] SHIBATA Y, CHIBA M. The role of extra-hepatic metabolism in the pharmacokinetics of targeted covalent inhibitors afatinib, ibrutinib, and neratinib. Drug Metab Dispos, 2015, 43(3): 375−384.

[8] LAGOUTTE R, PATOURET R, WINSSINGER N. Covalent inhibitors: an opportunity for rational target selectivity. Curr Opin Chem Biol, 2017, 39: 54–63.

[9] KETTERER B. The role of glutathione nonenzymatic reactions of in xenobiotic metabolism. Drug Metab Rev, 1982, 13(1): 161− 187.

[10] WU B, DONG D. Human cytosolic glutathione transferases: structure, function, and drug discovery. Trends Pharmacol Sci, 2012, 33(12): 656−668.

[11] 杨晨，耿月攀，田然．哺乳动物谷胱甘肽转移酶研究进展．南京师范大学学报，2021, 44(1): 91−98.

[12] HAYES J D, FLANAGAN J U, JOWSEY I R. Glutathione transferases. Annu Rev Pharmacol Toxicol, 2005, 45: 51−88.

[13] SUN L, DONG H, ZHANG W, et al. Lipid peroxidation, GSH depletion, and SLC7A11 inhibition are common causes of EMT and ferroptosis in A549 cells, but different in specific mechanisms. DNA and Cell Biol, 2012, 40(2): 172−183.

[14] PLJESA-ERCEGOVAC M, SAVIC-RADOJEVIC A, MATIC M, et al. Glutathione transferases: potential targets to overcome chemoresistance in soslid tumors. Int J Mol Sci, 2018, 19(12): 3785−3806.

[15] CHO S G, LEE Y H, PARK H S, et al. Glutathione *S*-transferase mu modulates the stress-activated signals by suppressingapoptosis signal-regulating kinase 1. J Biol Chem, 2001, 276(16): 12749−12755.

[16] JAKOBSSON P J, MANCINI J A, RIENDEAU D, et al. Identification and characterization of a novel microsomal enzyme with glutathione-dependent transferase and peroxidase activities. J Biol Chem, 1997, 272(36): 22934−22939.

[17] SHEEHAN D, MEADE G, FOLEY V M, et al. Structure, function and evolution of glutathione transferases: implications for classification of nonmammalian members of an ancient enzyme superfamily. Biochem, 2001, 360(Pt 1): 1–16.

[18] KETTERER B. The role of nonenzymatic reactions of glutathione in xenobiotic metabolism. Drug Metab Rev, 1982, 13(1): 161−187.

[19] CLARKE E D, GREENHOW D T, ADAMS D. Metabolism-related assays and their application agrochemical research: reactivity of pesticides with glutathione and glutathione transferases. Society of Chemical Industry, 1998, 54: 385−393.

[20] BURNS C M, HUBATSCH I, RIDDERSTRO M M, et al. Human glutathione transferase A4-4 crystal structures and mutagenesis reveal the basis of high catalytic efficiency with toxic lipid peroxidation product. J Mol Biol, 1999, 288(3): 427−439.

[21] FELL J B, FISCHER J P, BAER B R, et al. Identification of the clinical development candidate MRTX849, a covalent $KRAS^{G12C}$ inhibitor for the treatment of cancer. Med Chem, 2020, 63(13): 6679−6693.

[22] 王傲雪，裴俊平，王贯，等．靶向特定氨基酸的共价抑制剂研究进展．药学进展，2022, 46(1): 33−46.

11 体内药代动力学研究

11.1 难溶性化合物临床前药代动力学制剂优化策略

高疏水性、低水溶性逐渐成为先导化合物、候选化合物及上市药物的共同特征。尤其对于新分子类型，其难溶性化合物占比可能进一步上升。化合物的低溶解度使其难以在肠道被吸收，导致其生物利用度低，使得化合物的药效和毒理等性质不能被准确评估，是临床前候选化合物研发过程的“拦路虎”。临床前研究阶段，候选化合物的数量众多，因此临床前药代动力学研究的制剂优化需要匹配的策略和方案。在体内实验中，还需要保证制剂配方对于实验动物的安全可耐受性。本节我们将从组合溶媒选择和减小粒径的角度出发，介绍如何进行难溶性化合物临床前药代动力学研究制剂优化，加速药物研发进度。

11.1.1 难溶性化合物在药物研发中占比很高

生物制药分类系统（biopharmaceutics classification system，BCS）是基于药物的溶解性和渗透性对所有药物进行科学分类的系统，共分为 4 类：高溶解性和高渗透性（Ⅰ类）、低溶解性和高渗透性（Ⅱ类）、高溶解性和低渗透性（Ⅲ类）和低溶解性和低渗透性（Ⅳ类）。其中，Ⅱ类和Ⅳ类为低溶解性药物（图 11.1）。

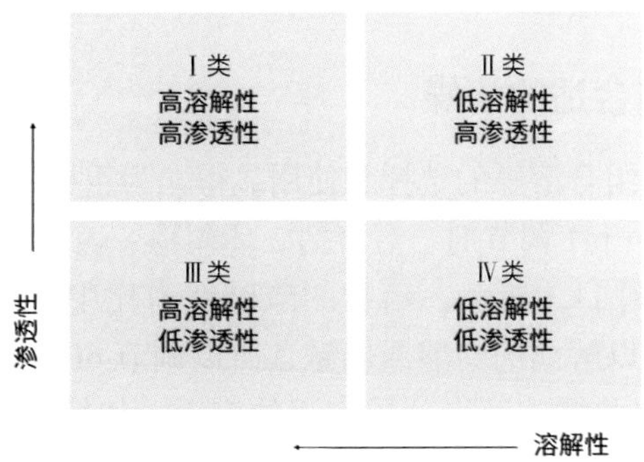

图 11.1　生物制药分类系统[1]

由图 11.2 我们可以看出，在新化学实体（new chemical entitiy，NCE）阶段难溶性的Ⅱ类和Ⅳ类化合物占比达 90%。在我们开展临床前试验时，化合物常常表现出难溶性的特点，因此需要进行临床前制剂优化以进行进一步的药代动力学研究。

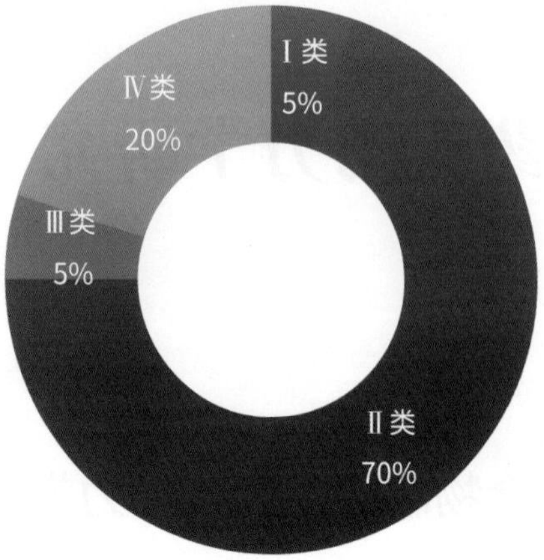

图 11.2　难溶性化合物在新化学实体阶段占比 [2]

对于这种趋势的出现，化学家提出了多种假设。而真正的原因是多方面的。化学家通过修饰化合物结构，追求化合物的高药效。加上考虑受体结合、靶点与细胞内信号通道、脂质架构、高亲脂性的内源性配体，只会增加对高亲脂性、低水溶性候选化合物进入靶点并与靶点相互作用的需求。

11.1.2　如何提高难溶性化合物的体内吸收

难溶性化合物的体内吸收差一方面导致动物体内暴露量低，另一方面剂量范围探索试验中导致暴露量不能和剂量形成良好的线性关系，困扰着药代动力学实验的进行和 IND 实验的开展。从制剂的角度解决的方法主要有 3 种。

（1）选用合适的溶媒。

（2）减小粒径，提高溶出速度。

（3）新剂型的应用，如固体分散体、脂质体、自乳化药物传递系统（self-emulsifying drug delivery system，SEDDS）等。

本节主要探讨前两种方法。

11.1.3　如何选用合适的溶媒

提高药物的溶解度，组合溶媒的选择和使用显得尤为重要。目前，增加溶解度使用的溶剂的种类主要有 5 大类：pH 调节剂、潜溶剂、环糊精、表面活性剂和脂类。

（1）pH 调节剂：如图 11.3 所示，药物的酸碱性占比中，酸性占比 20%，碱性占比 75%。多数药物分子是可以解离的弱酸或弱碱，所以调节 pH 是使难溶性药物解离的一种简单有效的增溶方法。因此缓冲液得到了广泛的应用，如柠檬酸缓冲液（citrate buffer）、乙酸缓冲液（acetic acid buffer）、磷酸缓冲液（phosphate buffer solution，PBS）等。不同的给药途径对 pH 有不同的限定。通常口服制剂给药的 pH 应为 2 ～ 11，不过 pH 为 4 ～ 8

的制剂更常见，其刺激性较小。静脉给药的 pH 相对缩小，以减小对血管的刺激，应在 3 ～ 9 的范围内。

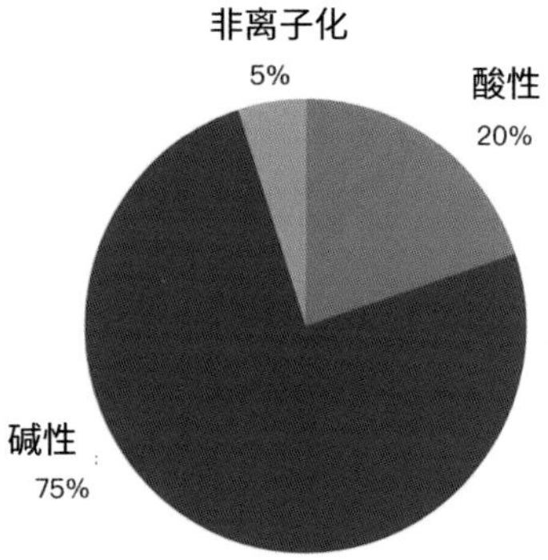

图 11.3　药物酸碱性占比 [3]

（2）潜溶剂：潜溶剂不同于增溶剂和助溶剂，它主要是提高混合溶剂溶解度，根据不同的溶剂对药物分子的不同结构具有特殊亲和力的原理（图 11.4），使药物在某一比例时达到最大溶解度。常用的潜溶剂有二甲基亚砜、甲基 -2- 吡咯烷酮、二甲基乙酰胺、乙醇、聚乙二醇、丙二醇等。由于潜溶剂处方的安全性，在美国 FDA 批准的注射剂中，有 10% 应用了潜溶剂，这类处方不但能显著增加某些药物的溶解度，还可以减少一些药物在溶液中的水解反应，增加其制剂稳定性。使用潜溶剂增溶可以通过增加有机溶剂的比例达到溶解度要求，但使用比例过高会产生很多不良反应，所以使用量需要控制在一定的范围内。

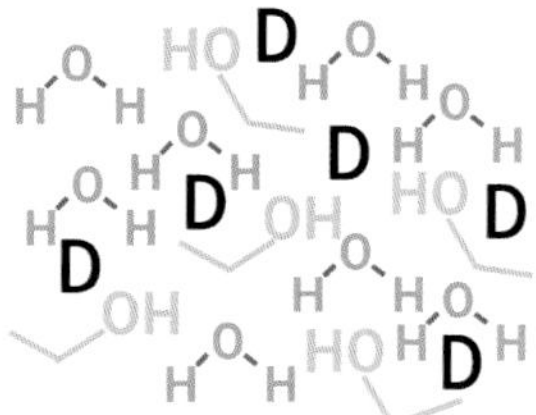

图 11.4　潜溶剂的作用原理

（3）环糊精：环糊精（cyclodextrin，CD）被广泛应用于难溶性药物的增溶，其独特的笼状结构可以形成主客分子复合物，非极性药物分子位于非极性的笼状结构内部，环糊精外部的多羟基与极性的水分子亲和力强，从而有增溶效果。作为药物的增溶剂最常用的是两种 β- 环糊精的衍生物：羟丙基 -β- 环糊精（hydroxypropyl-β-cyclodextrin，HP-β-CD）（图 11.5）和磺丁基 -β- 环糊精（sulfobutylether-β-cyclodextrin，SBE-β-CD），其优点是提高药物的稳定性、水溶性、安全性，以及降低肾毒性、缓和药物溶血性、控制药物释放速率、掩盖不良气味等，是目前被美国 FDA 批准的仅有的两种可注射型环糊精辅料。

（4）表面活性剂：表面活性剂通过形成胶束来增加非极性药物在水中的溶解度；同时由于药物在胶束中与水分子的接触减少，增加了稳定性；在含蛋白质的制剂中还可以减少蛋白质的降解（图 11.6）。传统的表面活性剂有吐温 80、聚氧乙烯蓖麻油等；新型的表面活性剂有甘油酯 44/14、聚乙二醇硬脂酸酯 15（solutol HS-15）。

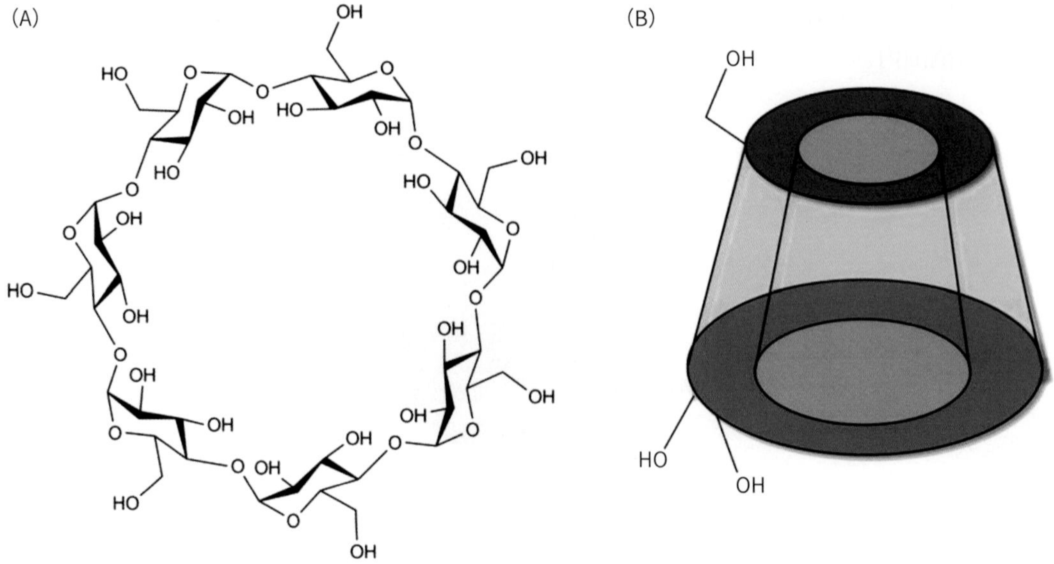

图 11.5　羟丙基 -β- 环糊精的结构（A 为分子结构，B 为立体结构）

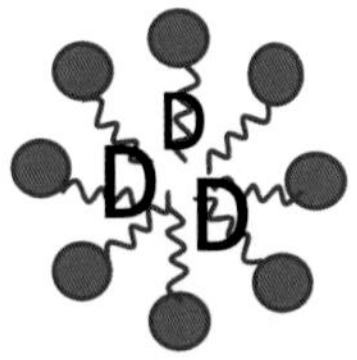

图 11.6　表面活性剂包裹药物

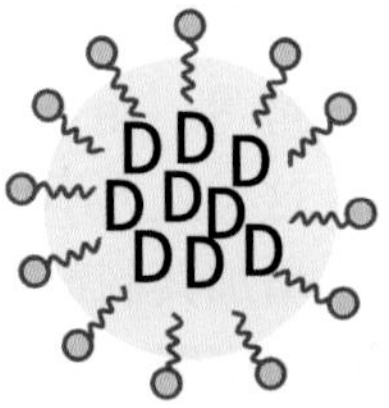

图 11.7　脂类包裹药物

（5）脂类：脂类可以有效地帮助脂溶性强的化合物溶解，常用的有油类、辛酸 / 癸酸甘油三酯等（图 11.7）。

脂质体给药系统（liposomal drug delivery system，LDDS）是一种能成功提高脂溶性药物在制剂中溶解度的方法，更重要的是使药物在胃肠道中可以正常吸收和提高生物利用度。常用的脂质辅料有丙二醇二辛酸癸酸酯（labrafac PG）、单亚油酸甘油酯（Maisine® CC）和二乙二醇单乙醚（transcutol® HP）等。脂质辅料已被证明可用于生物制剂分类系统Ⅱ类药物，并很有潜力用于Ⅲ类和Ⅳ类药物，因为它们能够提高药物在制剂中的溶解度，使药物在胃肠道中保持溶解状态，脂质辅料体内可以被消化和吸收，这个协同作用亦有利于药物吸收，脂质辅料的消化过程使药物保持溶解状态。脂质辅料在制剂中溶解药物，并使药物进入体内，暴露在水性体系后仍保持溶解状态，这一点是至关重要的。

对于脂质辅料处方，药物的生物利用度提高的方式为中等链段长度的油脂（$C < 12$）促进药物通过肠上皮的渗透，直接扩散到血管中；长链（$C \geqslant 12$）的不饱和油脂刺激乳糜微粒分泌，通过淋巴途径增加药物吸收，避免肝脏的首过效应。脂质基质制剂可促进低水溶性药物吸收或提高生物利用度，其机制如图 11.8 所示。

现在，亲脂性化合物采用的热点制剂自乳化药物传递系统[4]，助溶剂 / 表面活性剂 / 油脂类的不同比例、动物种属的耐受量、给药途径、食物等变量的综合因素，以及体外模拟测试评估方法，都已有临床前制剂筛选决策树和成功应用的案例。

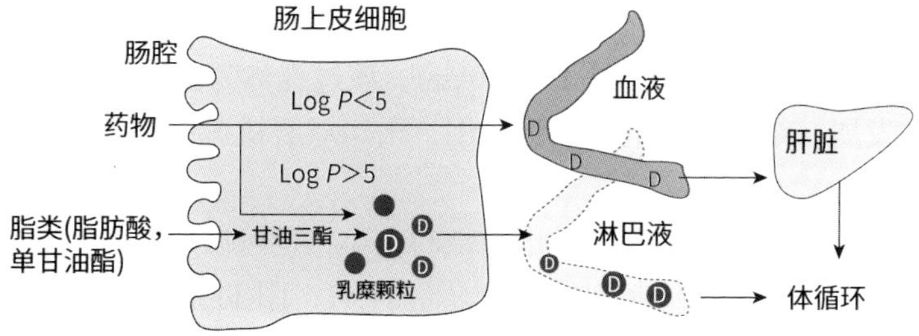

图 11.8 低水溶性药物从脂质基质制剂吸收的机制示意图[3]

注：包括脂质基质制剂促进低水溶性药物吸收或生物利用度的机制示意图

合理使用以上 5 大类组合溶媒可以有效提高药物的溶解性。增溶方法中，潜溶剂、环糊精及表面活性剂是最常用的，可以结合 pH 调节，增溶效果显著。

11.1.4 减小粒径以提高溶出速度

减小化合物的粒径，增加其比表面积（比表面积是指单位质量物料所具有的总面积，图 11.9），可以提高难溶性化合物的溶出速率。溶出速率（dissolution rate）是指在一定温度下，单位时间药物溶解进入溶液主体的量，溶出速率取决于溶剂与溶质分子之间的引力及溶质分子在溶剂中的扩散速率。固体药物的粒径变小，比表面积增大，较大的比表面积增加药物与溶剂相互作用而增加溶解度。所以通过减小粒径得到微粉化制剂或纳米制剂，可以提高难溶性化合物的生物利用度。

常用的减小粒径的方法包括研钵研磨、超声波破碎、超高速匀浆和球磨（常用仪器见图 11.10）。

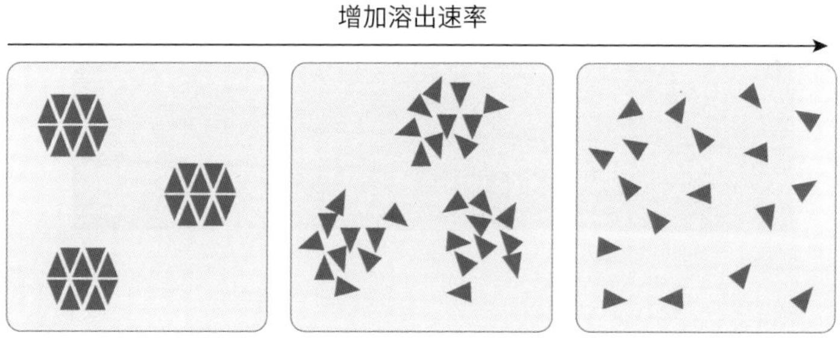

图 11.9 粒径减小后比表面积增大

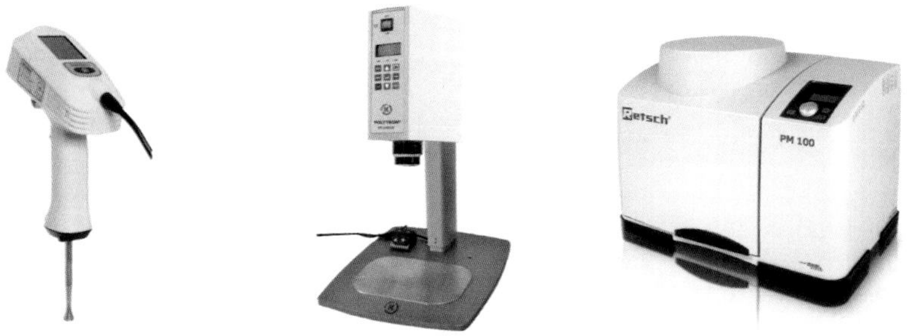

图 11.10 减小粒径的常用仪器

传统上，小颗粒是通过自上而下的方法获得。例如，研钵研磨、超声波破碎和超高速匀浆可以得到微米级小颗粒，直径是 1 ～ 10 μm，该过程称为微粉化。

随着技术的发展，结合稳定剂的广泛应用，采用球磨机可以生产更小的纳米颗粒，尺寸为 200 ～ 500 nm。

我们可以通过偏光显微镜准确测量出颗粒的大小，也可以通过粒径分布仪检测纳米制剂的粒径分布情况，有效地评估制剂的质量（图 11.11，图 11.12）。

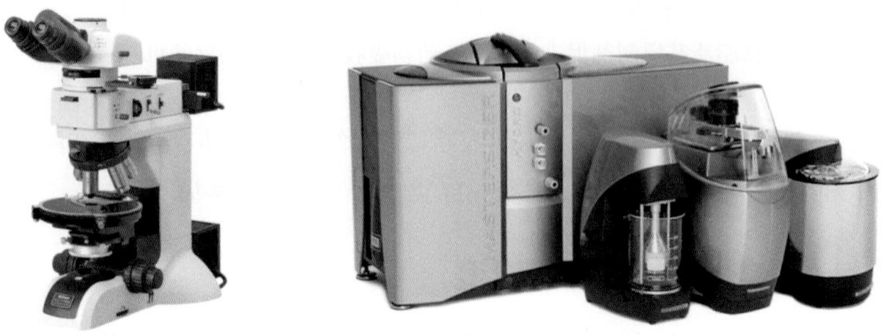

图 11.11　偏光显微镜与粒径分布仪

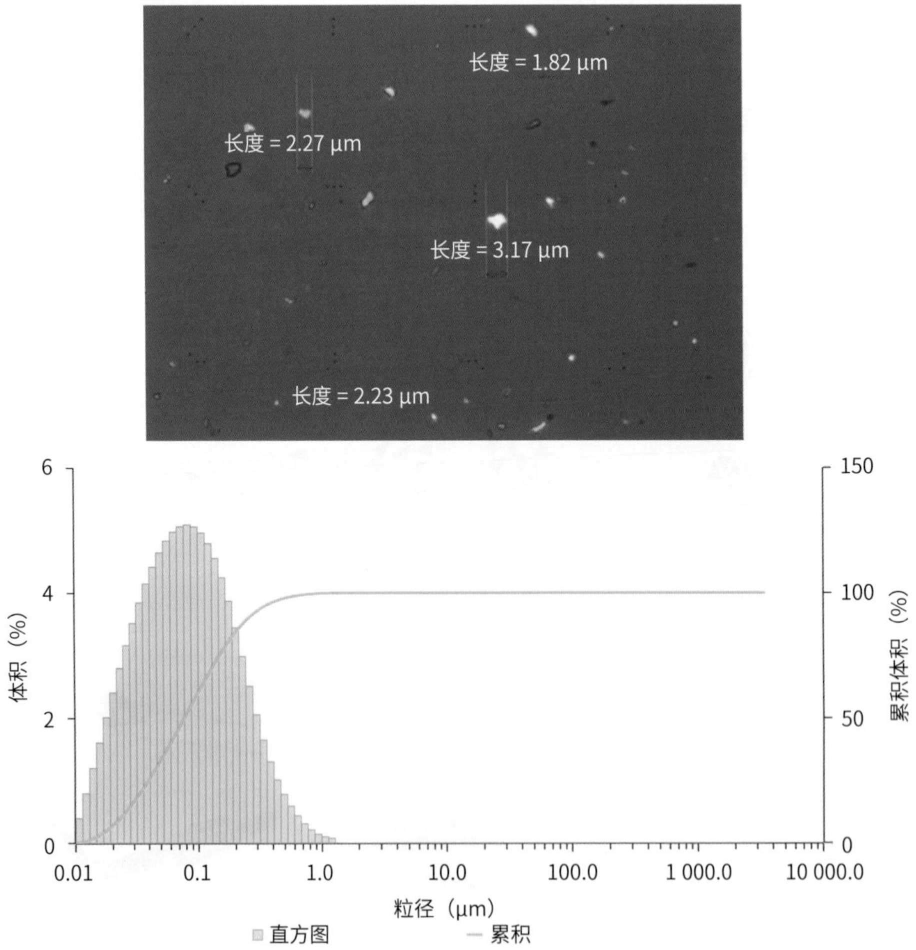

图 11.12　偏光显微镜检测结果图与粒径分布仪检测结果图

11.1.5 结语

溶解度是药物重要的理化性质，通过制剂优化策略提高溶出，需要根据化合物的性质、动物种属、给药方式、给药体积设计出可耐受的溶媒组方，同时依据体外模拟试验、制剂的稳定性、制剂溶解度等参数，最终推选出最优的组合溶媒，用于动物实验。

（陈雨，张超，刘守桃）

参考文献

[1] WILLIAMS H D, TREVASKIS N L, CHARMAN S A, et al. Strategies to address low drug solubility in discovery and development. Pharmacol Rev, 2013, 65(1): 315−499.

[2] KU M S. Use of the biopharmaceutical classification system in early drug development. AAPS J, 2008, 10(1): 208−212.

[3] 克恩斯, 邸力. 类药性质：概念、结构设计与方法：从ADME到安全性优化. 钟大放等译. 北京：科学出版社, 2011: 44.

[4] LEONAVICIUTE G, BERNKOP-SCHNÜRCH A. Self-emulsifying drug delivery systems in oral (poly) peptide drug delivery. Expert Opin Drug Deliv, 2015, 12(11): 1703−1716.

11.2 无菌动物在肠道微生物研究中的应用

药物的安全性和有效性是临床治疗中重要的关注点，有研究表明，人体微生物与药物的治疗效果及不良反应具有显著的相关性[1]。随着人类基因组计划的完成，科学家意识到解密人类基因组并不能完全揭秘人类疾病和健康之间的关系。2007年底正式启动实施“人类微生物组计划”（human microbiome project，HMP），该计划不但促进了药物微生物组学的产生与发展，而且促使药物微生物组学成为当前生命科学研究领域的热点之一。药物微生物组学主要研究方向是微生物的差异是如何影响药物在体内的吸收、分布、代谢、排泄和毒性[2]。

肠道菌群在维持体内健康方面起着至关重要的作用。越来越多的研究表明，肠道菌群的变化和紊乱可能与各种疾病的发生有着密切的联系。近年来，肠道微生物已成为各领域备受瞩目的研究焦点之一。无菌动物模型是研究宿主与微生物在健康和疾病相关性中最重要的实验模型之一[3]。本节主要介绍无菌动物模型及其在肠道微生物研究中的重要性，以期加速肠道微生物相关研究的发展。

11.2.1 一个有趣的研究

2013年，Vanessa K Ridaura等在*Science*上发表了一个很有趣的研究成果，在相同饮食的条件下，肥胖会受到肠道微生物的影响。作者挑选了4对成年双胞胎，双胞胎中一人是瘦的，一人是胖的。将双胞胎粪便中的微生物群移植到无菌（germ-free，GF）小鼠体内，这些喂饲了低脂高纤饲料的无菌小鼠，体形也随之发生了变化。实验结果显示，移植了胖人微生物的无菌小鼠，体重显著增加，变成了一只胖鼠，这个现象说明肥胖可以通过肠道微生物从人“传染”给小鼠。接着，研究人员将移植了双胞胎微生物的无菌小鼠进行合笼饲养，发现了一个很有趣的结果，移植了瘦人微生物的小鼠能抑制移植了胖人微生物小鼠的增重现象，使移植了胖人微生物的小鼠变瘦了[4]。由于啮齿类动物有食粪的习性，在合笼饲养的过程中，存在于他们体内的微生物会互相影响。越来越多的研究表明，肠道微生物与肥胖之间有着直接的因果关系。这个研究也证明了肠道微生物是影响体重变化的重要因素之一。

11.2.2 肠道微生物和无菌动物的介绍

（1）肠道微生物：成年人的肠道中存在着超过 100 万亿的微生物[5]。越来越多的证据表明，肠道微生物在促进健康方面发挥着重要作用。肠道微生物是维持体内平衡的关键因素之一，很多科学家将肠道微生物称为人体的另一个“器官”。其功能几乎影响着人体的每个器官，如大脑发育和行为、肝功能等[6]。

（2）无菌动物的发展及分类

1）无菌动物的发展：无菌动物发展至今，已有一百多年的历史。1963 年，生物学家朱利安·赫胥黎（Sir Julian Sorell Huxley）在一次关于人类未来的研讨会上提出“无菌的世界是荒谬的，不可能存在的”的观点[7]，并由此引发了很大的争议。在 1885 年左右，确立了在没有微生物存在的情况下，动物也是可以生存的[8]。

2）无菌动物的分类：实验动物按照微生物的控制程度，可分为表 11.1 中的 4 个等级[9]。其中，无菌动物是指通过现有检测技术在体表及体内无法检出任何微生物的实验动物。无菌动物的肝脏、心脏、脾脏较无特定病原体动物轻。在代谢生理方面，无菌动物因为长期缺乏外来抗原刺激，整个免疫系统处于休眠状态，免疫系统应答较弱。无菌动物因盲肠巨大而导致生殖能力低，但寿命较无特定病原体动物长 1/3，代谢周期也较长[10]。

表 11.1　实验动物微生物控制等级分类

等级分类	饲养方法	说明
清洁动物（clean，CL）	屏障环境	不携带对动物危害大的病原体
无特定病原体动物（specific pathogen free，SPF）	屏障环境	不携带潜在感染或条件致病的病原体
悉生动物（gnotobiotics，GN）	隔离环境	携带已知、特定微生物
无菌动物（germ-free，GF）	隔离环境	无法检测出任何微生物

（3）无菌动物的建立：在没有无菌动物之前，科学家尝试用抗生素使实验动物达到暂时无菌的状态，这些动物被定义为伪无菌动物。然而，因为没有统一的实验方案，抗生素仅能抑制 10% ～ 25% 的肠道微生物[11]。另外，抗生素存在潜在脱靶效应，微生物消除效果不确定性较多，实验重复性不高。而无菌动物的特点就是需要整个过程处于无菌状态，

可以通过无菌胚胎移植或无菌宫剖的方法获得。图 11.13 是无菌宫剖产生无菌小鼠的示意图。

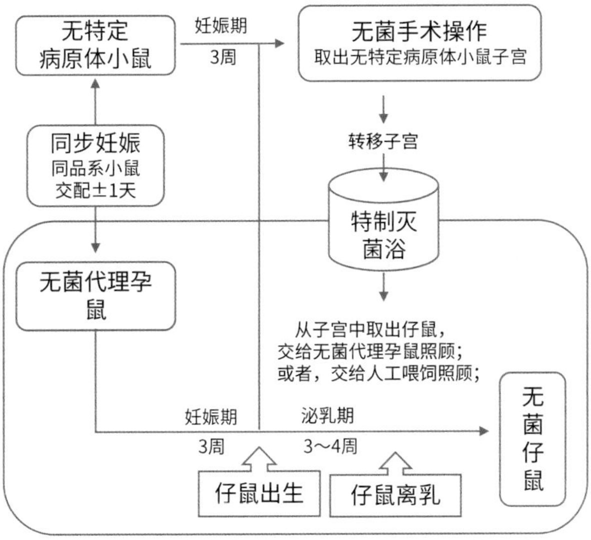

图 11.13　无菌宫剖产生无菌小鼠的示意图[12]

获得无菌动物后，在饲养过程中还需要保证完全无菌的环境。使用聚氨酯材料制备的弹性薄膜隔离器，有助于防止意外刺穿或撕裂造成的包内污染；使用空气过滤器以保证包内无菌的环境；进入包内的物品均需要高温灭菌后方可进行传递。并按照图 11.14 的流程进行无菌包的搭建及消毒，以此保证无菌包及后期实验的环境无菌。在此期间，每周需要送检一次环境样本，根据 PCR 和培养法两种检测方法（图 11.15）显示结果皆为阴性。

通过系列方法开发和实践，团队已具备对无菌动物进行口服、腹腔注射、皮下注射和肌内注射 4 种给药能力，选用颌下采血的方式进行采血操作，并且可以采集常规品系小鼠（CD1、BALB/c、C57BL/6J 等）各种组织和器官。

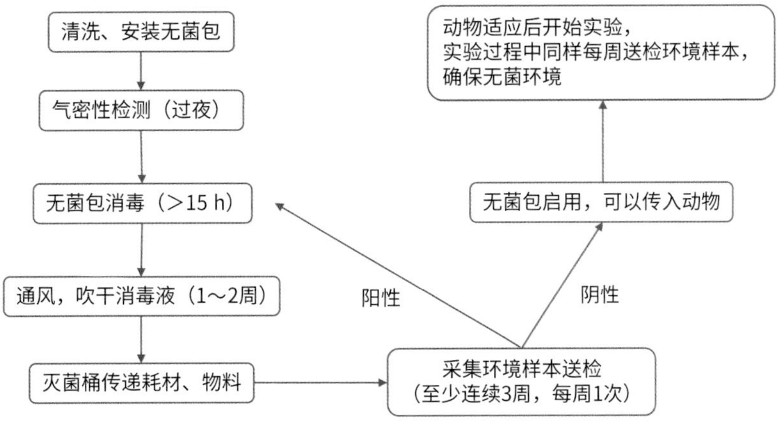

图 11.14　无菌隔离包检测流程图

隔离包编号	样品信息	结果
隔离包 1 ～ 36	混合物（饲料 / 垫料 / 水 / 粪便 / 皮毛 / 环境混合物）	阴性
隔离包 2 ～ 33	混合物（饲料 / 垫料 / 水 / 粪便 / 皮毛 / 环境混合物）	阴性

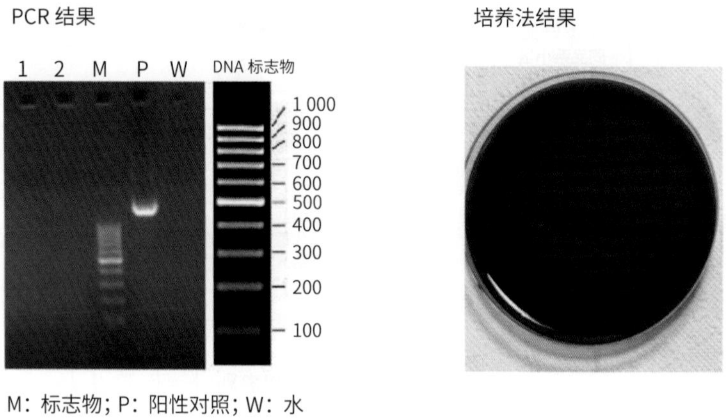

图 11.15　无菌隔离包检测结果

11.2.3　无菌动物对药物代谢的影响

肠道微生物通过肠肝轴，有直接和间接两种不同的机制影响药物代谢。直接机制是微生物对药物的代谢，包括水解或还原反应等。间接机制是微生物代谢物影响宿主受体和信号通路。例如，肠道微生物将初级胆汁酸转换成可被肝脏重吸收的次级胆汁酸，激活 PXR 受体，增加 CYP3A 的表达 [13]。据文献报道，肠道微生物的缺失可直接影响代谢酶和转运体 mRNA 的表达，尤其是 CYP3A 在无菌动物中有显著的下降（表 11.2）。CYP3A 参与 50% 的上市药物的代谢。

表 11.2　无菌动物与普通动物体内代谢酶和转运体变化量的比较

	无菌小鼠（*vs.* 普通小鼠）[14]	无菌小鼠（*vs.* 普通小鼠）[15]			无菌小鼠（*vs.* 无特定病原体小鼠）[16]	万古霉素和多黏菌素 B 小鼠（*vs.* 溶媒控制）[16]	无菌小鼠（*vs.* 无特定病原体小鼠）[17]
动物品系	无菌 C57BL/6J	90 天 雄性 无菌 C57BL/6J/UNC			10 周龄 雄性 无菌 C57BL/6NCr	10 周龄 雄性 C57BL/6NJcl	10 周龄 雄性 无菌 BALB/cAJcl
测试方法	RNA 测序	RNA 测序 QPCR	LC-MS/MS 蛋白质定量	西方染色法	LC-MS/MS 蛋白质定量	LC-MS/MS 蛋白质定量	化学荧光分析
CYP1A2	增加 51%	增加 97%	–	–	降低 35%	–	–
CYP2B10	降低 57%	降低 31%	–	–	降低 96%	降低 56%	–
CYP2C	增加 74%（CYP2C38）	增加 126%（CYP2C40）	–	–	降低 73%（CYP2C29）	降低 37%（CYP2C29）	增加 50%

（续表）

	无菌小鼠（vs. 普通小鼠）[14]	无菌小鼠（vs. 普通小鼠）[15]			无菌小鼠（vs. 无特定病原体小鼠）[16]	万古霉素和多黏菌素 B 小鼠（vs. 溶媒控制）[16]	无菌小鼠（vs. 无特定病原体小鼠）[17]
CYP2E1	–	增加 114%	–	–	–	–	–
CYP3A	降低 87%	降低 90%（CYP3A11）	降低 87%（CYP3A11）	降低 81%（CYP3A11）	降低 83%（CYP3A11）	降低 89%（CYP3A11）	降低 87%
CYP4A10	增加 200%	增加 267%	增加 142%	–	–	–	–
CYP4A14	增加 202%	增加 454%	–	增加 520%	–	–	–
UGT	无变化（UGT1A1）	无变化（UGT2B35）	–	–	–	–	增加 35%
Ces2	降低 39%（Ces2a）	–	–	–	降低 54% ~ 69%	–	–
OATP1A1	无变化	无变化	–	–	降低 64%	–	–
OATP1B2	增加 61%	增加 120%	–	–	–	–	–
OATP2B1	无变化	增加 154%	–	–	–	–	–
BCRP1	无变化	–	–	–	降低 57%	降低 51%	–

在内部验证实验中，使用无菌小鼠和无特定病原体小鼠进行对比实验，采集肝脏匀浆后，检测肝脏中 CYP3A 的 mRNA 和蛋白的表达及相关酶的活度。实验结果表明，CYP3A 在无菌动物体内的表达显著下降。说明肠道微生物的缺失对 CYP3A 表达有很大的影响。

11.2.4 无菌动物的应用

（1）微生物定植。若在体外试验中发现某种微生物对药物代谢有影响，可以定植该微生物到无菌动物体内，并通过体内药代动力学实验，量化体内微生物对药物代谢的作用，如悉生动物模型。

（2）辅助开发特异性前药。例如，伊立替康是治疗溃疡性结肠炎的药物，经过微生物代谢后在结肠起治疗作用。

（3）无菌动物与转基因动物相结合，研究基因和微生物的相互关系。

例如，将无特定病原体动物无菌化，可以比较肠道微生物有无对靶基因表达的影响。也可以将转基因无特定病原体动物与无菌动物进行对比，探究肠道微生物对药物代谢酶或转运体机制的影响。如图 11.16 所示，代谢酶 CYP3A 会受到 *PXR* 基因的调控，有研究人员猜测 CYP3A 也会受到肠道微生物的调控。研究人员将敲除 *PXR* 基因的动物与无菌动物做比较，发现两者的体内药代动力学实验结果是保持一致的，说明该通路也受肠道微生物的控制。

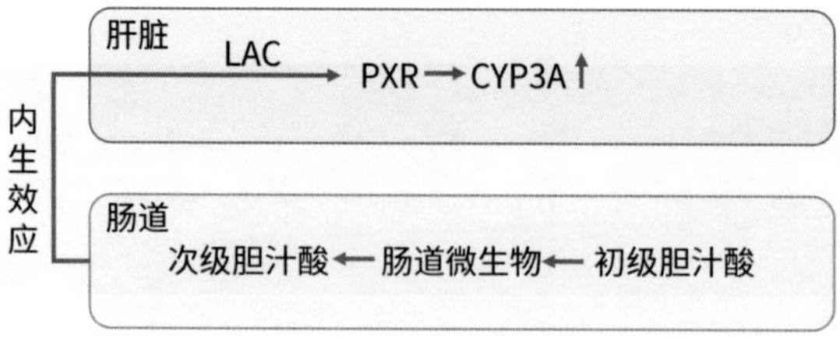

图 11.16 微生物代谢胆汁酸的通路之一[18]
LAC：Lithocholic acid，一种疏水性的次级胆汁酸

11.2.5 结语

肠道微生物与人类健康密切相关，但目前对于肠道微生物的研究仍只是冰山一角。对于肠道微生物的功能及与疾病的关系需要进一步的研究。将无菌动物作为药物和靶基因的筛选工具，为药物安全性评估及解析疾病发展过程提供更多可能。

（林丹清，焦梓荣，董轩，冯全利，汤城）

参考文献

[1] GRANOWITZ E V, BROWN R B. Antibiotic adverse reactions and drug interactions. Crit Care Clin, 2008, 24(2): 421−442.

[2] Integrative HMP (iHMP) Research Network Consortium. The integrative human microbiome project. Nature, 2019, 569(7758): 641−648.

[3] UZBAY T. Germ-free animal experiments in the gut microbiota studies. Curr Opin Pharmacol, 2019, 49: 6−10.

[4] RIDAURA V K, FAITH J J, REY F E, et al. Gut microbiota from twins discordant for obesity modulate metabolism in mice. Science, 2013, 341(6150): 1241214.

[5] KITAMOTO S, NAGAO-KITAMOTO H, HEIN R, et al. The bacterial connection between the oral cavity and the gut diseases. J Dent Res, 2020, 99(9): 1021−1029.

[6] AL-ASMAKH M, ZADJALI F. Use of germ-free animal models in microbiota-related research. J Microbiol Biotechnol, 2015, 25(10): 1583−1588.

[7] KIRK ROBERT G. “Life in a germ−free world”: isolating life from the laboratory animal to the bubble boy. Bull Hist Med, 2012, 86(2): 237−275.

[8] KENNEDY E A, KING K Y, BALDRIDGE M T. Mouse microbiota models: comparing germ-free mice and antibiotics treatment as tools for modifying gut bacteria. Front Physiol, 2018, 9: 1534.

[9] 中华人民共和国国家质量监督检验检疫总局，中国国家标准化管理委员会．实验动物微生物学等级及监测（GB 14922. 2−2011），2011.

[10] THOMPSON G R, TREXLER P C. Gastrointestinal structure and function in germ-free or gnotobiotic animals. Gut, 1971, 12(3): 230−235.

[11] LUNDBERG R, TOFT M F, AUGUST B, et al. Antibiotic-treated versus germ-free rodents for microbiota transplantation studies. Gut Microbes, 2016, 7(1): 68−74.

[12] PEREZ-MUÑOZ M E, ARRIETA M C, RAMER-TAIT A E, et al. A critical assessment of the "sterile womb" and "in utero colonization" hypotheses: implications for research on the pioneer infant microbiome. Microbiome, 2017, 5(1): 48.

[13] KENNEDY E A, KING K Y, BALDRIDGE M T. Mouse microbiota models: comparing germ-free mice and antibiotics treatment as tools for modifying gut bacteria. Front Physiol, 2018, 9: 1534.
[14] DEMPSEY J L, CUI J Y. Microbiome is a functional modifier of P450 drug metabolism. Curr Pharmacol Rep, 2019, 5(6): 481−490.
[15] SELWYN F P, CUI J Y, KLAASSEN C D. RNA-seq quantification of hepatic drug processing genes in germ-free mice. Drug Metab Dispos, 2015, 43(10): 1572−1580.
[16] SELWYN F P, CHENG S L, BAMMLER T K, et al. Developmental regulation of drug-processing genes in livers of germ-free mice. Toxicol Sci, 2015, 147(1): 84−103.
[17] KUNO T, HIRAYAMA-KUROGI M, ITO S, et al. Effect of intestinal flora on protein expression of drug-metabolizing enzymes and transporters in the liver and kidney of germ-free and antibiotics-treated mice. Mol Pharm, 2016, 13(8): 2691−2701.
[18] TOGAO M, KAWAKAMI K, OTSUKA J, et al. Effects of gut microbiota on in vivo metabolism and tissue accumulation of cytochrome P450 3A metabolized drug: Midazolam. Biopharm Drug Dispos, 2020, 41(7): 275−282.

11.3 One mouse One PK 系统在生物药药代动力学研究中的应用

简单而言，生物药是一类利用现代生物技术方法生产的源自生物体内并被用于疾病的诊断、治疗或预防的生物大分子，包括重组多肽 / 蛋白、核酸、抗体类大分子甚至细胞等。与传统小分子药物相比，生物药具有相对分子量大、结构复杂、不易透过生物膜、给药剂量低和易在体内降解等特点。随着生物技术的迅猛发展，生物药已被广泛用于治疗肿瘤、自身免疫性疾病和代谢性疾病等多种疾病。生物药，特别是单克隆抗体药物、双特异性抗体药物、ADC、寡核苷酸药物，以及 CAR-T/NK 等细胞治疗药物近年发展迅猛。2018 年，全球销量最高的 10 款药物中有 9 款是生物药，包括 7 款单克隆抗体药物和 2 款融合蛋白药物[1]。从中国研发市场来看，同样非常火爆。2021 年国家药品监督管理局药品审评中心受理 1 类生物制品创新药注册申请 744 个，较 2020 年 336 个有大幅上升[2]。

随着生物药研发市场的日渐火爆，各种新分子类型和新靶点的生物药层出不穷，这对于药物的临床前研究提出了更高的要求。特别是当药物靶点只存在于人体内时（即受试药物在动物中没有药理学活性），如何选择合适的相关动物种属完成临床前药代动力学研究显得尤为重要。在实际研究中，转基因动物模型（特别是转基因小鼠）的应用越来越多，但是受限于传统啮齿类动物实验和分析手段（传统 ELISA）的局限，通常都有动物消耗量大、成本高、实验数据波动大等问题。针对上述的困难与痛点，我们推出了 One mouse One PK 系统，One mouse One PK 系统可以很好地解决如上问题。本节将从以下几个方面介绍：首先将介绍生物药临床前研究相关动物种属的选择的一些原则和法规指导，以及转基因动物模型应用的案例；其次，将介绍小鼠传统 ELISA 的痛点，以及 One mouse One

PK 系统的优势；最后将展示一个曲妥珠单抗（Trastuzumab）给药 CD1 小鼠的验证实验，用来体现 One mouse One PK 系统的稳定性（小鼠间药代动力学曲线）及定量准确性（微量 ELISA 系统和传统 ELISA 系统头对头的比较）。

11.3.1 生物药临床前研究相关动物种属的选择

生物药临床前研究中的一个重要的环节就是相关动物种属的选择。所谓相关动物种属是指受试物（生物药）在此类动物体内由于受体或抗原决定簇的表达，受试物表现出药理学活性。可以使用多种技术（如免疫化学或功能试验）确定相关动物种属[3]。例如，用于单克隆抗体试验的相关动物种属应能表达所预期的抗原表位，并能证明其与人体组织具有类似的组织交叉反应。这将显著提高评价与抗原决定簇结合和任何非预期组织交叉反应所致毒性的能力。生物药的生物活性往往具有种属和（或）组织特异性，采用相关种属进行非临床研究有助于阐明其药理学和毒理学特征[4]。表 11.3 列举了各法规对于相关动物种属选择的描述和建议。

表 11.3　各法规对于相关动物种属选择的描述和建议

法规	法规总结：种属选择和数据考量
ICH M3（R2）《药品人类临床研究和上市批准中非临床安全性研究指导原则》	最少："两个哺乳动物种属（一个非啮齿类）"
ICH S1B《药物致癌性试验》	最少："没有明确证据下倾向一个种属，优先选择大鼠"
ICH S2（R1）《遗传毒性指导原则》	最少："大鼠 / 小鼠是骨髓微核实验的合适种属
ICH S5（R3）	章节 5.1.1：DART 检测种属通常选择大鼠，小鼠或兔子；附表 1：列出 DART 检测选择不同种属的优势和劣势
ICH S6（R1）《生物技术药物的临床前安全性评价 S6（R1）》	章节 3.3 和附录 2.1：列出选择相关种属的原则和如何判断相关
ICH S7A《人用药品安全药理学试验指导原则》	最少：需要提供选择特定动物模型和测试系统的理由
ICH S7B《人用药延迟心室复极化（QT 间期延长）潜在作用的非临床评价指导原则》	最少：需要提供选择最合适的体内测试系统和种属的理由
ICH S8《药物免疫毒性非临床研究技术指导原则》	最少：和能引起免疫副作用的标准毒理实验种属保持一致
ICH S9《抗肿瘤药物的非临床评价》	最少：通常包括啮齿类和非啮齿类种属
ICH S11《儿科用药非临床安全性评价指导原则》	章节 3.3：当选择合适的相关种属时需要考虑动物测试系统纲要
EMEA/CHMP/SWP/28367/07（R1）《识别和降低研究用新药在首次人体和早期临床试验中风险的策略指导原则》	章节 6.1：采用合适的实验证明相关种属选择

参考《生物技术药物的临床前安全性评价 S6（R1）》，安全性评价项目中一般应包括两种相关种属的动物，如只能确定一种相关种属的动物或对该生物药物的生物学活性已十分了解，一种相关种属也可能满足要求。不相关动物种属的毒性试验可能会对研究产生误

导，因而不鼓励使用。当无相关种属时，应考虑使用表达人源受体的相关转基因动物或使用同源蛋白进行研究。参考《药物非临床药代动力学研究技术指导原则》，药代动力学研究在考虑与人体药代动力学性质相关性的前提下，尽可能选择与毒理学和药效动力学研究相同的动物[5]。参考这些原则，在实际的临床前毒理学和药代动力学研究中，对于无法找到合适相关种属的受试药物（如对于单克隆抗体药物，没有动物种属可以表达类似抗原决定簇），可以采用转基因动物模型（通常是转基因小鼠）来完成。近年来，与人疾病相似的动物模型开发取得了很大进展。这些动物模型包括诱发的和自发的疾病模型、基因敲除和转基因动物。这些模型不仅对明确产品的药理作用、药代动力学特征和剂量选择提供进一步的认识，也有助于确定安全性（如评价疾病进展的不良促进作用）。

11.3.2 转基因动物模型助力生物药临床前研究

当某些生物药可能无法找到合适的临床前实验相关动物种属时，可以考虑使用转基因动物模型（通常是转基因小鼠）来完成动物实验，其在药代动力学评估上更贴近人体内的真实情况且更加准确。以下从 3 个典型应用场景进行介绍。

（1）药物靶点只存在于人种属中：在一个双特异性单链抗体（bi-scFv）的研究中，该抗体靶向 hEGFRvⅢ及 T 细胞上的人源 CD3ε（不与其他种属的 CD3 反应），为了更加准确地预测其在人体内的药代动力学情况，在临床前药代动力学研究中使用了人 CD3 转基因小鼠作为动物模型，药代动力学研究发现血浆和全血中的 hEGFRvⅢ-CD3 bi-scFv 的初始半衰期约为 8 min，终末半衰期约为 2.5 h。并且在该人 CD3 转基因小鼠中移植高侵袭性小鼠胶质瘤后给予药物，延长了生存期并获得长期治愈。这部分数据被用于临床研究申报中[6]，帮助这个药物快速进入临床研究阶段。

（2）转基因疾病模型评估抗感染药物的药代动力学研究：一个抗 SARS-CoV-2 的中和抗体在药代动力学和药效动力学研究上，使用表达人源 ACE2 受体的小鼠模型（K18-hACE2 转基因小鼠），考察中和抗体药物 MD65 对于感染 SARS-CoV-2 的 K18-hACE2 小鼠的保护及其药代动力学特征[7]。有研究发现，MD65 在 K18-hACE2 小鼠致命感染模型中具有很好的保护效果，这些都一定程度证明了 MD65 在拯救严重 COVID-19 感染的生命的治疗价值。

（3）人源化抗体类药物半衰期和清除速率的准确评估：另外一个在药物研发中广泛应用转基因动物模型的案例是，应用人源化 FcRn 小鼠评估抗体类药物（具有 Fc 端）半衰期和清除速率的研究[8]。对于抗体类药物，半衰期和清除速率与该抗体和人新生儿 Fc 受体（FcRn）的亲和力相关。不同动物种属表达的 FcRn 是不同的，可以通过敲除鼠源 *FcRn* 基因，敲入人源化 *FcRn* 基因，构建表达人源化 FcRn 蛋白的小鼠。有研究表明，通过测试 15 种单克隆抗体（嵌合体、人源化或全人源抗体），这些抗体的清除率（*CL*）在表达人源化 FcRn 的 Tg32 纯合子小鼠中与人体内的 *CL* 值高度相关（R^2=0.83，$P < 0.01$），其相关性显著高于非人灵长类（non-human primates，NHP）与人体内的 *CL* 值相关度（R^2=0.67，$P < 0.01$）（图 11.17）。这些研究表明，在药物发现和临床前药物开发中采用表达人源化 FcRn 的 Tg32 纯合子小鼠模型来预测人的 *CL*，可能会在整体上减少猴子在药代动力学研究中的使用，帮助先导分子的早期选择，并最终加速候选药物进入临床阶段[8]。

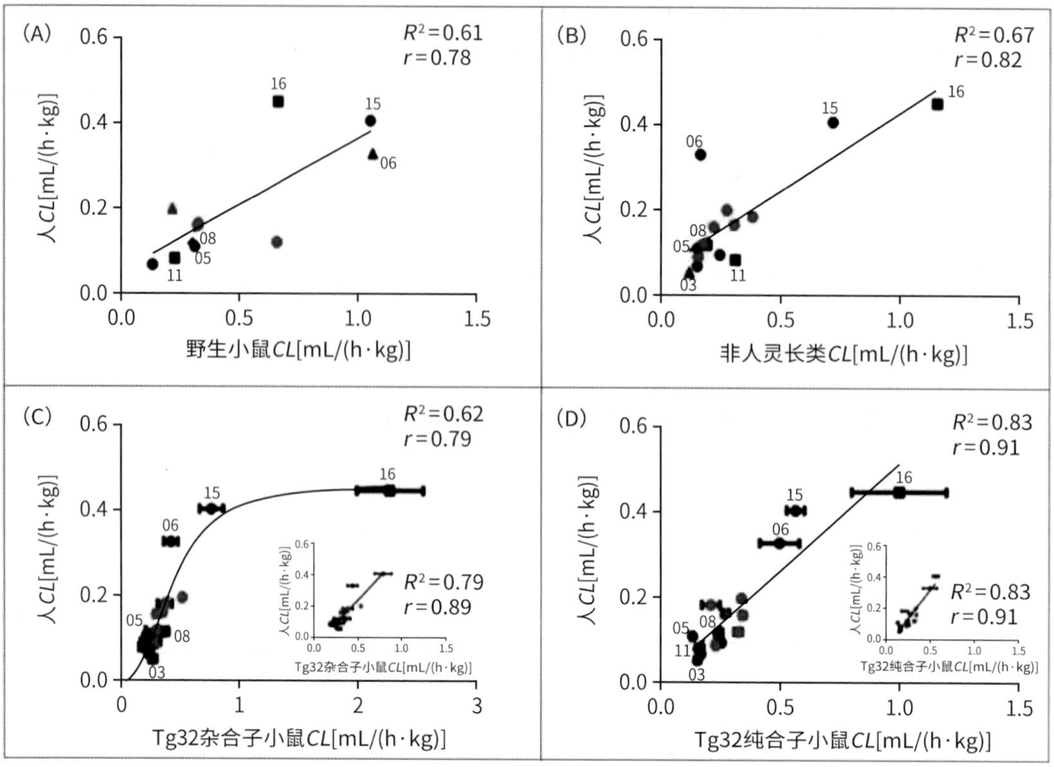

图 11.17　啮齿动物与人类和非人灵长类与人类的单克隆抗体 CL 的相关性

A. WT 小鼠 CL 与人 CL 的线性相关图（11 种单克隆抗体）；B. 非人灵长类 CL 与人 CL 的线性相关图；C. Tg32 杂合子 CL 与人 CL 的线性相关图；D. Tg32 纯合子 CL 与人 CL 的线性相关图

（A）图使用相同的 11 种单克隆抗体，（B）、（C）和（D）图使用相同的 15 种单克隆抗体进行测试

11.3.3　传统小鼠药代动力学研究的痛点

如上介绍，在药物研发中转基因小鼠有着非常广泛的应用，并且可以预见，随着对疾病分子机制和信号通路调节的理解更加深入，会有越来越多的转基因模型小鼠和疾病模型小鼠应用在药物发现和临床前研究中。而这些研究通常都会涉及生物分析的需求，对于大分子药物特别是抗体类药物通常是通过 LBA 平台进行分析，可参考本书 14.1 节：基于配体结合分析技术的抗体类药物临床前药代动力学生物分析策略。基于 LBA（主要是 ELISA）的生物分析通常对于样品体积的需求比较大，为了满足上样量和复测的需求，一般每个时间点至少需要 30 ～ 50 μL 的血清或血浆。通常一只小鼠只能满足 2 ～ 3 个点的采血需求（符合动物福利伦理委员会规定的动物福利要求）。对于大分子药物，为了绘制一个比较完整的药代动力学曲线用于参数计算，通常至少需要 9 ～ 10 个采血时间点及以上，需要通过多只小鼠交叉采血的方式完成。这就存在小鼠使用量大，交叉数据点波动较大，个体间药代动力学参数差异较大等问题。而人源化转基因小鼠通常价格比较高昂，这进一步增加了研究成本负担。

所以能否使用更少的转基因小鼠完成药代动力学研究？一方面在于降低成本，另一方面在于减少交叉采血引起的个体间药代动力学参数差异，同时也更好地满足动物福利 3R 原则。

3R 原则，即实验动物的替代（replacement）、减少（reduction）和优化（refinement）原则。替代就是使用低等级动物代替高等级动物，或不使用动物而采用其他方法达到与动物实验相同的目的。减少就是为获得特定数量及准确的信息，尽量减少实验动物使用数量。优化指使用动物时尽量减少非人道程序的影响范围和程度。实验同时，避免或减轻给动物造成的与实验目的无关的疼痛和紧张不安。动物和人一样，有大脑思维、有喜怒哀乐、有疼痛感、有恐惧感，大自然给予它们同等的生存权利。在实验动物的使用和研究中坚持 3R 原则，要善待活体动物，减少痛苦和死亡率[9]。

这个答案是肯定的，我们建立了一套 One mouse One PK 系统，该系统可以在满足动物福利伦理委员会规定的动物福利的基础上，在一只小鼠上完成完整药代动力学曲线的测定。这个系统包括两方面的能力，一方面我们开发了一套基于 Micro-ELISA 的微量 ELISA 系统，可以将样本使用量降低至 8 ～ 10 μL，同时可以满足样本分析和复测的需求(两次)；另一方面我们的动物房也建立了基于隐静脉采血的少量多次安全采血方式，在符合动物福利伦理委员会规定的动物福利的基础上，满足密集采血的需求及避免溶血的可能。

图 11.18 比较了一个标准三剂量组的药代动力学实验设计，传统实验设计所需要的小鼠数量和使用 One mouse One PK 系统的所需小鼠数量，动物使用量上减少了 70% 以上。

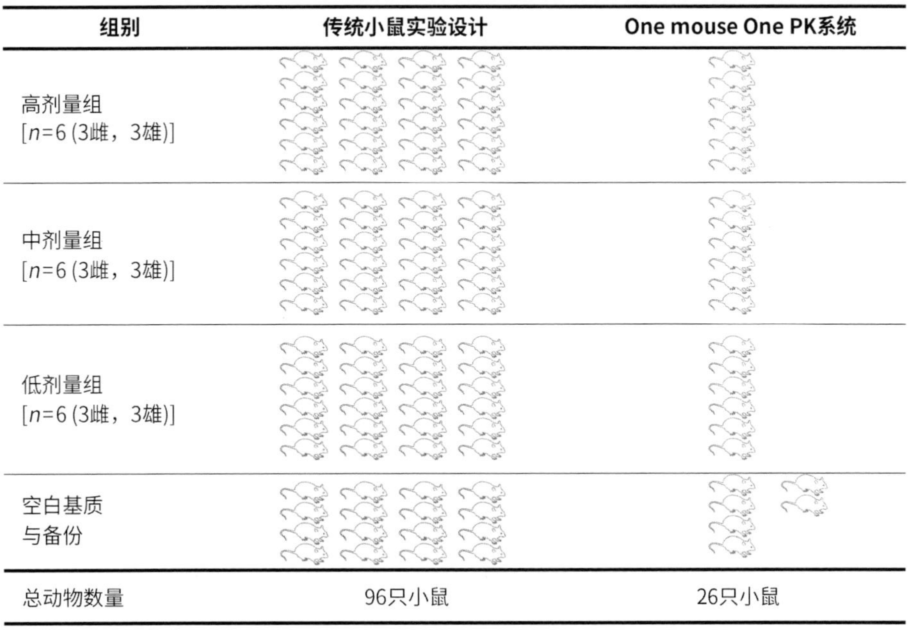

组别
传统小鼠实验设计
One mouse One PK系统
高剂量组
[n=6 (3雌，3雄)]
中剂量组
[n=6 (3雌，3雄)]
低剂量组
[n=6 (3雌，3雄)]
空白基质
与备份
总动物数量
96只小鼠
26只小鼠

图 11.18　传统实验设计和 One mouse One PK 系统所需要的动物数量比较

传统实验设计通常每组实验需要 4 只小鼠的交叉采血，每个剂量组需要 6 个重复。而 One mouse One PK 系统每组实验仅需要 1 只小鼠采血

11.3.4　One mouse One PK 系统验证

我们内部验证了 One mouse One PK 系统，实验使用了 6 只 CD1 小鼠，每只小鼠给予 10 mpk 曲妥珠单抗，每只小鼠采集 8 个时间点，每个时间点采集 10 μL 血浆。每只小鼠

相应时间点血浆药物浓度如表 11.4 所示，每只动物药代动力学曲线如图 11.19 所示。实验数据可见，对于 One mouse One PK 系统，实验动物间有很好的一致性。

表 11.4 6 只小鼠给药曲妥珠单抗（10 mpk 剂量），每只小鼠采集 0 h（pre-dose）、0.5 h、4 h、8 h、24 h、96 h、168 h 和 336 h 的血浆，通过微量 ELISA 系统定量药物浓度，不同小鼠同一时间点的标准差（standard deviation，SD）和变异系数（coefficient of variation，CV）计算见表最后两列。不同小鼠间体现了很好的一致性。

表 11.4 给予小鼠曲妥珠单抗后相应时间点的血浆药物浓度表

时间（h）	血浆药物浓度（ng/mL）							标准差	变异系数（%）
	M01	M02	M03	M04	M05	M06	平均值		
0	BQL	BQL	BQL	BQL	BQL	BQL	ND	ND	ND
0.5	168 000	209 000	178 000	177 000	196 000	193 000	186 833	15 118	8.09
4	127 000	131 000	130 000	105 000	151 000	136 000	130 000	14 913	11.5
8	133 000	120 000	131 000	99 400	118 000	115 000	119 400	12 175	10.2
24	72 200	71 700	76 100	68 500	77 300	80 100	74 317	4 259	5.73
96	61 400	60 800	60 700	71 600	60 400	63 400	63 050	4 326	6.86
168	62 500	56 000	64 000	73 300	57 400	51 300	60 750	7 671	12.6
336	58 200	47 000	46 200	63 800	43 400	43 100	50 283	8 623	17.1

M01 ～ M06 为 6 只小鼠的编号。

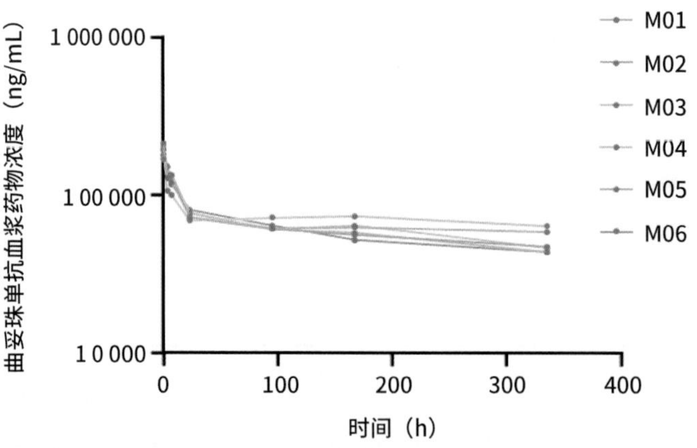

图 11.19 One mouse One PK 系统不同小鼠间药代动力学曲线

图 11.19 是将表 11.4 数据绘制成药代动力学曲线；不同颜色线代表小鼠 M01 ～ M06 的药代动力学曲线，横坐标为给药后采血的时间（h），纵坐标为曲妥珠单抗血浆药物浓度（ng/mL）

为了更好地验证 One mouse One PK 系统，我们将微量 ELISA 系统和传统 ELISA 系统进行了头对头的比较，结果发现通过微量 ELISA 系统得到的定量数据和通过传统 ELISA 系统得到的定量数据基本完全一致，同样一个样品在两个系统下定量药物浓度偏差 Bias 均在 10% 以下，大部分都在 5% 以下（图 11.20），由此验证了 One mouse One PK 系统中微量 ELISA 系统的可靠性和稳定性。另外，我们发现微量 ELISA 系统具有与传统 ELISA 系统相似的检测灵敏度和线性范围。

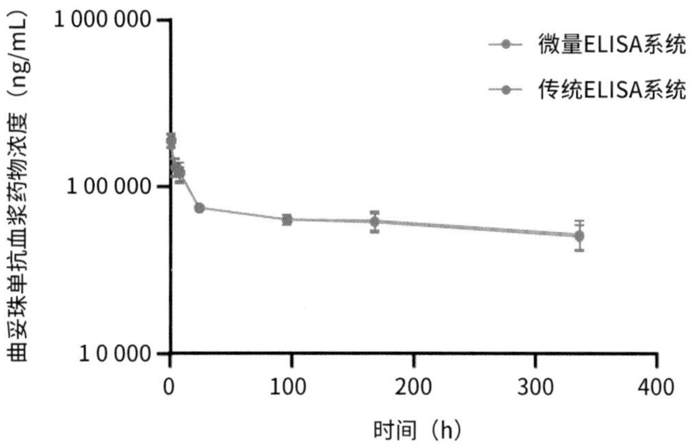

图 11.20 微量 ELISA 和传统 ELISA 比较的药代动力学曲线

曲妥珠给药的动物实验样本分别通过微量 ELISA 系统和传统 ELISA 系统进行定量分析（6 次重复）。两个系统分析使用同样的检测形式，横坐标为给药后采血的时间（h），纵坐标为曲妥珠单抗血浆药物浓度（ng/mL）

我们建立了一套基于微量 ELISA 和小鼠微量采血技术的 One mouse One PK 系统，通过曲妥珠单抗给药 CD1 小鼠验证了这套系统，实验动物间有很好的一致性，由于避免了交叉采血，可以显著降低药代动力学参数的组间差异。同时我们验证了微量 ELISA 系统和传统 ELISA 系统在药物浓度定量上基本完全一致。在获得同样数据质量的前提下，One mouse One PK 系统可以显著减少实验动物使用量（40% ～ 80%），提高数据稳定性和一致性（组间偏差在 30% 以内），降低成本，同时更符合动物福利 3R 原则。

11.3.5 结语

One mouse One PK 系统可以使在药物发现和临床前 DMPK 研究中更广泛地应用转基因模型小鼠和疾病模型小鼠，助力新分子类型 / 新靶点药物的研发，帮助研究者更准确地评估药物的药代动力学特征，为后续的毒理和临床研究打下坚实的基础。

（周毛天）

参考文献

[1] 中国生物药市场研究报告 . 弗若斯特沙利文咨询公司，2019.

[2] International Conference on Harmonization. ICH S6 (R1) — Preclinical safety evaluation of biotechnology-derived pharmaceuticals. Gl, Step, 5, 22. 1997.

[3] 邵雪，宫新江，胡晓敏，等 . 抗体类药物非临床研究相关种属选择的一般考虑 . 中国新药杂志，2020, 29(5): 500−506.

[4] 国家食品药品监督管理总局药品审评中心 . 药物非临床药代动力学研究技术指导原则，2014.

[5] SCHALLER T H, SNYDER D J, SPASOJEVIC I, et al. First in human dose calculation of a single-

chain bispecific antibody targeting glioma using the MABEL approach. J Immunother Cancer, 2020, 8(1): e000213.

[6] AVERY L B, WANG M, KAVOSI M S, et al. Utility of a human FcRn transgenic mouse model in drug discovery for early assessment and prediction of human pharmacokinetics of monoclonal antibodies. 2016, Mabs, 8(6): 1064−1078.

[7] ROSENFELD R, NOY-PORAT T, MECHALY A, et al. Post-exposure protection of SARS-CoV-2 lethal infected K18-hACE2 transgenic mice by neutralizing human monoclonal antibody. Nat Commun, 2021, 12(1): 944.

[8] AVERY L B, WANG M, KAVOSI M S, et al. Utility of a human FcRn transgenic mouse model in drug discovery for early assessment and prediction of human pharmacokinetics of monoclonal antibodies. Taylor & Francis. 2016, 8(6): 1064−1078.

[9] HUBRECHT R C, CARTER E. The 3Rs and humane experimental technique: implementing change. Animals, 2019, 9(10): 754.

11.4 非啮齿类动物药代动力学研究在神经系统药物研发中的探索与应用

神经系统疾病是指发生于中枢神经系统、周围神经系统、自主神经系统的，以感觉运动意识及自主神经功能障碍为主要表现的疾病。神经系统方面的疾病有很多，如失眠症、癫痫、帕金森病、偏头痛、老年痴呆等。这些疾病由于神经细胞损伤的不可逆，发病机制比较复杂，血脑屏障影响药物进入中枢神经系统等因素，使得神经系统疾病具有复杂性、多样性和难治性的特点。随着全球人口老龄化加剧，神经系统疾病患者也越来越多。因此，神经系统药物一直是新药研发的热门。2020 年 FDA 批准的新药中，神经系统药物有 14 款，占比 26%，排在第二位，仅次于肿瘤相关药物。2021 年上半年 FDA 批准的新药中，神经系统药物有 4 款，占比 14%，同样排在第二位 [1]。

神经系统新药研发的临床前研究中，在非啮齿类动物药代动力学实验阶段，神经系统的给药和采样具有一定技术难度。根据工作经验，本节主要介绍非啮齿类动物药代动力学研究如何进行持续稳定地采样和绕过血脑屏障给药，以期助力神经系统药物研发。

11.4.1 小脑延髓池插管手术模型动物

常规的神经系统药物给药方式多为口服或静脉，给药后采集神经系统相关的生物样品如脑和脊髓组织、脑脊液来评估药物在神经系统中的暴露量。脑和脊髓组织的采集需要安乐动物，而脑脊液可以在活体动物上通过穿刺或手术插管的方式实现同一只动物、多个时间点样品的采集。以穿刺方式采集脑脊液需要多次麻醉动物，脑脊液易被血液污染，适用于低频率采样。手术插管模型动物通过将硅胶导管一端插入小脑延髓池，另一端连接一个埋置在皮下的给药港（Port），从而使实验具有动物不需要麻醉、样品无血液污染及可以连续多次采集的优势（图 11.21）。

经过多年多次迭代，非啮齿类动物药代动力学团队小脑延髓池插管手术模型技术已完善成熟，操作者有丰富的经验。从 2017 年至今，开展的犬、猴脑脊液采集手术模型项目超过 150 个，总结了丰富的手术模型经验及项目开展经验。设施内长期维持手术插管模型动物，可随时满足项目需求，减少手术和术后恢复的等待时间。

图 11.22 展示的是小脑延髓池插管手术术后不同恢复时间后比格犬静脉注射盐酸利多卡因后，不同时间点采集的外周血和脑脊液样本中的药物浓度的稳定性验证数据。

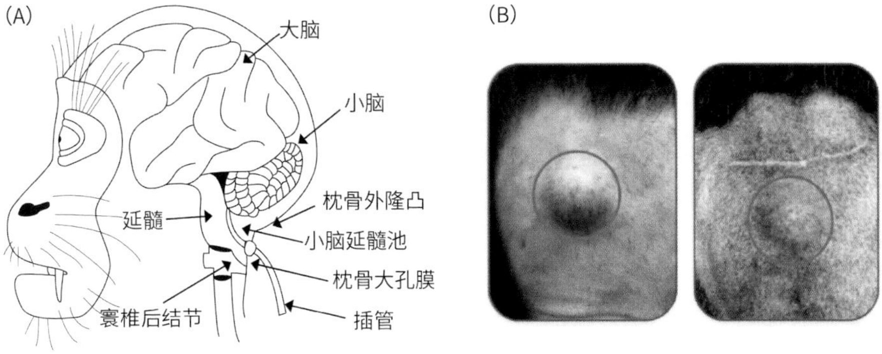

图 11.21　脑脊液插管的位置（A[2]）和通过给药港收集脑脊液的位置（B：猴和犬）[2]

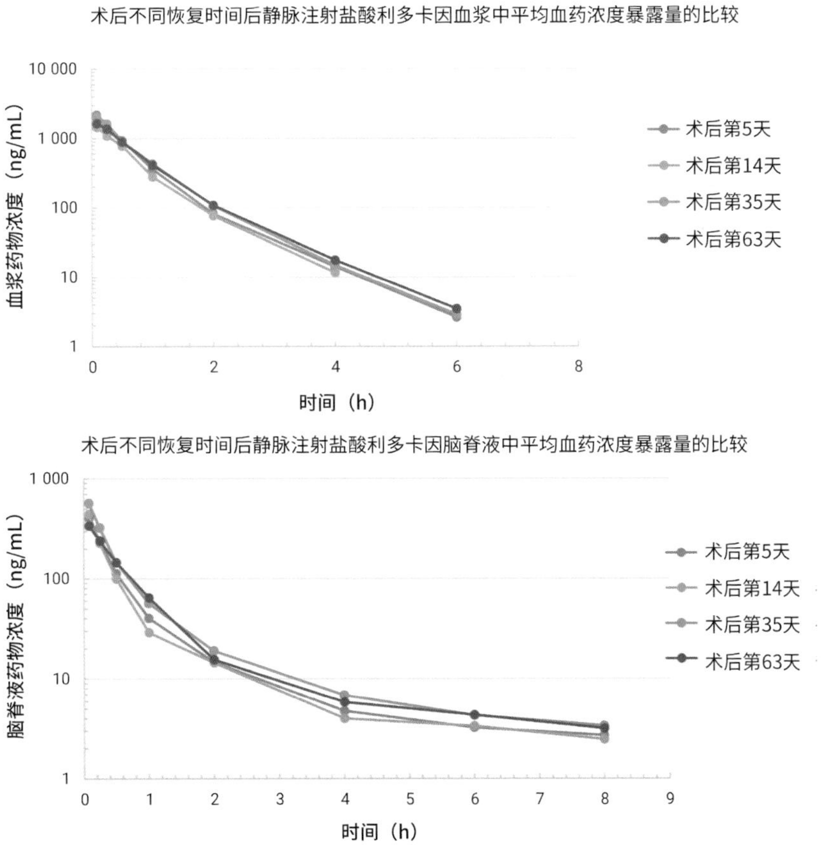

图 11.22　小脑延髓池插管手术术后不同恢复时间比格犬静脉注射盐酸利多卡因后不同时间点采集的外周血（A）和脑脊液样本中的（B）药物浓度

方法：采用比格犬（3只，雄性），小脑延髓池插管手术后，不同恢复时间状态下分别静脉注射盐酸利多卡因注射液（25 mg/犬），在设定的时间点同时采集血液与脑脊液样本并检测药物浓度。结果如图11.22所示，可以看出术后第5天、第14天、第35天、第63天，血浆及脑脊液基质中药物浓度在不同恢复天数中偏差较小，由此可以说明手术模型稳定、数据重现性好。

11.4.2　绕过血脑屏障的给药方式：侧脑室注射和鞘内注射

如前文所述，血脑屏障影响药物进入中枢神经系统，小分子药物只有约5%的化合物能透过血脑屏障，大分子几乎无法透过血脑屏障。对于无法透过血脑屏障且作用于神经系统的药物，可以通过侧脑室注射（lateral ventricle administration）或鞘内注射（intrathecal injection）的方式，将药物直接注射进入脑脊液中，通过脑脊液循环将药物直接分布到脑组织及中枢神经中，这种方法绕过了血脑屏障，用极少药量就达到目标浓度[3]，又在提高药物在中枢神经系统的暴露量的同时避免大剂量静脉或口服用药带来的不良反应。

（1）侧脑室注射给药方法及验证

1）给药方法：注射位点如图11.23所示，在侧脑室前角。通过坐标系确认侧脑室注射的坐标，穿刺后有脑脊液回流，判断穿刺位置到达侧脑室，即可进行侧脑室注射。

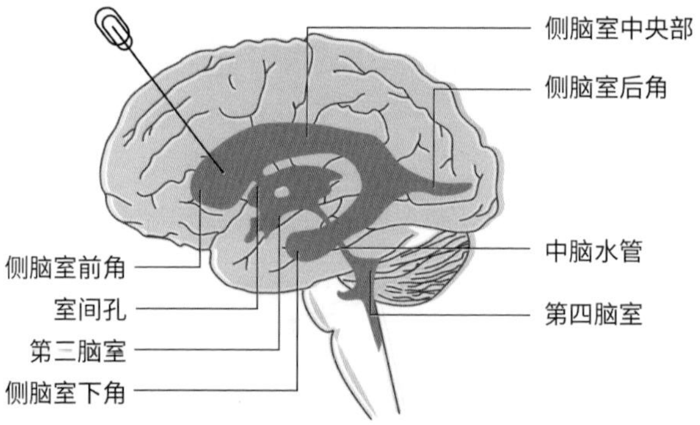

图11.23　侧脑室注射的位点

2）测试实验

方法：3只小脑延髓池插管手术模型食蟹猴，动物被深度麻醉后，用地塞米松磷酸钠注射液进行侧脑室注射，每只动物注射1 mL（0.2 mg）。按图11.24时间点采集外周血和脑脊液。

结果：从数据来看，脑脊液中的峰值可以达到近10万ng/mL左右，且3只动物的平行性良好；外周血中的峰值只有60 ng/mL左右，说明成功实现了侧脑室注射，侧脑室给药能显著提高药物在中枢神经系统的暴露量，而药物在外周血液系统中暴露量相对较低。

（2）鞘内注射给药方法及验证

1）给药方法：如图11.25所示，穿刺注射位点在第3、4腰椎间或第4、5腰椎间。

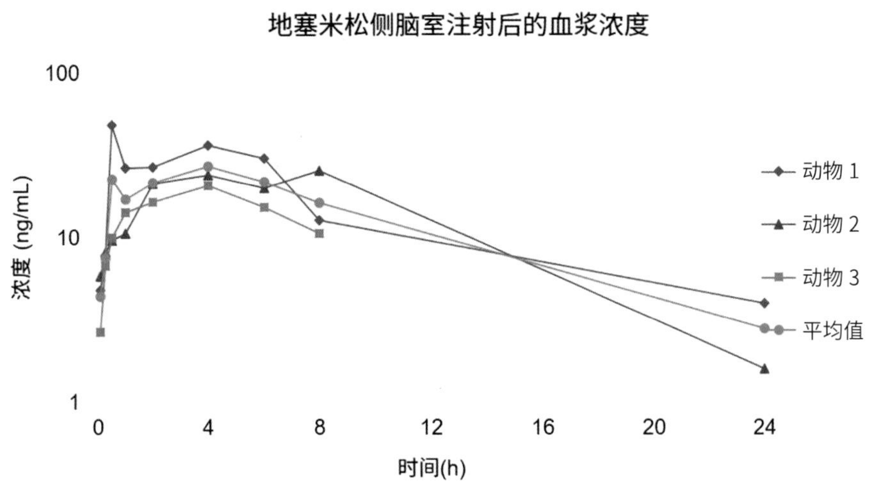

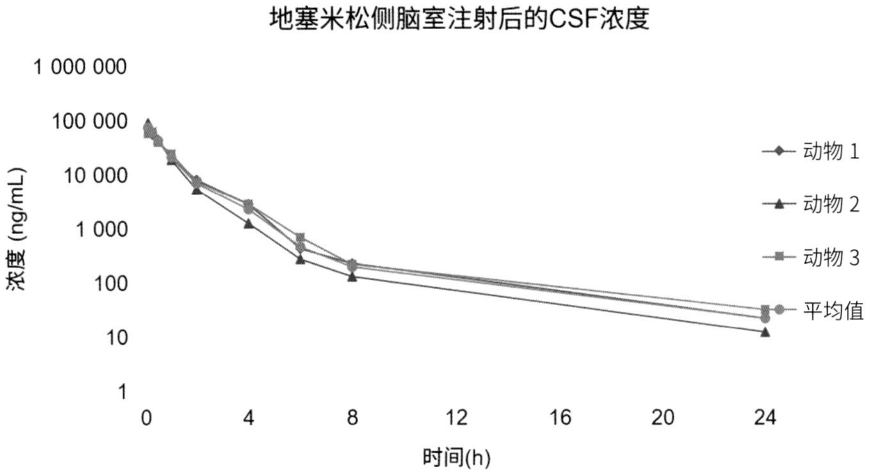

图 11.24　侧脑室注射后外周血血浆和脑脊液中的药物浓度

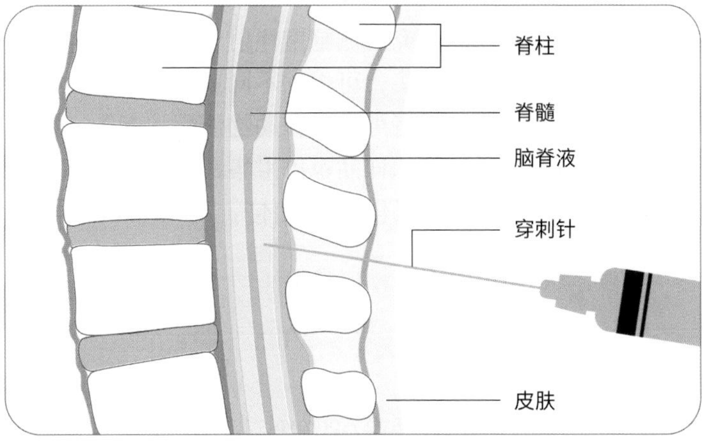

图 11.25　鞘内注射的位点

2）测试结果：测试供试品化合物，注射量为 2 mL（5 mg/mL），注射前先在小脑延髓池抽出 2 mL 脑脊液，以减轻给药过程带来的蛛网膜下腔的压力，注射泵均速推注 0.5 mL/min。结果如图 11.26 所示。

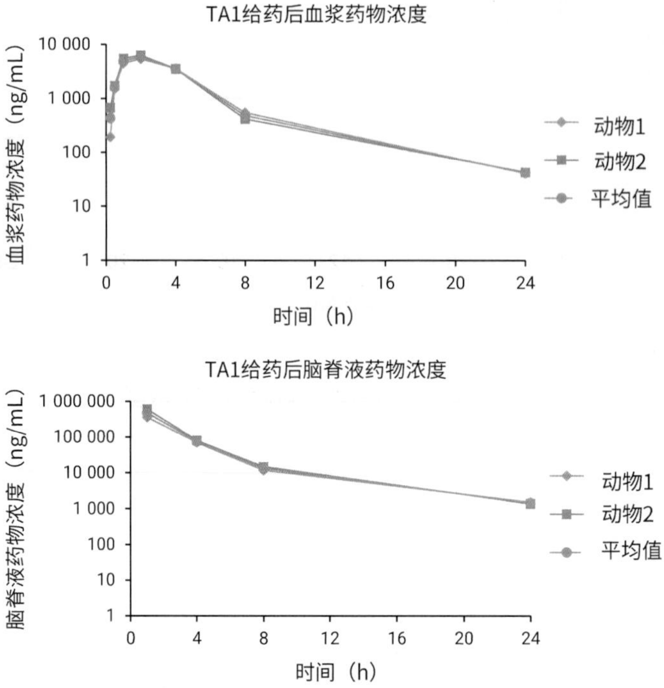

图 11.26　鞘内注射后外周血血浆和脑脊液中的药物浓度

如图 11.26 所示，从鞘内给药的数据来看，外周血的供试品浓度的峰值为近 6 000 ng/mL，而脑脊液中的供试品浓度的峰值达到了近 50 万 ng/mL，且两只动物的数据平行性很好。测试结果显示，腰椎鞘内给药能显著提高药物在中枢神经系统的暴露量，而药物在外周血液系统中暴露量相对较低。

11.4.3　结语

综上所述，在神经系统药物的研究中侧脑室注射和鞘内注射，能解决大部分药物难以通过血脑屏障的问题。对于脑脊液采集，可根据不同项目的设计，提供穿刺采集和小脑延髓池插管手术模型采集两种方式，后者可实现在动物清醒状态下、长期、连续多次采集脑脊液。除脑脊液外，其他神经系统组织样品也可采集，如分区采集脑组织，包括不限于额皮层、运动皮层、小脑、尾状核、海马体、胼胝体等。

（汤里平，李杰，李志海，刘守桃）

参考文献

[1]　Food and Drug Administration. Novel Drug Approvals for 2021. [2023−05−23]. https://www.fda.gov/drugs/new-drugs-fda-cders-new-molecular-entities-and-new-therapeutic-biological-products/novel-

drug-approvals-2021.
[2] GILBERTO DB, ZEOLI AH, SZCZERBA PJ, et al. An alternative method of chronic cerebrospinal fluid collection via the cisterna magna in conscious rhesus monkeys. Contemp Top Lab Anim Sci, 2003, 42(4): 53−59.
[3] 李红星 , 彭肖肖 , 张凯 , 等 . 地塞米松鞘内注射与静脉注射在显微血管减压术后无菌性脑膜炎中的疗效比较 . 中华脑科疾病与康复杂志 , 2020, 10(5): 276−279.

12 代谢产物鉴定及结构优化

12.1 高通量药物代谢软点识别助力先导化合物结构优化

近年来，在一系列药政改革及中国科技创新战略的推动下，创新药研发如火如荼，生物医药产业已成为发展最活跃的产业之一。一个新药的成功研发上市需要经过复杂的过程，包括药物作用靶点的选择、先导化合物的筛选、临床候选化合物的确定、临床药效的确证及药物的安全性评价等。靶点筛选获得了具有体外药效活性的分子结构后，研究者希望其能在体内具有合适的暴露量和作用时间，而药物的快速代谢清除往往会减少药物的暴露。想要改善快速代谢的特性，最重要的是能够识别化合物分子的代谢位点，并对其加以保护。化合物容易发生体内或体外代谢反应的化学基团或单个原子，称为代谢软点(metabolism soft spot)。药物发现早期的代谢软点鉴定研究可以准确地识别化合物分子的代谢软点，从而帮助化学家有目的地进行先导化合物结构优化。代谢软点鉴定涉及化合物的分离和结构解析，是一项复杂耗时的工作，而在早期的化合物选择阶段往往需要快速高通量的技术，以更快更好地为大规模化合物结构优化提供帮助。本节将介绍代谢软点在化合物结构优化中的作用和一种基于软件进行高通量代谢软点鉴定研究的方法，以助力先导化合物的确定，加速新药研发。

12.1.1 为什么开展代谢软点鉴定研究

药物主要通过代谢和排泄的方式从体内消除，其中代谢是大部分药物的主要消除方式。化合物通过Ⅰ相代谢和Ⅱ相代谢，将脂溶性的化合物转化为极性更强、水溶性更好的化合物，通过胆汁和尿液排出体外。CYP450 酶是药物Ⅰ相代谢的主要贡献者，几乎 3/4 的上市药物在其消除过程中有 CYP450 酶的参与[1]，并且对其中许多药物来说，这一途径对其血药浓度和给药方案有重大影响，这些酶也与个体间的高变异性及药物相互作用的风险有关。当候选化合物表现出高度CYP450酶依赖性清除时，应当设法减弱相关酶的作用，增强化合物的代谢稳定性[2]。

目前，针对 CYP450 酶代谢的稳定性，主要选择肝微粒体模型，通常采用高通量的肝微粒体孵育考察酶代谢稳定性，确定化合物的体外代谢半衰期。通过半衰期与体内清除速率预测化合物的临床前毒性和药效研究中的药代动力学特征。但是，肝微粒体清除试验并不能提供化合物在肝微粒体的代谢信息，只有结合代谢软点鉴定研究，才能在快代谢的基础上明确化合物的代谢软点，指导化合物进行结构优化，提高其代谢稳定性。

12.1.2 以代谢为基础进行药物设计的策略

随着结构表征和计算机模拟技术的不断发展，以代谢为基础辅助进行药物设计的策略也被广泛应用，现阶段已开发出了一系列通过改变主要代谢途径的先导化合物结构优化策略，主要包括封闭代谢位点、骨架修饰、“开环”和“扣环”策略及前药修饰等[3]。

(1) 封闭代谢位点：封闭代谢位点可以阻断代谢途径，提高化合物代谢稳定性，氟原子是最常用的封闭基团。在药物设计中，通常在小分子化合物中引入氟原子，对易氧化代谢的位点进行封闭，选择性地阻止氧化代谢的发生。例如，SCH58235 的前体药物 SCH48461 含有多个氧化和去甲基化代谢位点，从而代谢消除速率快、生物利用度低，通过在先导化合物的苯环上引入氟原子，封闭氧化代谢位点，在增强了药物代谢稳定性的同时也提高了活性（图 12.1）[4]。

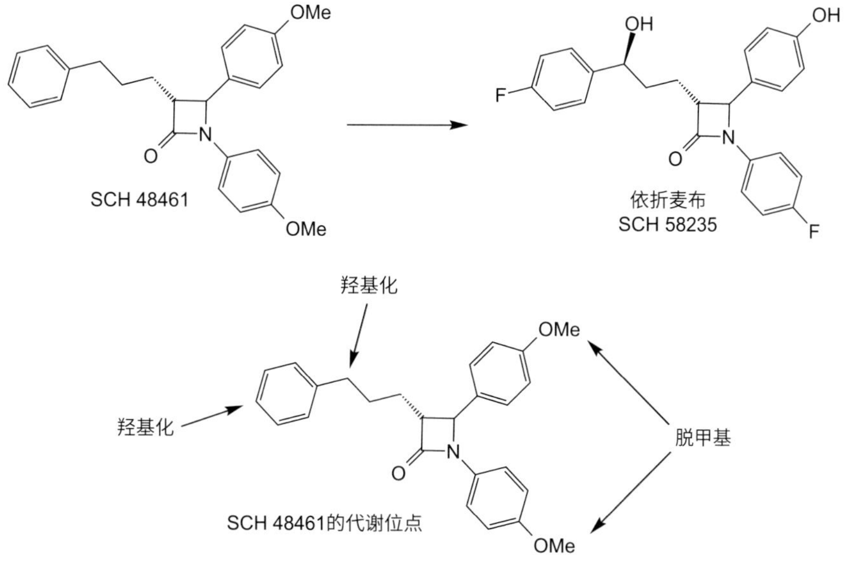

图 12.1 SCH58235 和 SCH48461 的结构[4]

除氟原子外，氯原子、氰基和氘也可以用于封闭代谢位点。关于氘代策略参见 12.4：从药物代谢角度了解氘代药物的研发策略。

(2) 骨架修饰：骨架修饰也可以改变代谢途径，提高代谢稳定性。骨架修饰包括改变环的大小、成环修饰、连接链长短及骨架跃迁等，通过骨架修饰可以改变化合物的母核，增加代谢位阻或减少代谢软点。近年来，随着以 VHL、CRBN 为代表的小分子 E3 连接酶配体的发现，基于酶抑制剂设计 PROTAC 降解剂，诱导酶降解的策略迅速成为研究热点[5]。Goracci 等[6]比较了 PROTAC 分子及其组成配体的代谢软点和代谢速率，发现如图 12.2 所示的稳定性规律。可见，对 PROTAC 分子进行骨架修饰能帮助增强其代谢稳定性，同时也可以减少潜在的脱靶毒性。

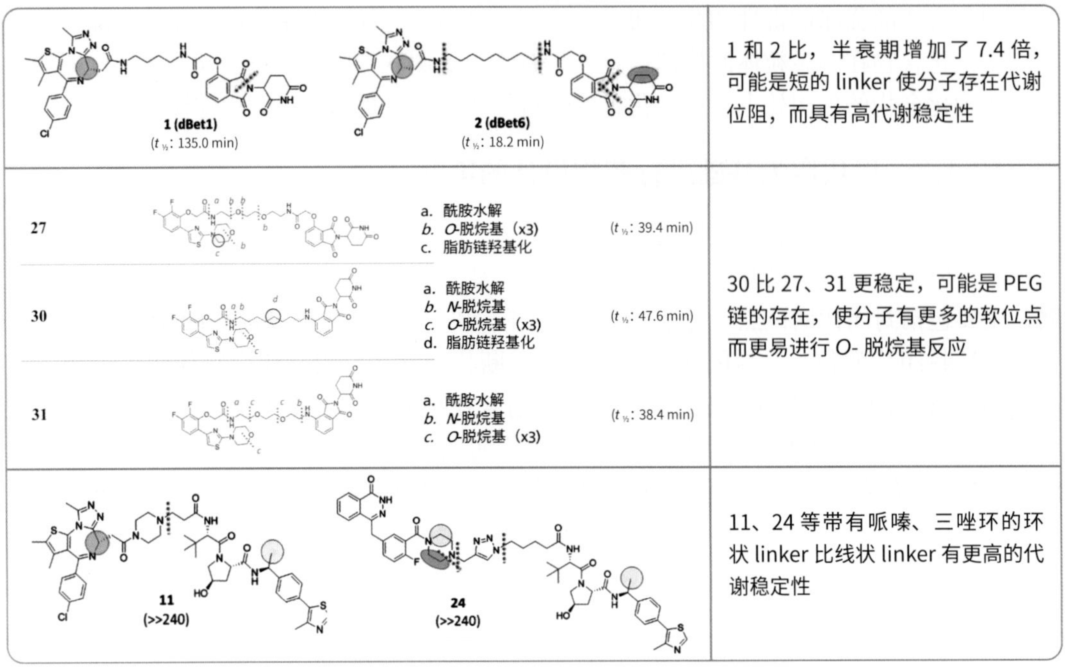

图 12.2　骨架修饰提高代谢稳定性的案例

(3)“开环”和“扣环”策略：将容易发生代谢的环状结构进行“开环”和“扣环”，得到了一类新型骨架，新型骨架也可以阻断代谢，提高代谢稳定性。趋化因子受体 CXCR4 在 HIV 感染、炎症 / 自身免疫性疾病和肿瘤转移中有重要作用，其被认为是药物靶点。Li Zhanhui 等 [7] 合成了一系列基于氨基嘧啶骨架的 CXCR4 拮抗剂，它们具有不错的活性，但存在肝微粒体快速清除的问题，然后科学家通过广泛的结构 – 代谢关系研究发现，四氢喹啉 (tetrahydroquinoline，THQ) 结构可能是清除率高的“罪魁祸首”。Robert J. Wilson[8] 等的研究也发现在小鼠肝微粒体中，TIQ-15 [一种有效的 1,2,3,4- 四氢异喹啉（THIQ）的 CXCR4 拮抗剂] 片段的羟基化导致了化合物的高清除率（图 12.3)。基于此，科学家将容易发生羟基化的四氢喹啉片段进行“开环”，并和 N- 甲基进行“扣环”，得到了一类新型骨架的 CXCR4 拮抗剂（图 12.4)，其中化合物 46 在人和大鼠肝微粒体中的代谢稳定性大大提高。

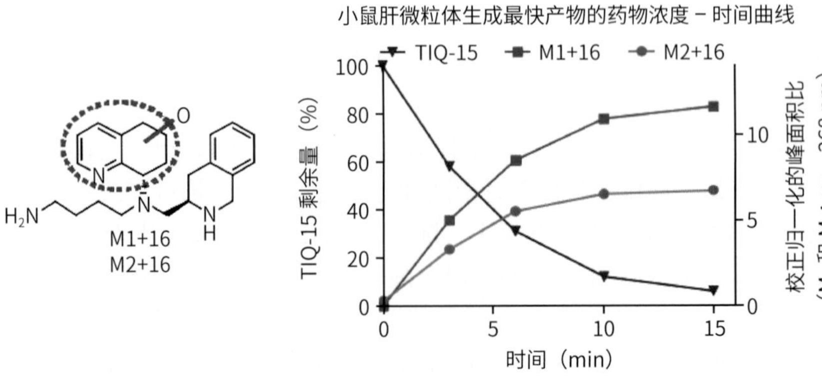

图 12.3　TIQ-15 在小鼠肝微粒体中的代谢结果

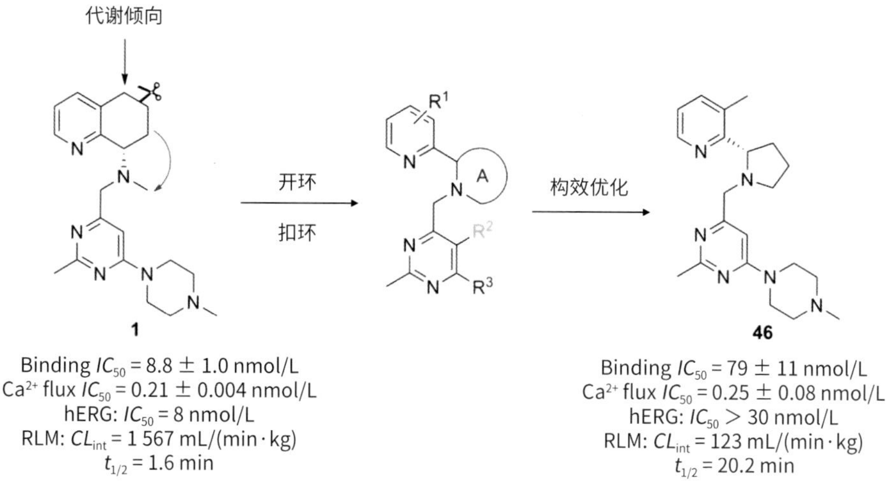

图 12.4 “开环”和“扣环”设计

（4）前药修饰：前药本身没有生物活性或活性很低，经过体内代谢后变为有活性的物质，前药修饰的主要目的在于提高药物的代谢稳定性，延长药物在体内的作用时间，增加药物的生物利用度，降低药物的毒性和副作用等。

以上描述了部分以代谢为基础辅助进行药物设计的策略，而结构改造的基础，首先是研究稳定性较差的药物发生了哪些代谢及存在哪些“软点”，将在下文为大家介绍。

12.1.3 如何进行高通量代谢软点鉴定研究

传统的代谢产物鉴定过程中，不仅需要长时间的 LC-MS/MS 分析以确保各代谢产物之间及代谢产物与生物基质组分实现色谱分离，而且还需要大量的人工数据解析工作。因此实验周期较长，很难满足早期药物发现阶段的通量要求，所以快速高通量的代谢软点鉴定方法就显得尤为重要（图 12.5）。

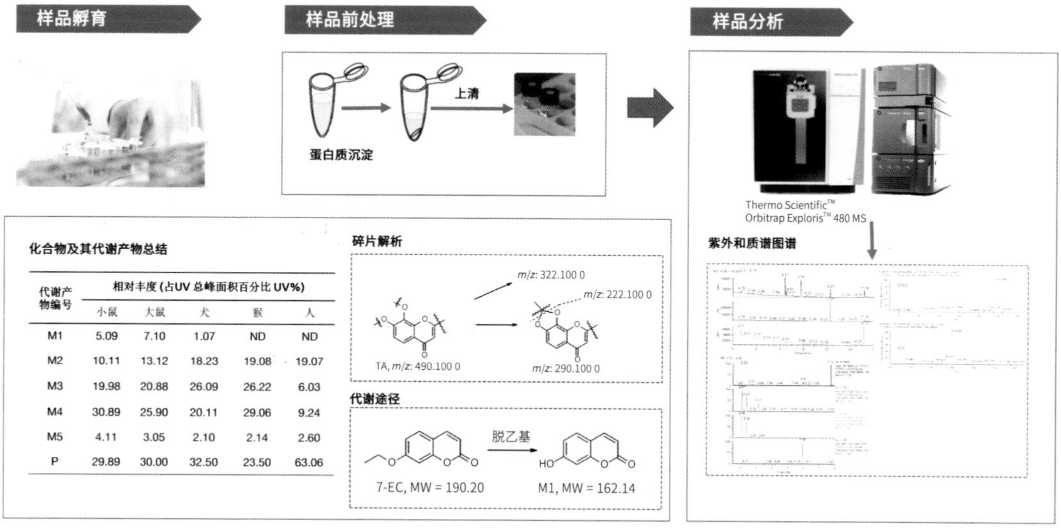

代谢产物编号	相对丰度（占UV总峰面积百分比 UV%）				
	小鼠	大鼠	犬	猴	人
M1	5.09	7.10	1.07	ND	ND
M2	10.11	13.12	18.23	19.08	19.07
M3	19.98	20.88	26.09	26.22	6.03
M4	30.89	25.90	20.11	29.06	9.24
M5	4.11	3.05	2.10	2.14	2.60
P	29.89	30.00	32.50	23.50	63.06

图 12.5 高通量代谢软点鉴定实验流程

TA，受试物

（1）样品孵育：样品孵育时间会直接影响化合物的代谢程度，快代谢化合物可能会因为过长的孵育时间导致无法判断代谢软点。所以需要根据化合物代谢稳定性结果，定制化设计孵育时间，减少因过度代谢而引入的次生代谢，更清晰地暴露初级的软点代谢。

（2）样品检测：不同类型的化合物具有不同的理化性质，对高通量样品检测是一项挑战，需要配置超高效液相色谱和不同型号的高分辨质谱仪，适用于多种类型的化合物检测。此外，拥有丰富的 LC-MS/MS 方法开发经验可以缩短样品的检测时间。利用超高效液相色谱（ultra performance liquid chromatography，UPLC）高分离度、高速度、高灵敏度等优势，确保在 5 ～ 15 min 实现化合物及其代谢产物的保留与分离。利用高分辨质谱进行样品检测，利用高分辨质谱的高分辨率、高质量精度、宽动态范围等优势，确保获得更精准的 *m/z* 信息；同时多种数据采集模式和丰富的离子过滤（质量亏损、背景扣除、中性丢失、特征子离子等）多用于寻找代谢产物，其可提供准确的碎片信息以用于归属代谢软点。

（3）数据解析：大量的数据解析工作一直是限制代谢软点鉴定工作效率的难点之一，为了加快这一步骤的进程，引进了诸多数据处理软件（Compound Discovery、MetaboLynx、MS Frontier、MetWorks 和 Mass-MetaSite）。经过软件各参数的调整与优化，可对谱图进行自动化解析，再结合资深科学家的丰富经验对解析结果进行合理的判断及使用，以促进高效率且高质量的代谢物结构解析。

此外，结合代谢稳定性实验进行代谢软点检测，可以跳过重复孵育的过程，直接对代谢稳定性实验的样品进行检测，而且，通过对多个时间点的结果进行比较分析，可以得到不同时间点的代谢优势位点。代谢软点鉴定平台如下（图 12.6）。

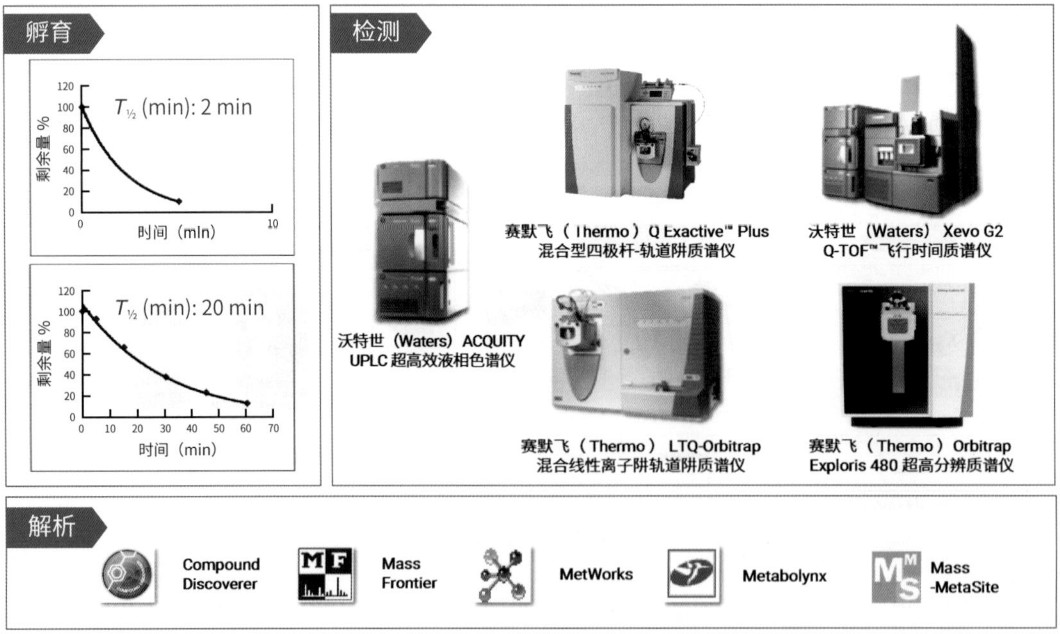

图 12.6　代谢软点鉴定平台

12.1.4　结语

代谢软点鉴定实验不仅能知道化合物在肝微粒体或肝细胞中代谢成了什么，同时也能明确代谢“软点”，帮助化学家对其进行结构优化，通过阻断药物代谢软点，提高化合物的代谢稳定性。

传统的代谢产物鉴定研究耗时较长，不能完全满足前期先导化合物优化对时效和通量的需求。近年来，随着仪器采集和数据处理软件等技术的不断发展，以及化学信息学、化学计量学、统计学、计算机科学等与药学的多学科交叉，在一定程度上实现了代谢产物鉴定的自动化过程。虽然，自动化鉴定结果存在一定的假阳性，但是软件结合资深科学家的解析判定很大程度上加速了代谢软点的研究进程，也为化合物结构优化提供了很好的参考。

（唐明，蔡婷婷，张玲玲，曹卫群）

参考文献

[1] KENNEDY T. Managing the drug discovery/development interface. Drug DiscoVery Today, 1997, 2: 436–444.

[2] TRUNZER M, FALLER B, ZIMMERLIN A. Metabolic soft spot identification and compound optimization in early discovery phases using MetaSite and LC-MS/MS validation. J Med Chem, 2009, 52(2): 329−335.

[3] 王江，柳红 . 先导化合物结构优化策略（一）——改变代谢途径提高代谢稳定性 . 药学学报，2013, 48(10): 1521−1531.

[4] PURSER S, MOORE P R, SWALLOW S, et al. Fluorine in medicinal chemistry. Chem Soc Rev, 2008, 37(2): 320−330.

[5] GAO H, SUN X, RAO Y. PROTAC technology: opportunities and challenges. ACS Med Chem Lett, 2020, 11(3): 237−240.

[6] GORACCI L, DESANTIS J, VALERI A, et al. Understanding the metabolism of proteolysis targeting chimeras (PROTACs): the next step toward pharmaceutical applications. J Med Chem, 2020, 63(20): 11615–11638.

[7] LI Z, WANG X, LIN Y, et al. Design, synthesis, and evaluation of pyrrolidine based CXCR4 antagonists with *in vivo* anti−tumor metastatic activity. Eur J Med Chem, 2020, 205: 112537.

[8] WILSON R J, JECS E, MILLER E J, et al. Synthesis and SAR of 1,2,3,4-tetrahydroisoquinolinebased CXCR4 antagonists. ACS Med Chem Lett, 2017, 9(1): 17−22.

12.2 反应性代谢物检测及其在药物研发中的应用

药物代谢通常是指药物在体内Ⅰ相和Ⅱ相代谢酶的作用下发生的生物转变，产生的代谢物极性增加、水溶性提高、药理活性减弱或完全失活，是实现药物解毒的过程。然而，某些情况下，药物代谢也是产生毒性的过程。药物经过代谢活化产生一些具有亲电性的反应性代谢物（如环氧、醌、碳正离子和醌亚胺等），代谢物的亲电性使得它们能够与体内的生物大分子（包括核酸和蛋白质等）发生共价结合，破坏或改变大分子物质正常生理功能，从而引起细胞损伤、肝毒性、免疫毒性反应及癌症等（图 12.7）。由反应性代谢物引起的药物代谢安全性问题在一定程度上影响着药物研发的成功或失败。

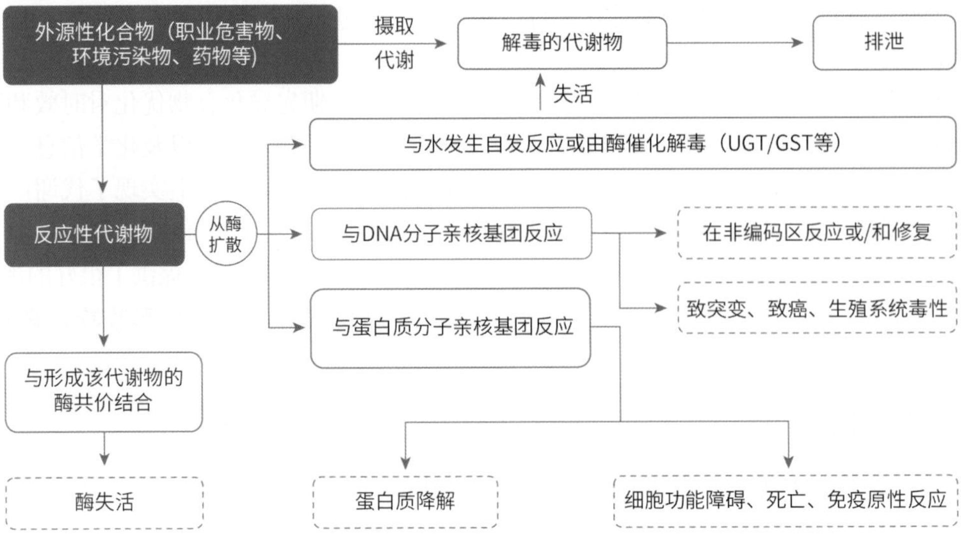

图 12.7　外源性化合物的代谢途径[1]

UGT，尿苷二磷酸葡萄糖醛酸转移酶；GST，谷胱甘肽 S- 转移酶

近年来，药物代谢安全性问题受到越来越多的关注，代谢活化产生反应性代谢物是研究药物安全性非常重要的切入点。本节主要从以下几个方面进行阐述：反应性代谢物引发的药物安全性问题、常见药物警戒结构、反应性代谢物检测方法与技术平台、反应性代谢物研究在药物研发过程中的应用。

12.2.1　反应性代谢物引发的药物安全性问题

最初，人们对一些化学反应相对惰性的物质表现出生物毒性感到困惑，直到 19 世纪 50 年代之后这个谜题才逐渐解开。James Miller[2] 于 1947 年报道了外源性物质对蛋白质的共价修饰。他们在给大鼠喂食甲氨基偶氮苯后的肝组织中，观察到黄色色素不可逆地与肝脏蛋白共价结合。随后，又有研究者对 DNA 作为遗传物质的结构和功能进行了表征，并发现了动物体内 DNA 与致癌物的结合物[3]。由此，揭开了外源性物质在生物体内代谢活化与大分子物质共价结合的面纱。代谢活化产生的反应性代谢物与蛋白质共价结合的发现为药物毒性的探索开拓了新的空间。

对乙酰氨基酚的毒性研究是比较经典的案例[4, 5]（图 12.8）。对乙酰氨基酚主要通过葡萄糖醛酸和硫酸结合进行代谢消除，另一代谢途径是在 CYP450 酶作用下氧化生成 *N*-乙酰基 - 对苯醌亚胺（*N*-acetyl-*p*-benzoquinone imine，NAPQI），NAPQI 会迅速消耗谷胱甘肽，当体内谷胱甘肽浓度较低时，就会共价结合蛋白质上的游离半胱氨酸残基（含巯基官能团）。目前，广泛研究认为，代谢活化产生 NAPQI 与蛋白质发生共价结合是对乙酰氨基酚导致药源性肝损伤的主要原因。有研究表明，许多药物产生生物毒性，诸如曲格列酮引起肝衰竭、氯氮平引起粒细胞缺乏症和奈法唑酮引起肝毒性等，均与其在体内代谢产生反应性代谢物进而与生物大分子共价结合有关[6–8]。

近些年，因药物毒性而撤市的案例不在少数（表 12.1）。在一项研究中，对 200 款在售药物及 68 款撤市或收到黑箱警告药物调研发现[7]，至少有一半的药物分子介导的毒性与反应性代谢物密切相关。反应性代谢物作为引起药物代谢安全性问题的直接信号之一，是药物结构设计过程中不得不考虑的影响因素。在药物开发中应当尽早筛查药物代谢可能产生的反应性代谢物，以便修饰或筛除有问题的化合物。通过合理的结构设计，将药物产生反应性代谢物的倾向性降到最低。

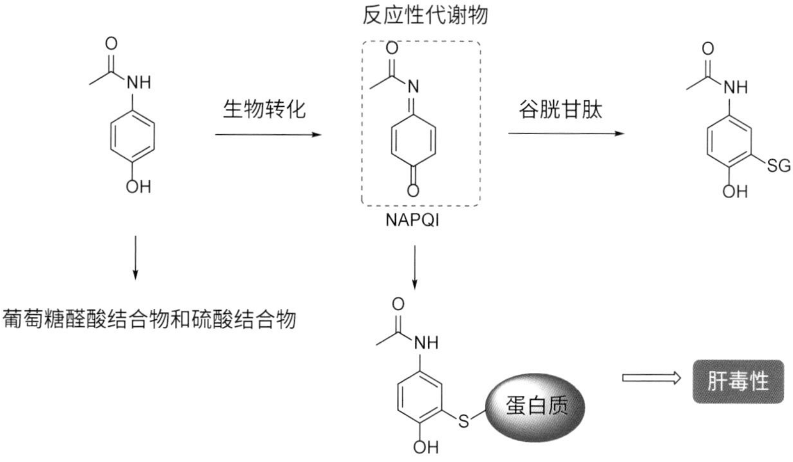

图 12.8 对乙酰氨基酚代谢毒性产生过程[4, 5]

NAPQI，*N*- 乙酰基 - 对苯醌亚胺

表 12.1 一些撤市药物的性质、撤市原因及其反应性代谢物分析[7]

药物名称	结构式	适应证	撤市原因	反应性代谢物产生（是/否）
曲格列酮（troglitazone）	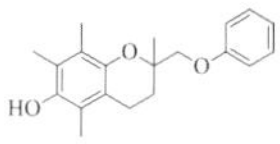	抗抑郁药	肝毒性	是
安咪奈丁（amineptine）	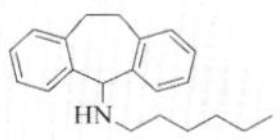	抗抑郁药	肝毒性	是
溴芬酸（bromfenac）	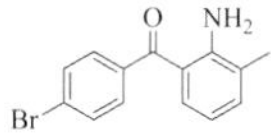	非甾体抗炎药	肝毒性	是
异丁芬酸（ibufenac）	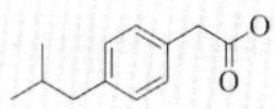	非甾体抗炎药	肝毒性	是
吡洛芬（pirprofen）	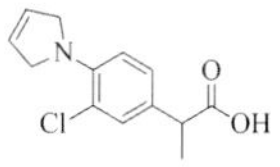	非甾体抗炎药	肝毒性	是
替宁酸（tienilic acid）	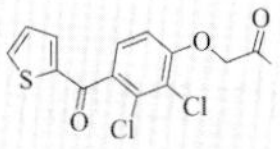	利尿药	肝毒性	是
氨基比林（aminopyrine）	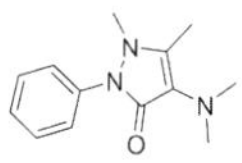	镇痛药	血液病	是
托卡朋（tolcapone）	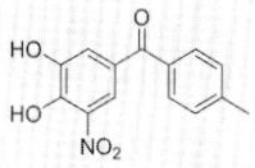	抗帕金森病药	肝毒性	是

12.2.2 常见药物警戒结构

近年来报道了许多可以产生反应性代谢物的药物。从代谢反应的角度来看，药物的分子结构在很大程度上决定了它们是否容易被代谢活化而产生毒性。除了一些药物本身具有的不同强度亲电性基团以外（例如，环氧、醛基和 α，β- 不饱和酮或酯等），表 12.2 总结出了部分常见的可能通过代谢生成反应性代谢物导致毒性的药物警戒结构（如芳香胺、噻吩环和呋喃环等）及其可能的反应性代谢物。对于含有警戒结构的药物分子，需要关注其潜在的代谢活化能力。

表 12.2 部分常见的可能通过代谢生成反应性代谢物导致毒性的药物警戒结构及其可能的反应性代谢物 [9]

警戒结构	可能的反应性代谢物	警戒结构	可能的反应性代谢物
芳香胺	醌亚胺或亚硝基代谢物	3- 亚甲基吲哚类	甲胺
肼、酰肼	重氮烯或重氮离子	呋喃类	α，β- 不饱和二羰基
硝基芳烃类	亚硝基	噻吩类	α，β- 不饱和二羰基
融合氮杂环	氮离子	噻唑类	硫代酰胺、乙二醛
苄胺类	亚硝基、肟	噻唑烷二酮类	异氰酸酯、*S*- 氧化物
酰胺类	异氰酸酯	芳烃、溴芳烃	氧化芳烃
磺酰脲类药物	异氰酸酯	炔烃	烯酮、氧乙烯
硫脲类	*S*- 氧化物、异氰酸酯	α，β- 不饱和羰基	固有亲电性
对苯二酚	对苯醌	脂肪胺	亚胺离子
邻或对烷基酚	邻或对甲醌	烷基卤化物	酰基卤化物
亚甲基二氧基苯基	邻醌	其他	其他

需要注意的是，对药物警戒结构的认识有助于判断可能产生反应性代谢物的药物分子，但这并不是绝对的，已经上市的药物分子中存在一些化合物，它们的分子结构中含有警戒结构而实际应用过程并未产生毒性，警戒结构是否参与代谢及代谢的程度可能会受到分子中其他基团的影响。通常需要借助相应分析检测技术，评估药物分子的代谢活化潜能。

12.2.3 反应性代谢物检测方法和技术平台

外源性物质代谢活化产生反应性代谢物，其代谢活化的过程主要是由 I 相代谢酶（如 CYP450 酶）介导，因此，体外孵育实验通常选择在肝微粒体体系中进行。若药物的代谢活化涉及 II 相代谢酶或混合的 I 相 / II 相代谢酶，那么需考虑选用肝 S9 或肝细胞体系等进行实验。反应性代谢物能够与细胞中的大分子物质（如蛋白质）发生共价结合，它的半衰期通常较短，在体外和体内实验中难以直接检测。目前，对反应性代谢物的检测方法主要分为两种：

(1) 采用小分子探针进行捕获：文献报道过的小分子捕获探针包括谷胱甘肽、半胱氨酸、*N*- 乙酰半胱氨酸、氨基脲、甲氧胺、氰基阴离子等。其中，谷胱甘肽作为化学反应性代谢物的天然诱捕剂，能够捕获大多数的反应性代谢物（包括环氧化合物、芳烃氧化物、烷基卤化物、迈克尔受体和醌类物质等），广泛应用于早期药物发现和筛选阶段反应性代谢物体外筛查实验。值得注意的是，并非所有的反应性代谢物都能够被谷胱甘肽捕获，这取决于代谢物的性质。改变或选择额外的捕获试剂，可以有目的地考察反应性代谢物并对实验数据进行补充和丰富，如选用氰化物捕获亚胺离子或选用甲氧胺捕获活性醛基物质等反应性中间体。

(2) 直接检测生物大分子共价结合物：这种方法大多需要对药物进行放射性同位素标记，用标记后的药物与体外肝微粒蛋白、新鲜分离的肝细胞或小鼠肝匀浆等共同孵育一定时间，或是动物体内给药后制备肝组织匀浆液等，通过检测沉淀物中蛋白共价结合物的放射性强度，评价药物共价结合的水平及代谢活化的潜能。药物与生物大分子共价结合实验被认为是定量评估反应性代谢物的金标准。

药明康德的 DMPK 拥有成熟的反应性代谢物检测和鉴定平台，可以实现对多种实验体系的代谢物检测鉴定，包括采用不同类型小分子探针对代谢物的捕获实验和基于放射性同位素标记的药物与大分子物质共价结合实验等。平台拥有先进的仪器设备，涵盖多台超高效液相色谱系统、PDA 检测器、飞行时间质谱仪、静电场轨道阱质谱仪及液体闪烁计数仪等，借助高分辨质谱技术、放射性检测技术、数据采集和处理技术，多维度挖掘代谢物信息，实现各种不同类型生物基质样品中多重反应性代谢物组分的检测和鉴定。

反应性代谢物检测鉴定工作流程如下（图 12.9）。

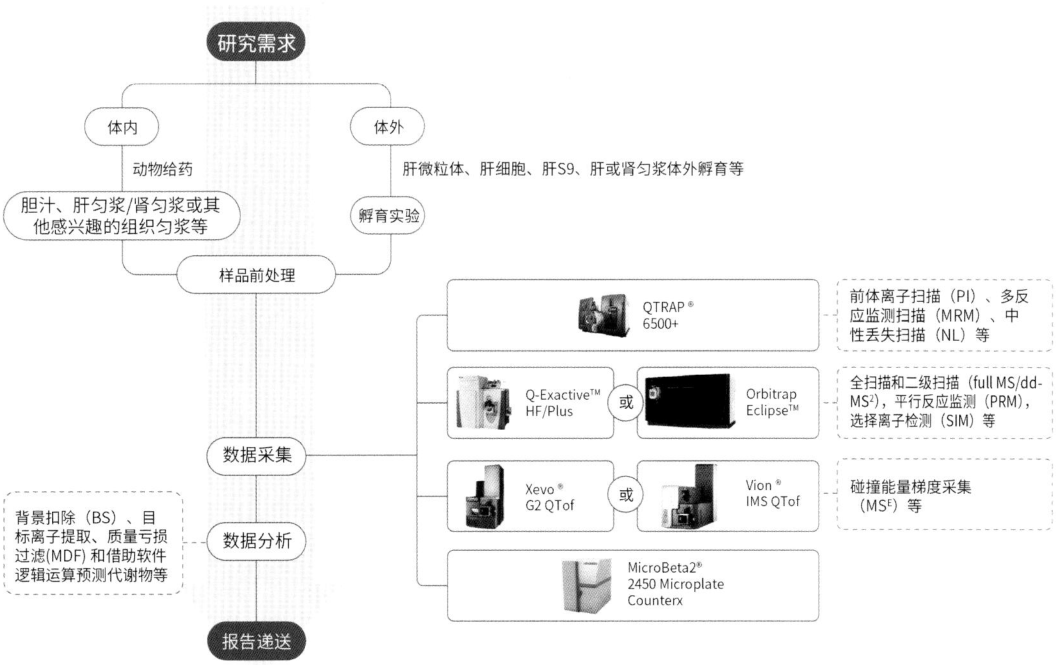

图 12.9 反应性代谢物检测鉴定工作流程图

如下是技术团队基于对氯氮平的体外反应性代谢物筛查研究进行的案例分析和相关技术验证：

氯氮平是一种非典型抗精神病药物，具有较好的镇静催眠作用。据文献报道[10]，氯氮平在体外代谢酶的作用下发生代谢活化，产生反应性亚胺离子，进而与谷胱甘肽或蛋白质发生共价结合（图 12.10），推测反应性亚胺离子共价结合靶蛋白与氯氮平在临床治疗中引起粒细胞缺乏症和肝毒性等不良反应密切相关。在接受氯氮平治疗患者的中性粒细胞中可以检测到被共价修饰的蛋白质，进一步证实了上面的推测。

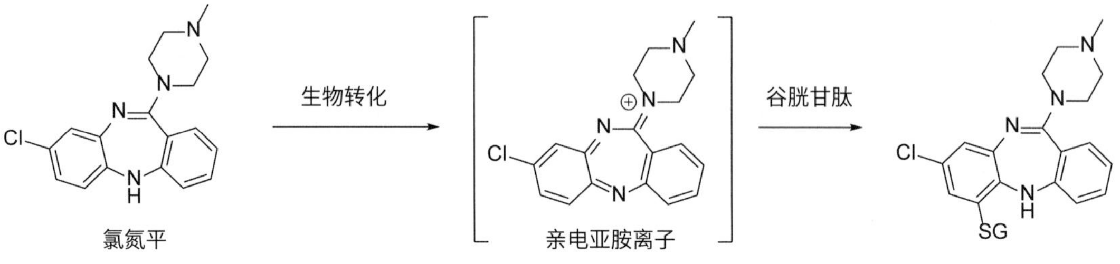

图 12.10　氯氮平代谢活化途径[10]

本案例中，我们以氯氮平为受试物，谷胱甘肽作为捕获探针，人肝微粒体作为孵育基质，考察并验证氯氮平在体外孵育条件下（孵育温度为 37 ℃，孵育时间为 60 min）的反应代谢物。通过采用不同的数据采集和处理技术，对氯氮平在肝微粒体基质中孵育后的样品进行反应性代谢物筛查，并将检测结果同文献进行对比。

我们首先使用了 LC-UV-HRMS 高分辨质谱系统对待测样品进行紫外扫描和全扫描 / 二级扫描。通过将空白样品与氯氮平孵育 60 min 后的样品进行对比，可以观测到一些紫外信号较明显的代谢产物峰，如 8.65 min 和 9.33 min 的色谱峰，如图 12.11A 所示。这些观测到的色谱峰并非全都是谷胱甘肽结合产物，需要通过一级质谱和二级质谱进行结构解析才能确认。对于谷胱甘肽结合物和非谷胱甘肽结合物的确认过程必然会占用一定的分析时间。为了快速而又高通量地识别谷胱甘肽结合物，采用选择离子监测（selective ion monitoring，SIM）扫描谷胱甘肽结合物特征碎片 *m/z* 272.088 8，这种检测方式可以在没有进行结构解析的情况下，快速的锁定谷胱甘肽结合物，然后有目标性地找到对应保留时间下的一级质谱和二级质谱以确认代谢物。通过这种扫描方式，可以检测到 7 个谷胱甘肽结合物，如图 12.11B 所示。SIM 扫描所得代谢物信息与紫外线扫描代谢物信息可以相互补充，通过目标离子提取最终确认了 10 个谷胱甘肽结合产物，如图 12.11C 和表 12.3 所示。

对于反应性代谢物检测，除了使用高分辨质谱检测系统的不同检测模式以外，还可以使用四极杆串联离子阱质谱仪进行样品分析。考虑到谷胱甘肽结合物在正离子模式下容易发生 −129 Da（焦谷氨酸）的中性丢失（neutral loss，NL），我们采用了 NL-IDA-EPI 扫描模式。对于产生减少 129 Da 中性丢失的母离子，自动触发产物离子扫描，获得二级质谱碎片信息。同时，为了减少假阳性信号，我们还采用 PI-IDA-EPI 扫描进行筛查。通过前体离子扫描（precursor ion，PI）检测 *m/z* 272 碎片，过滤掉大部分的基质干扰信息。经过一级和二级质谱确认，中性丢失扫描和前体离子扫描总共得到 5 个明显的谷胱甘肽结合物（M1、M6、M8、M9 和 M10）。

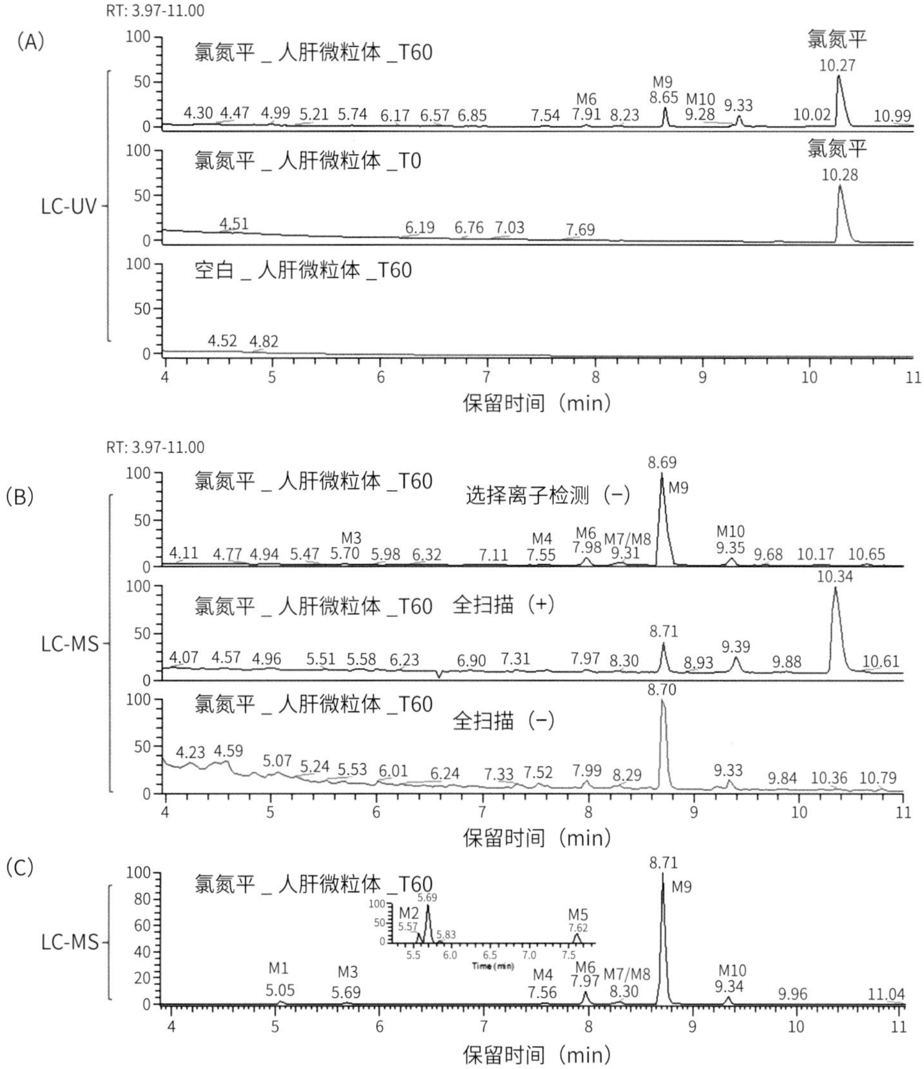

图 12.11 氯氮平肝微粒体孵育样品在 LC-UV-HRMS 采集后的 LC-UV 图（A）、LC-MS 图（B）和提取离子流图（C）

表 12.3 氯氮平在高分辨质谱上的反应性代谢物检测结果

代谢物编号	*m/z*	保留时间（min）	质谱面积	质谱面积相对丰度（%）	代谢途径
M1	598.24	5.05	2 948 613	1.99	P – Cl + H + GSH
M2	650.22	5.57	316 556	0.21	P + O + 2H + GSH
M3	650.22	5.69	1 801 373	1.22	P + O + 2H + GSH
M4	632.20	7.56	860 179	0.58	P + GSH
M5	618.19	7.62	457 274	0.31	P – CH_2 + GSH
M6	632.20	7.97	10 342 533	6.98	P + GSH

（续表）

代谢物编号	*m/z*	保留时间（min）	质谱面积	质谱面积相对丰度（%）	代谢途径
M7	648.20	8.24	999 968	0.67	P + O + GSH
M8	618.19	8.30	2 487 525	1.68	$P - CH_2 + GSH$
M9	632.20	8.71	121 505 305	81.99	P + GSH
M10	648.20	9.34	6 467 872	4.36	P + O + GSH

P 代表原药；GSH，$C_{10}H_{15}N_3O_6S$，谷胱甘肽。

从上述检测结果来看，四极杆串联离子阱质谱和高分辨质谱均可以实现对待测样品进行反应性代谢物筛查，主要代谢物 M6、M9 和 M10 在上述不同的质谱采集和分析模式下均能检测到。其中，M6 和 M9 的代谢途径为谷胱甘肽结合（P + GSH），与上文中提到的氯氮平代谢活化产生反应性亚胺离子的信息相吻合。当然，高分辨质谱在仪器分辨率等方面具有的一定的优势，依据元素组成实现对代谢物的精确提取，排除基质干扰信号，从而使得检测结果具有更好的准确性和可靠性。我们将高分辨质谱的检测结果与文献进行对比，实验检测结果与文献报道的内容一致 [11]（表 12.4）。

表 12.4　氯氮平在肝微粒体孵育体系中反应性代谢物检测结果与文献对比

代谢物编号	本次实验结果	文献检测结果 [11]
M1	Y	Y
M2	Y	Y
M3	Y	Y
M4	Y	ND
M5	Y	Y
M6	Y	Y
M7	Y	Y
M8	Y	Y
M9	Y	Y
M10	Y	Y

Y 代表检测到代谢物，ND 代表未检测到代谢物。

12.2.4　反应性代谢物研究在药物研发过程中的应用

如前所述内容，在先导化合物发现和优化阶段，通过筛查可能的反应性代谢物，优化候选药物结构，使候选药物的代谢活化倾向性降到最低，这也是结构优化阶段非常重要的一种优化策略。除此之外，在动物毒理试验及临床试验各阶段，对反应性代谢物及下游代谢物的检测和结构表征，有利于阐明药物的毒性机制，从而找到减小或消除毒性的解决办法。反应性代谢物在新药研发各阶段筛查策略如下（图 12.12）。

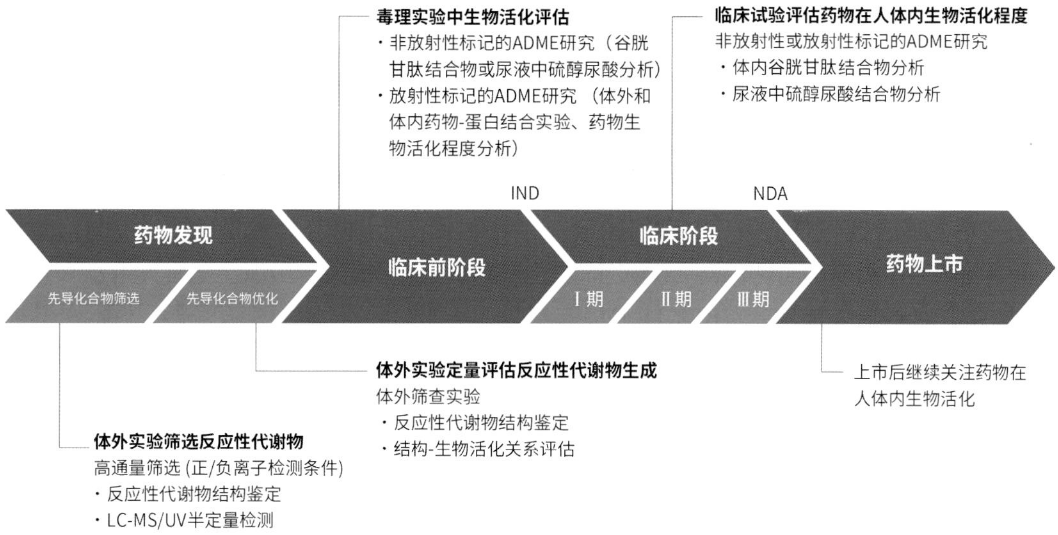

图 12.12　反应性代谢物在新药研发各阶段筛查策略[12]

案例解析：对非尔氨酯（felbamate）和舒多昔康（sudoxicam）进行结构改造是反应性代谢物筛查在新药研发过程中典型的应用案例。非尔氨酯是在 1993 年上市的抗癫痫药物[13，14]，其在人体内主要经酯酶水解、醛脱氢酶氧化，得到主要代谢物Ⅰ（图 12.13）。中间代谢物醛基氨甲酸酯（代谢物Ⅱ）非常不稳定，容易自发降解产生苯基丙烯醛（反应性代谢物）。苯基丙烯醛消耗人体内的谷胱甘肽，易与蛋白上的亲核基团发生共价结合，被认为是与非尔氨酯特异质毒性密切相关的反应性代谢物。在此信息的基础上，研发人员设计了氟代非尔氨酯（fluorofelbamate），在与苯环相连的苄位碳原子上引入氟取代基，氟原子的引入阻滞了苯基丙烯醛反应性代谢物的产生，药物肝毒性明显降低。

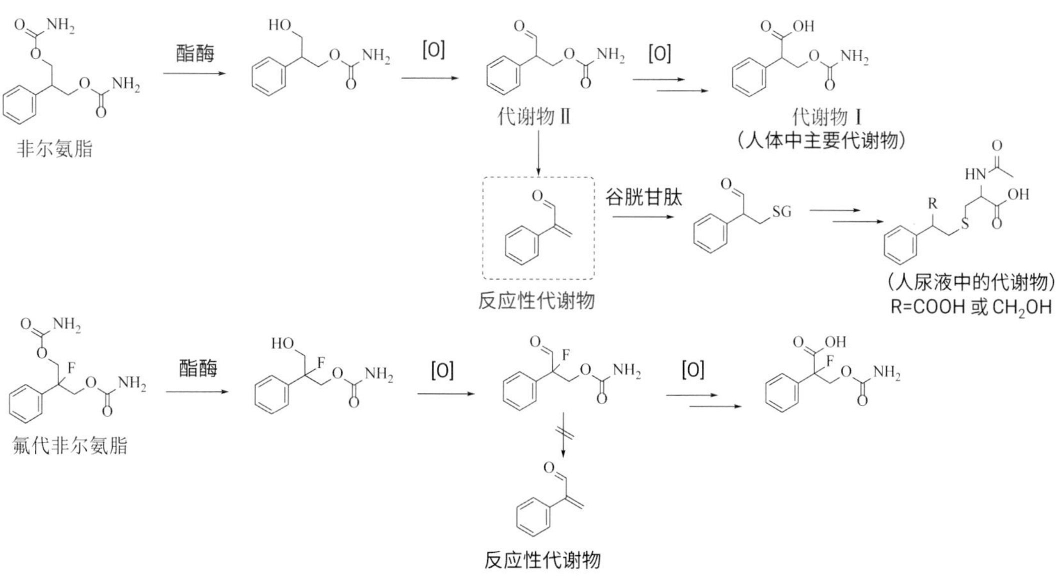

图 12.13　非尔氨酯和氟代非尔氨酯的代谢途径[13，14]

舒多昔康曾在 20 世纪 70 年代作为有效的非甾体抗炎药物被开发，后因临床试验中出现严重的肝毒性而终止。它的毒性被认为是与噻唑环代谢活化产生酰基硫脲物质（反应性代谢物）有关（图 12.14）。随后，在舒多昔康噻唑环的 5 位引入甲基取代基，得到同系列药物美洛昔康（meloxicam）。甲基作为噻唑环的代谢软点，使美洛昔康具有与舒多昔康完全不同的噻唑环代谢方式（甲基氧化成醇或进一步氧化成羧酸），在保持药效的基础上降低了药物的肝毒性。

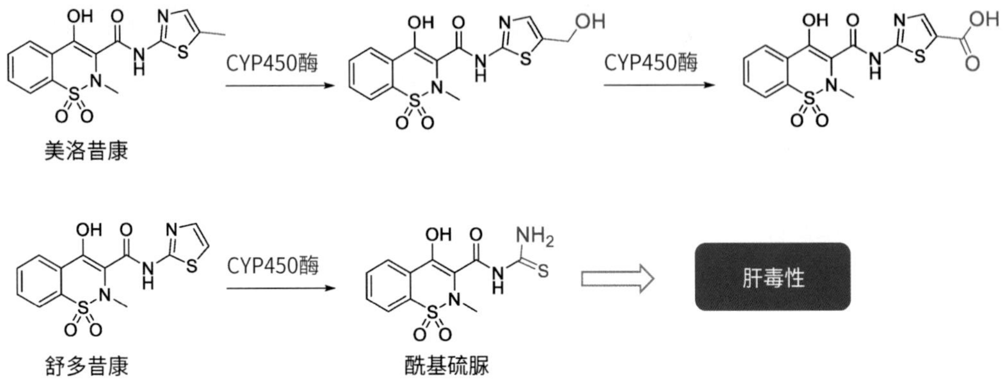

图 12.14 舒多昔康和美洛昔康的代谢途径[15]

总而言之，对于新药研发，应采取各种措施来降低或避免药物可能产生的毒性。通过反应性代谢物筛查，尽早发现和修饰具有潜在毒性的化合物，对药物的安全性问题起到一定的预测作用。对于动物或临床试验中实际观察到的药物毒性，在没有足够的实验数据支持下，很难将它归结为某一个具体的代谢物所引起，然而，了解这个过程中可能产生的反应性代谢物，能够指明一个方向，或提出一个假设，从而提高药物研发成功率。

12.2.5 结语

在药物研发过程中尤其是在药物发现的早期阶段，筛查药物代谢可能的反应性代谢物，有助于理解一个药物潜在的安全性问题，从而利用化学干预的方法，找到等效的替代药物分子，这对于提高用药安全性具有重要意义。

（王慧娟，李瑞兴，曹卫群）

参考文献

[1] SCOTT OBACH R, KALGUTKAR A S. Reactive electropiles and metabolic activation. Comprehensive Toxicology, 2010, 1: 309−347.

[2] MILLER J A. Carcinogenesis by chemicals: an overview — G. H. A. clowes memorial lecture. Cancer Res, 1970, 30(3): 559−576.

[3] LIEBLER D C. Protein damage by reactive electrophiles: targets and consequences. Chem Res Toxicol, 2008, 21(1): 117−128.

[4] ATHERSUCH T J, ANTOINE D J, BOOBIS A R, et al. Paracetamol metabolism, hepatotoxicity, biomarkers and therapeutic interventions: a perspective. Toxicol Res, 2018, 7(3): 347−357.

[5] JOLLOW D J, MITCHELL J R, POTTER W Z, et al. Acetaminophen-induced hepatic necrosis. II. Role of covalent binding *in vivo*. J Pharmacol Exp Ther, 1973, 187(1): 195−202.
[6] UETRECHT J P. Metabolism of drugs by leukocytes. Drug Metabol Drug Interact, 1994, 11(4): 259−282.
[7] STEPAN A F, WALKER D P, BAUMAN J, et al. Structural alert/reactive metabolite concept as applied in medicinal chemistry to mitigate the risk of idiosyncratic drug toxicity: a perspective based on the critical examination of trends in the top 200 drugs marketed in the United States. Chem Res Toxicol, 2011, 24(9): 1345−1410.
[8] CRAVEIRO N S, LOPES B S, TOMÁS L, et al. Drug withdrawal due to safety: a review of the data supporting withdrawal decision. Curr Drug Saf, 2020, 15(1): 4−12.
[9] KALGUTKAR A S, GARDNER I, OBACH R S, et al. A comprehensive listing of bioactivation pathways of organic functional groups. Curr Drug Metab, 2005, 6(3): 161−225.
[10] KALGUTKAR A S, DALVIE D. Predicting toxicities of reactive metabolite-positive drug candidates. Annu Rev Pharmacol Toxicol, 2015, 55: 35−54.
[11] WANG Z, FANG Y, ROCK D, et al. Rapid screening and characterization of glutathione-trapped reactive metabolites using a polarity switch-based approach on a high-resolution quadrupole orbitrap mass spectrometer. Anal Bioanal Chem, 2018, 410(5): 1595−1606.
[12] WEN B, FITCH W L. Analytical strategies for the screening and evaluation of chemically reactive drug metabolites. Expert Opin Drug Metab Toxicol, 2009, 5(1): 39−55.
[13] THOMPSON C D, BARTHEN M T, HOPPER D W, et al. Quantification in patient urine samples of felbamate and three metabolites: acid carbamate and two mercapturic acids. Epilepsia, 1999, 40(6): 769−776.
[14] PARKER R J, HARTMAN N R, ROECKLEIN B A, et al. Stability and comparative metabolism of selected felbamate metabolites and postulated fluorofelbamate metabolites by postmitochondrial suspensions. Chem Res Toxicol, 2005, 18(12): 1842−1848.
[15] OBACH R S, KALGUTKAR A S, RYDER T F, et al. *In vitro* metabolism and covalent binding of enol-carboxamide derivatives and anti-inflammatory agents sudoxicam and meloxicam: insights into the hepatotoxicity of sudoxicam. Chem Res Toxicol, 2008, 21(9): 1890−1899.

12.3 UGT 酶介导毒性产生的识别及评估策略

在药物的吸收、分布、代谢和排泄过程中，需要关注的一个很重要的问题就是药物与代谢酶之间的相互作用。常见的参与药物代谢的酶中，占比最大的是 CYP450 酶，它主导药物的 I 相代谢过程。尿苷二磷酸葡萄糖醛酸转移酶（uridine diphosphate glycosyl transferase，UGT）占比第二，是人体 II 相代谢中最重要的酶之一，参与着很多药物的代谢清除过程。UGT 酶以葡萄糖醛酸为糖基供体，广泛催化内源性（如胆红素、脂肪酸、甾体类激素、食物中的化合物、药物、环境污染物等）和外源性化学物质发生结合反应，通常结合反应后的化合物更具水溶性，易排出体外，从而起到解毒的作用。

但是这类结合反应存在一种特殊情况，即结合位点发生在羧基上，形成潜在的毒性代谢物——酰基葡萄糖醛酸代谢产物，在代谢产物安全性评价（metabolites in safety testing，MIST）的指导原则中，特别提出需要额外关注酰基葡萄糖醛酸代谢产物的安全性。当药物中存在可以生成酰基葡萄糖醛酸的羧基结构时，就需要提高警惕，它在代谢过程中是否会形成酰基葡萄糖醛酸代谢产物？若形成了酰基葡萄糖醛酸代谢产物，那么是否会引发毒性？本节将介绍酰基葡萄糖醛酸代谢产物产生毒性的机制，如何识别酰基葡萄糖醛酸代谢产物，以及如何评估酰基葡萄糖醛酸代谢产物的毒性，为可能产生酰基葡萄糖醛酸类代谢物的药物研发提供依据。

12.3.1　酰基葡萄糖醛酸代谢产物产生毒性的机制

UGT 酶的辅助因子是尿苷二磷酸葡糖醛酸（uridine diphosphate glucuronic acid，UDPGA），图 12.15 是 UGT 酶催化 UDPGA 转移葡萄糖醛酸结构与化合物结合的反应过程。人体内目前发现的 UGT 酶分为 4 个家族，共有 22 种亚型[1]（表 12.5）。

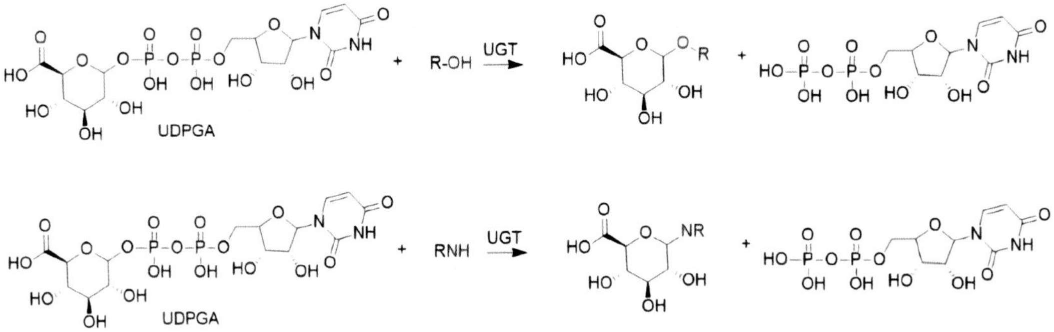

图 12.15　UGT 酶催化的反应过程

表 12.5　UGT 酶分类

家族	亚型
UGT1A	UGT1A1、UGT1A3、UGT1A4、UGT1A5、UGT1A6、UGT1A7、UGT1A8、UGT1A9、UGT1A10
UGT2A/UGT2B	UGT2A1、UGT2A2、UGT2A3 UGT2B4、UGT2B7、UGT2B10、UGT2B11、UGT2B15、UGT2B17、UGT2B28
UGT3A	UGT3A1、UGT3A2
UGT8A	UGT8A1

在 UGT 酶催化下，化合物结合葡萄糖醛酸形成极性较大的代谢产物，这类结合产物可以在肠道中 β- 葡萄糖醛酸水解酶的作用下，部分变回原型药，排出体外或经肠壁重吸收进入体循环。而针对酰基葡萄糖醛酸代谢产物，还有一部分则可能在肝细胞和肠上皮细胞中与蛋白结合，形成蛋白加合物，从而诱发毒性[2]。

而酰基葡萄糖醛酸代谢产物产生毒性的具体机制，如图 12.16 所示[3]，羧基通过 UGT 酶的代谢形成 1-*O*-*β*- 酰基葡萄糖醛酸，其结构中的羰基碳原子具有亲电活性，而蛋白的氨基酸残基中 SH/OH/NH_2 作为亲核基团，进攻碳原子发生转酰基（transacylation）反应，同时葡萄糖醛酸脱落。1-*O*-*β*- 酰基葡萄糖醛酸正是通过这种“转酰基”形成了蛋白质－药物的加合物，从而诱发毒性反应的发生。UGT 酶催化形成的 1-*O*-*β*- 酰基葡萄糖醛酸不稳定，会发生分子内部可逆的重排，形成 2-*O*-*β*- 酰基葡萄糖醛酸迁移异构体、3-*O*-*β*- 酰基葡萄糖醛酸迁移异构体或 4-*O*-*β*- 酰基葡萄糖醛酸迁移异构体。分子内重排形成的迁移异构体通过瞬间开环形成链状醛基结构，开环形成的醛基结构会与蛋白的氨基酸残基的 NH_2 结构形成亚胺结构，并通过重排形成稳定的蛋白加合物，诱发毒性反应的发生。通过这样的方式形成加合物的过程，称为“糖化”。

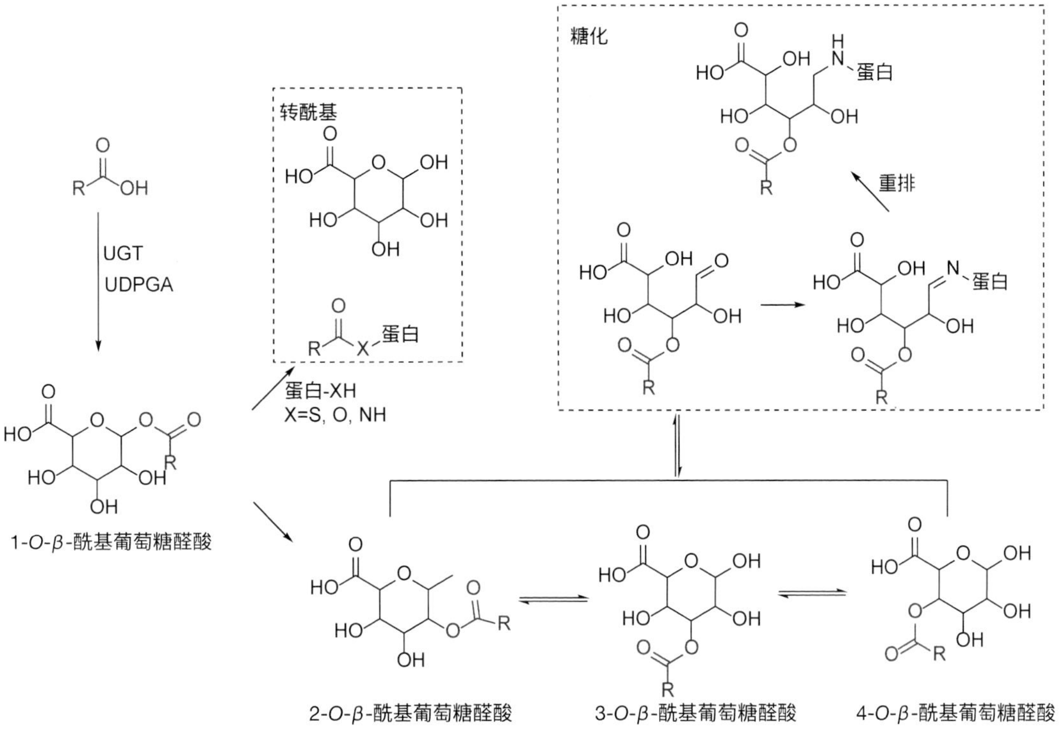

图 12.16　酰基葡萄糖醛酸代谢产物产生毒性的机制

12.3.2　如何识别酰基葡萄糖醛酸代谢产物

若化合物中包含羧基、醇羟基或氨基等可能与葡萄糖醛酸结合的位点，就需要判断葡萄糖醛酸结合代谢产物是否是酰基葡萄糖醛酸代谢产物。准确鉴定酰基葡萄糖醛酸代谢产物，需要将其分离纯化并经核磁共振波谱仪（nuclear magnetic resonance spectrometer，NMR）确定结构，但是研究周期较长，为满足快速筛选化合物的需要，以下提供一种实验方案以帮助识别酰基葡萄糖醛酸代谢产物：

（1）捕获实验[4]：利用酰基葡萄糖醛酸代谢产物产生毒性的机制反向识别，基于酰基葡萄糖醛酸代谢产物可以与蛋白结合的特性，可以设计一个捕获实验来识别它：在经过常规的添加 UDPGA 的肝微粒体孵育后，去除微粒体蛋白，上清中加入肽段进行捕获实验，用已知结构的包含赖氨酸 NH_2 的肽段，代替可能结合的蛋白，捕获具有结合活性的酰基葡萄糖醛酸产物。

（2）质谱识别[4]：通过高分辨质谱搜索连有特定肽段的结合产物，可以反向验证是否形成了酰基葡萄糖醛酸产物。

同时肽段捕获的加合物在质谱中会形成碎片 *m/z* 470（图 12.17）。碎片 *m/z* 470 是从碳基处断裂，所以这个碎片是葡萄糖醛酸部分带走了药物分子结构中的一个 O。这个特殊的碎片可以直接用于将酰基葡萄糖醛酸代谢产物与 *N*- 葡萄糖醛酸结合物进行区分。

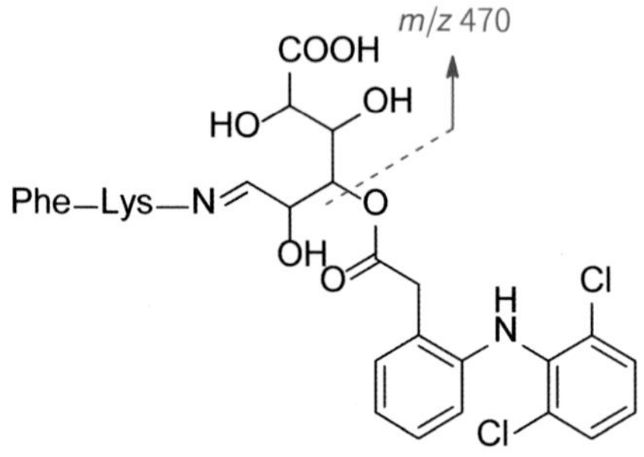

图 12.17　捕获实验蛋白加合物质谱解析

12.3.3　如何评估酰基葡萄糖醛酸代谢产物的毒性

并非所有的酰基葡萄糖醛酸代谢产物都会引发毒性反应，所以在确定化合物形成酰基葡萄糖醛酸代谢产物之后，下一步就需要评估它是否会引发毒性反应。在药物开发过程中尽早地评估酰基葡萄糖醛酸代谢产物的毒性，可以帮助研究者制定开发策略，规避风险或减少损失。

酰基葡萄糖醛酸代谢产物引发毒性的机制中，首先形成的 1-*O*-*β*- 酰基葡萄糖醛酸不稳定，在体内会发生分子内可逆的重排，形成 2-*O*-*β*- 酰基葡萄糖醛酸迁移异构体、3-*O*-*β*- 酰基葡萄糖醛酸迁移异构体或 4-*O*-*β*- 酰基葡萄糖醛酸迁移异构体。这是一个动态的过程，所以通过识别酰基葡萄糖醛酸中所提到的捕获实验，将这动态过程固定下来，然后通过质谱数据鉴定迁移前后的化合物，最后得到一个确定的比率：迁移率（AG%）= 迁移后峰面积 / 迁移前峰面积（图 12.18）[4]。

文献[4]总结了 7 个化合物的迁移率，结果显示迁移率较高的两个化合物，因临床应用产生毒性反应，已退出市场；迁移率第三的化合物研究也发现可引起肝细胞损伤；迁移率较低的布洛芬则是目前使用的很安全的非甾体抗炎药。这个结果推测，随着迁移率的增加，酰基葡萄糖醛酸代谢产物的毒性也增加。

文献中并未给出确切的引起毒性的迁移率临界值，但是其仍然可以作为评估酰基葡萄糖醛酸代谢产物安全性的一项指标，在药物开发过程中，应用文中提供的迁移率评价的策略，通过与已上市药物的平行比较迁移率（表 12.6），可以提供酰基葡萄糖醛酸代谢产物安全性评估的依据。

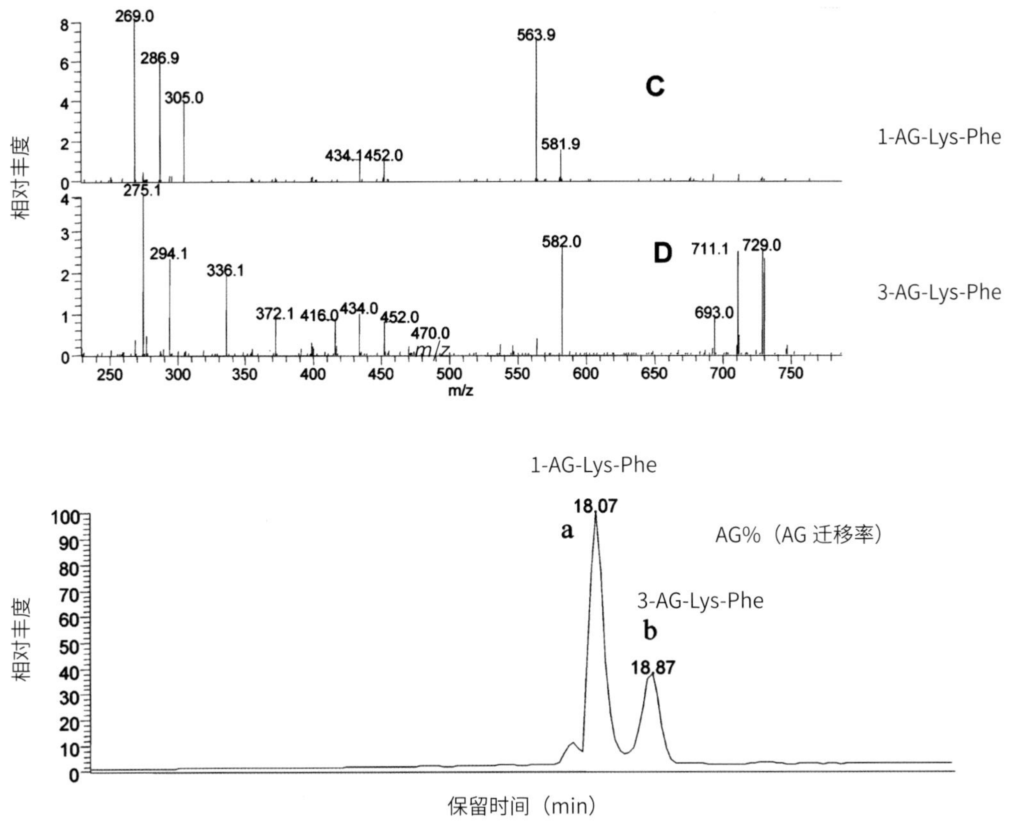

图 12.18　酰基葡萄糖醛酸蛋白加合物迁移率计算 [4]

表 12.6　化合物的迁移率比较 [4]

化合物名称	迁移率（AG%）	后续的临床研究
托美丁（tolmetin）	80.0	因临床毒性反应，已退出市场
佐美酸（zomepirac）	67.5	
双氯芬酸（diclofenac）	58.4	可引起肝细胞损伤
酮洛芬（ketoprofen）	36.4	
非诺洛芬（fenoprofen）	33.8	
布洛芬（ibuprofen）	15.8	很安全的非甾体抗炎药
呋喃苯胺酸（furosemide）	2.0	

12.3.4　评估葡萄糖醛酸代谢产物引发安全性风险的策略

UGT 酶是重要的药物代谢酶，参与很多药物的清除和解毒过程，而由于酰基葡萄糖醛酸代谢产物具有结合蛋白的能力，存在安全性风险，需要对其做额外的安全性评测。酰基葡萄糖醛酸代谢产物的研究策略如图 12.19 所示。

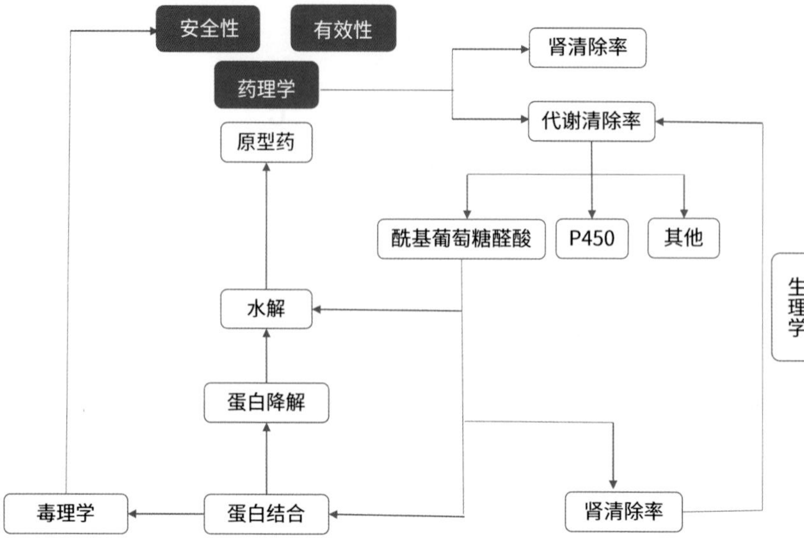

图 12.19　酰基葡萄糖醛酸代谢产物的研究策略[5]

第一步需要鉴定是否形成了酰基葡萄糖醛酸，除核磁共振波谱仪测定以外，可以通过肽段捕获酰基葡萄糖醛酸这类具有活性的代谢物，并结合质谱数据的鉴定，确定酰基葡萄糖醛酸产物的生成。

第二步提供迁移率的计算，帮助评估酰基葡萄糖醛酸代谢产物的潜在毒性，对于具有形成酰基葡萄糖醛酸代谢产物风险的化合物，尽早地评估化合物形成酰基葡萄糖醛酸代谢产物的能力和迁移率，可以帮助规避开发过程中存在的风险。

12.3.5　结语

在 UGT 酶参与的药物代谢过程中，科学家往往关注较多的是药物快速清除、暴露量降低及 UGT 酶引起的酶表型鉴定等问题。而除解毒作用以外，特定的葡萄糖醛酸结合产物还会引发安全性问题，针对可能引发毒性的酰基葡萄糖醛酸代谢产物，可能会导致药物研发的意外甚至终止。通过多肽捕获、高分辨质谱鉴定等方法，可以帮助识别酰基葡萄糖醛酸代谢产物，并评估其潜在的安全性风险，从而降低药物研发的风险。

（郁贤庆，蔡婷婷，曹卫群，张玲玲）

参考文献

[1]　杨帆 . 人类 UGT 酶对药物等外源物质的代谢研究 . 天津：天津大学 , 2018.

[2]　VAN VLEET T R, LIU H, LEE A, et al. Acyl glucuronide metabolites: Implications for drug safety assessment. Oxicol Lett, 2017, 272: 1–7.

[3]　谢彤 , 梁燕 , 郝海平 , 等 . 葡萄糖醛酸转移酶（ugts）诱导羧酸药物代谢激活的研究进展 . 药学学报 , 2009, 44(11): 1193−1199.

[4]　JIANYAO W, MARGARET D, FANGBIAO L, et al. A novel approach for predicting acyl glucuronide reactivity via schiff base formation: development of rapidly formed peptide adducts for LC/MS/MS measurements. Chem Res Toxicol, 2004, 17(9): 1206−1216.

[5]　SOPHIE L, JAMES L M, THOMAS G H, et al. Acyl glucuronides: the good, the bad and the ugly. Biopharm Drug Dispos, 2010, 31(7): 367–395.

12.4　从药物代谢角度了解氘代药物的研发策略

2023 年 1 月，国家药品监督管理局按照药品特别审批程序，附条件批准口服小分子药物氢溴酸氘瑞米德韦片（商品名称：民得维，产品代号：VV116）上市，用于治疗轻中度新冠病毒感染的成年患者，从而使得口服小分子新冠病毒治疗药物再次成为大众关注的热点。值得注意的是，VV116 的研发历程中使用了氘代策略。本节将介绍氘代药物的研发现状，并通过一些案例，从 DMPK 的角度来介绍氘代策略的优势，氘代药物的不确定性，以临床价值为导向概述氘代药物的研发策略。

12.4.1　氘代药物

氘是氢的一种稳定且安全的同位素，比 ^{1}H 多一个中子，在自然界的天然丰度大约为 0.01%。氘代药物是把药物分子上处于特定代谢部位的一个或多个碳氢键用碳氘键替代所获得的药物，如氘代丁苯那嗪与多纳非尼（图 12.20）。氘代丁苯那嗪是将丁苯那嗪的甲氧基位置上的氢替换为氘。氘代使得脱甲基代谢的速率降低，延长了半衰期，以更低的剂量就可以达到预期的治疗效果。多纳非尼是将索拉非尼甲基上的氢替换为氘而得来的，从而提高生物活性与减缓了药物代谢[1]。

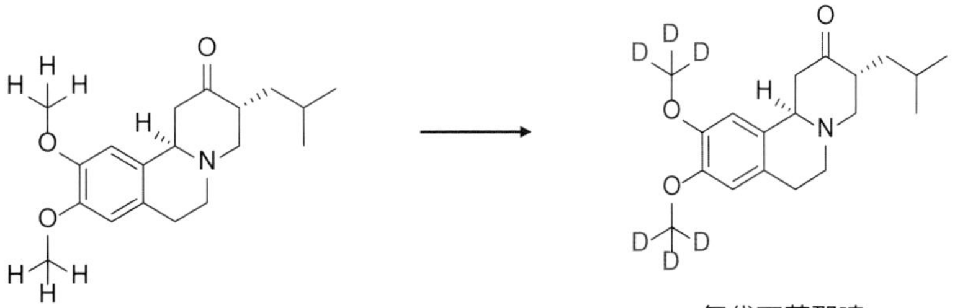

丁苯那嗪　　氘代丁苯那嗪（亨廷顿病）2017年上市

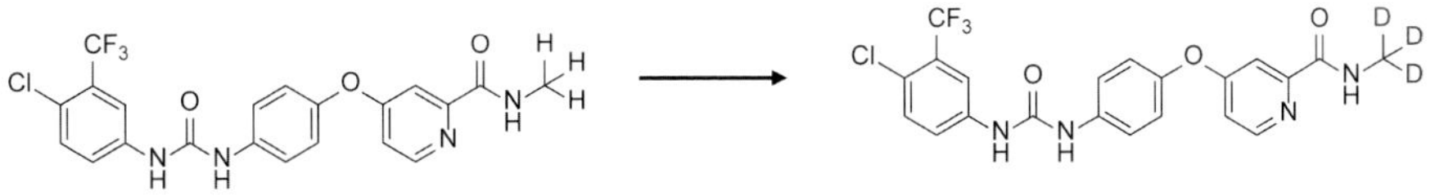

索拉非尼　　多纳非尼（肝癌）2021年上市

图 12.20　氘代丁苯那嗪和多纳非尼及其原研药的化学结构[2]

12.4.2 氘代药物的研发现状

除了以上两款上市药物及氘可来昔替尼（deucravacitinib，银屑病，2022 年 FDA 上市）外，目前在全球还有很多企业致力于开发氘代药物，表 12.7 总结了临床试验阶段中的部分在研氘代药物概况及其适应证。

表 12.7　临床试验阶段中的部分在研氘代药物概况及其适应证[2]

公司	临床中的氘代药	原药	临床阶段	适应证
Vertex Pharmaceuticals, Inc.	VX-984	新型化合物	Ⅰ期	肿瘤
Concert Pharmaceuticals, Inc.	CTP-499	新型化合物	Ⅲ期	糖尿病
	CTP-656（d_9-ivacaftor）	艾伐卡托	Ⅱ期	罕见性囊性纤维化
	CTP-543（d_8-ruxolitinib）	芦可替尼	Ⅱ期	骨髓纤维化
	CTP-730（d_5-apremilast）	阿普米司特	Ⅰ期	银屑病
Avanir Pharmaceuticals, Inc.	AVP-786	右美沙芬	Ⅲ期	焦虑
			Ⅲ期	阿尔茨海默病
Revance Therapeutics, Inc.	RT001	亚油酸	Ⅱ期	弗里德赖希共济失调
Alkeus Pharmaceuticals, Inc.	ALK-001	维生素 A	Ⅱ期	眼底黄色斑点症
苏州泽璟生物制药股份有限公司	盐酸杰克替尼片	芦可替尼	Ⅲ期	骨髓纤维化
			Ⅲ期	斑秃
	奥卡替尼	奥希替尼	Ⅱ期	非小细胞肺癌
海创药业股份有限公司	德恩鲁胺（HC-1119 软胶囊）	恩杂鲁胺	Ⅲ期	前列腺癌

氘代药物也面临巨大的挑战，越来越多的研发企业申请对新药相应的氘代衍生物进行专利保护。另外，氘的原材料成本远高于氢，且氘代对生产技术的要求较高，导致氘代药物的生产成本较原研药物更高。如今，简单的仿创已经很难满足“以临床价值为导向”的要求，氘代后应比非氘代的药物具备更优越的 DMPK 性质方能体现其临床价值。

12.4.3 氘代的获益

氘代以后变化较小的性质首先是理化性质，氘代后化合物的晶型和溶解度都不会有太大改变，因此制剂可以参考原研药物。另外，一般来说，化合物的渗透性、血浆蛋白结合率及量效关系等不会因为氘代而变化，药效方面可以根据新的适应证或参考原研药物选择合适的药理模型。而一些安全性方面的考量，如种属选择、免疫原性等均可以参考原研药物的研究内容[3]。所以，当对一个药物分子结构进一步优化时，使用氘代策略，相比于其他修饰手段，如用氟或甲基对氢的取代，在研发速度上更快、成本也更低、需要承担的风险也更小。但是，氘代药物也并不是原研药物的复刻版本，仍需要关注 DMPK 性质的变化，其中主要是代谢性质的变化。氘代会影响药物代谢主要原因来自氘引起的动力学同位素效应。

（1）氘为何能起作用：化合物被代谢酶催化，需要以一定的构型与蛋白相互结合。氘代后能改变分子的空间构型及部分形成氢键的能力，进而影响与蛋白酶的结合。且碳氘键有着比碳氢键更强的键能，也会影响代谢酶的催化速率。相比于 C—H 键，C—D 键断裂需要更高的活化能，反应速率也更慢，这种由于同位素氘的存在而造成反应速率上的差别，称为氘动力学同位素效应[4]。将氘引入分子的特定代谢部位，利用氘动力学同位素效应，可以改善药物的 DMPK 性质。

（2）减缓药物代谢：瑞德西韦是全球第一款获批的抗新冠病毒感染药物，是一个静脉给药的核苷前药，在体内转化后形成主要活性代谢产物 GS-441524，抑制病毒的复制。为了进一步提高药效，科学家对 GS-441524 的不同位点进行结构修饰，最终发现在嘌呤环片段的 7 位引入氘得到的化合物 X1，可以降低由双键氧化或三嗪开环引起的酶促降解作用，减缓活性代谢物的清除，提高药物的抗病毒活性。之后通过对 X1 核糖片段上的羟基位置酯化，提高其口服生物利用度，最终得到 VV116，临床前药效动力学研究显示，VV116 在体内外都表现出显著的抗新冠病毒作用（图 12.21）[5]。

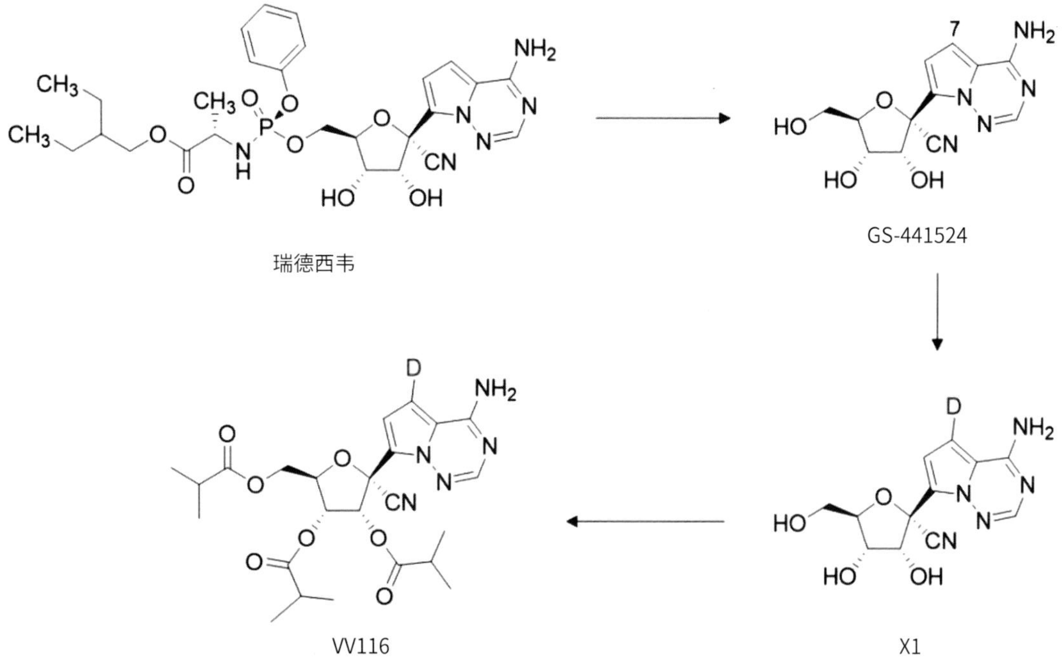

图 12.21　瑞德西韦、GS-441524、VV116 和 X1 的化学结构[5]

（3）降低药物毒性：氘代可以通过减少有毒代谢物的生成，从而降低药物毒性，如表 12.8 中的药物都会产生有毒代谢物，在临床上有着一定的毒副作用，当将其特定的代谢位点选择性氘代后，可以减少毒性代谢物的产生，从而在临床应用中得到改善。

（4）提高生物活性：抗血栓药物氯吡格雷，需要依赖其噻吩环上的双键发生单氧化，形成活性代谢产物才能发挥药效，但是哌啶环上的 3 个亚甲基都容易发生氧化，从而降低了活性代谢产物的生成，所以将亚甲基进行氘代后，可以增加活性代谢产物的生成（图 12.22）。

表 12.8 利用氘代结构修饰减少有毒代谢物的药物研究实例 [6]

原研药	有毒活性代谢产物	毒副作用	氘代药	氘代后毒副作用
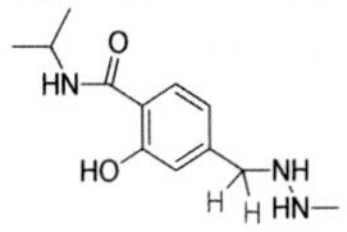 (甲基苄肼衍生物)	烷化剂 CH_3^+	肝脏毒性	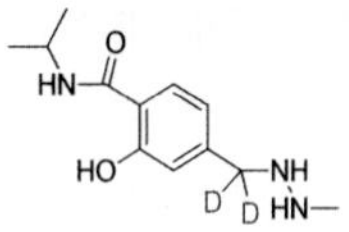	肝脏毒性明显减弱
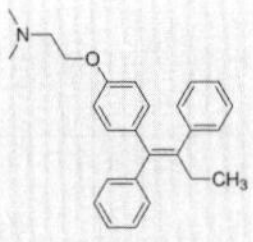 (他莫昔芬)	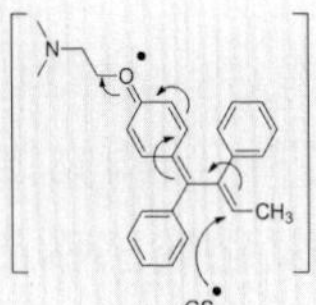	对肝脏有致癌毒性	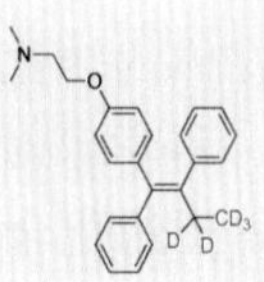	可降低 50% ~ 60% 的毒性
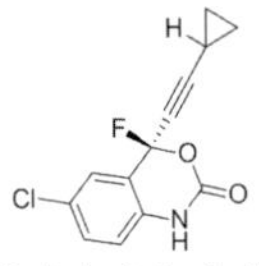 (依法韦仑衍生物)	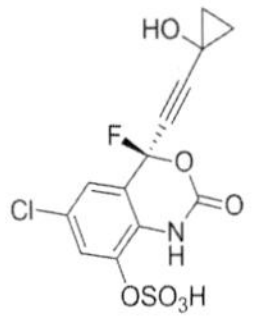	对肾脏毒性较大	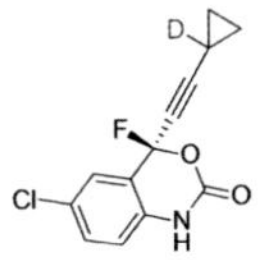	肾脏毒性明显减弱
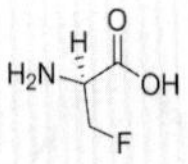 (3-F- 丙氨酸)	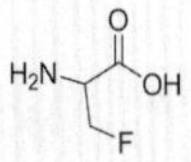	引起脑空泡毒性	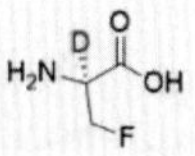	可减少有毒代谢物，但不显著
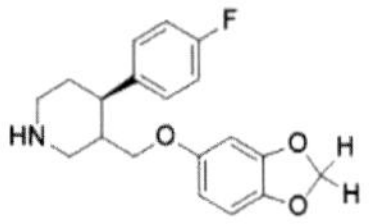 (帕罗西汀)	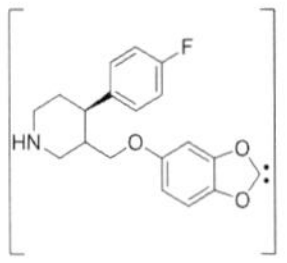	产生药物相互作用，引起严重不良反应	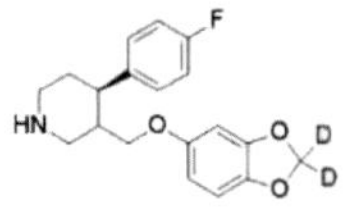	克服该药与其他药物之间的相互作用

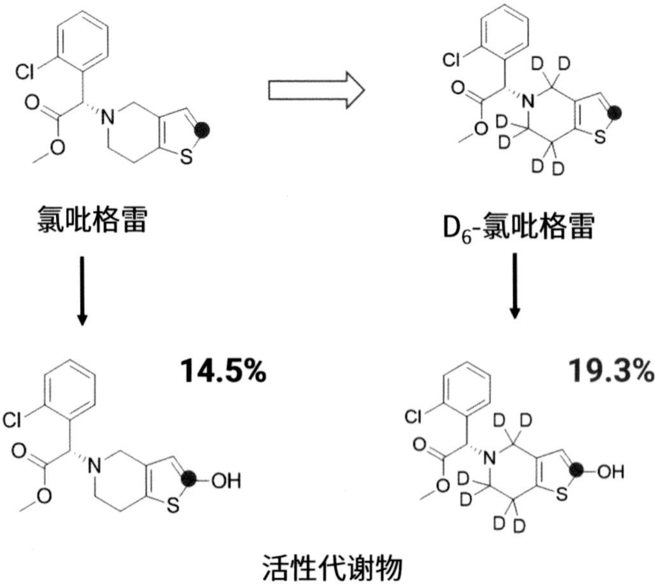

图 12.22 氯吡格雷及其氘代衍生物的化学结构 [2]

总体来说，药物要发挥作用需要在靶组织有足够的暴露量。氘代药物研发的目的是希望药物分子获得更长的半衰期及更高的生物利用度，这两个目的都可以通过氘代影响生物转化的特性而实现，氘代可以有选择地抑制毒性代谢产物的生成，提高活性代谢物的转化，进而实现优化药物分子性质的目的（图 12.23）。

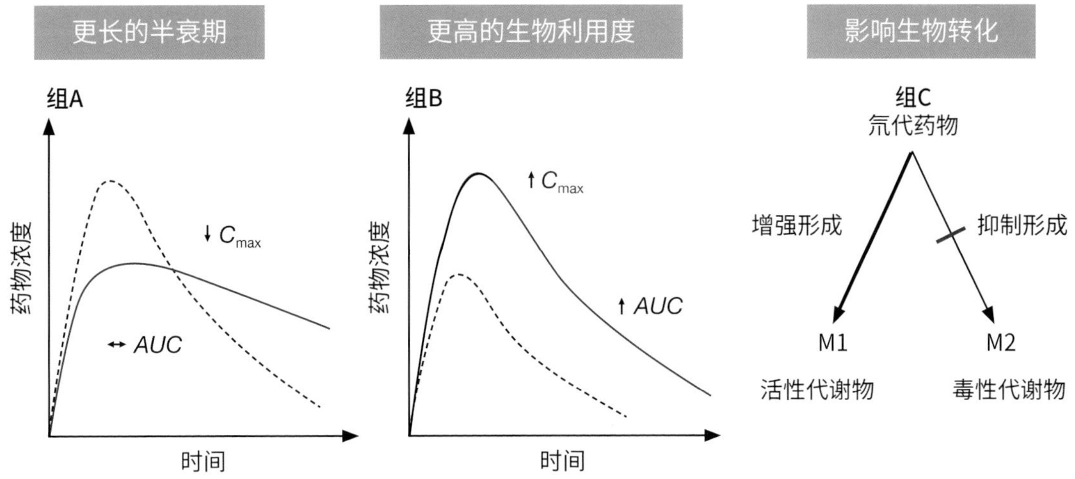

图 12.23　氘代对于药物药理的影响 [7]

12.4.4　氘代策略的不确定性

氘代对于原研药物并不一定是增强原有的性质，氘代也具有一些不确定性。首先是它能够引起代谢转换。例如，抗艾滋病病毒药物马拉韦罗，它的三氮唑的甲基上容易发生单氧化，而仅将这个位置氘代，化合物在人肝微粒体中的半衰期反而变短了，这是因为氘代后虽然抑制了甲基的单氧化，但其他位点如桥环 N 的 α 位也会发生代谢，形成了“此消彼长”的效应，所以再进一步将这个 N 的 α 位氘代后，半衰期得到了明显的延长（图 12.24）。当一个药物有两种或两种以上的代谢途径时，在主要代谢位点引入氘，有可能导致其代谢转换，即一种代谢途径减弱而另一种代谢途径增强。

氘代策略有时候也具有一定的难预测性。例如，达格列净有两个主要代谢位点，一个是甲氧基，一个是两个苯环中间的亚甲基，在这两个代谢位点会发生代谢形成毒性代谢产物，当将甲氧基氘代后，其在血浆中的半衰期得到了改善，但是将两个苯环中间的亚甲基进一步氘代后半衰期却有所下降（图 12.25）。可见，对于具有多个氧化代谢位点的分子，并非实现氘代的位点越多越好。

受化合物的结构和代谢性质影响，FDA 批准的药物中只有不到 10% 的化合物经过氘代改造后能够获得一定价值 [8]。要规避氘代药物的不确定性，首先需要根据代谢途径选择合适的氘代位置。只有代谢中涉及碳氘键断裂，并且以氧化代谢为主，以及代谢途径影响到药物的暴露与全身清除率，这样的化合物氘代才有可能改善其性质 [9]。而当一个化合物有多条代谢途径满足以上要求时，需要同时获得不同氘代位置或氘元素数量的化合物，进行同步的对比，筛选出 DMPK 性质最好的候选化合物。这样就需要在药物设计阶段进行高通量的筛选。

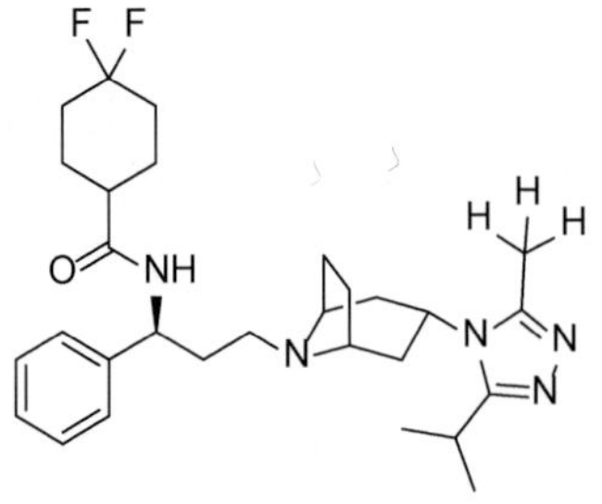

马拉韦罗（HLM，$t_{1/2}$ = 97.2 min）

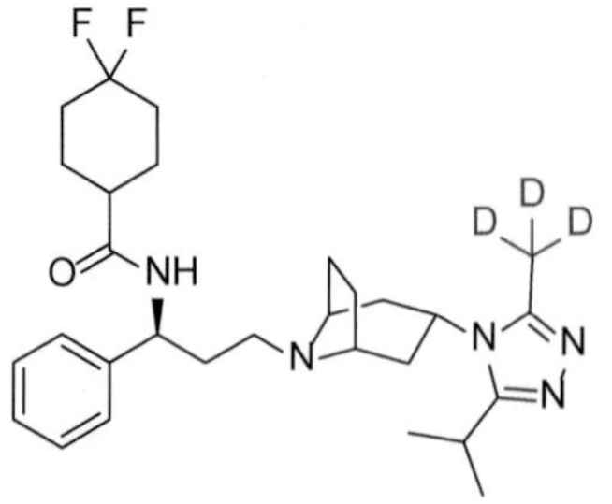

D_3- 马拉韦罗（HLM，$t_{1/2}$ = 45.5 min）

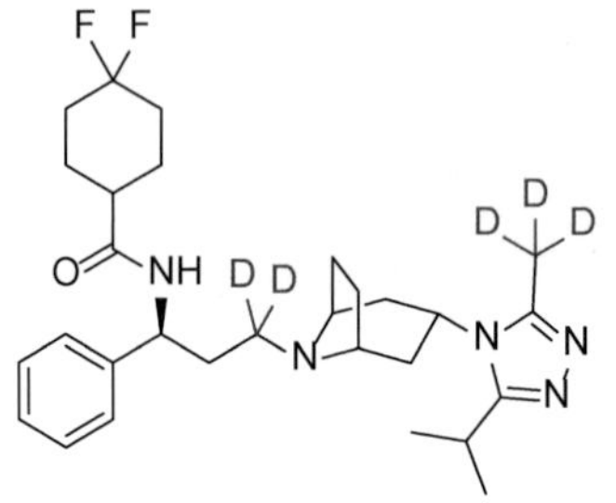

D_5- 马拉韦罗（HLM，$t_{1/2}$ = 145.5 min）

图 12.24　马拉维罗及其氘代衍生物的化学结构 [2]

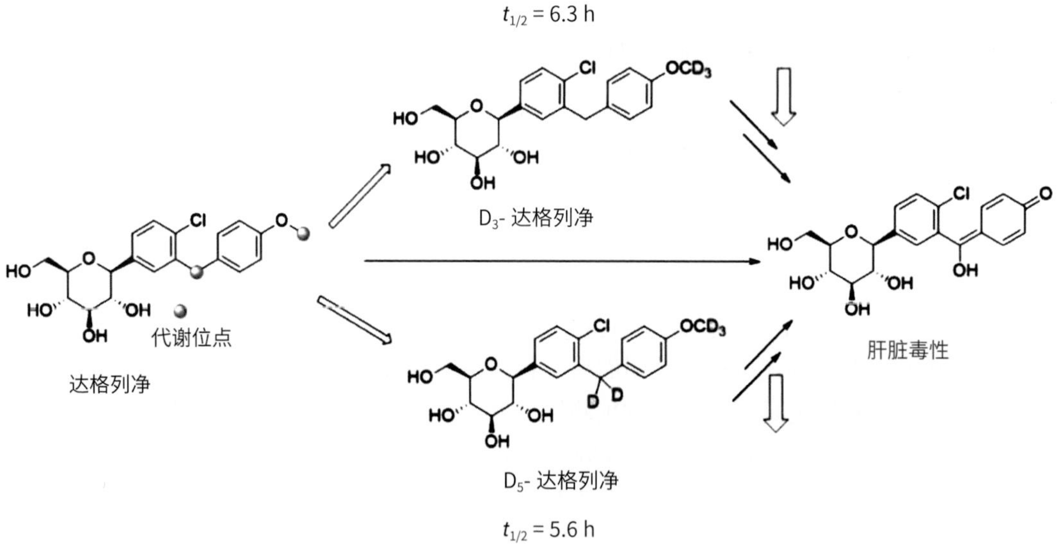

图 12.25　达格列净及其氘代衍生物的化学结构 [2]

12.4.5　结语

氘代丁苯那嗪和多纳非尼等药物的上市，使得氘代药物获得了更多的关注。但简单地对原研药物进行仿创，已经很难满足“以临床价值为导向”的要求。只有氘代后获得更优异的 DMPK 性质，弥补原研药物的不足之处，才能满足越来越严格的新药申报要求。因此，需要在药物设计的早期，清楚获得化合物的代谢途径，以确定是否可以应用氘代策略。而通过选择有效的氘代位点，可以帮助我们获得最大的性质优化。此外，氘代药物还需要考虑专利的限制、合成的成本等因素，综合判断氘代策略是否具有应用的价值。

（丁亚，蔡婷婷，张玲玲，曹卫群）

参考文献

[1] QIN S, BI F, XU J, et al. P-86 comparison of the pharmacokinetics of donafenib and sorafenib in patients with advanced hepatocellular carcinoma: An open-label, randomized, parallel-controlled, multicenter phase Ⅱ/Ⅲ trial-sciencedirect. Annals of Oncology, 2020, 31(3): S117−S118.

[2] PIRALI T, SERAFINI M, CARGNIN S, et al. Applications of Deuterium in Medicinal Chemistry. J Med Chem, 2019, 62(11): 5276−5297.

[3] GANT T G. Using deuterium in drug discovery: Leaving the label in the drug. J. Med. Chem, 2014, 57(9): 3595−3611.

[4] ATZRODT J, DERDAU V, KERR WJ, et al. Deuterium-and tritium-Labelled compounds: applications in the life sciences. Angew Chem Int Ed Engl, 2018, 57(7): 1758−1784.

[5] XIE YC, YIN WC, ZHANGYM, et al. Design and development of an oral remdesivir derivative VV116 against SARS-CoV-2. Cell Research, 2021, 31: 1212–1214.

[6] 张寅生 . 氘代药物研发的过去、现在与未来 . 药学进展 , 2017, 41(12): 902−918.

[7] TUNG R. The development of deuterium-containing drugs. Innovations in Pharmaceutical Technology, 2010, 32(32): 24−28.

[8] CARGNINS S, SERAFINI M, PIRALI T. A primer of deuterium in drug design. Future Med. Chem, 2019, 11(16): 2039−2042.

[9] SHARMA R STRELEVITZ T J, GAO H, et al. Deuterium isotope effects on drug pharmacokinetics. Drug Metab Dispos, 2012, 40(3): 625−634.

13 放射性同位素标记受试物药代动力学研究

13.1 基于定量全身放射自显影技术（QWBA）的组织分布可视化

QWBA 是一种成熟的放射性示踪技术。动物给予 [^{14}C]/[^{3}H] 标记的受试物后，应用 QWBA 研究总放射性在全身的分布情况，可以得到完整详细的组织分布结果，并可以根据各组织中的暴露量和消除半衰期评估人体可接受的放射性安全剂量。这一技术不管是在药物发现还是开发阶段，均有广泛的应用。

13.1.1 与传统组织分布相比，QWBA 的优势

QWBA 可定量检测的组织个数远多于传统摘取组织的实验方法，主要设备见图 13.1。

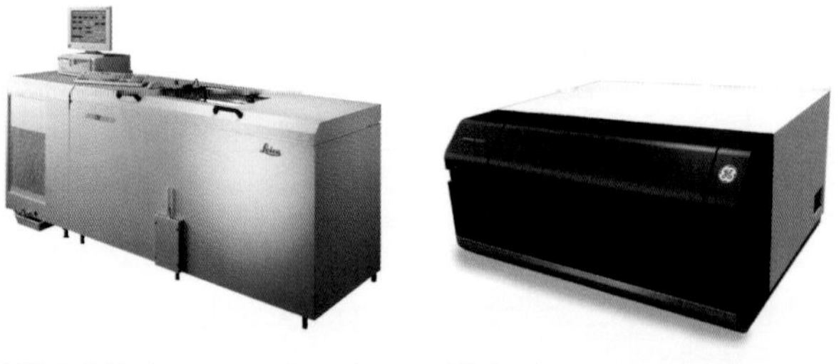

冷冻切片机（Leica CM3600 XP）　　成像仪（Amersham Typhoon RGB）

图 13.1　QWBA 实验的主要设备

常规的组织分布，将 [^{14}C]/[^{3}H] 受试物给予动物后在不同的时间点处死动物，摘取计划好的组织，通常约 13 个，然后将组织匀浆、取样，用质谱测定原型的浓度或用液体闪烁计数仪测定总放射性的浓度。而 QWBA 实验收集不同时间点的动物尸体，将动物尸体进行冷冻切片，显影，曝光，可以看到全身多个组织（约 45 种甚至更多）的分布情况。

实验结束后，当研究者需要增加了解计划外的组织分布情况时，传统组织分布的研究方法只能通过重新给药收集样品。QWBA 可保存全身的影像，通过在原影像上增加勾画组织，随时可以实现组织种类的补充。

QWBA 可覆盖超过全身 95% 的组织种类，包括很多精细的小组织，如角膜、虹膜、泪腺、胆管等，这些很难摘取的组织中若含有较高的分布浓度，会造成潜在的安全隐患。采用 QWBA 观察受试物在临床前动物（啮齿类和非人灵长类）种属全身的分布，可以在临床试验开展前，更全面地预测临床风险，科学地估算临床放射性给药剂量。与传统组织分布研究方法对比，QWBA 具有诸多优势（图 13.2）。

QTD	QWBA
传统组织分布 Quantitative Tissue Dissection	全身放射性定量自显影 Quantitative Whole Body Autoradiography
LC-MS/MS测定或液体闪烁计数仪测定动物特定组织的$^{14}C/^{3}H$的总放射性浓度	动物尸体切片、曝光、显影测定全身组织的总放射性

图 13.2　QWBA 与传统组织分布研究方法对比

13.1.2　何时开展 QWBA 比较合适

小分子的受试物在动物或人体内的药代动力学研究，即 ADME 研究，包括了吸收、分布、代谢和排泄的研究。在临床研究申报阶段，根据受试物的化学结构、合成工艺、早期代谢产物鉴定结果设计合理的标记位点，利用标记受试物进行相应动物模型的 QWBA 研究，同时伴随着物质平衡、胆汁排泄和代谢产物鉴定的研究。到了临床阶段，特别是 POC 验证后，需要人体放射性物质平衡的研究来回答受试物在人体内的排泄和转化途径。此时，需要用含色素大鼠的 QWBA 实验来推算人体可以接受的放射性剂量，然后以此作为临床顺利通过伦理审批的依据。

13.1.3　如何进行 QWBA 的实验设计

分为两种场景，一种是和 IND 实验一致，采用药效和毒理研究中使用的动物模型，通常为白化啮齿类动物，雌雄各半，给药后收集 4 ～ 5 个时间点。另一种是采用支持临床放射性剂量推算的含黑色素的啮齿类动物，如 Long Evans 和 C57 品系的啮齿类动物，一般仅雄性，给药后收集 8 ～ 10 个时间点的动物尸体进行切片。给药剂量在药效剂量范围内，通常与 IND 中剂量保持一致，放射性剂量一般为 100 ～ 200 μCi/kg。目前，中国研究白化大鼠的组织分布一般通过 LC-MS/MS 测定原型，或通过放射性液闪仪测定总放射性来实现。在 FDA 申报的项目中，更多的研究通过放射性 QWBA 实验来实现。而人体放射性剂量推算均是通过含黑色素啮齿类动物的 QWBA 实验来完成。人体含有黑色素，而酪氨酸酶的抑制剂比较容易和黑色素结合并蓄积，在临床症状上会表现为各种不良反应，如皮疹和皮肤瘙痒。临床试验前，需要应用含黑色素的啮齿类动物来评估受试物是否存在色素结合。

13.1.4 QWBA的可视化应用

分别给予白化大鼠和含黑色素大鼠 ^{14}C 标记的受试物，根据后者含色素组织（含色素皮肤和葡萄球膜）和前者之间的分布差异，评估受试物是否存在黑色素结合。

口服 10 mg/kg 的 ^{14}C 标记的受试物后第 1 周和第 4 周的放射性的组织分布图谱，在两种大鼠中均可以看到该受试物与皮肤有明显的结合并且蓄积的趋势。但两种大鼠又有所不同，含黑色素大鼠的葡萄球膜上的分布和蓄积也非常的明显，说明该受试物与黑色素有特异性结合的趋势（图 13.3）。

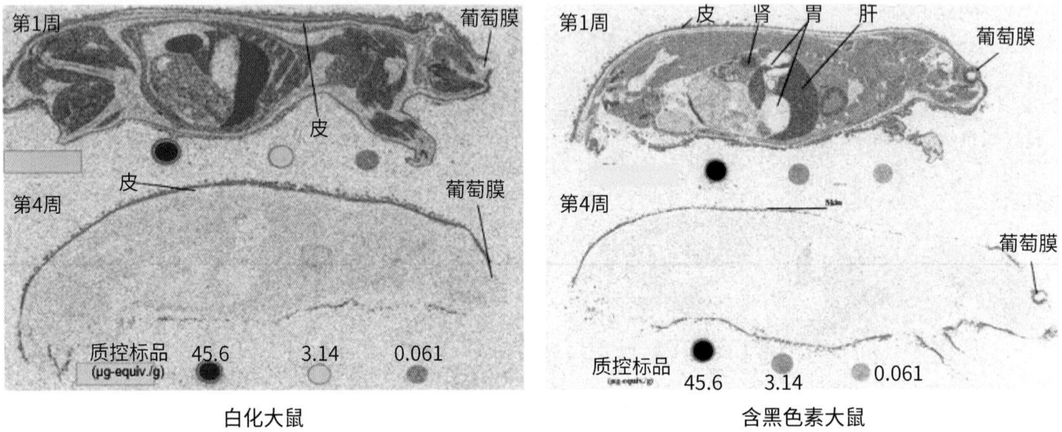

图 13.3　口服 10 mg/kg 的 ^{14}C 标记的受试物后第 1 周和第 4 周代表性全身定量放射自显影图

QWBA 影像通过不同的色彩对应不同的浓度水平，清晰地呈现组织外层和内层之间的浓度差异，对于评估抗癌药物是否能到达肿瘤组织，以及达到的深度和广度具有传统组织分布不可比拟的优势。

采用 ^{14}C 标记靶向叶酸受体（folate receptor，FR）的叶酸埃博霉素连接物，荷瘤鼠口服给予 ^{14}C 标记的连接物后，放射性广泛分布在各组织器官，极少量物质能进入脑部，QWBA 影像显示含叶酸受体的肿瘤组织周围有明显的放射性分布，无叶酸受体分布较少。在给药后 48 h，虽然放射性从各组织中迅速消除，但含受体的肿瘤组织中仍有比较高的分布，可全面支持药效数据（图 13.4）。

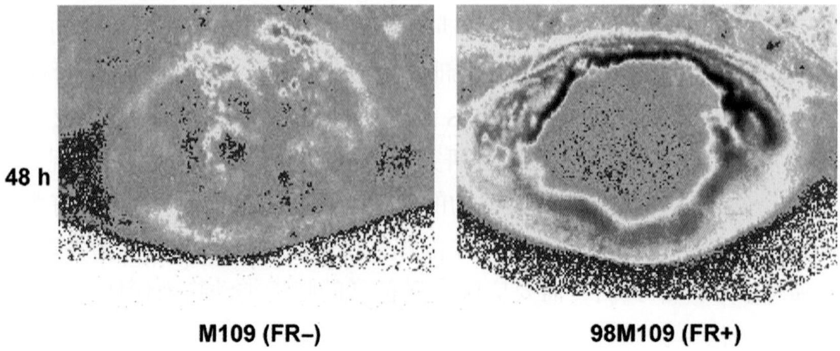

图 13.4　荷瘤鼠给予 [^{3}H]BMS-753493 后，不同叶酸受体表达的 M109 肿瘤中放射性分布图 [1]

创新药在Ⅲ期和Ⅳ期临床试验中需要完善对孕妇及胎儿的影响，考察是否会通过胎盘屏障和血乳屏障到达胎儿或幼儿，在药品使用说明书中补充孕妇的用药指南。妊娠小鼠在注射 ^{14}C 标记的双酚 A 后，其放射性自显影图片上可清楚地呈现 ^{14}C 双酚 A 除了会分布于母体腹腔的各主要器官，也通过胎盘屏障到达了胎儿（图 13.5），因此在妊娠的时候提倡使用不含双酚 A 的产品。

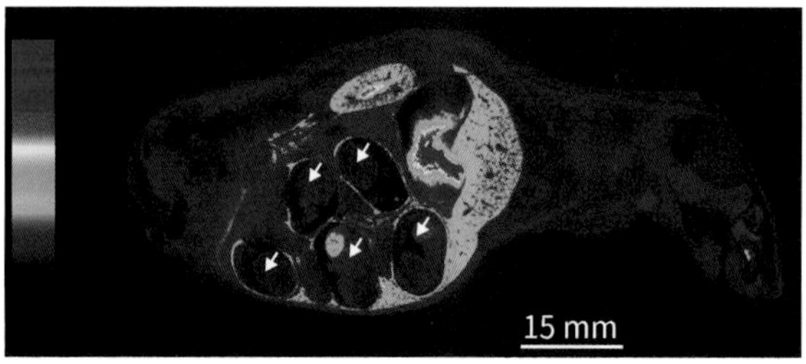

图 13.5 注射 ^{14}C 标记的双酚 A 后，妊娠小鼠和胎鼠体内的放射性分布图[2]

13.1.5 QWBA 是组织分布研究的金标准

QWBA 是分析受试物组织分布的非常有力的一个工具，它具有分辨率高、物质种类全、组织范围全、时间跨度全及可定量的绝对优势，可应用于药物开发和申报的任何一个阶段，及时准确地发现受试物相关的靶向器官。QWBA 提供的数据常用于解释药效动力学和毒理学相关的研究结果，系统地诠释药物在体内的转化过程。

（于雪，张玲玲）

参考文献

[1] SHEN H, WANG L, CHEN W, et al. Tissue distribution and tumor uptake of folate receptor–targeted epothilone folate conjugate, BMS-753493, in CD2F1 mice after systemic administration. Acta Pharm Sin B, 2016, 6(5): 460–467.

[2] TANAKA M, KAWAMOTO T, MATSUMOTO H. Distribution of 14C-bisphenol A in pregnant and newborn mice. Dent Mater, 2010, 26(6): e181−e187.

13.2 放射性人体试验的临床前及临床Ⅰ期研究策略

2022 年 5 月 FDA 发布了《人体放射性物质平衡研究的临床药理学考虑》(*Clinical Pharmacology Considerations for Human Radiolabeled Mass Balance Studies*) 征求意见稿，细致规定了放射性人体试验的开展条件、样品采集和报告要求等[1]。结合《药物代谢产物安全性试验技术指导原则》《创新药临床药理学研究技术指导原则》《药物非临床药代动力学研究技术指导原则》[2-4]，对处于不同研发阶段的受试物，应如何设计现阶段的临床和临床前实验，可参考本节的“备战”建议。

传统质谱技术通常无法定量检测所有的代谢产物，物质平衡的回收率难以达到 90%。由于代谢产物鉴定不完全，可能忽略掉一些代谢途径，对于主要代谢酶的判断不够准确，一旦产生液相色谱－质谱联用无法识别（无紫外吸收、不离子化等）的高浓度代谢产物，其潜在的安全性风险得不到充分评估。

放射性标记技术可弥补传统质谱技术的不足，有助于充分阐释药物在体内的变化过程。

13.2.1　需要开展人体放射性标记物质平衡研究的受试物类型

一般情况下，应该对所有新的分子实体开展人体放射性标记物质平衡研究。

建议以下情况可不开展放射性物质平衡研究：

（1）可以从文献或 FDA 已批准的产品说明书中获得物质平衡研究结果的药物。

（2）基于基础药理学和非临床 ADME 信息，其代谢和消除途径已知的药物，如单克隆抗体、内源性物质及类似物（如多肽、激素、寡核苷酸治疗药物）。

（3）在尿液中回收率≥ 90%，且尿液回收的物质大部分以未被代谢的原型药存在（代谢很少）的药物。

（4）没有或很少有系统暴露量的药物。

13.2.2　常规人体放射性标志物平衡试验设计

（1）给药剂量：受试物的剂量应在预期的治疗剂量范围内。例如，在开展物质平衡研究时，治疗剂量范围尚未确定，则应使用药代动力学线性范围内的剂量。

放射性给药剂量应基于临床前放射性物质平衡和 QWBA 的研究数据进行剂量估算。还应该酌情考虑其他组织（如国际放射防护委员会）对于剂量估算方式、放射性风险评估等与人体安全有关的指导意见。

（2）给药制剂：给药途径应与最终上市的给药途径保持一致。

实验室小规模制备的放射性制剂与 GMP 车间生产的临床制剂存在差异，尽管该差异可能会导致 ADME 参数（如吸收）产生一些变化，但该制剂提供的信息仍然可以满足人体放射性物质平衡的研究要求。

（3）样品采集：样本种类包括全血、血浆、尿液、粪便。

采集时间：持续收集生物样本（尿液＋粪便），直至每例受试者的生物样本的总放射性超过给药量的 90%；连续两天收集的尿粪放射性量低于给药量的 1%。因此，需要在样品采集过程中尽快检测，及时判断采集终点。

（4）检测内容和报告要求：放射性定量检测全血、血浆、尿液和粪便的总放射性。提供血浆和全血总放射性浓度－时间曲线和药代动力学参数，汇报尿液、粪便和总排泄物（尿液＋粪便）的放射性给药量（%）的累计排泄率－时间曲线。例如，图 13.6 为受试者单次口服 ^{14}C 标记的受试物后血浆 / 全血总放射性，血浆原型和代谢产物 M1 浓度－时间曲线；图 13.7 所示为受试者口服 ^{14}C 标记的受试物后 0 ～ 168 h 尿液和粪便的放射性累积排泄率。

非放射性定量检测：使用验证的 LC-MS/MS 方法测定血浆中原型药及代谢物（如适用）的浓度。提供血浆浓度－时间曲线，包括原型药和代谢物（如适用）及药代动力学参数。

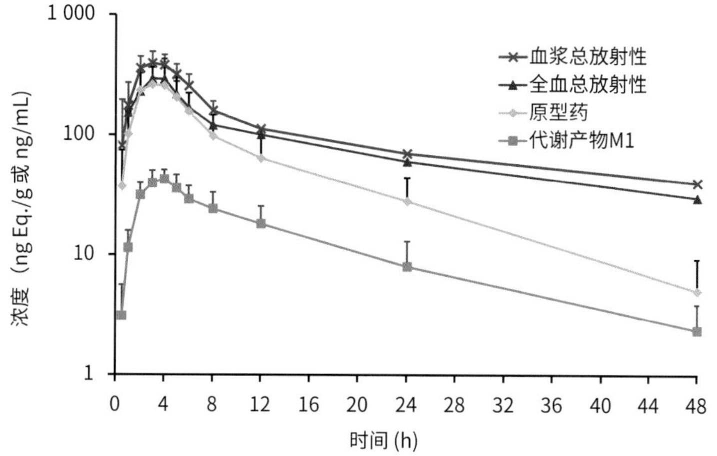

图 13.6　受试者单次口服 ^{14}C 标记的受试物后血浆 / 全血总放射性，血浆原型和代谢产物 M1 浓度 – 时间曲线

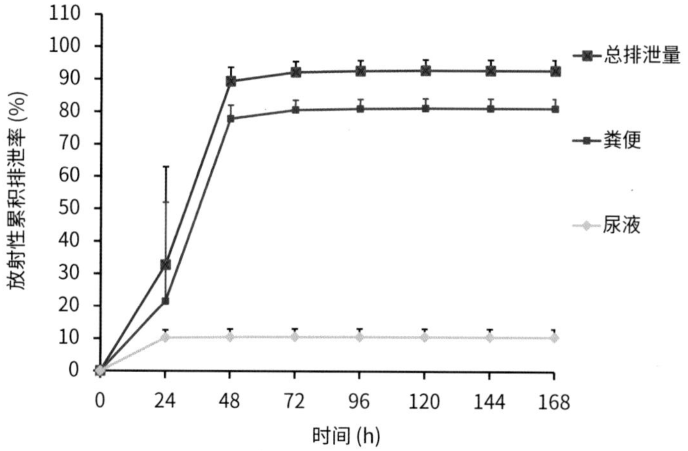

图 13.7　受试者口服 ^{14}C 标记的受试物后 0 ～ 168 h 尿液和粪便的放射性累积排泄率

放射性与非放射性相结合的代谢产物鉴定：每个受试者单独进行血浆、尿液和粪便的代谢物谱分析，而不是将所有受试者的样本混合。通常对每个受试者的血浆、尿液和粪便样本单独开展代谢物鉴定，在某些情况下（如代谢物浓度较低），混合所有受试者的样本更有助于完成代谢物鉴定。

提供占血浆中药物总相关物质暴露量的 10% 以上代谢物的结构表征。鉴定排泄物中 80% 以上的放射性物质。若鉴定的放射性物质＜ 80%，应提供充分的理由。

13.2.3　非常规试验的考虑

（1）若受试药物和（或）活性代谢物表现出时间依赖性的药代动力学特征，或该试验在患者中开展且单次给药不合适时，可以考虑开展多次给药研究。

（2）对于长半衰期的药物（原型药或代谢物），当延长收集时间仍不能实现回收率超过 90% 时，应考虑调整样品采集方案以估算最终的总回收率。

（3）对于吸入给药剂型特殊不便于制备放射性给药制剂的，可以更改临床给药方式。

(4) 对于单位点标记不满足试验需求的受试物，建议采用双位点标记。

(5) 当无法开展人体放射性标记的物质平衡研究时（例如，由于放射性成分在重要器官中蓄积而可能引起安全风险），申办方应使用替代方法，且应咨询相应的评审部门。

13.2.4 处于临床Ⅰ期，应如何妥善“备战”

Ⅰ期临床试验作为初步的临床药理学及人体安全性评价试验，在单剂量 / 多剂量爬坡试验中，确定药物的最佳剂量，建议收集治疗剂量组的血浆、尿液、粪便并将其用于非放射性代谢产物鉴定。放射性临床试验通常安排在确证性临床研究开始前完成，其结果可用于指导肾 / 肝损伤患者的药代动力学研究和药物相互作用研究。图 13.8 所示为临床阶段如何“备战”放射性物质平衡试验流程图。

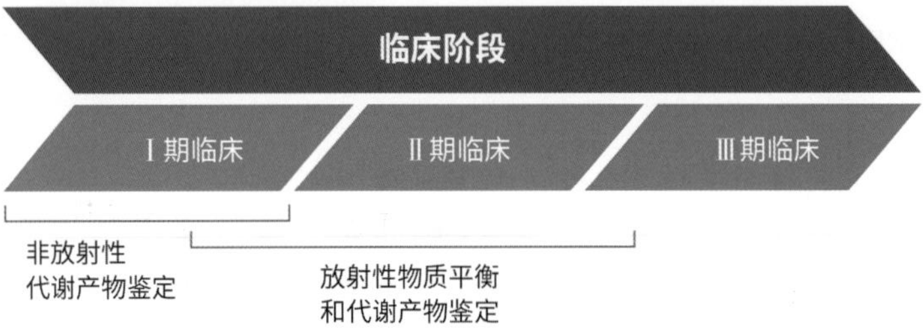

图 13.8　临床阶段如何“备战”放射性物质平衡试验流程图

临床试验定量检测前应开展血浆吸附性、稳定性等方法学考察，尿液和粪便的吸附性和稳定性同样需要考量，以便能够获得比较满意的物质平衡回收率及体内代谢情况。为人体放射性物质平衡试验样品的收集和前处理提供依据。

临床试验应尽早开展非放射性代谢产物鉴定工作。血浆代谢产物鉴定的结果，将用于评估是否需要开展代谢产物安全性评价。通过多次给药和单次给药的结果比较，或各时间点代谢产物占比的变化规律，评估代谢产物的药代动力学特征是否为时间依赖性，为人体放射性试验的给药频次提供依据。图 13.9 所示为人体放射性标记物质平衡试验研究。

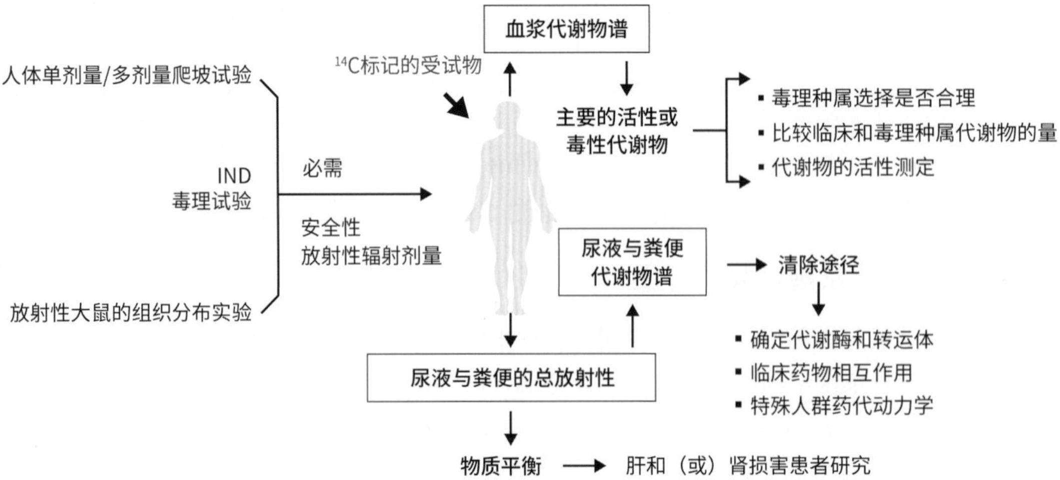

图 13.9　人体放射性标记物质平衡试验研究

13.2.5 处于临床前，应如何妥善“备战”

针对临床试验的高要求，需要在临床前研究清楚受试物进入体内的全过程。临床前放射性实验不能仅以排泄回收率作为物质平衡达标的唯一标准，即使回收率已超过 90%，若尚未排出的原型 / 代谢产物集中在某些小组织（如葡萄膜、甲状腺等），也可能引起安全风险。因此，我们关注的整体物质平衡既包含传统的尿液与粪便排泄结果，也应考虑到全身的组织分布结果。

《药物非临床药代动力学研究技术指导原则》[4] 中建议采用放射性标记技术研究物质平衡和生物转化，因此推荐在临床研究申报阶段（含色素大小鼠的 QWBA 研究可在临床Ⅰ期补充）开展如下放射性试验（表 13.1）。

表 13.1　推荐在临床研究申报阶段开展的放射性试验

试验类型	内容描述	指导意义
血浆药代动力学	相同剂量或线性剂量范围内，分别给予放射性和非放射性受试物，对比放射性和非放射性浓度 – 时间曲线差异	如血浆放射性浓度明显高于非放射性浓度，则提醒产生高比例的代谢产物，应考虑在此后的药代动力学、毒代动力学和临床试验中对代谢产物进行定量检测 通过临床给药途径和静脉注射给药途径的对比，可进一步确认产生差异的代谢产物主要来自吸收前还是吸收后
物质平衡	采用药效动力学或毒理学动物模型开展胆汁、尿液、粪便排泄研究 针对回收率不足 90% 的受试物，应开展尸体残留检测、注射器残留检测、尿液吸附性考察、不同样品处理方法的回收率比较、是否代谢为放射性挥发性物质等实验	参考临床前的研究经验，完善临床试验设计，避免出现回收率不足 90% 的情况，如临床试验物质平衡回收率仍不足 90%，也可参考临床前的研究结果，提供充分的理由解释 如啮齿类动物种属回收率不足 90% 或非啮齿类动物跟人类更加接近，可考虑开展非啮齿类动物的物质平衡试验
QWBA 组织分布	白化大、小鼠和含色素大、小鼠（如 Long Evans 和 C57BL/6 品系）的 QWBA 组织分布研究	根据各组织的药代动力学参数结合物质平衡数据，估算人体试验可以给予的放射性剂量 通常药代动力学试验会早于毒理学试验完成，根据全身组织分布结果可预测哪些组织将会出现异常。开展妊娠大、小鼠及哺乳大、小鼠的 QWBA 研究，可对胚胎发育毒性和产后发育毒性提供指导意义
体外肝细胞 / 肝微粒体代谢产物鉴定	使用含放射性标记的受试物与不同种属基质孵育，获得化合物体外各种属基质中的代谢物谱	评估种属间代谢相似性，动物基质中的代谢产物对于人体的覆盖程度，获得化合物的主要体外代谢途径。相比于非放射性标记可以在定量上提供更加准确的代谢产物占比信息
体内样品代谢产物鉴定	通过收集给予放射性受试物后动物种属的体内基质（血浆、胆汁、尿液、粪便），获得化合物在体内各种基质的代谢物谱	相比于非放射性标记，可以获得受试物在体循环中更加全面的代谢产物分布情况，为毒理研究及药效研究提供必要的物质基础 结合各生物基质的放射性排泄量，得到代谢产物在各基质（胆汁、尿液、粪便）中的给药量占比，用于判定药物的代谢清除途径，以指导相应的代谢酶表型研究 为放射性临床样品的代谢产物鉴定提供研究基础，临床样品可参考临床前的代谢物谱分离方法，有利于加速临床进程

（于雪，蔡婷婷，金晶，张玲玲）

参考文献

[1] Clinical Pharmacology Considerations for Human Radiolabeled Mass Balance Studies Guidance for Industry. [2020−05−31]. https://www.fda.gov/regulatory-information/search-fda-guidance-documents/clinical-pharmacology-considerations-human-radiolabeled-mass-balance-studies.

[2] Safety Testing of Drug Metabolites. [2020−03−31]. https://www.fda.gov/regulatory-information/search-fda-guidance-documents/safety-testing-drug-metabolites.

[3] 国家药品监督管理局药品审评中心 . 创新药临床药理学研究技术指导原则，2021.

[4] 国家药品监督管理局药品审评中心 . 药物非临床药代动力学研究技术指导原则，2014.

14 生物分析

14.1 基于配体结合分析技术的抗体类药物临床前药代动力学生物分析策略

抗体类药物是属于生物药的一个大的类别，目前单克隆抗体药物是其药物市场规模的主要构成。自1986年第一个靶向CD3的单抗药物OKT3（muromonab-CD3）被FDA批准，抗体类药物已经经历了长足的发展。为了更好地避免免疫原性、延长半衰期及介导抗体依赖性细胞介导的细胞毒作用（antibody dependent cell mediated cytotoxicity，ADCC）和补体依赖的细胞毒作用（complement dependent cytotoxicity，CDC）等药效上的进步，单克隆抗体药物经历了从最早的鼠源性抗体到鼠源/人源嵌合抗体、人源化抗体和全人源抗体（图14.1）。随着技术的进步，抗体类药物的发展迅猛，至2015年FDA仅批准了50款单克隆抗体药物，而之后短短6年多这个数量就翻倍了，到2021年4月，FDA批准了第

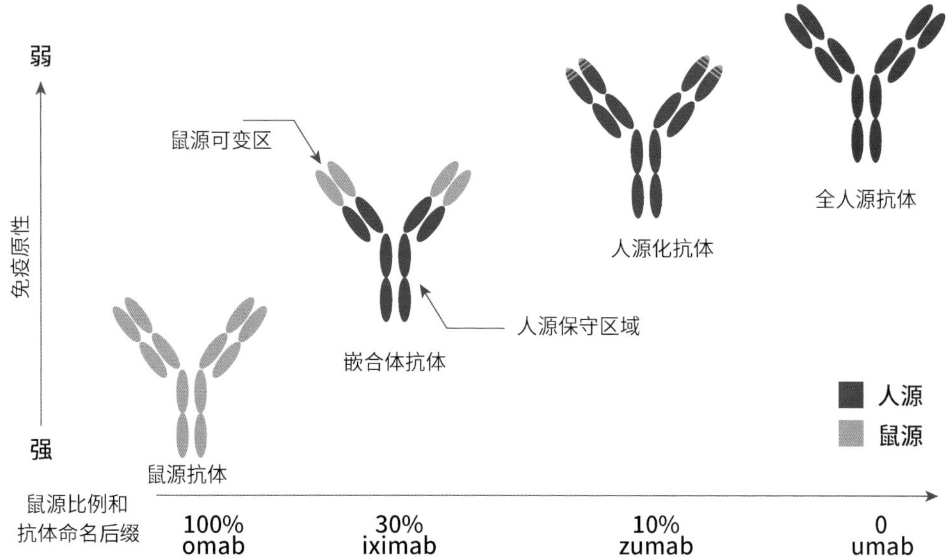

图14.1 抗体类药物的人源化发展路径[1]

100 款单克隆抗体药物，GSK 公司的 PD-1 抑制剂多塔利单抗（dostarlimab）。截至 2020 年底，中国共获批上市 18 款单克隆抗体药物，仅 2020 年中国国家药品监督管理局药品审评中心受理抗体新药上市申请数量高达 83 例，其中 1 类抗体新药就占 16 例。对于大部分抗体类药物，LBA 是常用的生物分析手段。本节将从以下几个方面进行介绍，首先介绍丰富多样的抗体类药物主要类型，接着以仪器平台选取、检测形式、关键试剂准备为核心讨论基于 LBA 的药代动力学生物分析的策略与路径。

14.1.1 抗体类药物简介

单克隆抗体（monoclonal antibody，mAb）是最常见的抗体类药物，2020 年全球销量最高的药物中有 5 款是单克隆抗体药物（图 14.2），包括目前销售量最高的药王 Humira（Adalimumab）。2022 年 5 月研究者在《自然》（*Nature*）上发表了一篇综述文章以庆祝 FDA 批准第 100 款单克隆抗体药物 [2]，可见社会对于单克隆抗体药物市场的认可及其热度。

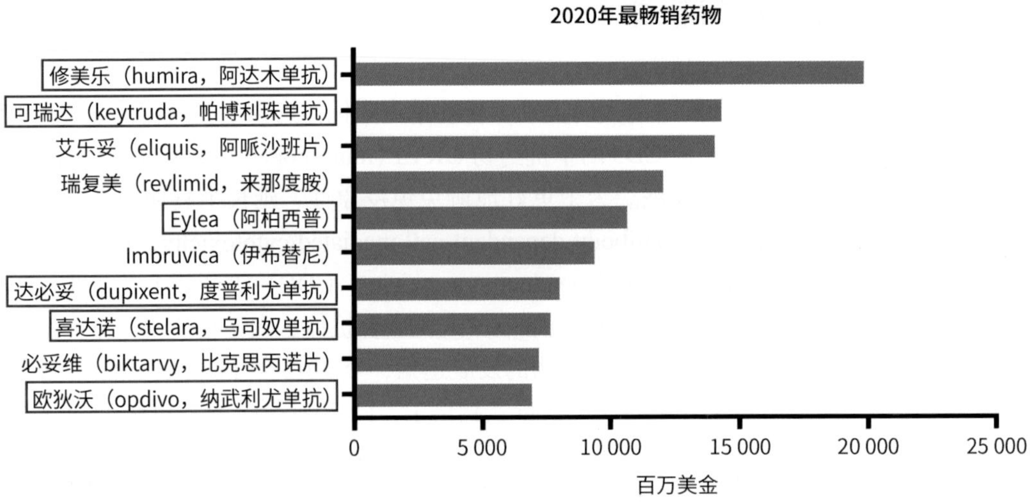

图 14.2　2020 年销量前十的药物，红色框标记的 6 款是抗体类药物，除 Eylea（Fc 融合蛋白）外均是单克隆抗体药物 [3]

为了追求更好的药效和安全性，抗体类药物不断发展，在结构和功能上不断创新，除了传统单克隆抗体外，常见抗体类药物还包括以下几种类型：双特异性抗体 / 多特异性抗体（bispecific antibody/multi-specific antibody）、载荷偶联抗体（payload conjugated antibody）、Fc 融合蛋白（Fc fusion protein）、抗体片段（antibody fragment）及抗体前药（antibody prodrug）等，如图 14.3 所示。

双特异性抗体 / 多特异性抗体是在单克隆抗体的基础上，利用不同的生产平台，形成基于片段的对称或不对称的抗体，其可以靶向复数的表位。其不仅具备单克隆抗体的优势，在设计上也具备桥接功能分子或细胞间的潜力，目前研发也是非常火热，截至 2021 年 5 月，有 3 款双特异性抗体药物被 FDA 批准，有 100 多种处在临床研发阶段 [4]。

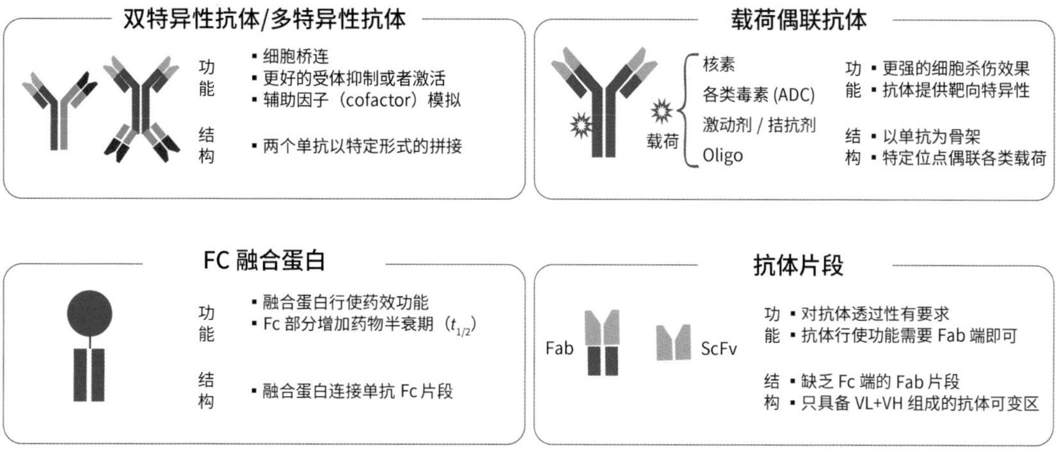
双特异性抗体/多特异性抗体
功能
▪细胞桥连
▪更好的受体抑制或者激活
▪辅助因子（cofactor）模拟
结构
▪两个单抗以特定形式的拼接
载荷偶联抗体
载荷
核素
各类毒素（ADC）
激动剂 / 拮抗剂
Oligo
功能
▪更强的细胞杀伤效果
▪抗体提供靶向特异性
结构
▪以单抗为骨架
▪特定位点偶联各类载荷
FC 融合蛋白
功能
▪融合蛋白行使药效功能
▪Fc 部分增加药物半衰期（$t_{1/2}$）
结构
▪融合蛋白连接单抗 Fc 片段
抗体片段
Fab
ScFv
功能
▪对抗体透过性有要求
▪抗体行使功能需要 Fab 端即可
结构
▪缺乏 Fc 端的 Fab 片段
▪只具备 VL+VH 组成的抗体可变区

图 14.3 以单抗为结构基础，常见抗体类药物类型

载荷偶联抗体主要利用抗体优秀的靶向性质，将希望送达特定目的位点的各类载荷通过抗体靶向送达期望药效位置，这里载荷的种类可以是很多种，包括最常见的小分子毒性药物，构成了最常见的药物偶联抗体（ADC）。除此之外，也可以偶联其他类型的载荷，如偶联放射性核素，即构成核素偶联抗体（RDC）；偶联肽段，构成多肽偶联药物及最近 Avidity Biosciences 公司的世界首个进入临床阶段的寡核苷酸偶联抗体（antibody oligonucleotide conjugates，AOC）等。目前最成功的 ADC 类型，截至 2021 年底已有 13 款药物上市，其他的偶联药物更多地处于设想或临床前阶段，临床价值能否实现仍有待观察。

Fc 融合蛋白是融合蛋白药物的一种，指利用基因工程技术将免疫球蛋白（IgG、IgA 等）的 Fc 段与某种具有生物学活性的功能蛋白分子融合而产生的新型蛋白。Fc 融合蛋白不仅可发挥所融合蛋白的生物学活性，还具有一些抗体的性质，并且可以延长药物在血浆内的半衰期，降低药物的免疫原性等功能。2020 年全球销量第五位的 eylea（aflibercept）就是一个 Fc 融合蛋白药物，其功能蛋白抑制 VEGF-A、VEGF-B 和胎盘生长因子（PLGF）的活性，起到类似贝伐珠单抗（bevacizumab）作为血管内皮生长因子（VEGF）抑制剂的功能。

抗体片段是全长抗体的一部分，其保留了完整单克隆抗体的特异性，类型通常包括抗原结合片段（fragment antigen binding，Fab）、单链可变区片段（single-chain fragment variable，ScFv）、单域抗体（single-domain antibody，sdAb）。由于分子大小相对全长抗体更小，抗体片段通常在药代动力学特性上具备更好的组织或肿瘤的穿透性。截至 2021 年 1 月，有 4 款抗体片段药物上市[5]。

抗体前药，与化学类前药概念类似，都指需要经过体内代谢后才能行使生物学功能的一类药物。对于抗体前药，通常这样的设计往往是为了避免行使药效的抗体（或其融合的效应蛋白）本身的毒性，将副作用较大的结构区域通过一个保护性结构遮蔽结构（通常是一段蛋白序列）包裹起来，在靶位点被相关蛋白酶切割后具备生物学活性。伴随着设计平台的不同，抗体前药的类型有很多种，目前仍没有上市的药物，但其相关研究也在不断推进中[6, 7]。

大部分抗体类药物的生物分析都是通过基于免疫分析的手段，广义而言，是配体与受体结合的 LBA 的范畴。对抗体类药物的生物分析，基于 LBA 的免疫分析法是最常用的手段，但随着 LC-MS/MS 技术特别是高分辨质谱的发展，基于特征性肽段和完整蛋白的分析方法对于结构复杂的抗体类药物有其独特的优势，如 ADC、抗体前药、多特异性抗体等。其中，完整蛋白的生物分析策略将在下一节介绍。

14.1.2 各具特色的 LBA 仪器平台

首先在仪器平台选取上，应当充分考虑到各类 LBA 平台的优势和局限性，这里以几种常用的 LBA 平台为例介绍，如基于酶联免疫吸附的 ELISA 平台、基于电化学发光的 MSD 平台、基于微流控技术的 Gyrolab 平台和基于单分子阵列分析的单分子免疫阵列分析仪（single molecular array，SIMOA）平台。图 14.4 为几种常见平台在检测灵敏度（考虑最小稀释倍数）、检测动态范围、样本体积消耗、实验效率、分析通量和耗材成本上的比较。

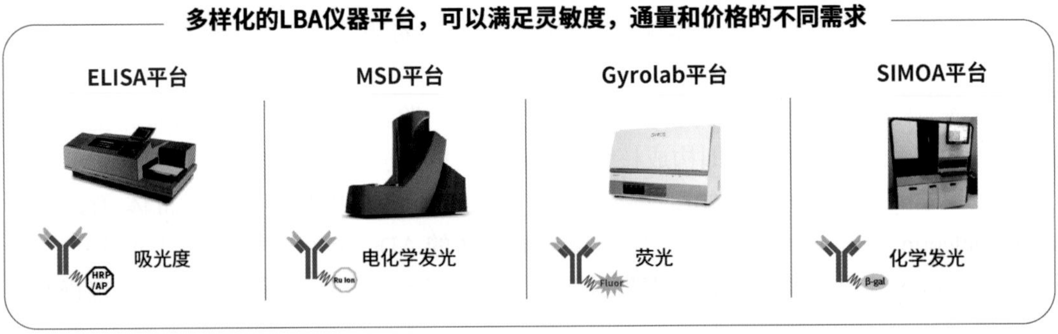

	ELISA平台	MSD平台	Gyrolab平台	SIMOA平台
检测灵敏度	**	****	***	*****
检测动态范围	**	****	***	****
样本体积消耗	**	***	*****	***
实验效率	**	***	****	****
分析通量	***	***	*****	****
耗材成本	*****	***	*	**

图 14.4 不同 LBA 平台的比较

* ～ ***** 代表较差到优秀的分级，分级仅供参考，具体请以厂商参数说明为准

ELISA 平台是最常见也是应用最广泛的 LBA 检测平台，可以满足大部分临床前抗体类药物生物分析的需求，其他平台也具备其独特的优势。总体而言在平台的选择上应当遵循以目的为导向的选取方式，根据所需灵敏度、动态范围、可用样本体积、样本数量等，选取合适的分析平台。

例如，在灵敏度选择上，可以根据实际动物给药剂量和代谢速度估算方法需要达到的灵敏度要求，或在分析通量选择上，根据潜在样本数量和数据提供周期的需求，选择合适的平台。

14.1.3 以目的为导向设计合适的检测形式

检测形式（assay format）指通过何种方式定量这个药物，或说具体检测抗体类药物的哪个部分（或结构域）。为了满足方法特异性、灵敏度和对基质干扰的抵抗性要求，对于抗体类药物的生物分析通常使用夹心法或其相应变种。在检测形式的确定上要考虑多种因素，包括但不限于方法特异性，配体耐受性及完整性等。

（1）方法特异性：从广义上划分，方法特异性可以分为通用性方法（generic assay）或特异性方法（specific assay）。

1）通用性方法通常是检测抗体类药物的非可变区，如其重链或轻链的保守区域，这类方法具有设计简单、通用性强等优点，但同时也无法区分具有相似保守区域的抗体类药物，方法往往不具备转移到临床试验的可能，往往应用于早期临床前抗体药物筛选实验中。

2）特异性方法通常检测了抗体类药物的独特性区域，可以区分具有相似保守区域的抗体类药物，能满足新药临床研究申报实验中对于方法特异性的要求，方法也具备转移到临床试验的可能。

（2）配体耐受性：配体耐受性也是检测形式确定中的重要考虑因素，若这个抗体类药物是针对血液循环中的可溶性靶点，在确定检测形式中需要考虑配体和药物的结合，针对其可产生的多种分子形态，如游离配体、游离药物、结合的配体和药物、总药物等，根据药物开发阶段的需求，开发相应的生物分析方法，寻找合适的试剂对。

（3）完整性：完整性指抗体类药物等大分子生物药在生理状态下其结构的完整情况，如新颖的融合蛋白、双 / 多特异性抗体、ADC 药物及抗体前药等。其结构上的完整性直接和药物的安全性和有效性挂钩。例如，双特异性抗体，若其行使功能是通过桥接 T 细胞和肿瘤细胞完成，在分析上需要考虑特异性两端的完整性，设计合适的检测形式。又如，抗体前药，若其在设计上通过一段序列保护效应端，效应端发挥药效需要剪切掉保护序列，这种情况下，为了更好评估安全性和药效，我们设计检测形式时，需要考虑到能分别检测到被剪切后的药物和完整的药物。

在考察抗体类药物的完整性时，由于可用试剂和免疫测定方法的局限，LBA 方法可能不足以表征复杂抗体类药物的分子物种，这时候 LC-HRMS 或混合 LBA/LCMS 技术可以给出分子结构完整性上的更多信息。例如，对于 ADC 药物，基于 LC-HRMS 的完整抗体分析技术可以给出 ADC 药物 DAR 值分布的信息，便于了解 ADC 药物结构稳定性。

14.1.4 契合实验需求的关键试剂准备

选取合适的关键试剂对于基于 LBA 的生物分析至关重要。通常在确定了检测形式后，就需要根据被检测的具体结构域，选择可用的试剂对，通常可用于抗体类药物生物分析的关键试剂包括配体、抗独特型抗体及抗 IgG 保守区域抗体等。

由于有大量商品化试剂可用，通常在临床前生物分析中使用最多的是配体和抗 IgG 保守区域抗体，方法设计比较简单，试剂准备周期短。但是，使用配体作为关键试剂，可能会在分析特定类型抗体类药物时存在一些问题，如分析靶向体内的游离靶点的抗体类药物时，使用配体检测的是游离的药物，而不是总药物。因此，在关键试剂准备中，会考虑制备抗独特型抗体。简单而言，抗独特型抗体指能结合药物可变区（其独特型）区域的抗体，通常分为中和型、非中和型和药物靶点复合型 3 种（图 14.5）。中和型抗独特型抗体类似于配体，可以检测游离的药物，非中和型抗独特型抗体类可用于检测总药物，而药物靶点复合型则检测结合的配体和药物。可以根据实际需求选取制备合适的抗独特型抗体。

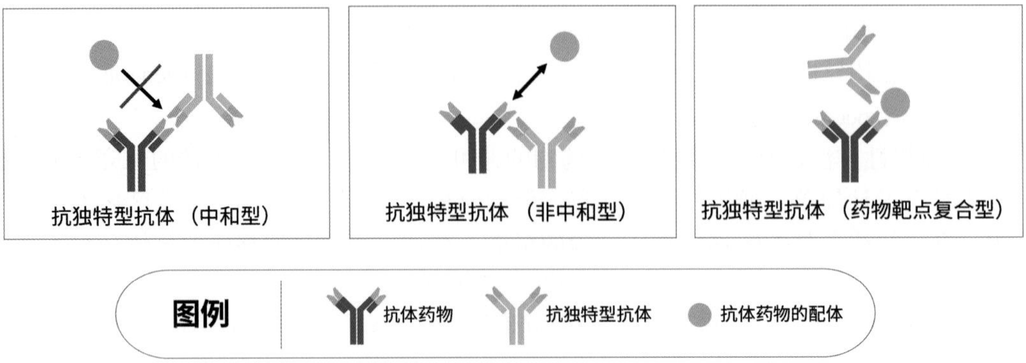

图 14.5　抗独特型抗体的不同类型

14.1.5　结语

抗体类药物发展迅猛，在常规的单抗多抗外涌现了许多新兴类型，本节总结了抗体类药物的多种 LBA 生物分析平台的优劣势，以及检测形式和关键试剂的选择策略，期待帮助更多的抗体研发，填补临床需求。

（周毛天）

参考文献

[1] SINGH S, KUMAR N K, DWIWEDI P, et al. Monoclonal antibodies: a review. Curr Clin Pharmacol, 2018, 13(2): 85−99.

[2] MULLARD A. FDA approves 100th monoclonal antibody product. Nat Rev Drug Discov, 2021, 20(7): 491−495.

[3] BUNTZ B. 50 of 2021's best-selling pharmaceuticals. [2022−03−29]. https://www.drugdiscoverytrends.com/50-of-2020s-best-selling-pharmaceuticals/.

[4] SHERIDAN C. Bispecific antibodies poised to deliver wave of cancer therapies. Nat Biotechnol, 2021, 39(3): 251−254.

[5] MANIS, JOHN P, AND ANNA M. Feldweg. "Overview of therapeutic monoclonal antibodies." US Pharm 44.1(2019): 31.

[6] LU R M, HWANG Y C, LIU I J, et al. Development of therapeutic antibodies for the treatment of diseases. J Biomed Sci, 2020, 27(1): 1.

[7] CARTER P J, LAZAR G A. Next generation antibody drugs: pursuit of the 'high-hanging fruit'. Nat Rev Drug Discov, 2018, 17(3): 197−223.

14.2 基于高分辨质谱技术的完整蛋白定量定性一体化生物分析策略

完整蛋白质谱分析是指借助超高分辨质谱，跳过酶解或碎片化，直接在完整层面，对蛋白类药物进行表征的一种分析技术。目前，这一技术比较成熟的工业应用是评估批次发布蛋白类药物的纯度与异质性，即质量控制（quality control）环节。然而，近年来，随着免疫捕获技术与高分辨质谱平台的高速发展，完整蛋白质谱分析技术正越来越多地被用于大分子药物的体内外生物分析当中。相较于常规分析手段，完整蛋白质谱分析技术对于在生物体内成分复杂的一些大分子药物具备准确定量能力的同时，还可以提供全面的结构信息 [1]。本节将结合一些实践案例分享，讨论完整蛋白质谱分析技术在临床前生物分析中的应用。

以单克隆抗体药物的生物分析为例，经典的完整蛋白生物分析流程如图 14.6 所示。首先需要借助 LBA 的方法，对生物基质中的目标抗体进行亲和免疫捕获，之后将纯化的样品进行 LC-HRMS 分析获得原始数据，最后对所得的数据进行定量或定性处理。

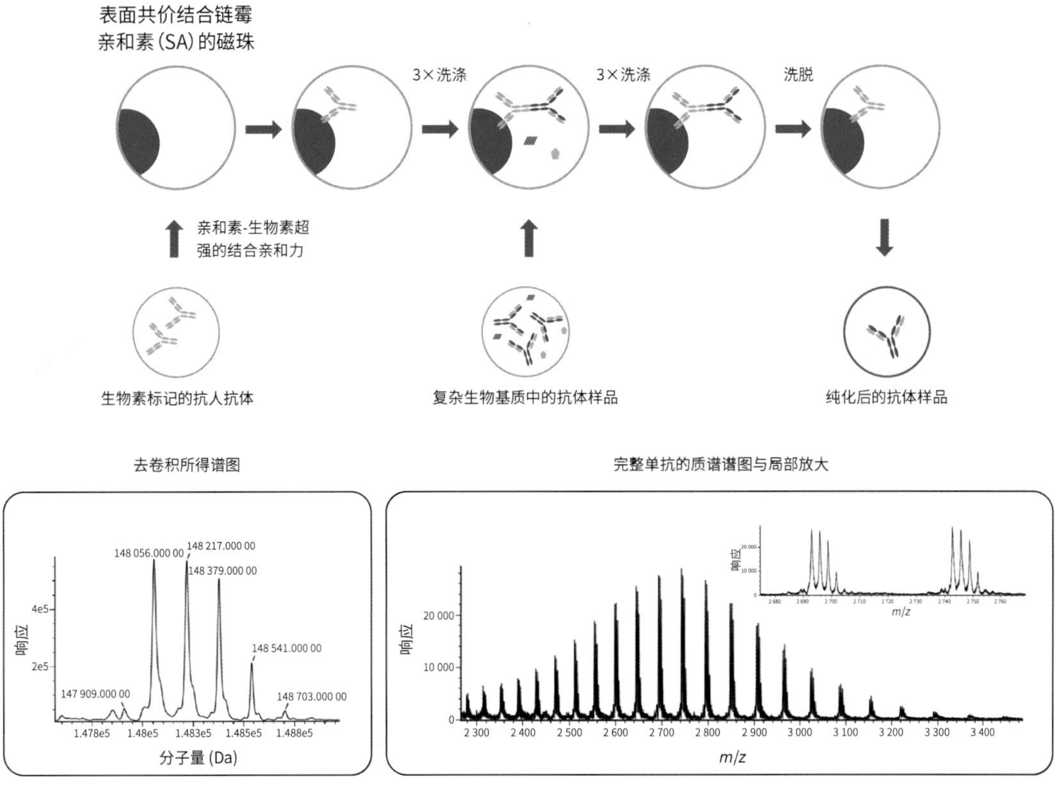

图 14.6　以单克隆抗体药物为例的经典完整蛋白生物分析流程

使用抗人抗体（anti-human IgG）捕获基质中的目标抗体，清洗后加酸洗脱，洗脱产物使用 LC-HRMS 进行分析，所得质谱图可以直接进行定量分析或进行去卷积获得目标蛋白的质量数分布

14.2.1 基本技术与方法

（1）亲和免疫捕获：对于大分子蛋白的生物分析，利用亲和免疫捕获，实现待测大分子的纯化与富集往往是第一步。亲和免疫捕获技术有两个关键组成部分：捕获试剂与固定相。捕获试剂顾名思义，即从生物基质中对目标蛋白进行亲和抓取的关键试剂，往往是与目标蛋白有特异性结合能力的通用型捕获抗体、抗原蛋白或抗独特型抗体。固定相则是用于供捕获试剂“粘合”的表面（通常是利用固定相表面的链霉亲和素与生物素标记的捕获试剂的高亲和特异性结合），根据其形式，除了在 LBA 中常用的免疫捕获板以外，主要有磁珠、捕获枪头与亲和膜 / 树脂固相板 3 种。我们借助 IMCSTips 与 Hamilton 自动化装置，实现了亲和免疫捕获的完全自动化，大大提升了大分子生物样品的前处理重现性与稳定性。

（2）前端分离技术

1）反相色谱（reversed phase liquid chromatography，RPLC）：是目前完整蛋白分析领域最广泛使用的前端分离技术。相较于在小分子与多肽领域获得的巨大成功，反相色谱在完整蛋白的分离应用上仍存在不少问题，其中最突出的就是峰形（峰展宽与拖尾）问题，当然，峰形问题与蛋白本身的复杂结构与异质性密切相关。此外，有些完整蛋白，因其本身的性质，在液相体系各个部分的非特异性吸附，残留等问题也往往需要花费精力去针对性解决，药明康德的 DMPK 团队拥有丰富的完整蛋白分析经验，可针对各种潜在的问题，有的放矢：①筛选合适的反相色谱柱，用于完整蛋白分析，以获取更好的峰形；②针对性优化流动相与梯度，以获得最佳的峰形与检测下限；③对于非特异性吸附严重的蛋白，在免疫捕获后的洗脱剂中添加适量牛血清白蛋白，抑制目标蛋白在液相色谱体系中的吸附；④针对部分糖基化修饰过于复杂的蛋白，开发合适的去除糖基化修饰的方法，简化样品结构从而简化质谱图、提高响应。

2）其他前端分离技术：除反相色谱以外，体积排阻（size-exclusion chromatography，SEC）和毛细管电泳（capillary electrophoresis，CE）技术也被证明可以用于完整蛋白分离，且可与质谱（MS）技术联用。

经典反相色谱中，流动相多为低 pH 的酸性溶液，这意味着大分子在进入质谱分析前，已经处于变性条件下，而 SEC-MS 和 CE-MS 则可以借助仿生理条件偏中性的洗脱相，让蛋白保持天然状态下的构象，进入质谱。这两者都因其与反相色谱截然不同的分离原理，在完整蛋白质谱分析领域拥有独特的应用，比如 SEC 的天然质谱表征，CE-MS 的毛细管等电聚焦用于抗体类药物的电荷异质性分析等[2]。近年来，随着相关接口技术和质谱技术的不断发展，SEC-MS 和 CE-MS 均已被用于完整抗体类药物的体内药代动力学研究当中[3, 4]，与传统反相色谱相比，这两种方法的主要缺点在于较差的灵敏度，这往往需要增加上样量或提高进样时样品的浓度（可以通过降低亲和免疫捕获流程中洗脱时的洗脱体积实现）来克服，但这对于低剂量体内样品往往较难实施，从而限制了这两项技术在大分子蛋白药代动力学分析领域的应用。

（3）离子化技术：电喷雾电离、基质辅助激光解吸 / 电离（matrix assisted laser desorption ionization，MALDI）等软电离离子化技术的发展，也是完整蛋白质谱分析得以实现突破的重要基础之一。其中，电喷雾电离技术更是成功地让液相色谱可以在线与质谱串联，在这种情况下，蛋白质得以保持在溶液状态进入质谱检测器。

(4) 高分辨质谱技术：相较于低分辨质谱只关注若干离子通道，高分辨质谱可以利用检测器超高的分辨率，采用全扫模式，全面地表征被分析物及其潜在代谢物的分子量信息，使定量定性一体化成为可能。

相较于小分子或多肽，完整蛋白由于其大且复杂的构象，往往需要在离子化过程中施加较大的源内电压，以减少金属离子加合峰，获得更加干净清晰的蛋白质谱图。然而，越大的源内电压则意味着更大可能发生源内裂解，可能破坏蛋白的结构，从而给出偏差的结构信息，这就需要我们结合实际情况，针对性地优化质谱参数，从而获得最有用的实验结果。

完整蛋白的质谱数据分析也需要量体裁衣。完整蛋白的质谱原始数据呈现形式为多电荷态的分布，我们可以选取其中一个或多个电荷态进行离子谱图提取，从而实现单一或多个组分的定量；也可以借助分析软件，先对原始谱图进行去卷积处理，去除多电荷分布的干扰，利用去卷积后的谱图进行定量。采用何种方法对原始数据进行处理，需要依据实验目的和分析物的性质进行综合考量。综合而言，对于利用高分辨质谱对完整蛋白分析的数据处理，目前业内缺乏明确的法规指导，我们将持续追踪并积极参与行业内新规则的制定。

通过上面 4 部分的讨论，我们可以看出，成功的完整蛋白的质谱生物分析，一方面需要诸多不可或缺的前置技术；另一方面，对实验室和实验操作人员的要求也是综合且全面的，首先实验室需要配备精密昂贵的高分辨质谱仪，再者实验人员要非常熟悉生物分析的样品前处理，此外，数据的处理和解读也比一般的药代动力学分析更加复杂麻烦。

14.2.2 案例解析

(1) 完整蛋白质谱分析用于单克隆抗体药物药代动力学研究：抗体类药物的药代动力学研究通常依赖 LBA 方法或基于多反应监测的 LC-MS/MS 方法，已在前一节详细介绍。两种方法各有其优点，但它们共同的缺点在于：不清楚被定量的目标蛋白的具体结构，是否为均一的单一蛋白？还是原始蛋白经过生物转化后形成的多种蛋白结构的混合物？借助 LC-HRMS 平台，在完整层面上直接对抗体药物进行定量，可以解决以上问题，抗体药物的异质性（如糖基修饰、潜在的生物转化等）可以得到接近真实的表征。

药明康德的 DMPK 生物分析团队开发并验证了完整蛋白质谱分析用于单克隆抗体药物曲妥珠单抗的药代动力学分析能力。结果如图 14.7 所示，借助高选择性、高回收率的亲和免疫捕获方法与精心优化的 RPLC-HRMS 分析方法，在使用 20 ～ 30 μL 初始血浆样品的情况下，方法的检测下限 0.2 μg/mL，足以支持常规的单克隆抗体药物药代动力学分析。之后我们将该方法用于大鼠样品的药代动力学分析，并与特征多肽法测得的结果进行了对比。在选择了单一糖型 G0F/G0F 进行定量时，完整蛋白质谱分析法揭示出 G0F 糖型相对较快的药代动力学清除速度，较短的半衰期，如图 14.8 所示。传统分析方法要实现不同糖型的药代动力学清除速率分析，需要先确认糖基化修饰的位点，然后酶解抗体，再针对被修饰多肽开发质谱定量方法[5]，完整蛋白分析能够快速直白地呈现出与文献报道吻合的实验结果，而且整个实验过程要简单直接得多。

(2) 完整蛋白质谱分析用于 ADC 的生物分析：作为天然不均一混合的分子，ADC 的完整蛋白分析具有独特的意义与重要性。这种重要性主要体现在多个方面：

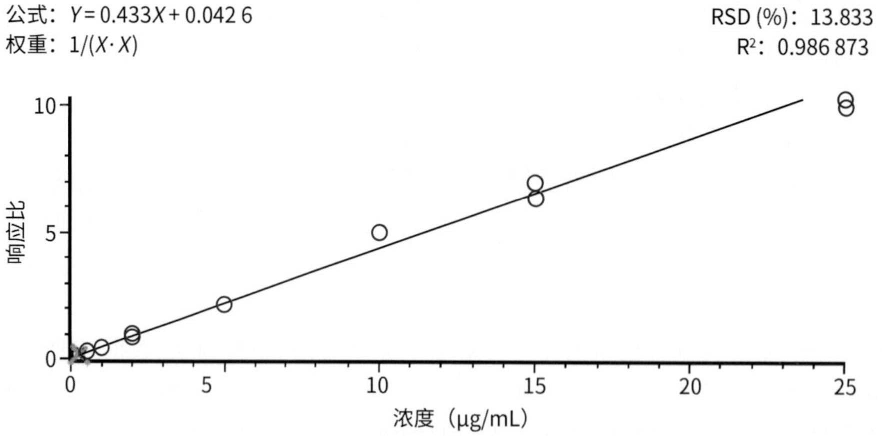

图 14.7　大鼠基质中完整曲妥珠单抗的定量标准曲线，线性范围 200 ～ 2500 ng/mL

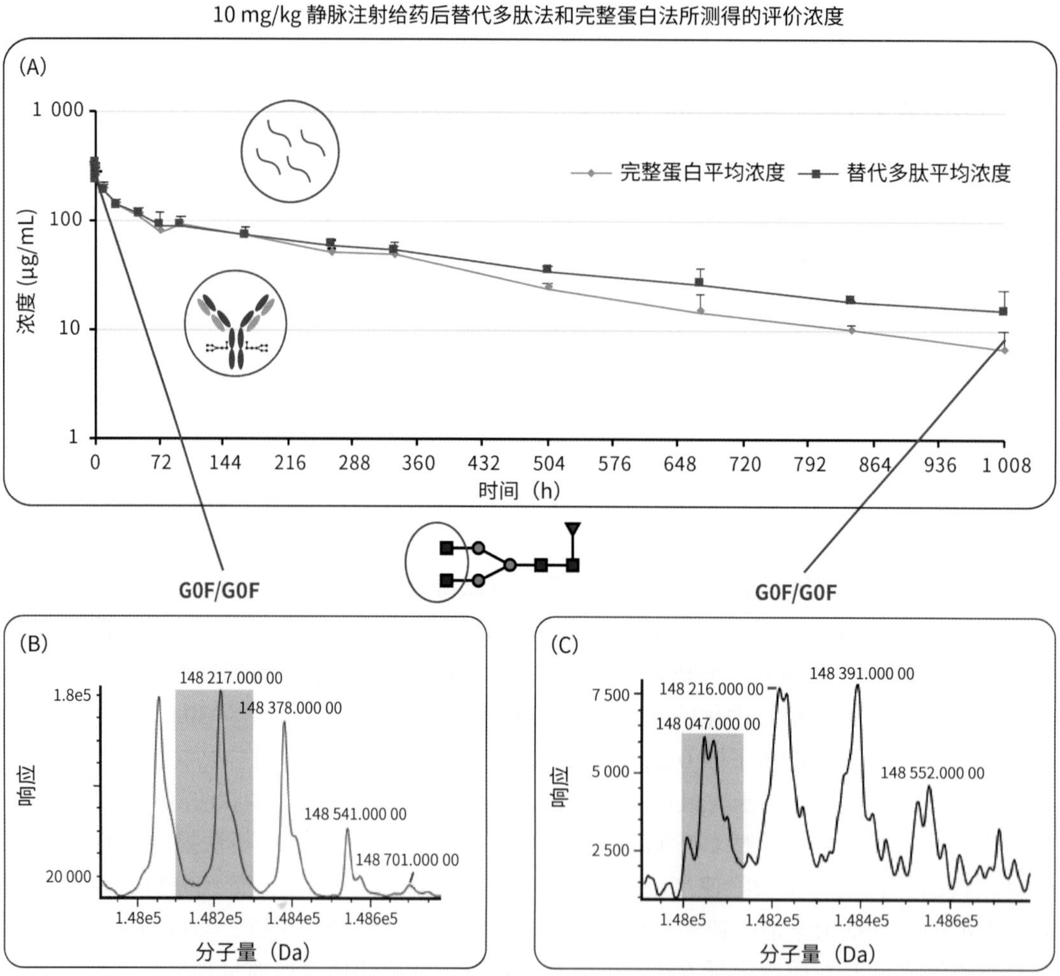

图 14.8　利用特征多肽法与完整蛋白定量所得的曲妥珠单抗在大鼠体内的浓度 – 时间曲线对照

在对完整蛋白的数据进行处理的时候，我们特意只选取了 G0F/G0F 这一单一类型的糖基化修饰的峰进行色谱峰提取定量，最后通过与特征多肽法进行对照，揭示出 G0F/G0F 清除较快这一现象。对于给药后采集的初始时间点（B）和采集终点（C）数据的对比也揭示出 G0F/G0F 这一糖型的曲妥珠单抗相对含量的下降

1）不同的 DAR 值分布与平均 DAR 值的检测。如图 14.9 所示，对于 T-DM1 的完整蛋白质谱分析可以揭示：随着体外孵育时间的延长，T-DM1 的 DAR 值分布逐渐向低 DAR 值区间转移。此外，针对半胱氨酸偶联的 ADC，由于其结构的特殊性，在经典的反相色谱酸性流动相下，会发生随机的轻重链的解离，对于这类 ADC，需要对轻重链分离，对其各自的 DAR 值分布进行检测，代表性结果如图 14.10 所示。

2）生物转化的检测。如图 14.11 所示，对给药 4 天后的大鼠血浆中的 T-DM1 的完整蛋白质谱分析揭示出早期体内发生的生物转化表现为毒素小分子的脱落或毒素小分子与半胱氨酸的交换。

3）针对 DAR 值均一的 ADC，完整蛋白层面的 PK 分析也将成为可能。比如，新型连接技术的诞生使得某些 ADC 的异质性下降到与单抗类药物接近或一致 [6, 7]，使得完整 ADC 的药代动力学分析成为可能。如图 14.12 所示，在文献中 [8]，Huang 等通过合成位点特异（site-specific）的 DAR2 ADC、DAR8 ADC，借助完整蛋白分析，成功绘制出基于特征多肽与完整蛋白分析的不同药代动力学曲线，并揭示出 ADC 可能经历的体内生物转化。

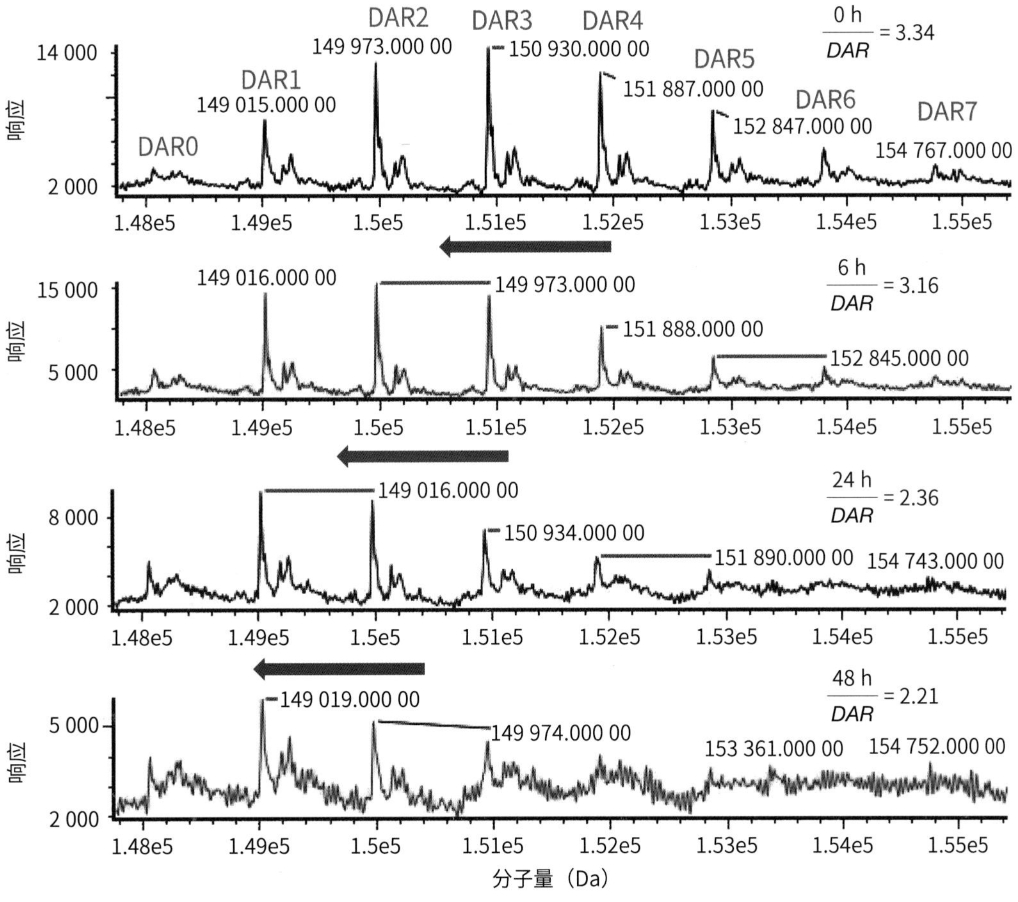

图 14.9　T-DM1 体外血浆稳定性检测结果

随着孵育时间的增加，高 DAR 值 ADC（图中 DAR6 即在 24 h 后消失）含量逐渐下降，相应地，ADC 的平均 DAR 值从 0 h 的 3.34 下降至 48 h 后的 2.21

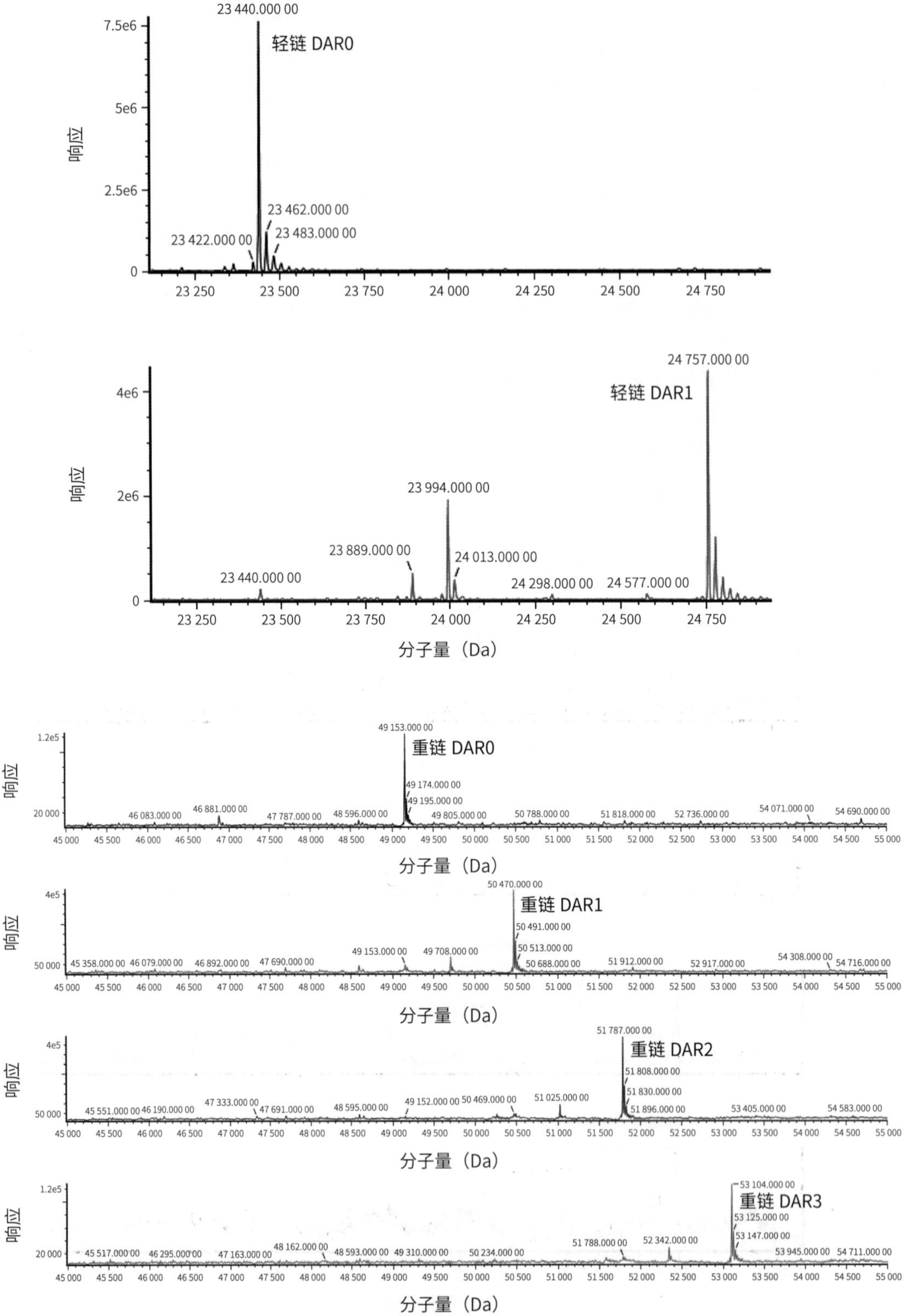

图 14.10　基于 RPLC-HRMS 的半胱氨酸偶联的 ADC 的 DAR 值表征

对 ADC 进行简单还原处理后，进行 RPLC-HRMS 分析，对所得结果进行去卷积处理，获得轻链与重链各自的 DAR 值分布，再通过计算获得原始 ADC 的平均 DAR 值

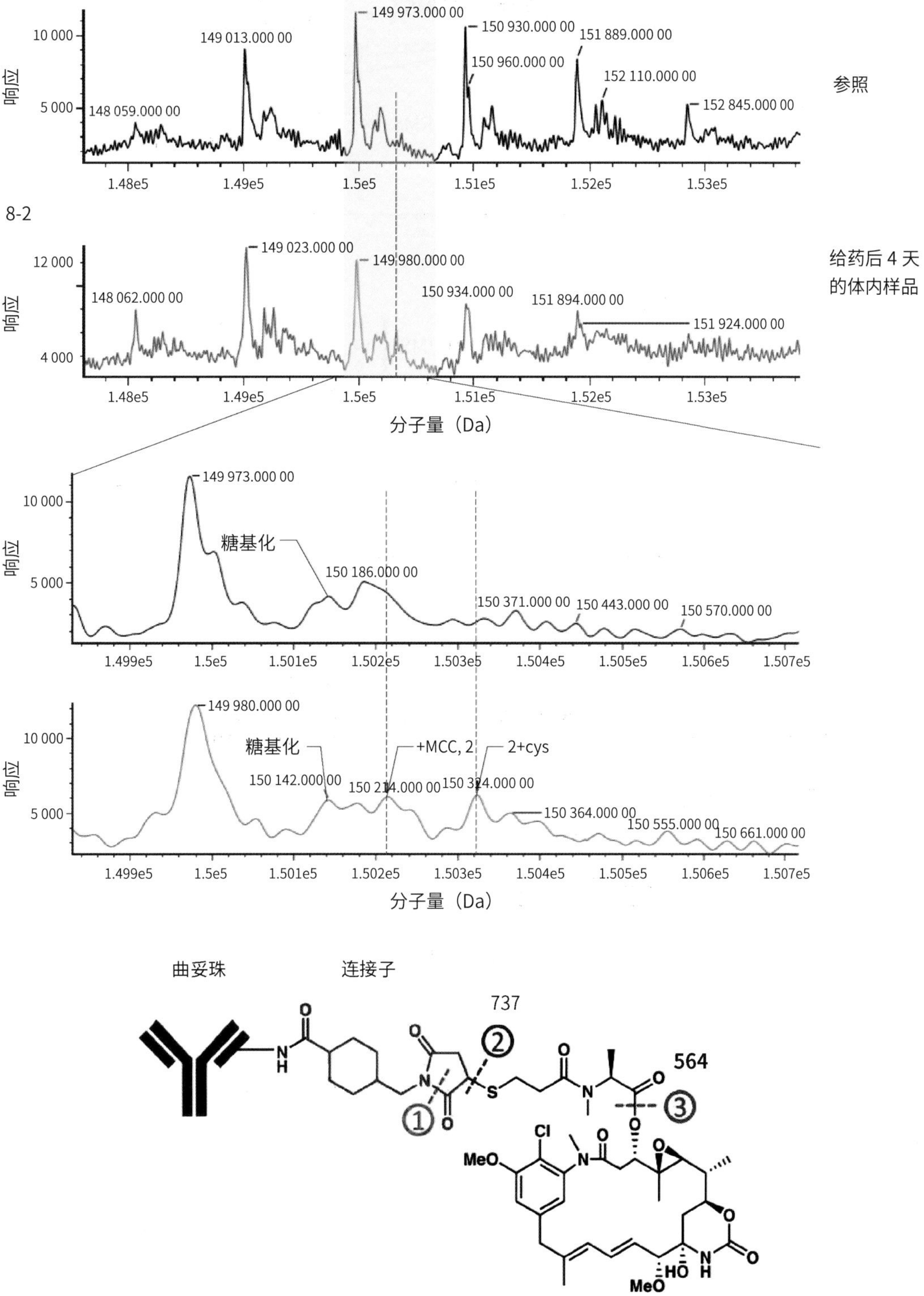

图 14.11　T-DM1 在大鼠体内的生物转化产物鉴定

通过对 DAR2 相关代谢产物的研究表明，主要的体内生物转化反映为毒素小分子的脱落，通过将给药 4 天后采集的大鼠血样与 T0 样品的对照，新峰 150214 和 150324 分别对应了毒素分子的脱落与毒素分子和半胱氨酸的交换产物

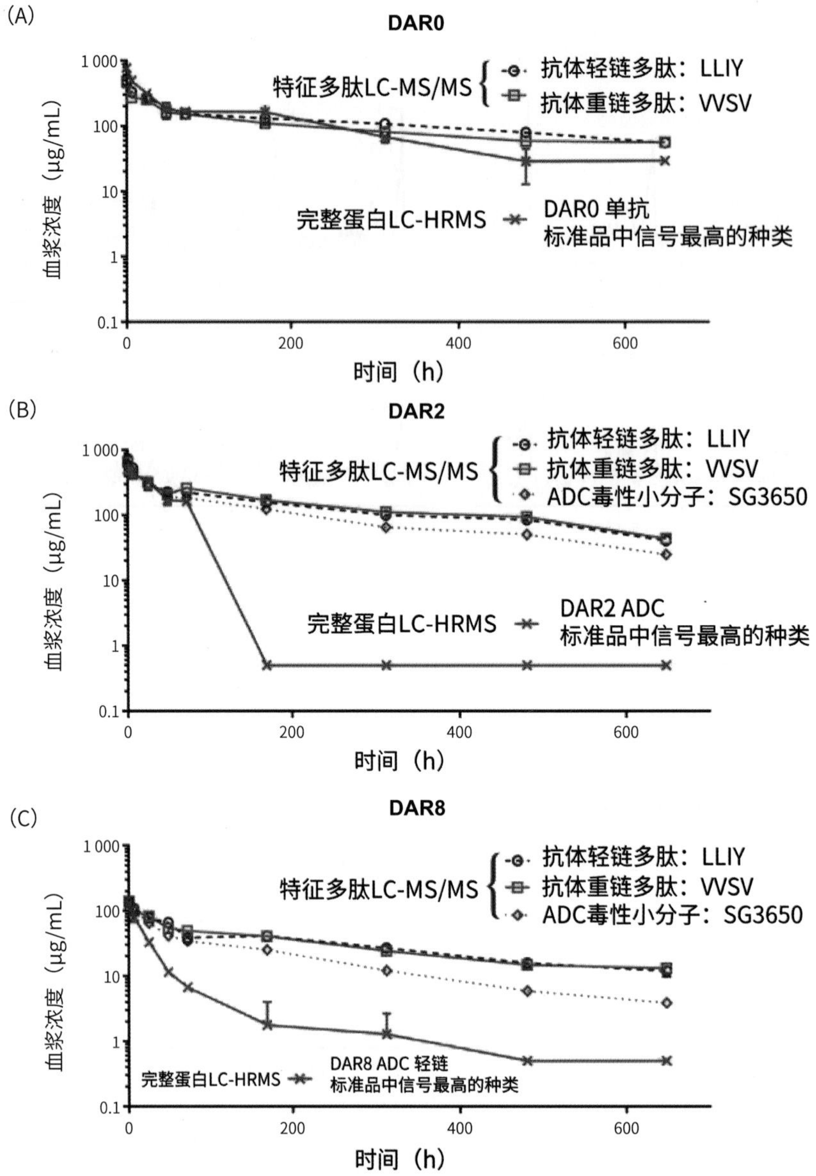

图 14.12 文献[8]报道不同 DAR 值的位点特异性 ADC 浓度 – 时间曲线（A）DAR0（25 mg/kg）、（B）DAR2（25 mg/kg）与（C）DAR8（25 mg/kg）

从基于特征多肽的定量方法来看，三种 ADC 的抗体骨架药代动力学趋势相近，但是基于完整蛋白的分析则揭示出连接了毒素分子的 ADC，很容易发生体内的生物转化，对给药一段时间后的完整蛋白质谱图的具体分析则显示，研究者指出该毒素分子 SG3584 在体内会快速水解

14.2.3 结语

最后，让我们引用 Kellie 等 2021 年发表的文章[9]中的图 14.13 作为总结，归纳出目前完整蛋白分析在生物分析当中的经典应用及其实现。可以看出，虽然文章作者将目光聚集在抗体类药物上，这一决策思路其实也可以扩展至其他蛋白，如对于分子量≤ 10 kDa 的小蛋白类药物及寡核酸类药物。

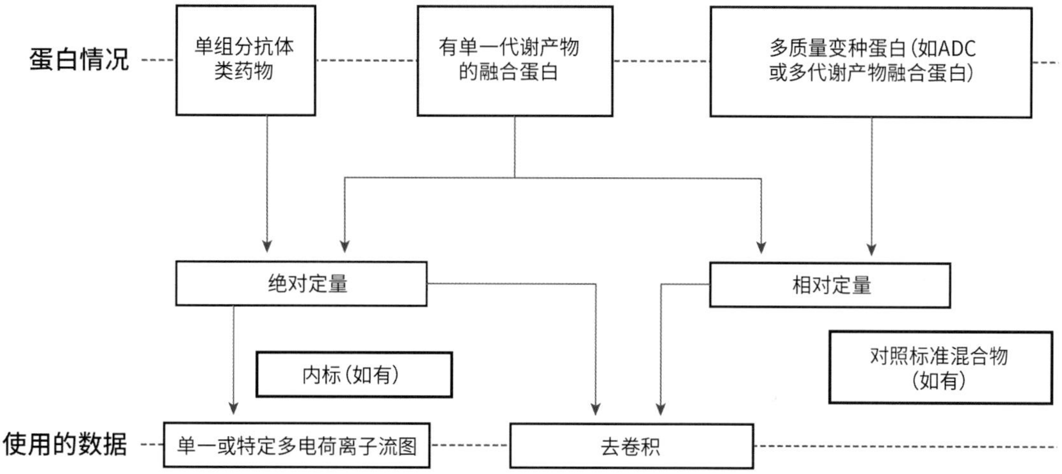

图 14.13 完整蛋白分析的代表性案例及其数据分析策略

对于单组分的抗体类药物，可以实现绝对定量，定量时，可以基于单一或多个电荷态的提取离子色谱峰，也可以基于去卷积后的质谱峰，加入内标，还可以改善方法的稳定性与重现性。对于成分稍微复杂，如具有单一代谢产物的融合蛋白类分析物我们可以采用类似单一抗体的绝对定量法，也可以采用基于去卷积后峰的相对强度，进行半定量分析。对于组分极其复杂，具有超多组分或代谢产物的蛋白类药物，如异质性强且生物转化复杂 ADC 类药物，基于去卷积的定性 / 半定量生物分析的实现则较为现实

完整蛋白质谱技术在生物分析领域潜力巨大，但是由于方法的前沿性及相关法规的空白，目前大多是作为经典方法的备选或补充。但不可以忽视的是，完整蛋白质谱技术有着 LBA 与特征多肽法所不能比拟的独特优势，即它能够给大分子药物提供类似小分子的代谢产物鉴定、检测能力，且可以对体内样品实现生物转化的检测与表征。而这种对于生物转化的检测能力，随着大分子药物结构越来越复杂，尤其是 ADC 这种大、小分子偶联的新分子类型的诞生，变得越来越重要，能够帮助我们更好地研究 ADC 体内外的稳定性及其生物转化情况。

（程剑辉，李陟昱）

参考文献

[1] KELLIE J F. Intact protein LC-MS for pharmacokinetics. Int J Pharmacokinet, 2019, 4(4): IPK05.

[2] DAI J, LAMP J, XIA Q, et al. Capillary isoelectric focusing-mass spectrometry method for the separation and online characterization of intact monoclonal antibody charge variants. Anal Chem, 2018, 90(3): 2246–2254.

[3] ZHANG L, VASICEK L A, HSIEH S, et al. Top-down LC-MS quantitation of intact denatured and native monoclonal antibodies in biological samples. Bioanalysis, 2018, 10(13): 1039–1054.

[4] KOTAPATI S, PASSMORE D, YAMAZOE S, et al. Universal affinity capture liquid chromatography-mass spectrometry assay for evaluation of biotransformation of site-specific antibody drug conjugates in preclinical studies. Anal Chem, 2020, 92(2): 2065–2073.

[5] FALCK D, THOMANN M, LECHMANN M, et al. Glycoform-resolved pharmacokinetic studies in a rat model employing glycoengineered variants of a therapeutic monoclonal antibody. mAbs, 2021, 13(1): 1865596.

[6] COUMANS R G E, ARIAANS G J A, SPIJKER H J, et al. A platform for the generation of site-specific antibody-drug conjugates that allows for selective reduction of engineered cysteines. Bioconjug Chem, 2020, 31(9): 2136–2146.
[7] LEE B I, PARK M H, BYEON J J, et al. Quantification of an antibody-conjugated drug in fat plasma by an affinity capture LC-MS/MS method for a novel prenyl transferase-mediated site-specific antibody-drug conjugate. Molecules, 2020, 25(7): 1515.
[8] HUANG Y, MOU S, WANG Y, et al. Characterization of antibody-drug conjugate pharmacokinetics and *in vivo* biotransformation using quantitative intact LC-HRMS and surrogate analyte LC-MRM. Anal Chem, 2021, 93(15): 6135–6144.
[9] KELLIE J F, TRAN J C, JIAN W, et al. Intact protein mass spectrometry for therapeutic protein quantitation, pharmacokinetics, and biotransformation in preclinical and clinical studies: an industry perspective. J Am Soc Mass Spectrom, 2021, 32(8): 1886–1900.

14.3　药物研发中生物标志物的应用及检测技术

生物标志物（biomarker）指的是能被客观测量和评价、反映生理或致病过程及对医疗干预措施产生生物学效应的指标，根据其应用价值可分为诊断、监测、药效、预测、预后和风险生物标志物等几大类。从 1847 年首次发现蛋白质癌症标志物——尿本周蛋白开始，经过 170 多年的发展，人类基因组测序的完成开启了基因生物标志物的发现之旅，目前，生物标志物的发现和应用已成为生物技术及生物制药行业的重要研究方向之一。本节我们将介绍生物标志物在药物研发中的应用，并结合实践经验阐述如何检测生物标志物。

14.3.1　生物标志物在药物研发中的应用

2021 年 12 月，我国国家药品监督管理局药品审评中心发布了《生物标志物在抗肿瘤药物临床研发中应用的技术指导原则》，是国家药品监督管理局药品审评中心从监管层面提出的对于药物评审的一项重大举措，表明了其对生物标志物的重视。若在临床前的研发阶段，就针对生物标志物提出研发效果系统性的评价体系，如利用耐药性相关的生物标志物、药效相关的生物标志物、药物安全性相关的生物标志物等对药物进行评估，研发流程将更为透明和可控，研发的目标将更明确，药物研发后期进入临床试验阶段的成功率将有很大的提升。图 14.14 统计了 2008 ～ 2010 年临床Ⅱ期药物研发失败及 2007 ～ 2010 年临床Ⅲ期药物研发失败的原因，数据表明导致药物临床失败的主要原因是药物的疗效问题，占比高达 50% 以上。同时，经费、安全性和药代动力学都会不同程度地影响药物的研发成功率 [1]。

新药研发若用在正确的患者、正确的剂量、正确的时间和正确的靶点上，对疾病的治疗将会有极大的优势。近年来，生物标志物已被用于筛选正确的靶点和正确的患者上，被公认为药物开发的有效工具 [2, 3]。如图 14.15 所示，生物标志物在临床前和临床研究中的合理利用将加速药物的研发进程，对于临床研究申报、新药申请、生物制品执照申请，包括药物作用靶标和候选药物的确认、风险评估、实验设计、剂量优化、患者分级和安全性监测等[4]，都有很大的帮助。

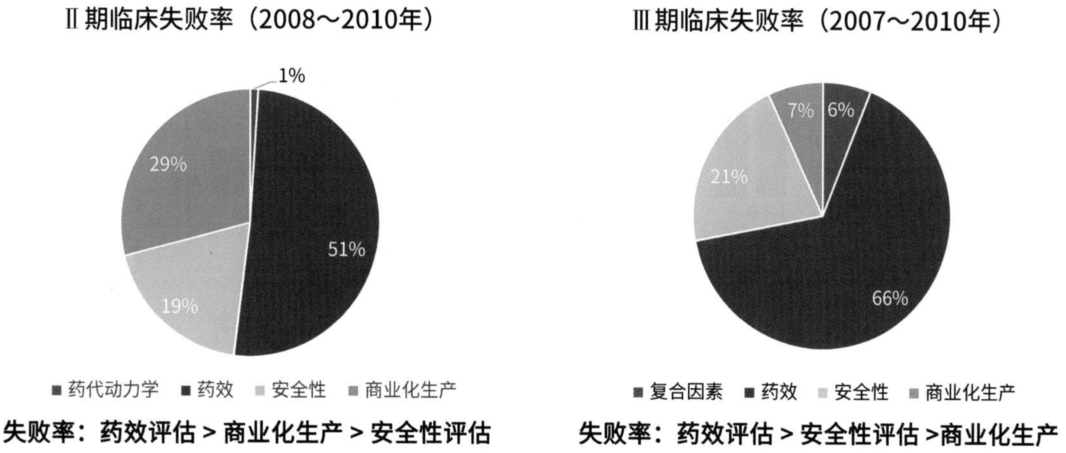

图 14.14　药物临床研发失败的影响因素[1]

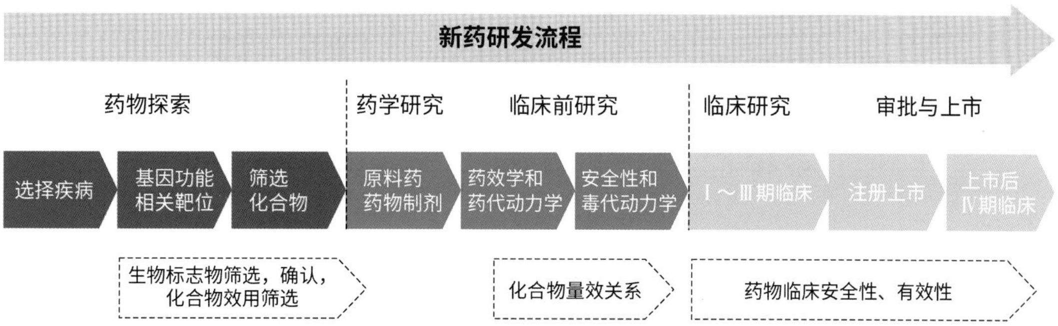

图 14.15　生物标志物在药物研发中的应用

在生物标志物的参与下，药物临床研发的成功率怎么样？生物技术创新组织（Biotechnology Innovation Organization，BIO）、定量生命科学（Quantitative Life Sciences，QLS）与医药资讯平台（Informa Pharma Intelligence）联合发布的《2011—2020 年临床研发成功率及其贡献因素》中，临床药物从临床Ⅰ期到新药申请、生物制品执照申请及最后批准上市，在有生物标志物的参与下，药物研发的成功率是没有生物标志物参与的一倍多，达到 15.9%（图 14.16）[5]，生物标志物的参与极大地促进了临床药物研发的效率。因此，药企可通过转变药物的研发模式、监控生物标志物的变化，提高药物的研发效率。同时，这种模式的转变也能缩短药物的上市时间，节省药物研发的经费。

14.3.2　生物标志物检测技术及检测方式

（1）生物标志物检测技术：根据生物标志物的分子量大小不同，我们可以选择相适应的检测平台，如图 14.17 所示。

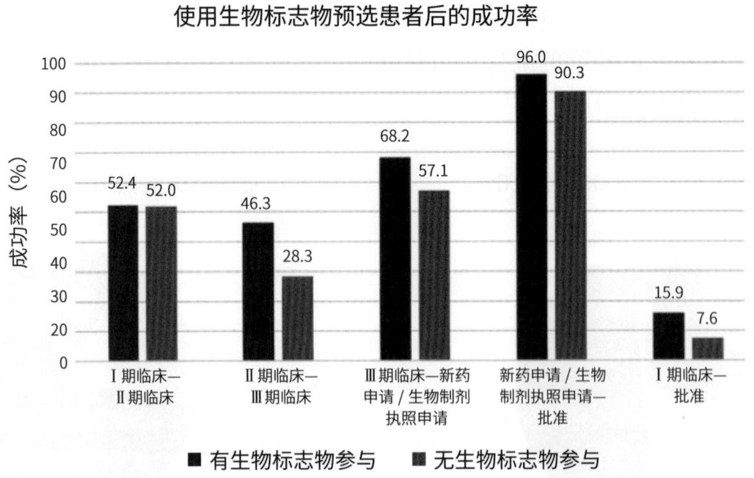

图 14.16　生物标志物参与下的药物研发成功率 [5]

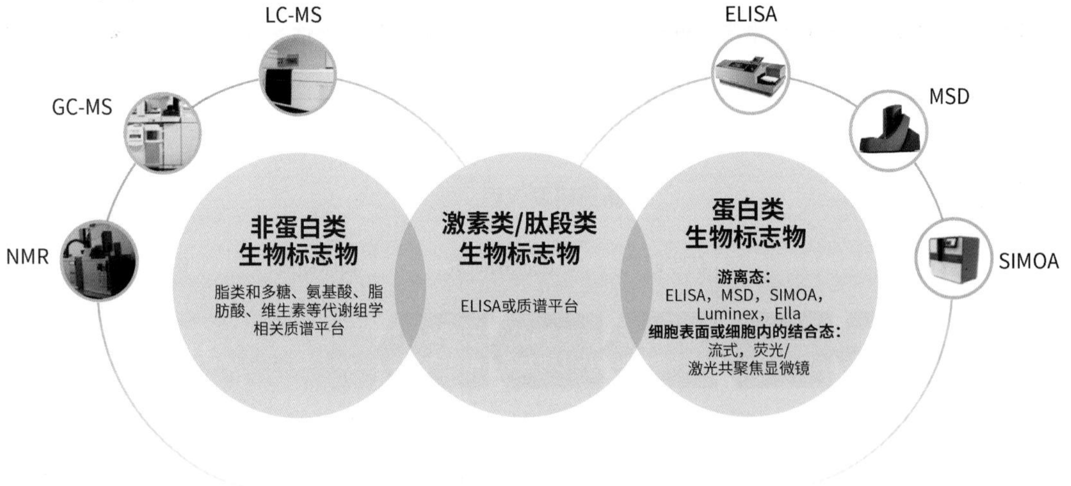

图 14.17　生物标志物的检测平台

NMR，核磁共振波谱仪；GC-MS，气相色谱－质谱联用仪；LC-MS，液相色谱－质谱联用仪；ELISA，酶联免疫吸附测定仪；MSD，电化学发光法；SIMOA，单分子免疫阵列分析仪

非蛋白类生物标志物检测平台：非蛋白类的生物标志物包含脂类、多糖、氨基酸、脂肪酸和维生素等内源性物质。代谢组学作为连接基因型和表型的桥梁，是研究关于生物体被扰动后（如基因的改变或环境变化）其代谢产物（非蛋白类内源性代谢物质）种类、数量及其变化规律的科学。目前，代谢组学相关检测平台主要有核磁共振波谱仪、液相色谱－质谱联用仪、气相色谱－质谱联用仪三大检测平台，各自优缺点如表 14.1 所示。液相色谱－质谱联用仪具有高灵敏度和检测范围广等特点，因此是代谢组学的主要检测平台。

蛋白类生物标志物的检测平台：对于游离态蛋白类生物标志物检测平台有 ELISA、超敏多因子电化学发光分析仪（MSD®ECL）、单分子免疫阵列分析仪、多因子检测仪（如 Luminex）等，这些检测平台的原理及特点如表 14.2 所示。对于非游离态类生物标志物，检测平台有流式细胞术、荧光显微镜和激光共聚焦显微镜等。

表 14.1 非蛋白类生物标志物的检测平台灵敏度及其优缺点

分析方法	灵敏度（mol）	优点	缺点
核磁共振波谱仪	10^{-6}	无损检测 重现性好 样品处理简单 无偏向分析 高通量 样品用量小	灵敏度低 动态范围小 费用昂贵 定量重复性差 定量稳定性差
气相色谱－质谱联用仪	10^{-12}	分辨率高 数据库完整 选择性好 成本低 定性和定量结果好 样品用量小	衍生化处理步骤烦琐 主要分析易挥发的物质 不宜分析热不稳定和不能气化的化合物 样品处理过程烦琐
液相色谱－质谱联用仪	10^{-15}	灵敏度高 分辨率高 动态范围广 无偏向分析 重现性好 分析物质更广谱	色谱分离度没有气相色谱高 数据解析依赖数据库 不能识别特殊基团

表 14.2 蛋白类生物标志物的检测平台原理及特点

分析方法	原理	特点
酶联免疫吸附测定（ELISA）	酶联免疫吸附测定也经常被称为酶免疫分析（enzyme immunoassay, EIA）。通过利用酶标记的检测物催化底物产生颜色反应，通过吸光度指示待测物浓度 其中 Ella 全自动微流控高灵敏 ELISA 检测技术可自动取样本，洗涤，取检测抗体杂交，洗涤，取荧光标记链霉亲和素与生物素标记检测抗体结合，最后自动输出 3 个平行的数据及均值	高灵敏度和特异性：ELISA 通常可以以特定的方式检测皮克（pg）级的抗原 高通量：商业 ELISA 试剂盒通常采用 96 孔板形式，但也能够轻松适用于 384 孔板 操作简单：实验方案简单易行且操作用时短 定量：能够确定样品中的抗原浓度 可以测试各种样品类型：血清、血浆、细胞和组织提取物、尿液和唾液等 Ella 自动化标准化实验流程 数据精密度高，变异系数＜ 10% 灵敏度高同时动态范围宽（4 ～ 5 数量级） 一个批次 72 个样本可 1.5 h 出结果 25 μL 样本微流控 8 个指标同步检测

（续表）

分析方法	原理	特点
超敏多因子电化学发光分析仪	超敏多因子电化学发光分析电化学发光检测技术使用 SULFO-TAG 标志物。在多阵列和多点微孔板的电极表面通电后，电化学作用激发 SULFO-TAG 标志物发出强光	更高灵敏度与更宽的线性范围，MSD 灵敏度可达 0.05 pg/mL，有效线性范围达 6 个数量级 节省样本用量，可实现多重检测≤ 25 μL 的样本 均一性、重复性高，MSD 的变异系数：板内＜ 6% ～ 8%，板间＜ 10%，批间＜ 15% 样本兼容度高，基质效应小 实验流程简便、快速、多元化
单分子免疫阵列分析仪	单分子免疫阵列分析由于每个小孔的反应体系非常小，即使只有一个分子，其催化底物也可产生大量的荧光分子，通过电荷耦合器件 (charge coupled device，ccd) 摄像头即可捕获到信号，利用泊松分布理论可计算出阳性荧光小孔对应的蛋白浓度值，实现数字化单分子检测	灵敏度高：比传统酶联免疫吸附测定法灵敏度高 1 000 倍以上 全自动化：可保证结果的重复性和精准性 多重检测：可同时完成多达 10 种目标分子的检测 高精确度：实验结果的批间变异系数低于 10% 高线性范围：检测动态范围＞ 4 个数量级 自主研发：可进行实验方案开发和优化，适合科研创新
多因子检测仪	多因子检测仪通过混合不同比例的染料就能拥有多种颜色的组合阵列，用其中一种颜色的微球来作为某一蛋白靶标对应抗体的专属载体。一个孔中可同时检测多达 100 种分析物，利用 96 孔板作为反应板，实现了高通量的蛋白定量	多重检测（多）：可同时检测 100 种生物靶标 实验时间短（快）：一次实验过程只需要 4 h 高灵敏度（好）：精确定量下限可低至 0.1 pg/mL 节省样品（省）：只需要低至 25 μL 的样品体积 既可检测蛋白，也可检测核酸

激素类或肽段类等生物标志物检测平台：激素类或肽段类生物标志物分子大小介于非蛋白类生物标志物和蛋白类生物标志物之间，因此经过优化的酶联免疫吸附测定法或质谱平台可以作为其检测平台。

（2）生物标志物检测方式：根据具体的实验目的，生物标志物的检测方式可分为定量检测和半定量检测。

定量检测能够准确获取样品中待测分析物的准确浓度。对于定量检测，选择合适的方法配制校正标准样本和质控样品非常关键。然而，对于生物标志物来说，实际的生物基质中通常含有未知量的目标分析物，因此不适合用常规的方式配制校正标准样本和质控样品。基于这种特征，可采用不同的方法解决这个问题。常用的是替代基质法和替代化合物法对生物标志物进行定量检测，如图 14.18 所示。

迄今，替代基质法是定量检测生物标志物等内源性化合物最常用的方法，对于以降低或升高目标生物标志物为实验目的的实验都适用。在用液相色谱 - 质谱联用技术或免疫亲和检测化合物时，需要完整的标准曲线和质控样品。然而，该方法由于标准样本和真实样品中基质不同，会产生基质效应、回收率差异等问题，通过采用稳定同位素标记的目标化合物作为内标的方式，可以较好地校正这种基质效应及回收率不同所导致的问题。

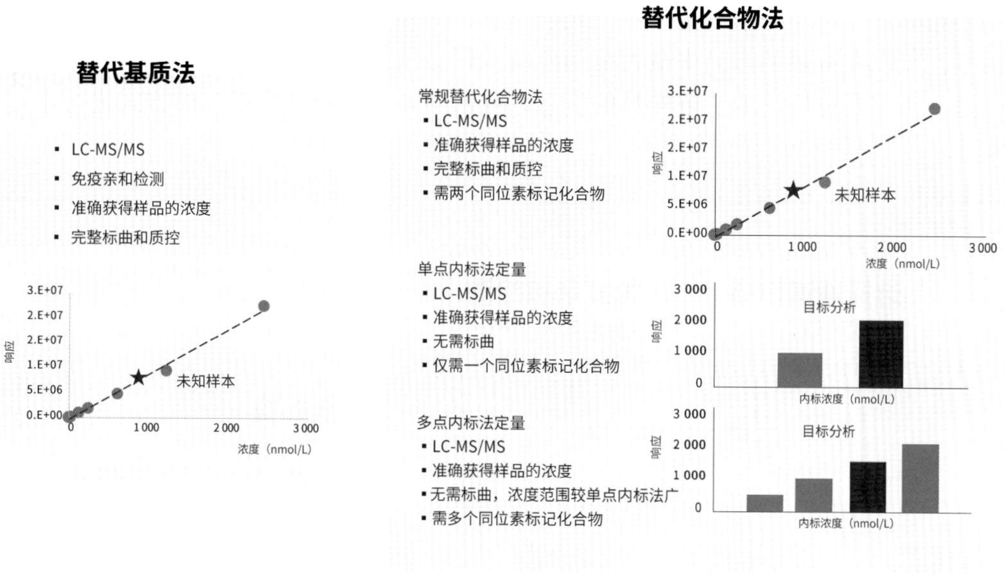

图 14.18　生物标志物的定量检测

* 内标，稳定同位素标记的目标化合物同时作为内标和替代化合物

替代化合物法就是引入机体内不存在或较少，但经过验证和校正后与目标生物标志物信号一致的替代化合物帮助进行检测的方法。这些替代物质常采用稳定同位素标记的目标化合物，因此实验中较替代基质法需要至少多一种稳定同位素标记的目标化合物。由于该类方法可以采用与生物样本一致的真实基质作标准曲线或直接在样品中进行检测，可有效消除基质效应和回收率的差异。替代化合物法又包括常规替代化合物法、单点内标法和多点内标法。常规替代化合物法和替代基质法类似，需要完整的校准标准样本和质控样品以获取样品的准确浓度，但需要两个同位素标记化合物，其中一个作为替代的化合物在真实基质中配置标准曲线，另一个作为内标使用。

单点内标法仅需要一个标记化合物，不需要标准曲线就可准确获取一定范围的样品浓度。多点内标法则需要多个标记的化合物同时作为替代化合物加入样品中，且最终浓度不同，形成标准曲线。通过比较目标化合物和这些替代化合物的信号得出目标化合物的浓度，该方法可检测的浓度范围较单点内标法更广泛。

半定量检测中无需制备标准曲线。对于仅需要了解目标生物标志物的相对变化趋势的实验，可采用半定量检测方式。半定量检测方式仅需要两个线性点，所有样品的峰面积必须落在这两个线性点的峰面积之间，并确保加入样品中的内标峰面积的波动能校正化合物受到的影响。通过对比样品中目标分析物的面积变化趋势来表征目标分析物在体内的相对变化趋势。半定量检测根据分析要求不同，有不同的扫描模式，如图 14.19 所示。

在半定量的分析方法中，对于已知目标待测物的离子通道，在用液相色谱 - 质谱联用技术分析化合物时，选择性地扫描特定的离子通道即可。而采用免疫亲和检测，需要在有完整方法验证通过的前提下才能进行半定量检测，其实验步骤和定量检测法区别不大。因此，半定量法目前较多应用于液相色谱 - 质谱联用技术平台，而未在免疫亲和检测有较多的应用。同时，相较于常规的串联质谱只能关注有限的离子通道，高分辨质谱可以利用超高的分辨率，采用全扫描模式来监测目标化合物及其代谢通路上潜在的代谢产物信号，可以在有限的样品中最大范围内获取样品信息。因此，若已知部分目标化合物的信息，还需要更广泛地了解样品的信息，可采用高分辨质谱全扫描的方式进行半定量检测。

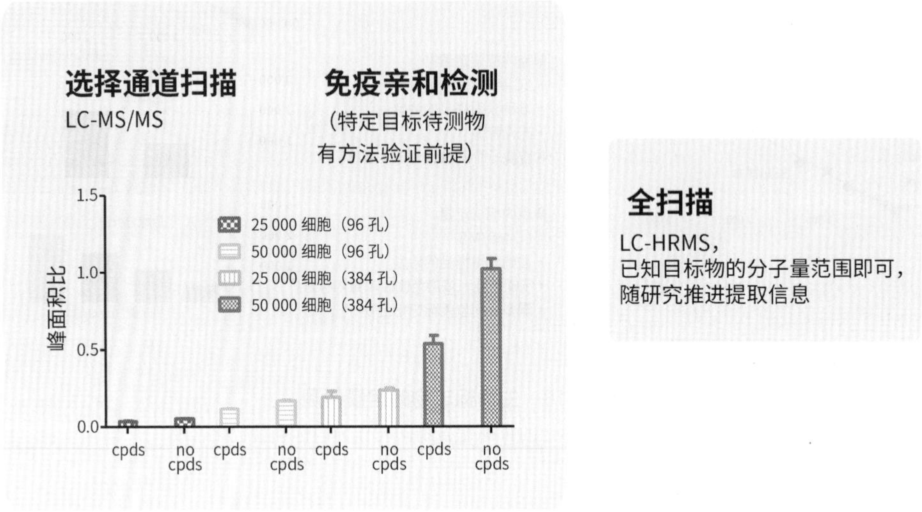

图 14.19　生物标志物的半定量检测

14.3.3　生物标志物检测中的影响因素

由于生物标志物是内源性物质存在许多特性，在进行样品中生物标志物检测的时候，会遇到和常规化合物不同的问题。结合实践经验，可以从以下几个方面来解决生物标志物在样品检测中遇到的问题。

（1）非蛋白类生物标志物

1）替代基质与真实基质的差别：真实生物基质中存在目标分析物会影响分析的准确度。目前，常见的替代基质包括缓冲液（磷酸缓冲液或在磷酸缓冲液中添加 2% ～ 6% 的牛血清白蛋白）、经净化后的基质（基质中的干扰物质用活性炭去除）、免疫亲和提取后的基质、商品化的人造生物基质等。因此，对一个成功的采用替代基质的生物标志物分析方法而言，最重要的就是校正替代基质与真实基质的差别对内源性分析物检测的干扰。

2）基质效应：生物标志物由于分子量较小、类似物较多等因素，容易受到生物基质中其他内源性物质的干扰，从而导致液相色谱 - 质谱联用分析中不同程度的离子化增强或离子化抑制效应。目前，主要采用 3 种方式来消除或监控：在样品中加入同位素标记内标进行校正；稀释样品；对化合物在真实样品中进行加标回收质控分析等，可以较好地监控基质效应的影响。

3）溶解度：多数生物标志物具有亲水性，不易溶于常规的二甲基亚砜或乙腈等有机溶剂，故在方法开发初期需要筛选合适的溶剂、合适的 pH 等进行母液的配置。

4）稳定性：生物基质中存在某些酶系统如蛋白酶、金属中心酶或酯酶，样品采集后，这些酶仍然会介导某些生物标志物继续分解或转化。因此，可先了解生物标志物的代谢通路和结构，找到不稳定的相关基团，根据不稳定基团找到相应的酶抑制剂（如乙二胺四乙酸或肝素）、调节pH、低温和避光操作及衍生化来提高化合物在基质中的稳定性。另外，可根据目标生物标志物在样品中的浓度范围，调整真实基质中的测试浓度从而进行稳定性测试，或利用稳定同位素标记的目标标志物或同系物来模拟测试目标生物标志物在真实基质中的稳定性，分析不稳定的原因，结合化合物的结构信息、代谢通路信息寻找合适的解决方案。

5）色谱柱保留较特殊或从样品中提取较困难：生物标志物的极性范围广，存在亲水和亲油的化合物，可能出现在常规色谱上保留较特殊或从样品中提取较困难等问题。针对大极性化合物在常规色谱柱上不保留、极性偏小的化合物保留强而难以洗脱问题，常见的解决方案有：①对于大极性化合物可以选择对大极性化合物保留较好的色谱柱及亲水色谱柱进行筛选；同时，针对化合物的极性特征改变流动相的pH或使用离子对试剂，可实现化合物的色谱行为的改变以达到保留的目的；另外，对化合物进行衍生的不可逆性的改变，也是实现化合物在色谱柱上保留的重要方式，如常见的氨基酸的衍生、醛类化合物的衍生等。②对于小极性化合物，可以使用固定相极性小的色谱柱，流动相添加异丙醇等洗脱能力更强的试剂或采用正相体系对其进行分析。在提取方面，对于较为亲水的化合物，甲酸或一定浓度的三氯乙酸水溶液是较好的提取试剂；亲油性的化合物常采用乙腈或液－液萃取的方式进行提取。

6）干扰：因生物标志物的内源性特征及样品中有目标生物标志物的同分异构体存在，生物标志物易受其他色谱共流出内源性物质或同分异构体的干扰。对于这些干扰性物质，最常见的解决方法是在液相色谱上实现分离，消除干扰。对于含有官能团的分析物，如酚羟基、醇羟基或氨基进行衍生化后，可改变目标物或干扰物的色谱行为，从而实现分离。

（2）蛋白类生物标志物

1）关键试剂：基于LBA的蛋白类生物标志物的定量分析，对关键试剂的依赖较大，为保证分析的质量，选择的试剂要求特异性好、结合能力强且必须要用替代基质。

2）灵敏度要求高：大分子蛋白特别是细胞因子等在生物基质中的含量非常低，常常要求其灵敏度达到飞克/毫升级别。

3）蛋白亚型：内源性大分子蛋白往往有不同的剪接体、不同的亚型，对其检测提出了挑战。

4）平台的筛选：结合生物标志物的性质和各检测平台的优劣选择合适的检测平台。

14.3.4 结语

生物标志物目前已成为药物研究与开发的重要工具，随着生物标志物的广泛应用，越来越多的信号分子和通路被确证为药物的治疗靶点。而且生物标志物作为一种能够指示药物的生物药理活性的探针，可以精准研究药物活性，并对临床试验具有很好的预测性。对于生物标志物进行检测和监控，需要结合实验目标进行定制化实验设计，选择合适的检测平台和技术手段。

（崔红芳，王洪梅，张宏宏，邢丽丽）

参考文献

[1] KHANNA I. Drug discovery in pharmaceutical industry: productivity challenges and trends. Drug Discov Today, 2012, 17(19−20): 1088−1102.

[2] CALIFF R M. Biomarker definitions and their applications. Exp Biol Med, 2018, 243(3): 213−221.

[3] KRAUS V B. Biomarkers as drug development tools: discovery, validation, qualification and use. Nat Rev Rheumatol, 2018, 14(6): 354−362.

[4] LEE J W, HALL M. Method validation of protein biomarkers in support of drug development or clinical diagnosis/prognosis. J Chromatogr B Analyt Technol Biomed Life Sci, 2009, 877(13): 1259−1271.

[5] EMWAS A H, ROY R, MCKAY R T, et al. NMR spectroscopy for metabolomics research. Metabolites, 2019, 9(7): 123.

14.4 基于超高效合相色谱串联质谱（UPCC-MS/MS）与超高效液相色谱串联质谱（UPLC-MS/MS）双分析平台的手性药物 DMPK 研究策略

手性化合物在自然界和生物环境中普遍存在，天然糖、核酸、淀粉和纤维素、蛋白质和氨基酸等很多是手性的[1]。手性化合物在空间中呈镜面对称，但是无法通过空间上的旋转达到完全重合（图 14.20）。许多有机化合物分子都有对映体，即具有手性。

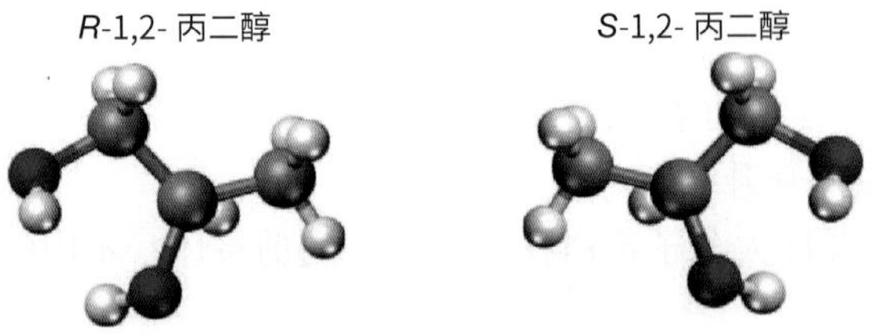

图 14.20　1,2- 丙二醇的两种手性对映体[2]

对于一对手性药物的对映异构体，其药效活性和药代动力学性质可能存在显著差异。为了评估单个对映体的活性、毒性、吸收、分布、代谢和排泄特性，以及在生物体系或生物体内可能的手性反转，生物样本中手性化合物的分析对于单个对映体和（或）其代谢物的评价是非常必要的。

14.4.1　手性药物不同构型的不同效用

手性药物的不同构型有不同的效用，因此在临床上有不同的应用。沙利度胺（thalidomide）*R*- 对映体具有抑制妊娠反应和镇静作用，而 *S*- 对映体则有致畸性。人们认识到结构相似的两个手性对映体在生物体内的作用会有如此大的差异，并且随着对其药理作用机制的深入研究，沙利度胺被证实有较强的免疫调节、抑制血管形成作用，基于安全性考虑，目前该药物用于特定人群的免疫和肿瘤相关疾病的治疗[3]。乙拉西坦中只有 *S*-对映体（左乙拉西坦）具有生物活性，而 *R*- 对映体没有生物活性[4]，目前临床上左乙拉西坦主要用于成人及 4 岁以上儿童癫痫患者部分性发作的加用治疗。

14.4.2 对手性化合物认识与监管的发展

各国药品监管机构制定了相应的手性药物研发政策和具体的指导方针（表 14.3），制药企业需要遵循严格的监管要求，以确保药品的安全。

表 14.3 各国药品监管机构对手性药物的要求

监管机构	监管要求
美国 FDA	*Development of New Stereoisomeric Drugs*[5] 对于具有手性结构的药物要求说明左、右旋药效和毒性试验，才允许上市。药物的异构体必须分离，研究人员必须提供其药理学、毒理学和药代动力学结果
欧洲 EMA	在《欧洲药典》[EP7.0（2010 年版）]（*European Pharmacopoeia EP 7.0*）[6] 中，共有 1 350 种化合物，其中手性药物占 50% 左右，要求对特定构型的对映体进行研究
日本 PMDA	《日本药局方》(15 版）[*The Japanese Pharmacopoeia*（*Fifteenth Edition*)]（2006 年版）[7]，不完全统计共有约 900 种化合物，其中对手性构型有特定要求的手性药物约占一半，要求对其药效进行研究
中国 NMPA	在《中华人民共和国药典》(2010 年版)[8] 中，不完全统计包括 1 020 种不同结构的药物，其中，具有手性中心的药物占全部药物的 40% 左右

14.4.3 手性药物药代动力学研究策略

手性药物的立体异构性可能导致其在药效动力学和（或）药代动力学性质上表现出很大差异，也就是说，一种对映异构体可以作用于靶标，而另一种对映异构体可能是无活性的，甚至可能是有害的。因此，对于测量生物样品中单个对映异构体和（或）其手性代谢物的浓度是十分必要的，以评估单个对映异构体的吸收、分布、代谢、排泄和毒性。此外，还需要手性测定来评估在生物体内由于生物转化过程引起化合物潜在的手性反转，从而正确评估手性化合物的药效活性、药代动力学特性及相关的毒性。

与非手性药物测定相比，手性药物测定的方法开发和验证相对更具有挑战性。因此，应使用专门的解决方案来满足手性药物开发的不同场景中出现的特定需求，包括外消旋体及单一对映异构体的方法开发、外消旋体转换及对映异构体代谢物的定量，并且基于开发策略和候选药物的分子特性，选用合适的手性色谱柱（图 14.21），对手性药物进行定性或定量分析[9]。

同时，手性方法可快速进行手性对映体转换研究。例如，文献中报道[11] 在 3 种动物中进行 GNE-C 给药，而后测定 6 h 后各种属血浆中药物含量。从图 14.22 可知，小鼠给药 6 h 后，其血浆中出现 GNE-C 的对映体 GNE-C*，而在大鼠和狗的血浆中 GNE-C 到 GNE-C* 没有发生手性反转。

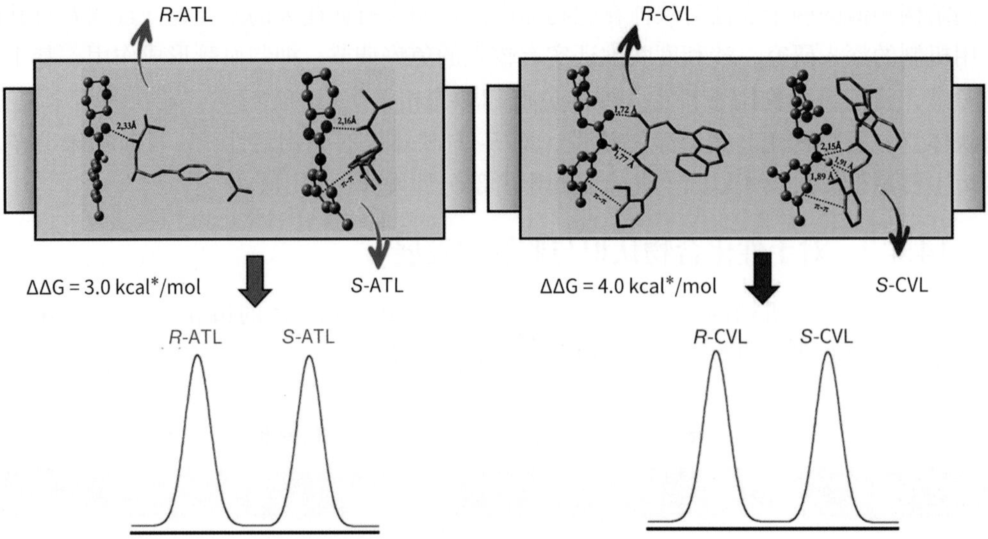

图 14.21　多糖衍生固定相与两种 β 受体阻滞剂药物阿替洛尔（ATL）和卡维地洛（CVL）的手性识别过程 [10]

* 1 kcal = 4.186 kJ

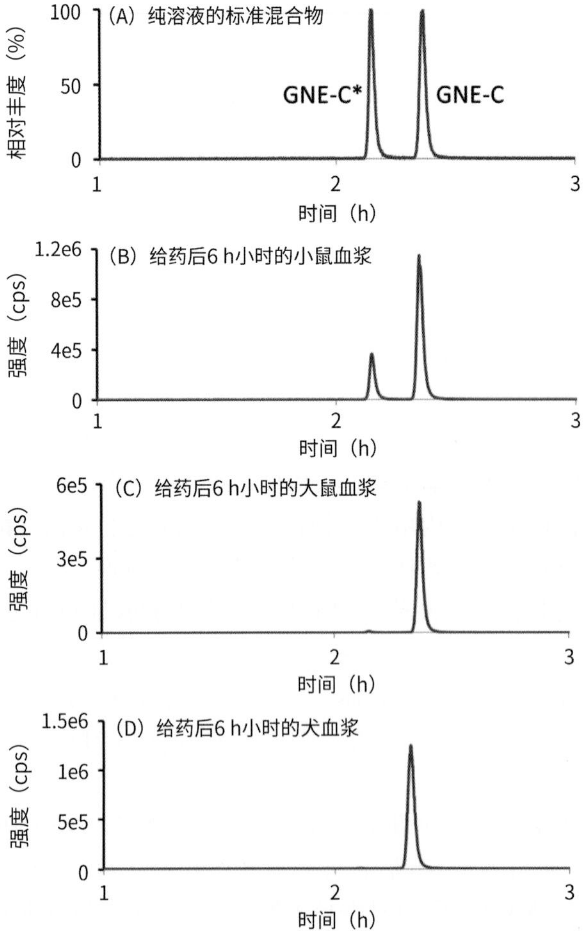

图 14.22　纯溶液的标准混合物中 GNE-C 和 GNE-C* 的手性 SFC-MRM 色谱图（A）; GNE-C 给药后 6 h 后的小鼠血浆（B）; GNE-C 给药后 6 h 后的大鼠血浆（C）; GNE-C 给药后 6 h 后的犬血浆（D）[11]

对于手性化合物的药代动力学研究，可先进行体外转化的研究，更多地了解化合物在各种生物基质和环境下的转化状态，再评估在其体内的药代和转化特性。若没有先行的体外试验的研究，在手性化合物的初步药代动力学动物体内实验中，也可以采用手性的方法对样品进行各时间点的监测，从而直接了解化合物的转化和代谢特性。手性药物药代动力学研究策略见图 14.23。

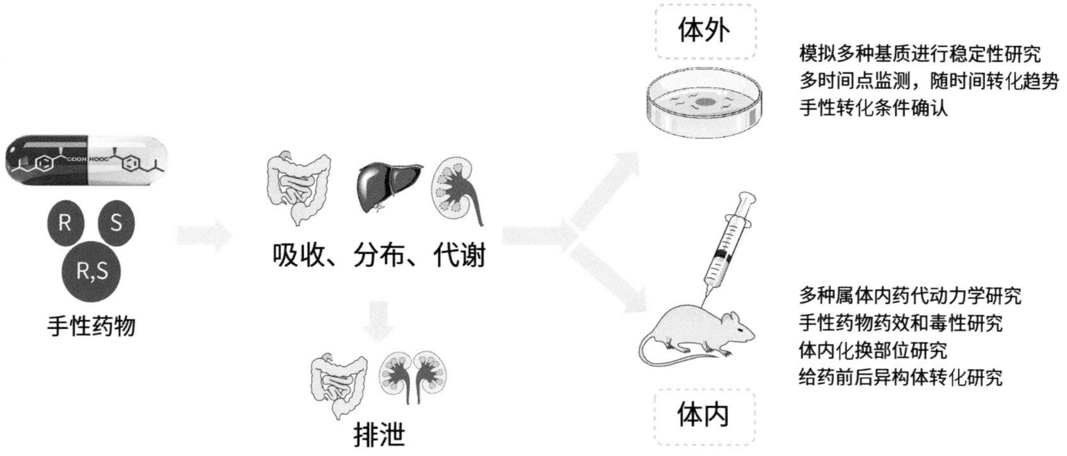

图 14.23　手性药物药代动力学研究策略 [12，13]

14.4.4　手性药物在生物样品中的分析挑战

在临床前和临床研究中，手性化合物的检测是至关重要的，与非手性药物药代动力学研究相比，手性药物药代动力学研究在分析上极具挑战性，主要体现在以下几个方面。

（1）对映体药物特性

1）手性药物对映体在一定理化或生理条件下可能会发生相互转化，需要优化前处理方式。

2）一对对映体药物可能表现出不同的药效动力学和药代动力学特性，导致样品中浓度差异较大，样品处理方式可能会不同。

（2）色谱分离难点

1）由于手性药物的对映体结构相似，在质谱端母离子和子离子完全相同，因而在色谱端对映体必须基线分离才能对其进行准确定性和定量。

2）需要筛选合适的手性色谱柱并优化流动相。

（3）其他生物分析挑战

1）生物样本体积少、基质多样（血浆、组织）且复杂。

2）在实现手性分离的前提下，对灵敏度和检测速度均有较高要求。

3）部分实验中生物样品数量多，前处理过程需要保证化合物稳定且不转化。

14.4.5　手性药物分析技术路线

随着分析技术的不断进步，目前常见的手性药物的分离手段包含气相色谱、液相色谱、超临界流体色谱及合相色谱（图 14.24）：

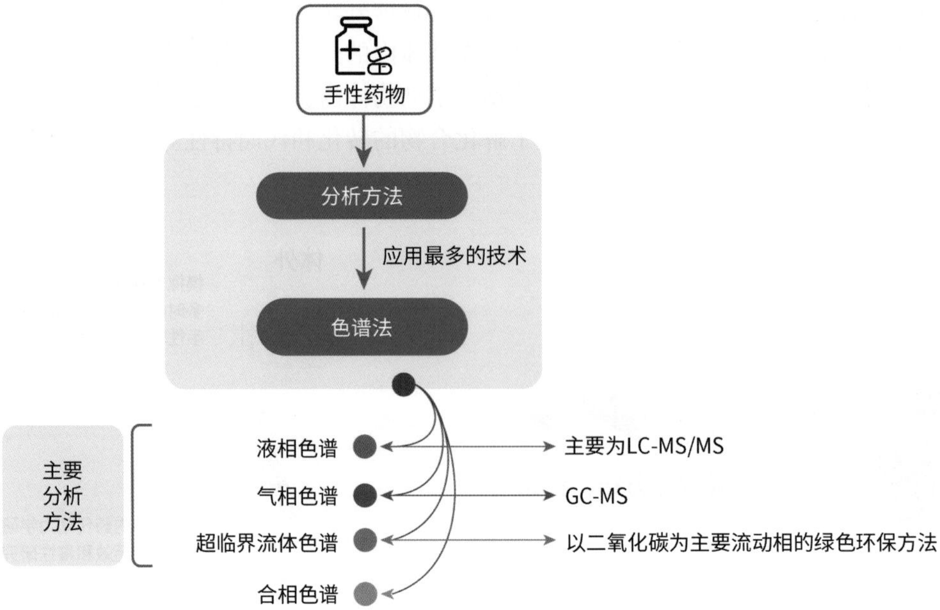

图 14.24　手性药物的主要分析方法 [14]

气相色谱适用于沸点低和易挥发的手性药物，与液相对映体分离技术相比，GC 与水样的兼容性较差、手性固定相选择非常有限，在生物分析中吸引力较低。液相色谱具有高自动化和良好的重现性，高效液相色谱模式如正相、反相、亲水相互作用液相色谱等，增强了该技术对各类手性分析物的适用性。超临界流体色谱（supercritical fluid chromatography，SFC）以超临界流体为流动相，可通过加入改性剂（如甲醇等）调节流动相的极性，从而达到分离化合物的目的。合相色谱（convergence chromatography，CC）结合了气相色谱的低黏度、高扩散性及液相色谱的适用性广等优势，是超临界流体色谱的升级版，以超临界二氧化碳流体结合部分溶剂为流动相，根据各个化合物在固定相和流动相之间的分配系数不同而进行分离。

14.4.6　手性药物分析技术平台

在新药研发中，化合物的手性分析和研究势在必行。手性化合物的检测类型日益复杂，评估范围也从浓度检测扩展到代谢产物的鉴定，尤其是引入 PROTAC 药物、小肽药物、基于小 RNA 药物（small RNA-based drugs）和其他生物制品 [15]，对生物分析的手性分离和方法的稳定性提出新的挑战，因此建立准确可靠、高通量的手性药物分析技术平台至关重要（图 14.25）。

针对手性药物的分离和检测，超高效液相色谱串联质谱和超高效合相色谱串联质谱分析技术平台可覆盖常规小分子药物和多肽药物，可提供手性对映体分离、手性药物在生物样品中的检测、手性药物对映体转化研究。现已为多对手性药物进行快速分离和检测，并成功进行了 ADME 体外及药代动力学体内的各项试验（图 14.26）。药明康德药性评价部 Non-GLP 分析团队经验丰富，能力全面，可为手性药物设计药代动力学研究策略，并及时优化调整，助力加快新药研发进程。

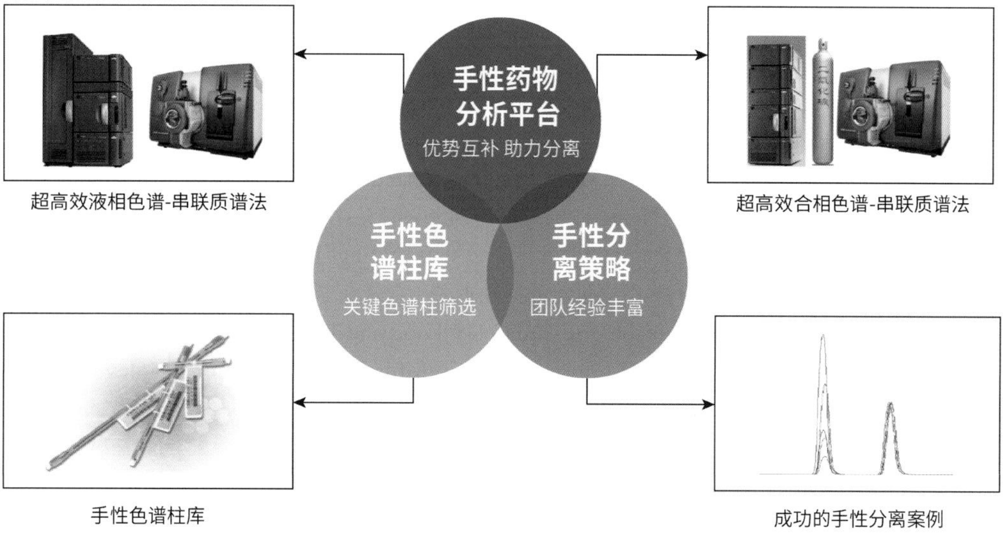

图 14.25 手性药物分析技术平台

应用场景

ADME 体外试验	药代动力学体内试验	手性转化研究
血浆稳定性	大鼠药代动力学	消旋体药物
肝微粒体稳定性	小鼠药代动力学	给药前后异构体转化
S9 稳定性	犬药代动力学	
肠液稳定性	猴药代动力学	
胃液稳定性		

优势

适用药物范围广，增强仪器的适用性
两种平台相互补充可以解决大部分手性分析挑战
大大缩短方法开发时间
可以对超临界流体色谱方法进行转换

图 14.26 两种手性药物分析技术平台优势和应用场景

14.4.7 结语

随着手性药物数量的逐年增长，多手性中心药物和多肽类手性药物方法开发难度增加，快速高效分离手性药物具有重要意义。根据申报要求，外消旋体和手性对映体需要在药理学、毒理学和药代动力学等方面进行评估。超高效液相色谱串联质谱和超高效合相色谱串联质谱两种手性药物分析平台各具优势，可根据化合物类型、分析需求等进行合适的选择。

（曲栗，王洪梅，邢丽丽）

参考文献

[1] GRYBINIK S, BOSAKOVA Z. Correction to: an overview of chiral separations of pharmaceutically active substances by HPLC (2018−2020). Monatsh Chem, 2021, 152(11): 1033−1043.

[2] PATTERSON D, SCHNELL M, DOYLE J M, et al. Enantiomer-specific detection of chiral molecules via microwave spectroscopy. Nature, 2013, 497(7450): 475−477.

[3] RAJE N, ANDERSON K. Thalidomide-a revival story. N Engl J Med, 1999, 341(21): 1606−1609.

[4] 杨建 , 石卫兵 , 黄书卷 . 合成乙拉西坦的方法改进 . 合成化学 , 2009, 17(1): 118−119.

[5] Development of New Stereoisomeric Drugs US Food and Drug Administration. [1992−05−01]. https://www.fda.gov/regulatory-information/search-fda-guidance-documents/development-new-stereoisomeric-drugs.

[6] European Pharmacopocia EP 7.0.Europear Medicines Agency. [2023−08−23]. https://www.edqm.eu/en/european-pharma-copoeia.

[7] 日本药局方 . 日本药典（药局方）（15 版）[The Japanese Pharmacopoeia（Fifteenth Edition）]. [2023−05−25]. https://www.drugfuture.com/Pharmacopoeia/JP15/JP15e.html.

[8] 国家药典委员会 . 中华人民共和国药典 . 北京：北京医药科技出版社，2010.

[9] JIAN W, EDOM R W, HUANG M Q, et al. Bioanalysis of chiral compounds during drug development using a tiered approach . Bioanalysis, 2014, 6(5): 629−639.

[10] MAIA P P, NASCIMENTO C A, SILVA C F, et al. Chiral separation study of atenolol and carvedilol β-blocker drugs by DFT calculations. Computational and Theoretical Chemistry, 2022, 1213: 113741.

[11] CHEN L, DEAN B, LA H, et al. Stereoselective supercritical fluidic chromatography –mass spectrometry (SFC-MS) as a fast bioanalytical tool to assess chiral inversion *in vivo* and *in vitro*. Eur J Mass Spectrom, 2019, 444: 116172.

[12] BARREIRO J C, TIRITAN M E, CASS Q B. Challenges and innovations in chiral drugs in an environmental and bioanalysis perspective. Trends Analyt Chem, 2021, 142: 116326.

[13] CALCATERRA A, ACQUARICA I. The market of chiral drugs: chiral switches versus de novo enantiomerically pure compounds. J Pharm Biomed Anal, 2018, 147: 323−340.

[14] RIBEIRO A R L, MAIA A S, RIBEIRO C, et al. Analysis of chiral drugs in environmental matrices: current knowledge and trends in environmental, biodegradation and forensic fields. Trends Analyt Chem, 2019, 124: 115783.

[15] CHANKVETADZE B. Application of enantioselective separation techniques to bioanalysis of chiral drugs and their metabolites. Trends Analyt Chem, 2021, 143: 116332.

14.5 生物样本中脂质体药物的分析检测策略

脂质体主要是由磷脂和胆固醇组成的纳米大小、具有脂质双分子层的封闭囊泡。亲水性化合物被包裹在脂质体亲水区，疏水性化合物被包裹在磷脂双分子层的疏水区，结构见图 14.27[1]。

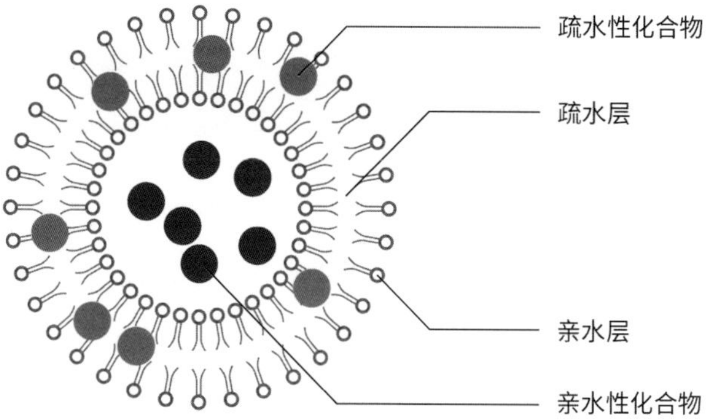

图 14.27 脂质体结构

根据研究目的不同，通过对脂质体的组分（不同的磷脂和胆固醇含量）、表面电荷（由组成磷脂的电荷产生）等方面进行修饰，可以制备用于延长循环时间的长循环脂质体（如 PEG 修饰），用于基因药物载体的阳离子脂质体（修饰成带正电），在特定部位响应性释药的微环境敏感脂质体（体内 pH、酶等微环境变化，或光、热效应等物理条件控制）及提高靶向性（如连接抗体）的免疫型脂质体等[1, 2]。基于如上特征，Nsairat 等[1]对已上市的脂质体药物的临床应用进行了总结，其主要应用是抗肿瘤，具体见表 14.4。

表 14.4 小分子脂质体药物的临床应用

临床应用	商品名	通用名	脂质体技术平台（摩尔比）	生产商	上市时间	给药方式
抗肿瘤	Doxil®	多柔比星、阿霉素	HSPC：胆固醇：PEG 2000-DSPE（56：38：5）	Sequus Pharmaceuticals, Inc.	1995 年	IV
	DaunoXome®	枸橼酸柔红霉素	DSPC：胆固醇（2：1）	NeXstar Pharmaceuticals, Inc.	1996 年	IV
	Depocyt®	阿糖胞苷	DepoFoam™	SkyPharma	1999 年	脊椎
	Myocet®	多柔比星、阿霉素	胆固醇：EPC（45：55）	Elan Pharmaceuticals, Inc.	2000 年	IV
	Mepact®	米伐木肽	DOPS：POPC（3：7）	Takeda Pharmaceutical Company Limited	2004 年	IV
	Lipodox®	多柔比星、阿霉素	DSPC：胆固醇: PEG 2000-DSPE（56：39：5）	Sun Pharma	2012 年	IV
	Marqibo®	长春新碱	SM：胆固醇（60：40）	Talon Therapeutics, Inc.	2012 年	IV
	Onivyde™	伊立替康	DSPC：胆固醇：MPEG-2000-DSPE（3：2：0.015）	Merrimack Pharmaceuticals, Inc.	2015 年	IV
	Lipusu®	紫杉醇	NA	Luye Pharma Group Ltd.	2006 年	IV

（续表）

临床应用	商品名	通用名	脂质体技术平台（摩尔比）	生产商	上市时间	给药方式
抗肿瘤	Vyxeos®	紫杉醇	DSPC：DSPG：胆固醇（7：2：1）	Jazz Pharmaceuticals, Inc.	2017 年	IV
抗真菌	Ambisome®	两性霉素 B	HSPC：胆固醇：DSPG（2：1：0.8）	Astellas Pharma, Inc.	1997 年	IV
	Fungisome®	两性霉素 B	PC：胆固醇（7：3）	Lifecare Innovations	2003 年	IV
光动力治疗	Visudyne®	维替泊芬	维替泊芬：DMPC & EPG（1：8）	Novartis AG	2000 年	IV
镇痛	DepoDur™	硫酸吗啡碱	DepoFoam™	SkyPharma	2004 年	硬脑膜外注射
	Exparel®	布比卡因	DepoFoam™	Pacira pharmaceuticals, Inc.	2011 年	IV

HSPC，氢化大豆磷脂酰胆碱；DSPE，二硬脂酰基磷脂酰乙醇胺；PEG，聚乙二醇；DSPC，二硬脂酰磷脂酰胆碱；EPC，蛋黄卵磷脂；DOPS，1,2- 二油酰基 -3- 磷脂酰丝氨酸；POPC，1- 棕榈酰基 -2- 油酰基－卵磷脂；SM，鞘磷脂；MPEG，甲氧基聚乙二醇；DSPG，1,2 二硬脂酰基磷脂酰甘油；PC，磷脂酰胆碱；DMPC，二肉豆蔻酰磷脂酰胆碱；EPG，卵磷脂酰甘油；DepoFoam™，多囊脂质体技术；IV，静脉注射。

脂质体作为载体类纳米药物，与普通药物相比，其特殊的纳米粒径、磷脂双分子层结构及特殊的表面修饰等，使该药物的理化性质和生物学行为发生变化。普通药物的体内吸收特征主要通过测定体循环中的游离型药物浓度来体现，而脂质体药物与普通药物的区别在于其功能单位“载药粒子”的存在，该类药物在进入体内后，会以游离型（从脂质体中释放出来的药物，在体内主要以游离和与血浆蛋白结合两种形态存在）与负载型（存在于脂质体中未被释放的药物）药物的形式存在（图 14.28）。因此，在进行药代动力学研究时需要分别测定血液中游离型药物和负载型药物的浓度[3]。

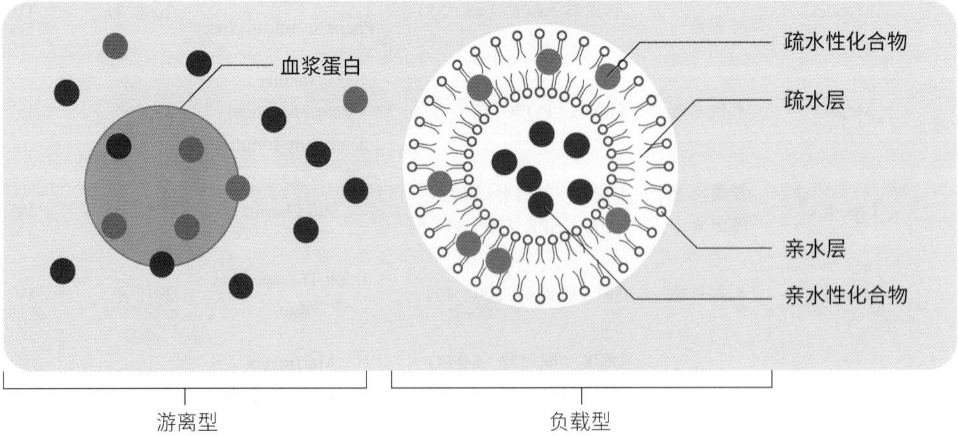

图 14.28　脂质体药物在体内的存在形态

由于脂质体制剂这些特定的临床优势，以及特有的药代动力学特征，近些年来该制剂的体内药物研究越来越火热。随着监管机构对于纳米粒技术的非临床药代动力学的研究及要求越来越成熟，建立一个重现性好、耐用性强、能够准确测定生物样本中游离型和负载型药物的方法很有必要。

在生物样本检测方法建立过程中，与普通药物相比，游离型和负载型药物的分离及如何保证含有脂质体的生物样本在储存、前处理过程中的稳定是方法开发过程中所面临的挑战。由此而涉及的校正标准样本及质控样本的制备、基质效应、选择性、回收率、稳定性甚至离心转速等方法开发方面，都有着与普通药物不同的考量。本节将基于对法规的理解和已有的项目经验，对该类型药物生物样本检测过程中需要关注的要点进行介绍。

14.5.1 脂质体药物在生物样本中检测方法建立

与普通药物相比，该类药物在体内的存在形态复杂，因此在生物分析方法建立过程中，如下内容需要额外关注。

(1) 分离方法的选择：对于体内游离型/负载型药物的测定无论是直接法（测定游离型和载药型）还是间接法（测定总药和游离型），为保证测定的准确性，两种方法在样品处理和分离过程中，均需确保载药粒子、游离型药物等不同形态成分的状态不发生变化。分离生物样本中游离型/负载型药物的常用方法包括平衡透析、超速离心、超滤、固相萃取等[3]。根据实验目的不同，可以选用合适的方法进行分离检测。我们对这几类方法进行简单介绍，详见表 14.5。

表 14.5 分离方法的选择

分离方法	原理	分离状态	适用范围
平衡透析	在半透膜两侧、仅允许小分子透过而大分子不能透过	F-F 透膜，F-P 保留在 L 部分	不吸附于半透膜的待测物，且脂质体制剂在该缓冲液中稳定
超速离心	不同强度的离心力使具有不同质量的物质分级分离	F-F、F-P 及 L 均可发生分离	亲水性化合物，成分单一的脂质体制剂
超滤	小分子药物在离心力的作用下可通过超滤膜，而大分子则被截留	F-F 透膜，F-P 保留在 L 部分	亲水性化合物，较低的蛋白结合率
固相萃取	填料与化合物之间的静电或疏水相互作用力将游离型药物保留在填料上，负载型药物直接通过不被保留	F 和 L 完全分离	能够被固相萃取柱的固定相吸附的有机小分子

F，free，游离型；F-F，free to free，游离型，指非血浆蛋白结合的游离部分；F-P，free to plasma，游离型，指与血浆蛋白结合的游离部分；L，liposome，载药型，特指脂质体。

平衡透析法耗时较长，对于蛋白结合率高的药物，游离型中游离态的浓度较低，对检测的灵敏度要求较高；超速离心法较强的离心力作用可能会导致微粒聚集，破坏脂质体双分子层结构，导致药物发生泄漏；固相萃取法要求待测物能够被固相填料吸附，且脂质体双分子层表面组分不与固相填料发生作用，能够顺利通过填料颗粒间的空隙流出；超滤法适用于蛋白结合率低的亲水性化合物，与固相萃取法起到互补的作用。如上方法，可以根据实际的工作需求进行选择，固相萃取法和超滤法是脂质体类药物生物样本检测过程常用的分离方法（操作步骤可参考图 14.29 和图 14.30）。

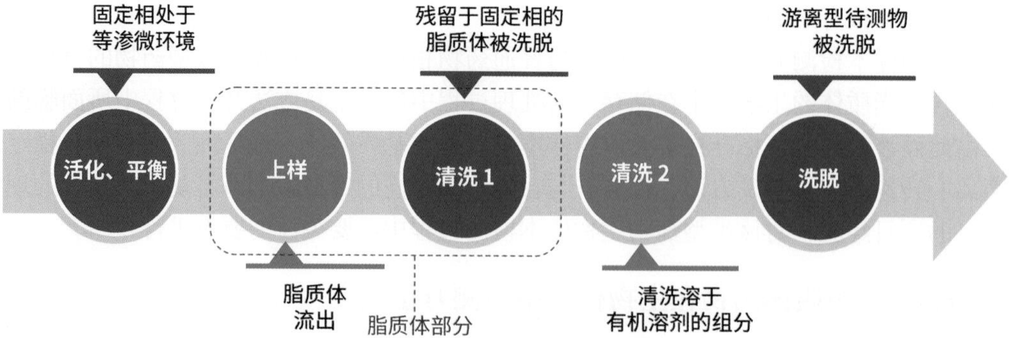

图 14.29　固相萃取的一般流程

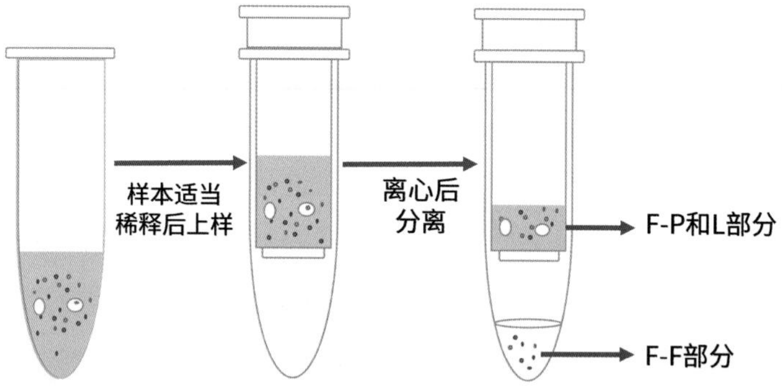

图 14.30　超滤法的一般流程

F-P，游离型，指与血浆蛋白结合的游离部分；L，负载型，特指脂质体；F-F，游离型，指非血浆蛋白结合的游离部分

（2）校正标准样本的制备：《纳米药物非临床药代动力学研究技术指导原则（试行）》中指出，建立载体类纳米药物体内分析方法学时，建议校正标准样本及质控样本模拟给药后载药粒子、游离型药物、负载型药物、载体材料的体内实际状态进行制备。

对于总药测定：根据预试验结果初步了解体内样品不同时间点游离型和负载型药物的浓度差异，模拟给药后游离型和负载型的体内状态，按照一定比例制备校正标准样本。

对于游离型测定：考虑到游离型药物体内浓度较低（浓度一般＜ 20% 总药），以及可能受脂质体包封率的影响，一般不建议使用脂质体和游离型药物混合的方式制备校正标准样本。

采用游离型药物制备校正标准样本时，由于共存脂质体表面的磷脂及电荷等存在，可能与药物发生非特异性吸附，需要考虑共存的脂质体可能导致游离型药物被洗脱。

对于负载型测定：要求相同批次不同瓶脂质体制剂在溶液状态下的包封率一致，且稳定性良好。可以直接使用脂质体配制到基质中制备校正标准样本，由于需要模拟体内状态，其浓度一般为游离型药物的数倍甚至数十倍，需要考察脂质体在前处理过程中的稳定性，以及万一发生渗漏后对游离型药物的浓度贡献影响。

（3）验证考察项额外关注点：参考人用药品注册技术要求国际协调会的《M10：生物分析方法验证及样品分析》指导原则实施建议中所涉及的验证内容，结合实际工作需求，我们对于需要额外关注的地方进行了总结，具体见表 14.6。

表 14.6 方法开发中额外需要关注的验证内容

验证考察项	常规小分子	脂质体药物		
		总药	游离型	负载型
校正标准样本和质控样本的制备	血浆 + 游离型	血浆 + 游离型 + 负载型	血浆 + 游离型	血浆 + 负载型
选择性	一般使用 6 个来源的空白基质	需要额外关注含有高浓度空白脂质体制剂血浆的选择性		
基质效应	6 个来源的空白基质、溶血基质效应（如需要）	–	需额外关注含有高浓度空白脂质体制剂血浆的基质效应	–
回收率	低、中、高浓度回收率	–	需额外关注质控样本准确度的最高空白脂质体制剂浓度	–
稳定性	短期、反复冻融、长期储存和处理后上清放置稳定性	–	需额外关注脂质体存在下，经过储存、冻融时对游离药物浓度的影响	–

脂质体类药物给药后，样本中既包含待测物，又有制剂存在，因此在模拟生物样本制备验证考察项时，需要关注空白制剂带来的影响。可以采用含空白脂质体（推荐选择总药 ULOQ 浓度下的空白制剂含量，或是游离药物被洗脱的最大空白脂质体制剂浓度）的血浆基质，用于选择性和基质效应的考察。

脂质体制剂的特殊组分导致其脂质体表面易吸附疏水性化合物。采用固相萃取方法进行分离时，脂质体也可能存在与色谱柱固定相竞争吸附疏水性化合物，使得部分游离药物在上样的过程随着脂质体一起被带入负载型收集液中，从而产生游离型药物的低、高浓度回收率不一致的情况。因此，在方法开发过程中需要考察在空白脂质体存在下游离型药物的回收率，同时关注引起游离药物被洗脱的最大空白脂质体制剂浓度考察。在给药后的血浆样本的检测过程中，应将含有高浓度脂质体样本（高于考察最大浓度的脂质体样本）稀释到合适的浓度范围进行检测。

稳定性考察方面，既要考虑到游离型药物在基质中不同温度下的稳定性，又需要关注添加剂（稳定剂、抗凝剂等）的引入是否会引起脂质体结构的破坏。对此，在单独考量游离型药物稳定性条件下，还需要关注脂质体在当前条件下的稳定性，以防出现因脂质体少量渗漏引起游离型药物稳定的“假阳性”定论。

（4）离心转速：对于冻干粉脂质体制剂，溶解后一般为悬浊液，给药后需要采集的全血样本，放置一段时间后可能会发生分层现象，在离心制备血浆样本过程中可能存在脂质体在血浆中分布不均一的现象。因此，需要考察离心力对脂质体分层和渗漏的影响。

可通过对于不同离心力下血浆中脂质体和游离药物的峰面积的差异测定来判定脂质体的均一性是否受到影响，从而选择合适的离心力进行血浆样本的制备。

另外，脂质体可能在涡旋混合的过程中发生渗漏，因此在制剂的配制过程中需要轻缓，尽可能低转速混合样本及工作液。

14.5.2 结语

脂质体制剂组分复杂，不同的表面修饰在体内的理化性质有显著差异，因此在生物分析方法建立过程中的考量因素仍需要"因药而异"。但总归离不开一个原则，即找到合适的分离方式进行游离型和负载型药物的分离，且需要确保脂质体从采集到处理的过程中保持状态稳定、不影响游离药物检测。

（安培云，卢金莲）

参考文献

[1] NSAIRAT H, KHATER D, SAYED U. Liposomes: structure, composition, types, and clinical applications. Heliyon, 2022, 8(5): e09394.

[2] DEB P K, AL-ATTRAQCHI O, CHANDRASEKARAN B, et al. Protein/peptide drug delivery systems: practical considerations in pharmaceutical product development. Basic Fundamentals of Drug Delivery, 2019: 651−684.

[3] 国家药品监督管理局药品审评中心 . 纳米药物非临床药代动力学研究技术指导原则，2021.

14.6 药物排泄研究中粪便样品分析的挑战与策略

在药物的体内药代动力学研究中，药物排泄是非常重要的研究内容，与药效、药效维持时间和不良反应息息相关。药物的排泄方式主要有肾排泄和胆汁排泄，除此还有粪便、乳汁、唾液和汗液排出等。而在药代动力学研究中排泄样品主要来源于尿液、胆汁和粪便。粪便中的药物主要有 3 个来源：口服未经吸收的药物；经胆汁排泄进入小肠的药物；由肠黏膜分泌进入肠道的药物。对于粪便中药物代谢研究的主要意义有以下几点：通过检测粪便中原型及代谢产物的浓度，评估药物的排泄情况，更好地了解药物的去向；监测代谢产物的暴露量，评价药物的潜在安全性等。

本节以粪便的组成成分为基础，阐述了粪便样品分析前处理的诸多挑战，如储存、匀浆、回收率等，并针对性地提出了相应的分析策略。

14.6.1 粪便的主要成分

一般而言，如表 14.7 所示，粪便主要成分是水，大约占 66%，食物残渣、无机盐和微生物等固体成分占 34%。与血浆和脑组织相比，粪便中的食物残渣、无机盐和微生物含量要多很多，而蛋白含量则相反。除此以外，粪便中各主要成分的占比不是一个固定值，常常受肠道环境和食物组分的影响。这些成分上的特点，给生物分析带来独特的挑战，如特殊的稳定性、合适的匀浆方法、较高的方法回收率等。

表 14.7 粪便、血浆和脑的组成分析 [1]

	粪便 a	血浆 b	脑 b
水	66	90	77
食物残渣	9	NA	NA
无机盐	7	< 1	< 1
微生物	10	NA	NA
脂类	7	< 1	11
蛋白	1	8	8

a. 质量百分比（%）；
b. 体积百分比（%）；
NA. 无。

14.6.2 粪便样品的收集与储存

粪便样品不仅成分复杂，而且还极易受到外界环境的影响。温度适宜时，粪便中的微生物会发酵，可能使得粪便中的药物发生变化。例如，粪便在局部厌氧的环境中，可能发生催化还原、水解等反应。Zimmermann 等 [2] 系统评估了 76 种肠道菌株对 271 款口服药物的化学修饰能力，发现 2/3 的药物至少被一种肠道菌株代谢，且发现单一菌株具有广泛的代谢能力，能够代谢 11 ～ 95 款药物。虽然大部分微生物经肠道排出体外时已经失活，但部分仍具有活性，那么其对未知化合物的稳定性就是一个巨大的威胁。

在药代动力学实验中，粪便样品分时间段收集，那么在收集的过程中对待测物是否有影响？ Gratton 等 [3] 调查了储存温度和持续时间对粪便代谢谱的影响，结果表明，新鲜粪便样本在运输过程中应保持在 4 ℃或湿冰上，最好在收集后 1 h 内进行样品匀浆处理，或最多在 24 h 内处理完毕，再进行冷冻储存（冻存）。如无条件立即进行匀浆处理，也可以考虑立即冻存新鲜粪便，以及以粪水或冻干粪便（冷冻干燥）的形式储存粪便。表 14.8 比较了这 3 种方法在储存方面的优缺点 [4，5]。

表 14.8 3 种处理方法在储存方面的优缺点分析

储存形式	优点	缺点
新鲜粪便（立即冻存）	对实验条件要求低，更为普遍和实用	解冻粪便后再匀浆可能会导致匀浆时难以均一化，导致分析偏差 反复冻融可能会导致化合物降解
粪水	可直接进行下一步的液－液萃取或固相萃取预处理	因粪水含水比例大，不适用于疏水性强的化合物检测
冻干粪便	可有效抑制微生物的繁殖 匀浆时，对于量多的样本可节约有机试剂	挥发性化合物损失明显 如样品少于 150 mg，冻干操作可能导致相对较高的偏差 相对于湿粪，提取物产生的背景噪声更高

鉴于以上的优缺点，建议在湿冰上收集粪便，新鲜粪便样本在储存前（即在收集后24 h内）进行匀浆处理，这样可以防止因解冻原始粪便引起的不均匀性。同时，如条件允许，建议在冻存前进行分装，可尽量减少冻融循环次数。

14.6.3 粪便样品的匀浆

由于粪便基质的高度复杂性和异质性，粪便样品制备是一项艰巨的任务。针对食物残渣难以打碎、样品难以均一化这一特点，优化匀浆方法可以将样品中的化合物更好地渗透到匀浆液中。目前文献报道的匀浆方法有机械粉碎和超声粉碎[6]，其中机械粉碎是最常使用的匀浆方法，主要设备有手持式高速搅拌匀浆器和Bead-beater研磨珠均质器，后者可以适用于通量操作。此外，样品的颗粒物会影响测定样品值的准确性，在进行前处理取样时，使用较大的取样体积可一定程度上消除匀浆均一性不佳带来的影响。

匀浆液的组成和比例也是决定提取方法重现性的重要因素[6]。甲醇和乙腈是最常用的有机匀浆液，此外，匀浆液的pH也会影响方法的重现性。pH的变化可能会导致化合物的水解，而且不同化合物的电荷会随pH而变化，没有一个适合所有化合物的理想pH。因此，任何pH调整都应考虑到目标化合物和实验目的。匀浆液与样品的比例直接关系到取样的准确性，匀浆比例加大后，体系的黏度降低，匀浆样品也更加均一（图14.31）。

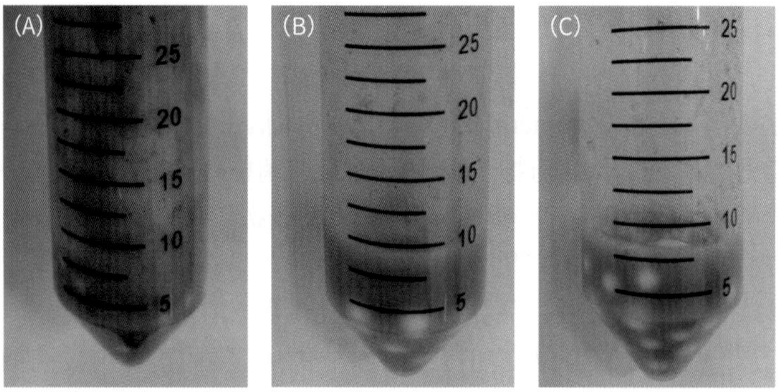

图 14.31　不同匀浆比例对比 [粪便样品 / 匀浆液（$w:v$）]

（A）1∶5；（B）1∶9；（C）1∶14

14.6.4 高含量的无机盐

回收率是生物分析方法中一个很重要的考察方面。食物残渣因吸附化合物对回收率有一定的影响，但当回收率极低时，就需要考虑其他因素。如表14.7所示，粪便基质中无机盐的含量高达7%左右，是因为经口摄入的无机盐吸收比例少而排出比例多，排出的部分就富集在粪便中。例如，钙的吸收比例只有20%～30%，经粪便排出的则超过70%，而且其含量随钙的摄入量及肠吸收状态波动较大。这种情况下若遇到化合物恰好有特殊的结构，就可能与钙镁等金属离子发生螯合，导致回收率极低。

与金属离子螯合一般需要具备以下两个特征。

1）有两个或两个以上都能给出电子的配位原子（主要是O、N等原子）。

2）配位原子须间隔2个或3个其他原子，形成稳定的五元环或六元环。有研究表明，环数越多，形成的螯合物越稳定。

鉴于以上反应机制，要解决回收率问题，可以选择加入螯合力更强的螯合剂，如乙二胺四乙酸（EDTA），让其竞争性地与 Ca^{2+}、Mg^{2+} 等金属离子螯合。例如，二膦酸盐是一类用于各类骨疾患及钙代谢性疾病的药物，容易与 Ca^{2+} 生成螯合物[4]，但加入 EDTA 后就可将化合物置换出来（图 14.32），达到理想的回收率。Franziska 等[5]在测定鸡粪中氟喹诺酮类化合物时发现 EDTA 的加入可以显著提高环丙沙星的回收率。

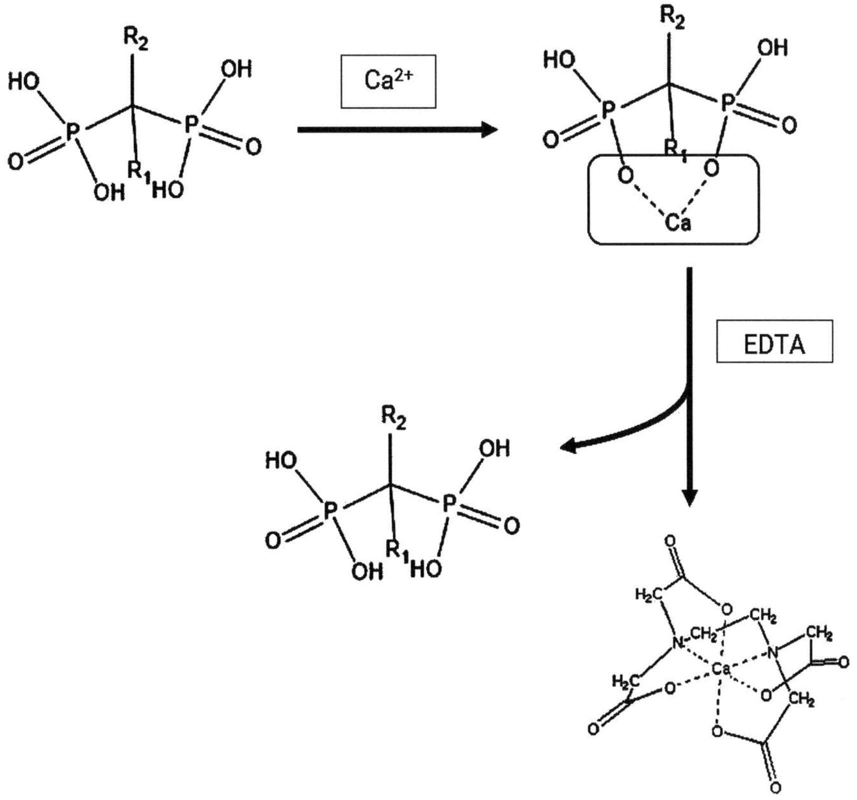

图 14.32　二膦酸盐和 EDTA 与钙离子的螯合示意图

14.6.5　粪便样品分析策略总结

综合以上表述，总结粪便样品分析前处理的策略（图 14.33）。

储存：建议湿冰收集粪便，在收集完之后，在 1 h 之内完成样品的匀浆处理为最佳，若不能则需要低温保存。

匀浆：对于样品匀浆，需要考虑匀浆方式、匀浆液的组成及匀浆液与样本的比例，并且要全程保持低温，以保证化合物有良好的稳定性。可选择调节匀浆液的 pH 或使用高比例的有机溶剂作为匀浆液。

金属离子含量高：当待测物与金属离子螯合时，可加入螯合能力更强的螯合剂将化合物置换出来，如 EDTA。

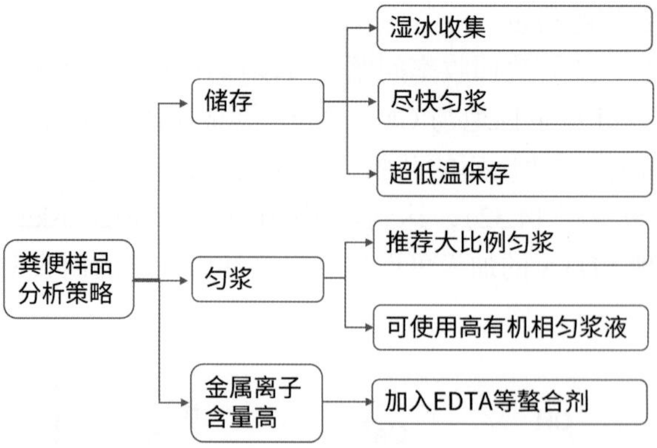

图 14.33　粪便样品分析策略

粪便样品的复杂性和个体差异性，决定了不同化合物之间的样品预处理难以得到统一的方法。对未知化合物而言，在满足项目需求的前提下，应选择最便捷、最经济的策略。

（姜振华，郭立志，胡维民）

参考文献

[1] ZULFI H, SYAFRUDIN S, SUNARSIH S. An overview of the fecal waste management city of surabaya: challenges and opportunities to improve services. E3S Web of Conferences, 2018, 73: 07011.

[2] ZIMMERMANN M, ZIMMERMANN-KOGADEEVA M, WEGMANN R, et al. Mapping human microbiome drug metabolism by gut bacteria and their genes. Nature, 2019, 570(7762): 462−467.

[3] GRATTON J, PHETCHARABURANIN J, MULLISH B H, et al. Optimized sample handling strategy for metabolic profiling of human feces. Anal Chem, 2016, 88(9): 4661−4668.

[4] BIGI A, BOANINI E. Calcium phosphates as delivery systems for bisphosphonates. J Funct Biomater, 2018, 9(1): 6.

[5] JANUSCH F, SCHERZ G, MOHRING S A, et al. Determination of fluoroquinolones in chicken feces-a new liquid-liquid extraction method combined with LC-MS/MS. Environ Toxicol Pharmacol, 2014, 38(3): 792−799.

[6] XU J, ZHANG Q F, ZHENG J, et al. Mass spectrometry based fecal metabolome analysis. TrAC Trends Analyt Chem, 2019, 112: 161−174.

14.7 非特异性吸附现象产生的要素和解决策略

非特异性吸附（nonspecific binding）实际是一种非共价键作用力导致的吸附作用。溶液中的待测化合物因为静电作用或化合物的疏水作用被吸附到固体表面。吸附问题贯穿于整个药代动力学实验过程中，在制剂配制、实验动物给药、样品采集和储存到最后的生物样本分析检测等阶段都可能存在这种吸附现象。吸附不仅会影响制剂和样品的真实浓度，还会导致定量时标准曲线的提取回收率不一致，出现高浓度点信号偏高，低浓度点信号偏低的现象。在仪器分析阶段，吸附还会影响色谱峰形及产生进样残留，从而影响结果的准确性。本节将基于非特异性吸附产生的原理，结合实践经验，对解决吸附问题的一般途径和思路进行介绍。

14.7.1 非特异性吸附的三要素

待测化合物是否存在吸附现象及吸附程度的强弱，与接触溶液的固体表面、溶液的组成及待测化合物的性质息息相关，以下将从药代动力学实验过程中给药、样品采集到样品分析的实际场景来分别介绍这三要素（图 14.34）。

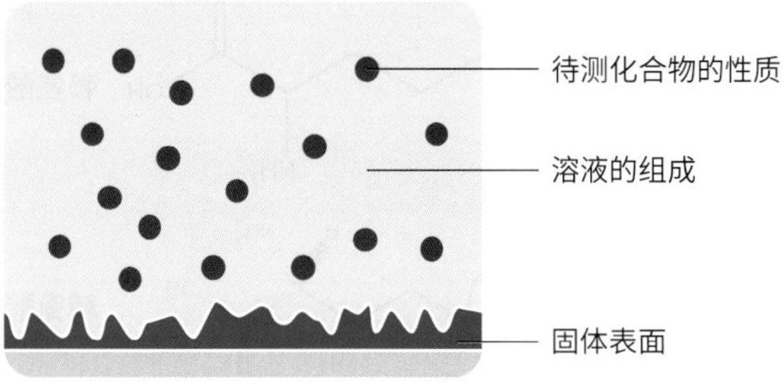

图 14.34　非特异性吸附的三要素

（1）固体表面的类型：在制剂的配制、样本的采集及分析过程中，化合物将会与不同材质的固体表面相接触。固体类型主要有玻璃器皿、聚丙烯和聚苯乙烯等塑料材质耗材、金属材质液相管路和色谱柱等，相应的吸附原理也有所不同，如表 14.9 所示。

表 14.9　不同材质表面的吸附原理 [1]

接触表面类型	吸附原理
玻璃器皿	离子交换、与硅氧断键反应
聚丙烯和聚苯乙烯等塑料材质耗材	静电作用、疏水作用
金属材质液相管路与色谱柱	静电作用

（2）溶液的类型：溶解待测化合物标准品或配制给药制剂时，溶剂的成分主要为水、有机溶剂或分散剂等。对于小分子待测化合物来说，在这些溶剂中溶解度较好、吸附作用相对较弱。而生物基质中组分较为复杂，如血浆中除了含量最多的水以外，还富含血浆蛋白、磷脂等脂类物质，小分子药物会与血浆蛋白相结合，脂类也可以减弱待测化合物的吸附现象。因此，在全血、血清、血浆这些基质中，小分子待测化合物在基质承载容器及液质系统中的吸附作用也相对较弱[2]。而尿液、胆汁、脑脊液这类体液中由于蛋白和脂类浓度相对较低，在样品采集、生物分析过程中产生非特异性吸附的概率大大提升。

（3）待测化合物的类型：部分小分子药物可能会在尿液、胆汁和脑脊液等基质中存在吸附，而大分子药物如多肽、蛋白、PDC、核酸类药物和阳离子脂质等类型的化合物，存在吸附的场景就更多一些，这与药物分子的结构有关。

多肽、蛋白、PDC 类化合物的主体结构都是由氨基酸组成的，氨基酸既有带正电荷氨基也有带负电荷的羧基，是一种两性化合物，静电作用很强[3]。而某些氨基酸如赖氨酸、精氨酸和组氨酸的 R 基中还额外带有氨基、咪唑基和胍基等带正电荷的基团（图 14.35），加上这些分子的结构相对较大，化合物的静电作用和疏水作用更为明显，不仅在尿液、胆汁、血浆这些基质中可能存在吸附问题，甚至在配制仅含有机试剂的工作液过程中也可能会受到吸附的影响。

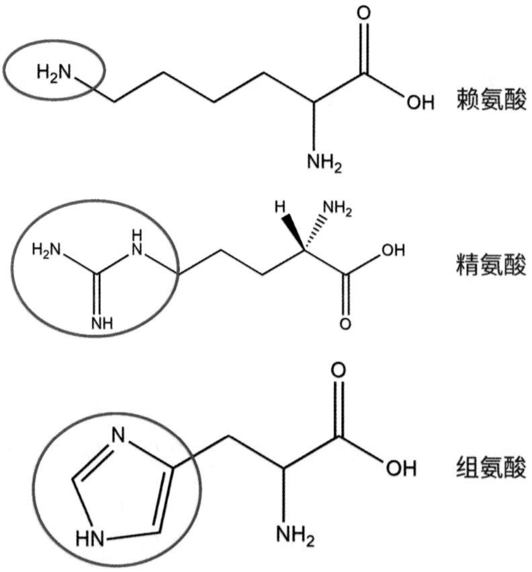

图 14.35　部分氨基酸残基带有正电荷基团产生静电作用吸附

核酸类药物由碱基、核糖或脱氧核糖，以及磷酸组成，也是一种两性的分子，嘧啶和嘌呤这些碱基本身就含有较多的氨基基团，而磷酸基团则容易吸附在金属表面（图 14.36）[4]。

阳离子脂质也具有两性化合物的性质，以 2,3- 二油氧基丙基三甲基氯化铵（DOTAP）为例，它带有正电荷的季铵盐头部，通过酯键的连接片段，与长链的尾部相连。头部会引起较强的静电作用，而尾部则会产生疏水作用，吸附现象也尤为明显（图 14.37）[5]。

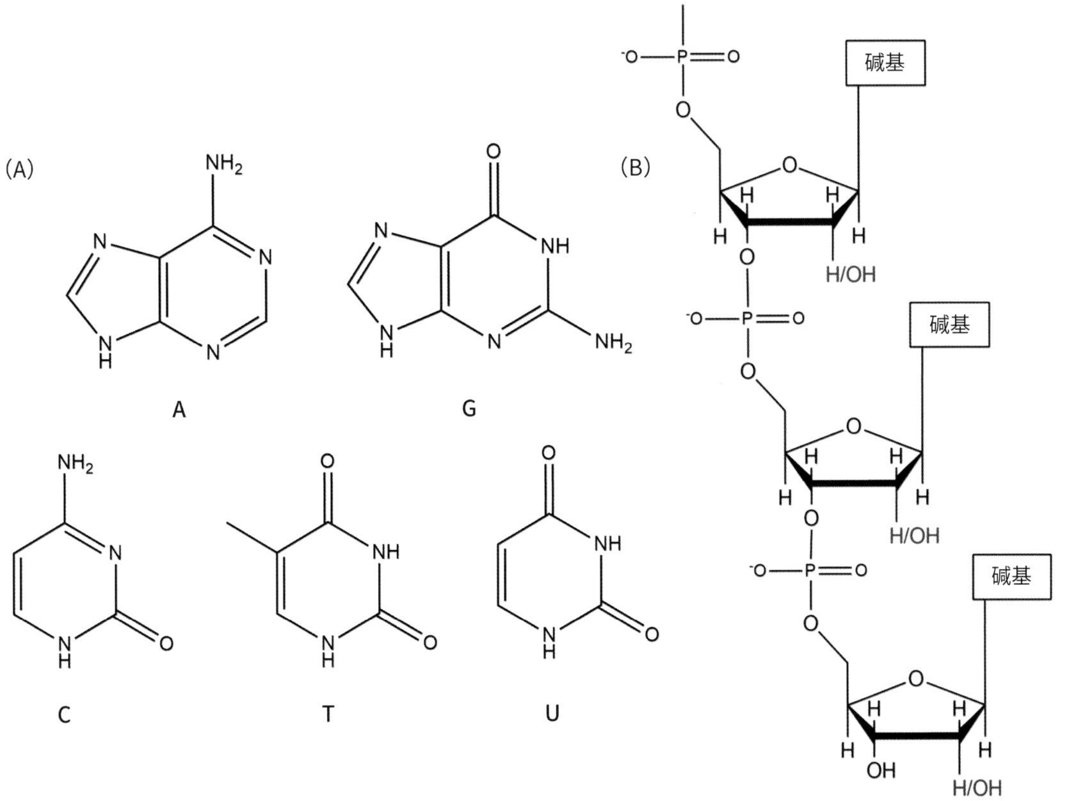

图 14.36　核酸中 5 种常见碱基与核酸结构示意图

A，腺嘌呤；T，胸腺嘧啶；G，鸟嘌呤；C，胞嘧啶；U，尿嘧啶

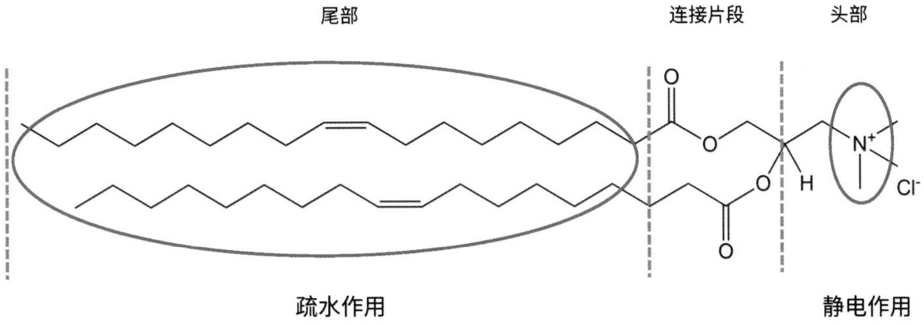

图 14.37　阳离子脂质 DOTAP 结构

头部具有静电作用，尾部产生疏水作用

（4）影响吸附的其他因素：非特异性吸附的三要素决定了是否存在吸附，基于这三要素，一些其他因素如环境温度、溶液 pH、溶液与固体表面接触的时间甚至溶液的冷冻融化次数等情况都会对吸附程度有一定影响，这就需要在实验过程中根据实际情况进行考察。

14.7.2　解决非特异性吸附的一般途径

待测化合物在溶液中与耗材或管路表面接触的表面积越大、接触时间越长，吸附程度便会越严重 [6]。基于这个原理，考察非特异性吸附的方法常用的有连续转移法、梯度稀释法等，也可以通过对比相同体积溶液置于不同规格的容器中，或不同体积溶液置于相同规格容器中的信号差异来判断是否存在吸附，以及吸附的程度如何。

针对不同的生物基质类型，通常会在基质中加入解吸附剂以达到解吸附的作用。不同生物基质的一般解吸附途径见表 14.10。

表 14.10　不同生物基质的一般解吸附途径

基质类型	解吸附途径
小体积的基质样品（脑脊液等）	加入有机试剂，提高待测化合物溶解度； 加入牛血清白蛋白或血浆，竞争结合待测化合物
大体积的基质样品（尿液、粪便匀浆、胆汁等）	加入表面活性剂；钝化固体表面； 改善待测化合物溶解状态

表面活性剂一端带有亲水基团，另一端带有疏水基团。表面活性剂的加入会使待测化合物在溶液中分散得更均匀，从而改善溶解状态，同时减弱了产生非特异性吸附的疏水作用力[7]。而在待测化合物的质谱分析过程中，表面活性剂的引入通常也伴随着不同程度的信号抑制或干扰。因此，对于不同的化合物需要筛选合适的表面活性剂，既要能起到解吸附的效果，又要避免对待测化合物检测产生影响。常用表面活性剂的分类及其举例如表 14.11 所示。

表 14.11　常用表面活性剂的分类及其举例

分类	举例
阴离子表面活性剂	十二烷基苯磺酸钠（SDBS）
阳离子表面活性剂	季铵盐等
非离子型表面活性剂	吐温、曲拉通等
两性表面活性剂	3-[3-(胆酰胺丙基）二甲氨基] 丙磺酸内盐（CHAPS）等

在样品采集和前处理过程中，除了加入解吸附剂的方式外，还可以通过使用低吸附耗材来配合减弱吸附作用，如针对蛋白和核酸类化合物设计的低吸附管，低吸附 96 孔板等。在分析检测过程中，通过使用经过表面钝化处理的低吸附色谱柱和液相系统平台，可以减少对磷酸化的化合物（图 14.38）和核酸类药物（图 14.39）的吸附，从而展现出较好的峰形和更高的质谱信号。

14.7.3　新分子实体药物的非特异性吸附解决策略

在多肽、蛋白、核酸类新分子类型的药物研究中，通过积极研究和不断探索，针对性地总结出新分子类型分析平台对非特异性吸附问题的解决策略及作用机制（表 14.12）。

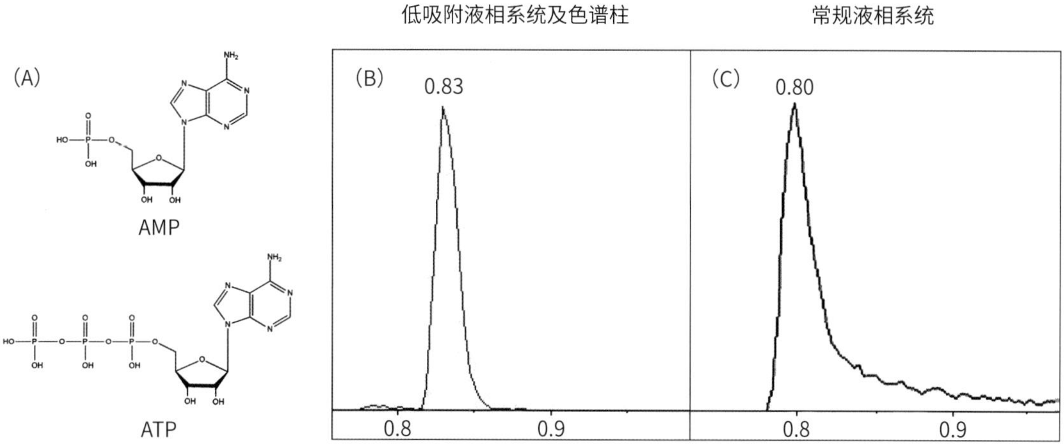

图 14.38 使用低吸附色谱柱及液相系统减少 AMP 和 ATP 化合物吸附

AMP 和 ATP 的结构式（A）；使用低吸附色谱柱及液相系统，峰形对称（B）；使用常规液相系统，峰形拖尾严重（C）

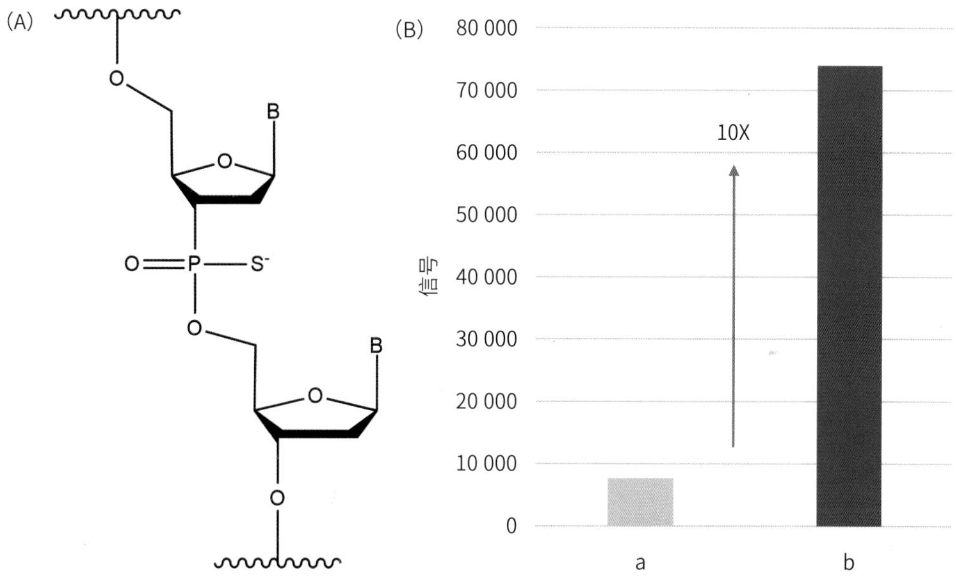

图 14.39 使用低吸附色谱柱及液相系统减少核酸类药物吸附

硫代磷酸酯修饰的核酸类药物结构式（A）；a. 常规液相系统；b. 低吸附液相系统，信号增长近 10 倍（B）

表 14.12 新分子类型的非特异性吸附解决策略及作用机制

解吸附策略	解吸附作用机制
筛选溶剂，调节溶液 pH； 筛选合适的解吸附剂	提高化合物在溶液中的溶解度
使用低吸附耗材	钝化耗材固体表面
流动相中加入金属离子螯合剂； 使用低吸附液相系统和色谱柱	减少金属离子螯合、钝化金属管路表面

多肽、蛋白质、PDC 类药物吸附作用明显，根本原因在于其溶解度较差，通过调节溶解溶剂的 pH，优化溶解溶剂种类和组成可以在一定程度上改善化合物溶解状态，减弱吸附作用。同时，由于这些化合物在液质系统中信号响应较低，为了满足灵敏度要求，对于解吸附剂的筛选和比例的优化尤为重要。

我们同时也搭建了核酸类药物的检测平台，核酸类药物在设计时通常会进行骨架的磷硫修饰，如图 14.40 所示，这不仅提高了在基质中的酶稳定性，还提高了核酸药物与血浆蛋白的结合率，从而起到减弱非特异性吸附的作用。除了加入解吸附剂的方式，在流动相中添加 EDTA 等螯合剂，调节流动相的 pH，一定程度上也可以减弱金属管路与色谱柱对于核酸类药物的吸附作用[8]。此外，还可以使用钝化了金属管路表面的低吸附的色谱柱和液相系统，减弱吸附作用，从而提高核酸药物的回收率，降低检测下限。

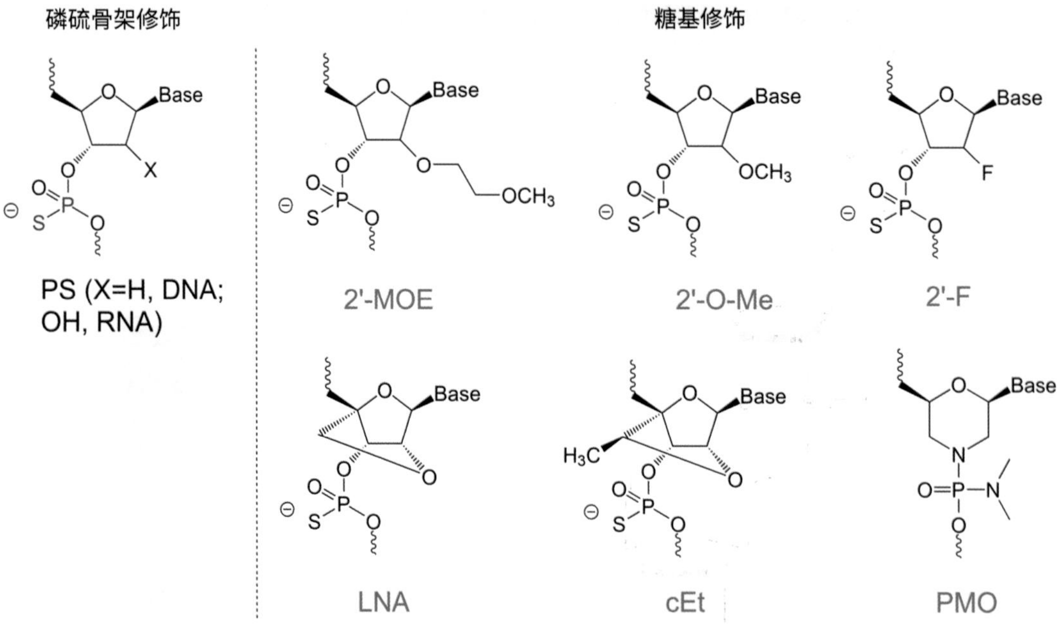

图 14.40　核酸类药物骨架磷硫修饰和糖基修饰

14.7.4　结语

化合物产生非特异性吸附会影响其药代动力学实验结果的准确性。因此，我们需要在实验全流程中根据待测化合物的性质，选用合适的溶媒、溶剂，优化样品采集和储存条件，找到合适的生物样本前处理流程，同时筛选液相系统，确保待测化合物在药代动力学实验过程中状态保持稳定，最终得到准确、有效的结果。

（何玟辉，高峥贞，卢金莲，张玲玲，邢丽丽）

参考文献

[1]　TAN A, FANARAS J C. Nonspecific binding in LC-MS bioanalysis. Targeted biomarker quantitation by LC-MS, 2017: 137−147.

[2] PIPPA L F, MARQUES M P, DA SILVA A C T, et al. Sensitive LC-MS/MS methods for amphotericin B analysis in cerebrospinal fluid, plasma, plasma ultrafiltrate, and urine: application to clinical pharmacokinetics. Front Chem, 2021, 9: 782131.
[3] CHAMBERS E E, LEGIDO-QUIGLEY C, SMITH N, et al. Development of a fast method for direct analysis of intact synthetic insulins in human plasma: the large peptide challenge. Bioanalysis, 2013, 5(1): 65−81.
[4] BASIRI B, BARTLETT M G. LC-MS of oligonucleotides: applications in biomedical research. Bioanalysis, 2014, 6(11): 1525−1542.
[5] JENSEN D K, JENSEN L B, KOOCHEKI S, et al. Design of an inhalable dry powder formulation of DOTAP-modified PLGA nanoparticles loaded with siRNA. J Control Release, 2012, 157(1): 141−148.
[6] JI A J, JIANG Z, LIVSON Y, et al. Challenges in urine bioanalytical assays: overcoming nonspecific binding. Bioanalysis, 2010, 2(9): 1573−1586.
[7] STEJSKAL K, POTESIL D, ZDRAHAL Z. Suppression of peptide sample losses in autosampler vials. J Proteome Res, 2013, 12(6): 3057−3062.
[8] YIN W, ROGGE M. Targeting RNA: a transformative therapeutic strategy. Clin Transl Sci, 2019, 12(2): 98−112.